中国医药学术原创精品图书出版工程

多囊卵巢综合征
——基础与临床

第 2 版

主　编　陈子江　刘嘉茵

副主编　石玉华　曹云霞　梁晓燕　郁　琦　杨冬梓

编　者　陈子江（山东大学附属生殖医院）　　　陶　弢（上海交通大学医学院附属仁济医院）

刘嘉茵（南京医科大学第一附属医院）　　李　蓉（北京大学第三医院）

石玉华（山东大学附属生殖医院）　　　　刁飞扬（南京医科大学第一附属医院）

曹云霞（安徽医科大学第一医院）　　　　崔琳琳（山东大学附属生殖医院）

梁晓燕（中山大学附属第六医院）　　　　赵晓苗（中山大学孙逸仙纪念医院）

郁　琦（北京协和医院）　　　　　　　　王　泽（山东大学附属生殖医院）

杨冬梓（中山大学孙逸仙纪念医院）　　　冒韵东（南京医科大学第一附属医院）

赵　涵（山东大学附属生殖医院）　　　　王晓红（空军军医大学唐都医院妇产科）

杨　星（中山大学附属第六医院）　　　　郝桂敏（河北医科大学第二医院）

徐玉萍（安徽医科大学第一医院）　　　　徐丛剑（复旦大学附属妇产科医院）

马　翔（南京医科大学第一附属医院）　　陈晓莉（中山大学孙逸仙纪念医院）

孙　赟（上海交通大学医学院附属仁济医院）李　萍（南京医科大学附属妇产医院）

赵君利（宁夏医科大学总医院）　　　　　方超英（湖南省妇幼保健院）

杜艳芝（上海交通大学医学院附属仁济医院）姚吉龙（南方医科大学附属深圳市妇幼保健院）

刘　伟（上海交通大学医学院附属仁济医院）

人民卫生出版社

图书在版编目（CIP）数据

　　多囊卵巢综合征：基础与临床/陈子江，刘嘉茵主编. —2版.
—北京：人民卫生出版社，2018
　　ISBN 978-7-117-27044-1

　　Ⅰ.①多… 　Ⅱ.①陈… ②刘… 　Ⅲ.①卵巢疾病 - 综合
征 - 诊疗 　Ⅳ.①R711.75

　　中国版本图书馆 CIP 数据核字（2018）第 185945 号

人卫智网　**www.ipmph.com**	医学教育、学术、考试、健康， 购书智慧智能综合服务平台	
人卫官网　**www.pmph.com**	人卫官方资讯发布平台	

多囊卵巢综合征——基础与临床
第 2 版

主　　编：陈子江　刘嘉茵
出版发行：人民卫生出版社（中继线 010-59780011）
地　　址：北京市朝阳区潘家园南里 19 号
邮　　编：100021
E - mail：pmph @ pmph.com
购书热线：010-59787592　010-59787584　010-65264830
印　　刷：北京画中画印刷有限公司
经　　销：新华书店
开　　本：889×1194　1/16　　印张：22
字　　数：591 千字
版　　次：2009 年 2 月第 1 版　　2018 年 9 月第 2 版
　　　　　2020 年 2 月第 2 版第 2 次印刷（总第 3 次印刷）
标准书号：ISBN 978-7-117-27044-1
定　　价：106.00 元

打击盗版举报电话：010-59787491　　**E-mail：WQ @ pmph.com**
（凡属印装质量问题请与本社市场营销中心联系退换）

陈子江，妇产科学/生殖医学主任医师，山东大学讲席教授，国家百千万人才，"973"项目首席科学家，国家重点研发计划首席专家。1979年进入山东医学院临床医学专业，师从我国著名的妇产科专家苏应宽教授，1989年获医学博士学位，1993年破格晋升为教授。

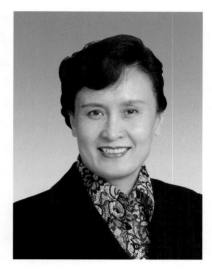

现任山东大学副校长，齐鲁医学院院长，山东省立医院妇产科主任；山东大学附属生殖医院首席专家；国家辅助生殖与优生工程技术研究中心主任，生殖内分泌教育部重点实验室主任，上海市辅助生殖与优生重点实验室主任。兼任中华医学会妇产科学分会妇科内分泌学组组长，中国医师协会生殖医学专业委员会副主任委员；担任国际生殖学会联盟（IFFS）常务理事兼副秘书长，《中华妇产科学》和《中华生殖与避孕杂志》副总编辑，*Human Reproduction Update* 副主编，*Gynecologic and Obstetrics Investigation* 副主编等。

长期从事妇科内分泌、生殖医学和生殖遗传学的临床与科研工作，以妇科内分泌重大疾病及不孕症为重点，做出了系统性、原创性贡献：尤其在多囊卵巢综合征（PCOS）病因学研究方面，在国际上首先发现和定位了PCOS的遗传基因区域；借助模式动物，首次发现棕色脂肪移植可改善PCOS症状，提高受孕率，为未来PCOS临床治疗提供了新的思路和潜在方法；牵头开展了PCOS及辅助生殖技术的多项全国多中心临床研究，成果连续发表在《新英格兰医学杂志》。为促进PCOS临床规范化诊疗，陈子江教授牵头完成了《多囊卵巢综合征诊断》标准（WS330-2011）及《多囊卵巢综合征中国诊疗指南》《早发性卵巢功能不全临床诊疗中国专家共识》等多个行业规范的制订，为推动我国生殖内分泌疾病诊疗规范化的进程做出贡献。近年来以通讯作者在 *N Engl J Med*、*Cell*、*Nature Genetics*、*J Clin Invest*、*PNAS*、*Am J Hum Genet*、*Nat Commun*、*Cell Research* 及 *Hum Reprod Update* 等发表SCI论文200余篇。主编《人类生殖与辅助生殖》《生殖内分泌学》和《妇产科学》等专著及教材十余部。研究成果获国家科技进步二等奖3项，国家发明三等奖1项，省部级一等奖3项，何梁何利科技奖、山东省科学技术最高奖、药明康德生命化学研究奖等。

曾任第十、十一和十二届全国政协委员。获全国"五一"劳动奖章、吴阶平医学研究奖、"霍英东奖"、全国"三八"红旗手标兵（全国十佳标兵）等多项荣誉称号。

主编简介

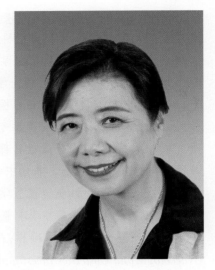

刘嘉茵，医学博士，妇产科学二级教授，主任医师，博士生导师。国务院特殊津贴专家。江苏省人民医院临床生殖医学中心主任，生殖医学国家重点实验室副主任。

现任中华医学会妇产科学会内分泌学组副组长，中国医师协会生殖医学专业委员会副主任委员、中国医师协会医学遗传分会副会长，中国妇幼保健学会生育保健专业委员会副主任委员，江苏省妇幼保健协会人类辅助生殖技术分会主任委员。曾担任中华医学会生殖医学分会、计划生育学分会、遗传学分会的常委和委员。

从事妇产科学临床、教学、科研工作30余年，近20年来主攻生殖内分泌学、生殖遗传学、不孕症和辅助生育技术。在女性内分泌疾病，特别是多囊卵巢综合征、卵巢功能不全、各种排卵障碍性疾病的诊治领域，有丰富的临床经验和学术造诣，并在辅助生殖技术的温和方案、卵母细胞冷冻分享捐赠、未成熟卵母细胞体外成熟、胚胎植入前遗传学诊断等方面，有一系列的深入研究和临床实践。创建了在国内普遍使用的辅助生殖技术管理数据库和不孕不育的规范化诊治临床路径。通过基因组学和蛋白质组学，对多囊卵巢综合征进行了系统的机制探索，并对多个相关功能基因做了多个原创性的研究。参与了陈子江教授牵头的对多囊卵巢综合征的多中心基因关联分析项目、国内第一个行业《PCOS的诊断标准》制订，以及多个PCOS的教材编写、临床多中心RCT研究和基层宣教推广。

主持过多项国家重大科研项目和自然基金项目和重点项目；发表SCI论文80余篇；获得国家科技进步二等奖、国家"十二五"科技进步一等奖、中国妇幼保健科技进步一等奖、江苏省科技进步二等奖等奖项。当选卫生部有突出贡献中青年专家、省医学领军人才。

时光飞逝，十年路程似在转眼之间。由陈子江、刘嘉茵教授主编的专著《多囊卵巢综合征——基础与临床》在全国妇科内分泌界专家们共同辛勤耕耘，奋力拼搏下，迎来了再版更新。

初读第 2 版目录及今年初刚发表的两个指南和专家共识，感到第 2 版层次条理更为简练清晰、充实全面。引用了近年中国内地众多流行病学调查的数据作为临床应用的依据；每个章节添加了近年的研究结果；增加了卵泡发育组织病理及血流研究、表观遗传学研究、肠道菌群研究等。月经生育功能的治疗方面强调针对不同患者的具体病情、治疗要求、代谢状况决定。尤其令人兴奋的是陈子江教授牵头的 14 个中国内地生殖中心完成了 1508 例关于 PCOS 不孕患者行冷冻胚胎移植与新鲜胚胎移植后总体活产率及并发症比较的前瞻性随机对照研究，刊登在国际顶级《新英格兰医学杂志》上，标志着我国生殖医学临床研究水平、规模及其设计达到了国际先进水平。本书内容还涉及患者的体格心理保健、肿瘤及代谢并发症高危因素监控、生育后及更年期健康管理，以及中医中药辩证论治。引人注意的是，内科内分泌界的顶级专家学者参与本症诊治共识的制订，使这个本属于全身多系统内分泌代谢紊乱的复杂疾病的诊治更为规范、全面及优化，例如空腹血胰岛素升高及胰岛素抵抗的诊断标准、减重 / 降糖 / 降脂药的应用等，可供妇科内分泌同道们在临床上探索使用积累自身的经验，更好地为患者服务。

因此本书再版是值得大大点赞、庆贺的学术成果。为此我向以陈子江、刘嘉茵教授为首的广大妇科内分泌界的同道们"与时俱进、严谨求精、不倦拼搏、攀登学术高峰"的精神，表示崇高的敬意和热烈的祝贺，相信大家定会继续在实现我国强国梦的伟大事业中作出更大的贡献。

张以文

2018 年 8 月

第1版 序一

长期以来，我都对内分泌学有一种格外的敬畏，爱屋及乌，包括内分泌学家。我常说，内分泌学是妇产科学的内科学基础，不论你构建恢弘的大厦，抑或营造温馨的小屋，都要夯实这个基础，只有它才能使建筑坚固或者美轮美奂。

记得毕业后刚来协和工作，为了记住多囊卵巢综合征，我在小黑板上写"Stein–Leventhal syndrome"，林大夫走来，给我改了一个字母，至今难忘。也使我在日后勾画那些难记的甾体激素的"乌龟壳"，甚至在近年讲子宫内膜异位症芳香化酶而涉及异位内膜组织雌二醇来源的线条图时都格外小心，不敢些微疏忽。我感觉的是内分泌学的微妙与精细。诚然，其事物本身远不限于此。

多囊卵巢综合征作为常见病近年在基础研究和临床实践方面均有长足进步与发展，而不仅仅在于我们最初认识的卵巢形态学和内分泌障碍。研究及至基因学、蛋白质组学，并作为一种代谢综合征而统筹考虑。在临床治疗上亦和胰岛素抵抗、促排卵及辅助生育的处理密切联系起来。于是，一个综合征竟然可以成为一个会议、一部专著及众多专家学者关注讨论的主题了。

我们高兴地看到陈子江、刘嘉茵两位教授主编的这部关于多囊卵巢综合征的专著的出版，令人振奋和欣喜。我以为本书有以下几个特点或可圈可点之处：

其一，本书体现了对多囊卵巢综合征基础与临床研究的现代观念，表现在对其认识的深度和广度，达到了最新、最近程度。

其二，本书融入了国人的研究成果和临床经验，使它不囿于复习文献和综述进展，表现在论述和报告的资料来源。不仅有他山之石，也有本土之玉，可相辅相成，交相辉映。

其三，本书的很多观点、具体方法已付诸于临床实践，形成规范。本书丰富的内容可以认为是我们初步形成规范的基础和可资参考的蓝本。

其四，本书的编著者均为中青年学者，充满生气和活力，思维活跃，研究深入，犹如一缕春风扑面。并可以透视出学术梯队的延伸场景。

20世纪初人们发现了多囊卵巢综合征，只是在为剖检这个奇怪的卵巢而意外地形成了治疗该病的卵巢楔形切除术。几十年过去了，我们对多囊卵巢综合征已经有了相当的认识和多种途径的处理方法，但仍然有诸多悬而未解的问题，这使我们想起伟大的科学家法布尔的一段话：不管我们的照明灯蜡光线投射多远，照明圈外依然死死地围挡着黑暗。我们的四周都是未知事物的深渊黑洞……我们都是求索之人，求知欲牵着我们的神魂。就让我们从一个点到另一个点移动我们的提灯吧。随着一小片一小片的面目被认识清楚，人们最终也许能将整个画面的某个局部拼制出来……（请注意，只是"也许"，只是"某个局部"）愿以此与编者和读者共勉。

我不是内分泌学家，只是对本书主题的一种兴趣、一丝思考、一点领会，赘言如是，不敢以为序，权作为序。

郎景和
2009 年春

自从 Stein Leventhal 描述多囊卵巢综合征（polycystic ovary syndrome, PCOS）以来已经历 70 余年。随着研究结果的不断揭示,对 PCOS 的认识已从育龄期妇女一种生殖功能障碍的妇科常见病,演变为一种复杂、多系统的内分泌代谢疾病。PCOS 病因多元,涉及多基因遗传和环境因素的共同影响,至今尚未阐明。有证据提示该病可起源于胎儿期（宫内高雄激素或营养不良的环境）,可累及女性儿童期（肾上腺功能早现）、青春期、育龄期以及中老年期,甚至认为 PCOS 是代谢综合征（即胰岛素抵抗综合征）的早期表现之一。妇科内分泌界的视野随之扩展到妇女的一生,扩展到围生医学、儿科学、糖和能量代谢、脂肪内分泌、营养学、心血管系统等诸多领域。PCOS 是妇科内分泌领域最复杂疑难的一种疾病。

PCOS 的病理生理变化包括下丘脑垂体功能异常、卵巢和肾上腺 17α- 羟化酶活性过高、胰岛素抵抗等,可因不同患者的不同遗传背景、生活方式（体重）而不同。PCOS 的临床表型高度异质性,按照 2003 年鹿特丹诊断标准,轻型可表现为月经 / 排卵障碍伴有超声 PCO,无高雄激素血症或高雄激素症;或高雄激素症伴有超声 PCO,无月经 / 排卵障碍;而重型则兼有月经 / 排卵障碍、超声 PCO、高雄血症或高雄症和胰岛素抵抗。近年来对胰岛素抵抗和代偿性高胰岛素血症在本症发病和演变中作用的认识日益深化,以至于在讨论诊断标准的专家共识中强调,确认 PCOS 临床表型是否妥当,要以远期代谢疾病（糖耐量降低、糖尿病、血脂异常等）的患病率进行验证。高胰岛素血症在非肥胖患者中占 30%~40%,在肥胖患者中占 70%~80%。然而并非所有胰岛素抵抗患者都是 PCOS。由于目前尚无普遍接受、适于临床应用的诊断胰岛素抵抗的方法和数据,鹿特丹诊断标准未将胰岛素抵抗列为本病的诊断要素,但认为体重指数（BMI）$>27kg/m^2$ 的患者应行口服糖耐量试验（OGTT）筛查胰岛素敏感性。不仅如此,国际回顾性研究还显示 PCOS 患者中,非酒精性脂肪肝患病率高达 55%,而肝酶异常者为 15%。肝内脂肪或游离脂肪酸堆积会影响胰岛素信号传递系统,加重胰岛素抵抗。PCOS 患者脂肪分泌的促炎症细胞因子（TNF-α、IL-6）也有升高,与胰岛素抵抗、心血管疾病发病风险有关。

PCOS 的临床处理应不仅着眼于近期生殖功能的受益,还要有益于预防远期全身的代谢疾病。以减轻体重为目标,包括节食、运动、行为治疗在内的综合治疗,已提升为肥胖及有高胰岛素血症患者的一线治疗。二甲双胍拥有成功安全治疗 50 年的历史,已证明它有降血胰岛素、改善血脂和胰岛素敏感性的效果,从而可能提高原本促生育治疗无效患者的妊娠率。以上两种治疗措施针对了本症异常病理生理改变,值得提倡和长期应用。短效口服避孕药治疗高雄激素症状或调经须长期应用,不要忘记监测其对胰岛素作用、血脂的负面影响;选用天然或接近天然的孕激素调经,对无避孕要求的患者应更合理。鉴于肥胖和高胰岛素血症对妊娠有众多的危害,在要求生育的 PCOS 患者孕前,应该筛查糖耐量和血脂,首先进行减重治疗,然后再促排卵或助孕,以争取较高的活产率。PCOS 无排卵不育患者促排卵和辅助生育新技术先后面世,原则上应该先从简单、价廉、安全的方法开始,认真监测,按照公认的流程和患者的意愿合理选择。

我国内地妇科内分泌界十分重视 PCOS 的医疗和研究。自 2003 年以来曾举行两次专题研讨会;流行病学调查工作已在山东济南市先行,并正在更多地区进行;病因研究也进行了一些候选基因的筛查、基因芯片和蛋白组学研究、环境内分泌干扰物研究。2004 年后逐步形成了我国 PCOS 临床处理的专家共识。辅助生育新技术如经阴道穿刺抽吸卵泡的微创手术、未成熟卵体外成熟技术都已取得成功并积累了一些经验。

本书由国内众多本领域的顶级专家学者在百忙之中拨冗，共同撰写。不仅展现了目前国际有关 PCOS 的现代概念、研究新进展、未阐明的困惑和争议，而且显示了自身医疗实践的经验和创新、国内研究的新资料、患者数据库的建立和程序化分级管理方法等，以飨读者。相信定能有助于广大妇产科医生学术的进步和对患者服务质量的提高，最终的期盼是促进国内 PCOS 相关研究的发展，使广大 PCOS 患者能得到合理、有效、安全的诊疗和保健。

张以文

2008 年冬

在妇科内分泌疾病中，从来没有哪一种疾病像多囊卵巢综合征（polycystic ovary syndrome, PCOS）那样让人琢磨不定，那样广泛而深入地影响众多女性的身心健康。从宫内的发育环境到婴幼儿的生长方式，从青春期的月经失调到成年期的肥胖，从育龄期的不孕症到老年期的代谢相关疾病……多囊卵巢综合征的发病和转归贯穿于女性的一生。其以高发性、复杂性、全身性、异质性、终身性，成为妇科内分泌领域最复杂疑难的一种疾病。

自 1935 年 Stein 和 Leventhal 首次报道多囊卵巢综合征以来，伴随着妇产科学、内分泌学、遗传学、分子生物学等诸多相关学科的交汇应用，有关多囊卵巢综合征的研究取得了长足的进展，对 PCOS 的认识已从单一的生殖功能障碍的妇科常见病，演变为一个复杂、多系统的内分泌代谢疾病。PCOS 的确切病因至今尚未阐明，它以高雄激素和胰岛素抵抗为主要特征，涉及遗传、环境、心理精神等因素的共同作用。胎儿起源假说、肾上腺起源学说分别揭示了该病可能起源于胎儿期，累及女性儿童期，育龄期 PCOS 患者往往以不孕或月经不调就诊，其代谢紊乱及远期并发症的风险却常被忽视。肥胖、子宫内膜癌、糖脂代谢紊乱及心血管疾病的高风险，以及激素紊乱、外形改变、恐惧等多方面因素作用，使 PCOS 患者的生活质量降低，心理负荷增加。PCOS 已不仅局限于妇科内分泌领域，还扩展到围生医学、儿科学、老年医学、营养学、心理学、遗传学、公共卫生等诸多领域。PCOS 临床表现的复杂性及高度异质性，造成了 PCOS 诊断标准上的分歧和争议。

近年来，我国专家学者以极大的热情对 PCOS 进行了大量探索，并取得了开拓性的研究成果。病因学方面，继续深入进行基因组学和功能基因组学、表观遗传学、环境内分泌干扰物等研究。胎源学说、脂代谢、肠道菌群等研究取得突破性进展。循证医学方面，开展了全国大规模多中心、随机对照临床试验，揭示了在 PCOS 不孕症辅助生殖治疗中新鲜胚胎移植和冷冻胚胎移植的差异，论文在《新英格兰医学杂志》发表。此外，已逐步建立起适合我国实际情况的标准化诊断及治疗规范。

2011 年在原卫生部的支持下，中华医学会妇科内分泌学组基于中国女性的发病特点，通过大样本资料的循证研究，完成了中国 PCOS 诊断标准的制订。该标准提出月经稀发、闭经或不规则子宫出血是诊断的必需条件，同时基于代谢异常提出了 PCOS 的分型，为采取相应的临床干预提供依据。2017 年中华医学会妇科内分泌学组组织国内相关专家通过结合我国患者情况、临床研究及诊疗经验，制订了中国 PCOS 诊疗指南，在中国的 PCOS 诊断依据、诊断标准和治疗原则方面，给出适用于青春期、育龄期和围绝经期 PCOS 患者治疗及预防的指导意见，并建立起一套长期的健康管理策略。

本书是在上一版的基础上，将国内外有关 PCOS 的最新研究进展与国内众多专家学者的实践经验，进一步归纳整合，同时将他们的学术观点和前瞻性思考呈现给大家，意在科学的道路上承上启下，普及教育，以期促进国内 PCOS 相关研究的发展，力求为今后的探索提供一些有益的启示，并企盼更多的学者和同行们加入到对该疾病的研究中。同时进一步规范多囊卵巢综合征的临床诊疗行为，最终惠及广大 PCOS 患者。本书既可供从事妇产科、内分泌等相关专业的临床医生参阅，又适合作为高等医学院校学生尤其是相关专业研究生的精读专业书籍。

本书承蒙妇科内分泌学组前任组长张以文教授亲笔作序，她以精辟的文字，道出了前辈们的远见卓识，彰显了对年轻学者在事业上的爱护与支持，在此表示深深的敬意！

　　本书编者均为对此疾病长期深入研究的资深而又年富力强的专家,他们在本书编写过程中的字斟句酌,充分体现了科学严谨的作风和孜孜以求的态度。在此衷心感谢所有为本书出版作出贡献的人员。由于编者水平有限,书中的缺点与错误在所难免,恳请同行和读者不吝批评指正,并致以诚挚的谢意。

　　本书出版之际,恳切希望广大读者在阅读过程中不吝赐教,欢迎发送邮件至邮箱 renweifuer@pmph.com,或扫描封底二维码,关注"人卫妇产科学",对我们的工作予以批评指正,以期再版修订时进一步完善,更好地为大家服务。

陈子江　刘嘉茵

2018 年 8 月

　　在妇科疾病中,从来没有哪一种疾病像多囊卵巢综合征那样让人琢磨不定,那样广泛而深入地影响众多女性的身心健康。从宫内的发育环境到幼儿的生长方式,从青春期的月经失调到成年期的肥胖,从育龄期的不孕症到老年期的代谢病……,多囊卵巢综合征的发病和转归贯穿于女性的一生。以其异质性、复杂性、治疗非特异性,而成为目前女性最熟悉而且恐惧的疾病之一。

　　越来越多的证据显示,多囊卵巢综合征不仅影响女性生殖内分泌功能,而且是发生糖尿病、子宫内膜癌、心血管疾病等较严重的远期并发症的罪魁。伴随着妇产科学、内分泌学、遗传学、分子生物学等诸多相关学科的交汇应用,有关多囊卵巢综合征的研究近年来非常活跃。我国的专家学者对该疾病的研究表现出了极大的兴趣和热情,尤其近年来一批年轻的学者对该疾病进行了大量探索和开拓性的研究。如在流行病学方面,山东大学首先开展的"山东汉族人患病因素调查";在病因学方面,南京医科大学对相关环境因素的分析以及中山医院、安徽医科大学、山东大学和北京大学第三医院等进行的多个易感基因研究;在治疗方面,北京协和医院开展的减重治疗,多家单位已开展的芳香酶抑制剂来曲唑的应用,小卵泡穿刺术和卵母细胞体外成熟技术及哈尔滨中医药大学开展的中西医结合的研究;在单病种数据库方面,山东大学已开发建立了拥有国内自主产权的管理系统并已收集了数千例的多囊卵巢综合征临床资料等。这些成果为开展循证医学研究奠定了很好的基础,对于我们进一步认识和了解多囊卵巢综合征提供了宝贵的经验和启发。

　　由于多囊卵巢综合征的复杂性,更由于目前认识的局限性,因而对其还存在着众多谜团,甚至诊断的定义还处在争执之中。基于循证医学的研究成果,国际上不断推出新的共识,如2003年的有关诊断标准的"鹿特丹共识"和2008年的关于"多囊卵巢综合征不孕症的治疗共识",以及中华医学会妇产科分会内分泌学组近期推出的"多囊卵巢综合征诊断和治疗专家共识"。因此,进行全国性、多中心、大样本的循证研究以及流行病学调查,总结中国人的发病特点,制订适合于中国人的诊断治疗标准已经摆在了我们面前。值得同行欣慰的是,"多囊卵巢综合征的诊断治疗标准"目前已经得到卫生部正式批准立项。

　　鉴于迄今为止国内还没有一本关于多囊卵巢综合征的专著,我们在以往认识的基础上,结合国际上对该病研究的最新的认识和进展,将近年来国内众多中青年专家学者的最新研究成果和实践经验收集整理,同时将他们的学术观点和前瞻性思考呈现给大家,意在科学的道路上承上启下,普及教育,在循证医学的基础上,规范多囊卵巢综合征的诊断步骤及在个性化治疗方案上引起高度重视,力求为今后的探索提供一些有益的启示,并企盼更多的学者和同行们加入到对该疾病的研究中。

　　本书既可供从事妇产科、内分泌等相关专业的临床医生参阅,又适合作为高等医学院校学生尤其是相关专业研究生的精读专业书籍。

　　本书承蒙中华医学会妇产科分会主任委员郎景和教授,以及妇科内分泌学组前任组长张以文教授亲笔作序,十分荣幸与欣喜,他们酣畅而精辟的文字,既道出了前辈们的远见卓识,又彰显了对年轻学者在事业上的爱护与支持,在此表示深深的敬意!

　　本书编者均为对此疾病长期深入研究的资深而又年轻的专家,他们在本书编写过程中的字斟句酌,充分体现了他们科学严谨的作风和孜孜以求的态度。在此衷心感谢所有为本书出版作出贡献的人员。

　　由于编者水平有限,书中的缺点与错误在所难免,恳请同行和读者不吝批评指正,并致以诚挚的谢意。

陈子江　刘嘉茵

于 2008 年仲秋

目　　录

第一篇　多囊卵巢综合征概述

第二篇　多囊卵巢综合征病理及病因学研究

第三篇　多囊卵巢综合征临床特征

第一篇　多囊卵巢综合征概述

第一章

多囊卵巢综合征的历史

多囊卵巢综合征（polycystic ovary syndrome，PCOS）的文献报道，最早可以追溯到 1721 年，Vallisneri 曾有过这样的描述："年轻的已婚农村妇女中度肥胖，不孕，其卵巢较正常的稍大，表面凹凸不平，白色，鸽卵样大小"。1844 年，Chereau 也描述了这种卵巢的形态学改变。1904 年 Frindley 提出了硬化囊性卵巢的概念。1921 年 Achard 和 Thiers 报道了 1 例多毛的糖尿病妇女，首次把高雄激素血症和胰岛素联系到了一起。1935 年 Stein 和 Leventhal 在美国《妇产科杂志》发表论文，报道了 7 例双侧卵巢多囊性增大病例和卵巢的病理学改变。这些病例的临床症状包括：①闭经或月经稀发；②与慢性无排卵相关的不孕；③男性型多毛；④肥胖等。此后，双卵巢多囊性增大合并上述临床表现，被称为 Stein-Leventhal 综合征。

在 20 世纪，多囊卵巢综合征的诊断取得了很大的进展。从前只能是通过反复的阴道及直肠检查，但这并不有助于多囊卵巢的发现。Stein 和 Leventhal 利用充气造影术或是剖腹探查发现了增大的硬化囊性卵巢，并以此及伴有无排卵或多毛症来诊断这种疾病。后来也有人用充气造影术来检查，并同时进行碘化油滴入勾画出输卵管的轮廓，但这种方法并没有得到推广，剖腹探查和楔切活检成为诊断及治疗的主要措施。

随着放射免疫法的发展及枸橼酸氯米芬的应用，剖腹探查和活检已不再用于诊断。

1957 年，Keettel 首先用生物学测定法测定了 11 例 Stein-Leventhal 综合征患者尿中黄体生成素（luteinizing hormone，LH）的水平，结果显示病例中有 10 例 LH 值显著增加。1958 年，McArthur、Ingersoll 和 Worcester 也报道了双侧多囊样卵巢（polycystic ovary，PCO）表现的妇女尿 LH 水平增高。此后，研究者们开始注意到患者具有促性腺激素异常分泌的现象，并将之纳入该综合征的诊断标准之中。1962 年 Goldzicher 和 Green 对 187 篇 PCOS 的相关文献总结后认识到，该疾病存在许多非典型表现，如有的患者不出现多毛表现或具有排卵功能等，提出将病名改为多囊卵巢综合征。1970 年 Yen 等对 PCOS 的发病提出肾上腺初现过度学说，形成 PCOS 研究的高潮。这个时期随着 LH 和卵泡刺激素（follicle stimulating hormone，FSH）的放射免疫测定法问世，发现了 PCOS 患者血清中的 LH 显著增高，而 FSH 常处于正常范围，两者的比值增加，并一度将此也纳入诊断标准，一开始是 2∶1，后来是 3∶1 及 2.5∶1。最终，这一比值还是被废弃了，PCOS 的诊断只依据 LH 的确切值。但只是用 LH 升高来定义 PCOS 并不恰当，随着具有较高敏感性和特异性的检测技术被用来测定循环中的雄激素水平，高雄激素血症成为诊断标准中最重要的内容之一。不过，激素测定所存在的误差、皮质醇释放的节律性等一系列问题都说明仅用生化指标来诊断 PCOS 是不完善的。因此需要一种可以观察卵巢但又不会对其及之后的生育力造成伤害的方法。

20 世纪 70 年代随着盆腔超声（腹部超声和阴道超声）的出现，这种非侵袭性、简单、可反复操作的检查方法逐渐成为诊断 PCOS 的一个有效工具。它可以观察到卵巢表面下的卵泡结构以及致密增厚的间质。Swanson 等首次用超声检查发现多囊卵巢，卵泡直径在 2~6mm，分布在周边或是整个实质内。超声检查和腹腔镜及组织学检查的结果是一致的。Eden 等的研究表明，以腹腔镜检查的结果来做对照，超声检查的敏感性是 97%，特异性是 100%。Saxton 等对 24 小时内准备做开放性子宫切除术及双侧卵巢切除术的妇女（14 名）进行仔细的超声检查，测量卵巢并描绘其外形，然后在术中由另一位并不知道超声测量结果的研究者再次测量实体。结果表明，超声检查的敏感性和特异性是 100%。

人们逐步意识到多囊性卵巢可以发生在正常女性和下丘脑性闭经及肾上腺异常增生的患者中，应把排卵正常、没有其他典型内分泌疾病特征，而有卵巢多囊样改变的现象与 PCOS 区别开来。

1980 年，Burghen 等报道了在一部分 PCOS 患者中存在高胰岛素血症（hyperinsulinemia）和胰岛素抵抗现象（insulin resistance）。此后，关于胰岛素活性的一些实验室检测也被纳入了诊断过程之中。可以说，随着人们对 PCOS 认识的不断深入和检查手段的逐步改进，PCOS 的诊断经历了一个从单纯的临床表现，到辅以实验室生化检查，进而物理学检查的过程。并且，随着认识的深化和技术的发展对 PCOS 的诊断得到逐步完善。

虽然对 PCOS 的研究由狭到广、由浅到深，在检查手段上也有了长足的进展，但由于 PCOS 在临床表现上的多样性，很少有 PCOS 患者表现所有上述症状和体征，多数患者只表现其中的一两种或几种，这给诊断带来了困难，造成了诊断标准上的分歧。

1990 年，美国国立卫生研究院（National Institutes of Health，NIH）给出了 PCOS 的诊断标准，在排除其他可引起慢性无排卵和高雄激素血症的疾病之后，符合以下两项内容：①慢性无排卵；

②高雄激素血症的临床表现或生化改变，即可诊断为 PCOS，而不一定需要超声显示多囊卵巢的形态学改变。这个标准是向着诊断规范化的重大进步，许多重要的随机的多中心临床试验因此得以进行。

亚洲的研究者发现，PCOS 患者的临床症状、病理生理变化及卵巢改变存在着极大的种族差异。日本妇产科学家发现，日本女性 PCOS 患者男性化多毛、肥胖等临床症状发生率明显低于欧美人，而月经异常、不孕的发生率高，卵巢增大及雄激素增高的程度轻。日本已婚女性 PCOS 患者不孕率高达 99%，多毛症状表现仅为 23%，为欧美患者的 1/3；而声音低哑、阴蒂肥大等男性化症状，仅为欧美患者的 1/10；肥胖仅为欧美患者的 1/2。日本妇产科学会成立了关于 PCOS 诊断标准委员会，对全国近百家医院的近 500 例 PCOS 患者的资料进行归纳分析，并于 1993 年制订了日本的 PCOS 诊断标准。在诊断标准中，确诊为该病的必备条件包括月经异常、内分泌检查 LH 分泌增高，超声检查卵巢有多囊改变。以上诊断标准，突出了日本人和欧美人在该病上的显著差异。

2002 年，美国妇产科学会提出的诊断指南，建议对 PCOS 的诊断还需考虑肥胖和胰岛素抵抗等因素。但大部分欧洲国家在诊断 PCOS 时，以卵巢超声形态学多囊卵巢的改变为必要条件，同时结合临床表现或生化改变。

2003 年，由欧洲人类生殖与胚胎学协会（European Society for Human Reproduction and Embryology，ESHRE）和美国生殖医学协会（American Society for Reproductive Medicine，ASRM）发起的鹿特丹 PCOS 专题会议（Rotterdam 会议）对以上诊断标准进行了修订。鹿特丹会议认为，与美国 NIH 在 1990 年所定义的该病诊断标准相比较，PCOS 包括了一系列更为广泛的卵巢功能障碍的临床表现。虽然 PCOS 的主要表现是高雄激素血症和多囊卵巢，但是没有单一的标准可以满足临床诊断的要求。

根据 2003 年在鹿特丹会议上专家们的一致意见，PCOS 目前的诊断标准为，在排除其他引起高雄激素血症的疾病（如先天性肾上腺皮质增生、分泌雄激素的肿瘤和库欣综合征等）后，符合以下3项中任何2项，可确诊为PCOS：①稀发排卵和（或）无排卵；②有高雄激素血症的临床表现和（或）生化改变；③超声检查时发现多囊性卵巢。

参加该次会议的专家们还就以下问题达成共识：

1. 对PCOS的诊断主要是一种排除性诊断　诊断时，要排除以多毛和月经紊乱为突出特点的其他疾病。例如，先天性肾上腺增生（congenital adrenal hyperplasia，CAH）、库欣综合征（Cushing syndrome）和分泌雄激素的肿瘤。除此之外，还要检测患者雌二醇（estradiol，E₂）、FSH和泌乳素（prolactin，PRL）的水平，以排除其他疾病。与其他非PCOS的年轻妇女相比，在PCOS患者中，甲状腺疾病并不十分常见。因此，除非有甲状腺疾病的临床征象，一般不需要对PCOS患者检测促甲状腺激素（thyrostimulin，TSH）。

2. 雄激素过多症的表现　雄激素过多症在临床上可表现为多毛、痤疮、秃顶、出现喉结、阴蒂增大、声调低沉等。多毛是雄激素过多在临床上最早的表现，但在评估时存在以下问题：①缺少大样本研究的正常数值；②评估是相对主观的；③只有少数医生在临床工作中使用标准的评分方法；④往往在患者进行内分泌检查前就获得了很好的治疗；⑤不同人种多毛发生的严重程度各不相同，在东亚血统或青春期的高雄激素患者中的发生率较低。单独存在的痤疮也是雄激素过多的潜在指标。

虽然部分PCOS患者雄激素水平是正常的，但大多数患者有高雄激素血症的证据，并且在亲属中存在高雄激素血症的家族性聚集现象。通过测定循环雄激素水平来定义雄激素升高有其局限性：①没有考虑雄激素的多样性；②雄激素在正常人群中有较大的变异范围；③没有用标准化的对照人群来制订正常范围；④界定雄激素水平正常值时没有考虑年龄和体质量指数；⑤青少年和老年妇女的正常数据很少；⑥雄激素能够比其他临床表现更快地被药物抑制，并在停用药物后仍可以继续保持抑制状态。尽管有着这些局限性，

游离睾酮（free testosterone）或游离睾酮指数测量仍是较为敏感的判定高雄激素血症的指标。

3. 多囊卵巢　是指月经规律妇女在卵泡早期（周期的第3~5天），月经稀发或闭经的妇女，随时或在孕激素撤退出血的第3~5天行超声检查发现一侧或两侧卵巢各有12个以上直径为2~9mm的卵泡，和（或）卵巢体积增大（>10ml）。卵泡分布、间质回声及间质体积增加可以忽略。但这个定义不适于口服避孕药的妇女。如果某一妇女因为其他的非PCOS的临床征象而就诊，在行超声检查时偶然发现了多囊性卵巢，在没有确切的该综合征的临床证据之前，一般先不考虑患者患有PCOS，因为有25%的排卵周期正常的妇女也会出现多囊卵巢。

4. 胰岛素抵抗　是指胰岛素介导的葡萄糖利用下降。在PCOS妇女中的发生率取决于所用检验方法的敏感性和特异性以及PCOS的异质性。文献报道高达50%~70%的PCOS患者会发生胰岛素抵抗。因此有专家推荐采用口服糖耐量试验（oral glucose tolerance test，OGTT）以检测患者的糖代谢功能。虽然利用口服糖耐量试验在胰岛素和血糖基础上得出的指数与动态实验有很好的相关性，但是仍然有不少因素限制了其在临床的应用，包括β细胞功能随着糖尿病进展而发生改变（这将改变试验的敏感性）、胰岛素的正常生理波动和缺少标准的普遍适用的胰岛素分析方法。

5. PCOS患者血清中LH和FSH水平与正常人相比有明显升高　大约60%的PCOS患者LH水平升高，95%的LH/FSH比值升高，但近期排卵可能会影响LH水平，使之出现暂时性的正常。尽管基础LH脉冲频率的增加与体脂分布无关，但大量关于PCOS妇女的研究显示，LH脉冲幅度与BMI和体脂分布呈负相关。同样，渐进性肥胖对LH的抑制作用降低了促性腺激素作为PCOS诊断标准的有效性。而且，LH对人类生殖的潜在的消极影响是存在高度争议的。因此不主张将LH/FSH作为诊断标准之一。

6. 远期健康风险　PCOS患者具有较高发生糖尿病的风险，包括肥胖、家族史、胰岛素抵抗等。

有迹象表明，PCOS 患者发生脂代谢紊乱及心血管疾病的风险显著增加。但有关这方面的流行病学资料非常有限，需要更多的相关研究来评估这种风险的水平。

ESHRE/ARSM 的诊断标准是 PCOS 诊治的重要里程碑，其所具有的灵活性使以前排除在 PCOS 之外的一些患者得以明确诊断，减少了漏诊和误诊的发生。

2006 年雄激素过多协会（Androgen Excess Society，AES）提出 PCOS 的诊断标准是：①多毛和（或）高雄激素血症（hirsutism and/or hyperandrogenism）；②稀发排卵或无排卵和（或）多囊卵巢（oligo-ovulation and/or polycystic ovaries）；③排除其他雄激素过多的相关疾病，如 CAH、库欣综合征、高泌乳素血症、严重的胰岛素抵抗综合征、分泌雄激素的肿瘤、甲状腺功能异常等。

尽管目前鹿特丹标准应用最为广泛，但其依据是针对欧美人群特点。大量证据表明，亚洲人种与欧美人种存在明显的种族差异，如血清雄激素水平、临床高雄激素表现、代谢情况等。因此，制订适合中国人群的标准化诊断及治疗规范势在必行。2008 年，"多囊卵巢综合征诊断标准"在原卫生部正式立项；2011 年 7 月 1 日获得批准发布，并于 2011 年 12 月实施。中国标准基于相关文献以及针对中国人群的循证医学研究，对 PCOS 的危险因素、临床表现进行了定义，并规范了辅助检查和实验室检查。该标准首次提出"疑似 PCOS"这一概念。月经稀发、闭经或不规则子宫出血是诊断的必需条件。再符合下列 2 项中的 1 项，即可诊断为疑似 PCOS：①高雄激素的临床表现或高雄激素血症；②超声表现为 PCO。具备上述疑似 PCOS 诊断条件后还必须逐一排除其他可能引起高雄激素的疾病和引起排卵异常的疾病才能确定诊断。同时基于代谢异常提出了 PCOS 的分型，以便进一步采取相应的临床干预手段。主要包括 3 方面：①是否为肥胖及中心性肥胖；②有无糖耐量受损、糖尿病、代谢综合征；③经典型 PCOS（月经异常和高雄激素，有或无 PCO，代谢障碍表现较重）与无高雄激素 PCOS（只有月经异常和 PCO，代谢障碍表现较轻）。该标准是由原卫生部发布的规范性文件，具有权威性，基于中国人群，具有实用性和重要的临床指导意义，时至今日已在全国范围内广泛应用。

目前世界范围内 PCOS 的诊断和治疗标准尚不统一，美国内分泌学会（AES）于 2013 年颁布了 PCOS 的诊疗指南，以进一步扩大共识，规范操作。指南以循证医学为基础，用 GRADE 系统明确了证据质量和推荐强度，评价了不同质量方案的重要结局，从临床医师、患者及政策制订者角度做出了实用的诠释。该指南沿用 2003 年鹿特丹诊断标准，对于青春期、围绝经期及绝经后女性，特别提出诊断侧重点不同。指南从皮肤病变、不孕、产科并发症、子代情况、子宫内膜癌、肥胖、心血管疾病、抑郁、阻塞性睡眠呼吸暂停综合征（OSA）等临床问题提出了建议，并详述了相关循证依据。

为进一步规范化临床诊治和管理我国 PCOS 患者，中华医学会妇科内分泌学组组织国内相关专家制订了中国的 PCOS 诊疗指南，旨在对中国多囊卵巢综合征的诊断依据、诊断标准和治疗原则方面给出指导意见。该指南自 2016 年 10 月立项，历时近 1 年多的撰写、讨论、专家审核及定稿，最终于 2018 年 1 月正式发表。中国诊疗指南基于我国患者情况、临床研究及诊疗经验，适用于青春期、育龄期和围绝经期 PCOS 患者的治疗及管理。具体的临床处理应根据患者主诉、治疗需求、代谢改变，采取个体化对症治疗措施，以达到缓解临床症状、解决生育问题、维护健康和提高生活质量的目的。中国指南提出，生活方式干预为 PCOS 患者首选的基础治疗，尤其是对 PCOS 合并超重或肥胖的患者，包括饮食控制、运动和行为干预。对于 PCOS 患者的治疗不能仅局限于解决当前的生育或月经问题，还需要重视远期并发症的预防与跟踪管理，要建立起一套长期的健康管理策略。

（陈子江）

参 考 文 献

1. Archer JS, Chang RJ. Hirsutism and acne in polycystic ovary syndrome. Best Pract Res Clin Obstet Gynaecol, 2004, 18（5）: 737-754.

2. Balen AH, Laven JS, Tan SL, et al. Ultrasound

assessment of the polycystic ovary: international consensus definitions. Hum Reprod Update, 2003, 9(6): 505-514.

3. Cibula D. Is insulin resistance an essential component of PCOS? The influence of confounding factors. Hum Reprod, 2004, 19(4): 757-759.

4. Fraser IS, Kovacs G. Current recommendations for the diagnostic evaluation and follow-up of patients presenting with symptomatic polycystic ovary syndrome. Best Pract Res Clin Obstet Gynaecol, 2004, 18(5): 813-823.

5. Jonard S, Robert Y, Cortet-Rudelli C, et al. Ultrasound examination of polycystic ovaries: is it worth counting the follicles? Hum Reprod, 2003, 18(3): 598-603.

6. Legro RS, Castracane VD, Kauffman RP. Detecting insulin resistance in polycystic ovary syndrome: purposes and pitfalls. Obstet Gynecol Surv, 2004, 59(2): 141-154.

7. Schroeder BM. ACOG releases guidelines on diagnosis and management of polycystic ovary syndrome. Am Fam Physician, 2003, 67(7): 1619-1620.

8. The Rotterdam ESHRE/ASRM-Sponsored PCOS Work shop Group. Revised 2003 consensus on diagnostic criteria and long term health risks related to polycystic ovary syndrome. Fertil Steril, 2004, 81(1): 19-25.

9. 多囊卵巢综合征诊断中华人民共和国卫生行业标准. 中华妇产科杂志, 2012, 47(1): 74-75.

10. Azziz R, Carmina E, Dewailly D, et al. Criteria for defining polycystic ovary syndrome as a predominantly hyperandrogenic syndrome: an Androgen Excess Society Guideline. J Clin Endocrinol Metab, 2006, 91: 4237-4245.

11. Rotterdam ESHRE/ASRM-Sponsored PCOS Consensus Workshop Group. Revised 2003 consensus on diagnostic criteria and long-term health risks related to polycystic ovary syndrome. Fertil Steril, 2004, 81(1): 19-25.

12. Bart CJM Fauser, Basil C Tarlatzis, Robert W Rebar, et al. Consensus on women's health aspects of polycystic ovary syndrome(PCOS): the Amsterdam ESHRE/ASRM-Sponsored 3rd PCOS Consensus Workshop Group. Fertil Steril, 2012, 97: 0015-0282.

13. Laura G Cooney, Iris Lee, Mary DSammel, et al. High prevalence of moderate and severe depressive and anxiety symptoms in polycystic ovary syndrome: a systematic review and meta-analysis. Hum Reprod, 2017, 32(5): 1-17.

14. Dewailly D, Lujan ME, Carmina E, et al. Definition and significance of polycystic ovarian morphology: a task force report from the Androgen Excess and Polycystic Ovary Syndrome Society. Hum Reprod Update. Hum Reprod Update, 2014, 20: 334-352.

15. McCartney CR, Marshall JC. Clinical Practice. Polycystic Ovary Syndrome. N Engl J Med, 2016, 7, 375(1): 54-64.

第二章

多囊卵巢综合征不仅是生育问题

多囊卵巢综合征是一种育龄期高发的临床综合征,女性人群的发病率约为7%。患者常以不孕和月经不调就诊,不孕症的发病率中PCOS占了25%~30%。众所周知PCOS是以高雄激素血症和胰岛素抵抗为特征的代谢紊乱。但是PCOS对女性的长期影响,以及在生育以外的临床特征却远没有明了。人们已经知道PCOS是一个贯穿女性一生的梦魇,青春期发病,甚至目前的研究已经将诱导发病的时期提早到胎儿阶段母亲体内高雄激素环境的影响,育龄期的不孕、月经紊乱和内膜疾病困扰将近7%的女性,绝经期后的糖尿病、心血管疾病的风险明显增加。在绝经期,女性除了本身因卵巢雌激素衰竭造成的病理情况,PCOS还导致其他许多对健康损害较大的远期并发症,大量的研究发现它可能对女性的糖脂代谢、心血管、子宫内膜、乳腺、皮肤、骨骼和心理产生重大影响,但其机制目前尚未完全清楚。

一、PCOS与青春期健康问题

青少女性中PCOS的发病率目前尚没有明确数据。近年来许多学者发现PCOS的发病可追溯到青春期,育龄期PCOS可能是青春期PCOS的延续。但是由于青春期发育过程中生理性不规则排卵、高雄激素血症及多囊卵巢的形态学特点与PCOS的临床特征十分相似,常使得青春期PCOS不易被及时发现或过度诊断和治疗。

近年来研究还表明PCOS还可能是宫内起源的问题。最初表现为出生时的小于胎龄儿;到儿童时期,低出生体重儿出现快速的生长,导致肥胖的发生及阴毛初现提前;不排卵及高雄激素血症是其青少年时期的主要特点,同时代谢紊乱及心血管疾病的发病率增加。

由于青春期阶段下丘脑—垂体系统对雌激素正反馈调节尚存在缺陷,正常青春期少女也易出现月经不规则,但是Homburg等认为月经初潮后1年发生的月经稀发并非是短暂的生理过程,而恰是PCOS早期的表现,尤其是体重超重并且伴有多毛和痤疮的女孩。在15岁时出现月经稀发的少女,大多数到18岁时仍然月经稀少。此外,对月经稀发伴肥胖的女孩LH分泌模式的研究结果表明月经稀发女孩的LH脉冲频率与青春期PCOS LH的分泌极其相似,而与正常青春期少女的LH分泌截然不同。

1. 有学者提出将月经初潮后2年出现持续月经过少作为青春期PCOS的诊断标准之一。

2. 多毛、痤疮或男性秃顶为高雄激素血症的表现,发生在66%的青春期多囊卵巢综合征患者中,提示了青春期PCOS患者潜在的代谢异常。

3. 肥胖也是PCOS常见的临床表现,青少年PCOS患者中肥胖的发生率为54%,糖耐量降低(impaired glucose tolerance, IGT)在超重或肥胖的青少年PCOS中超过30%。在BMI大于第95个百分位数的青少年PCOS患者中代谢综合征的发病率增加到63%。这些数据表明青少年PCOS患者代谢综合征的发病率较高。此外,肥胖的女孩血清睾酮水平明显升高。Littlejohn等发现青春期前难治性的肥胖和严重的胰岛素抵抗综合征相关,预示着青春期PCOS的发生。

4. 青春期少女中多囊卵巢的形态不能作为诊断PCOS的唯一的标准,需要与正常青春期少女的多卵泡卵巢(multi follicular ovary, MFO)相鉴别,MFO的卵泡数量为6~10个,直径4~10mm,

卵巢基质回声正常,总体积较小,随着日后排卵的发生,小卵泡会日渐减少,而青春期 PCOS 患者超声下可见卵巢多个卵泡,间质回声增强及体积增大(>10ml)。最大切面卵巢间质与卵巢总面积之比 >0.34。

在青春期的少女中,有一些异常内分泌特征的个体,要进行家族史的调查、恰当的实验室检查及排除其他一些与 PCOS 临床表现相关的疾病。这群孩子是未来 PCOS 发病的高危人群,应该被早期甄别出来,加以密切的观察,以及预防性治疗。

二、胰岛素抵抗和代谢综合征

按照 2004 年美国心脏协会(AHA)和美国国家心脏肺血液研究所(NHLBL)的定义,代谢综合征的诊断需满足表 2-1 中五项临床标准中的三项。代谢综合征主要的风险是增加心血管疾病的发病率和死亡率并且增加发展为糖尿病的可能性。

表 2-1 代谢综合征

临床标准	
中心性肥胖,特指腰围	男性 >102cm
	女性 >88cm
甘油三酯	3.9mmol/L
高密度脂蛋白	男性 <1.04mmol/L
	女性 <1.3mmol/L
血压	收缩压 >130mmHg
	舒张压 >85mmHg
空腹血糖	6.1mmol/L

约 50% 的 PCOS 妇女都有代谢综合征的特征,如胰岛素抵抗、肥胖和血脂异常,这可能与胰岛素受体基因关联,因此引起了许多关于 PCOS 与胰岛素紊乱之间关系的研究。Glueck 等人在 2003 年美国国家健康和营养调查中,在 138 名证实为 PCOS 妇女的样本人群中,46.4% 的妇女有代谢综合征(依据全美胆固醇教育项目标准进行诊断),而在一般人群中这个比例为 22.8%($P<0.0001$)。

一项研究发现在证实患有 PCOS 的妇女中,

30%~35% 的患者有葡萄糖耐量受损,6.6%~10% 的患者有糖尿病;而在对照人群中 IGT 的比例为 14%,糖尿病的比例为 0。并且患 IGT 和糖尿病的风险与体重指数成正比。另一项研究对 30 名诊断为的绝经后妇女进行调查,诊断依据月经稀发和雄激素过多的病史回顾,发现其中 PCOS 的发生率为 26.7%。还有一项对绝经后妇女的调查发现,7 名有 PCOS 病史的女性中有 4 名患有,而在 97 名没有 PCOS 病史的绝经后女性中只有 8 人($P=0.003$),并且在 7 名 PCOS 病史的患者中 6 人有血脂障碍,而在 97 名没有 PCOS 的绝经后妇女中 31 人($P=0.047$)。虽然样本量较小,但这个结果提示在有 PCOS 病史的绝经后妇女中糖尿病和代谢异常的发病率的确很高。

PCOS 的妇女还更易发生妊娠期糖尿病。Glueck 等人发现在 60 名妊娠的 PCOS 妇女中有 14 名(23%)出现了妊娠期糖尿病,而在以往对正常孕妇的调查中这个比例为 3.52%。根据 PCOS 中的胰岛素抵抗学说,目前对预防妊娠糖尿病的治疗都以改善胰岛素的敏感性为基础。胰岛素增敏剂二甲双胍已经广泛用于治疗伴有胰岛素抵抗的 PCOS 患者。Glueck 等人发现在妊娠期间服用二甲双胍的 33 名 PCOS 孕妇中只有 1 人(3%)发生妊娠期糖尿病,而在妊娠期没有服用二甲双胍的 72 名 PCOS 孕妇中则有 22 人(30%)发生妊娠期糖尿病,两组发病率相差了 10 倍。

Glueck 等人还在另一项研究中发现使用二甲双胍和合理饮食可以改善代谢综合征。在 50 名患有 PCOS 和代谢综合征的治疗组中,经过 6 个月的治疗,甘油三酯、血糖、收缩期和舒张期的血压都有显著的降低。

三、心血管疾病

虽然越来越多地观察到 PCOS 与心血管病高危因素之间的联系,但是仍然没有确凿的证据来定义这种关系。在 PCOS 患者中代谢综合征已成为标志性的症候,因此预期在这一人群中心血管疾病的发病率和死亡率将会增加。

(一)PCOS 中的心血管病高危因素

1. 胰岛素抵抗 胰岛素抵抗在 PCOS 的病

理生理机制中起到非常重要的作用,常伴随肥胖的症状。PCOS 患者不论肥胖与否,可能都存在不同程度的胰岛素抵抗。PCOS 和肥胖协同加重了胰岛素抵抗的程度。胰岛素抵抗和高雄激素血症又是 PCOS 发病机制中的一对互为因果的症候。高胰岛素血症可能刺激卵巢中雄激素的分泌,反过来高雄激素血症也可能诱导了胰岛素抵抗。虽然有一些临床研究提示了 PCOS 患者高雄激素血症和心血管功能受损的关系,也证实胰岛素抵抗可能引起内皮系统的功能不良和心血管病风险增加,但是还缺少确凿的证据证明高雄激素血症就是妇女心血管病的高危因素。

2. 高雄激素血症　发生心血管病的性别差异被认为是由于性激素不同的原因,即雌激素被视作对心血管有利,而雄激素对心血管有害。在男性并没有关于雄激素与心血管病关系的研究,但是有一些报道提到 PCOS 患者的高雄激素血症与心血管病之间的关系。

Bernini GP 等研究发现,在绝经前和绝经后的妇女,颈动脉内膜厚度(carotid intima-media thickness,CIMT)与内源性脱氢表雄酮和睾酮的水平呈负相关。van Kesteren PJ 在变性手术后对男性去除雄激素和对女性加用雄激素的观察中,均未发现雄激素对心血管病发病率和病死率的影响。但是 Adams MR 在给雌性灵长类动物服用睾酮的实验中,发现动脉粥样硬化的形成增加,与脂质水平无关。

因此,看来无论是否存在心血管病的性别差异,在 PCOS 的发病机制中,非激素性的遗传和环境的因素比雄激素因素重要得多。

3. 高脂血症　根据美国国家胆固醇教育项目诊断标准,高达 70% 的 PCOS 患者存在脂质代谢紊乱。PCOS 的脂代谢谱是以甘油三酯升高、低密度脂蛋白(low density lipoprotein,LDL)升高、高密度脂蛋白(high density lipoprotein,HDL)降低为特征的。这些特征都与胰岛素抵抗相关。而雄激素升高可能因为刺激肝脂酶活性,导致小分子 HDL 的降低。上述 PCOS 导致的总胆固醇或 LDL 水平的特征性改变,可能增加心血管病的危险因素。

4. 其他因素　研究提出一些非常规的 PCOS 中与胰岛素抵抗有关的心血管危险因素标志物。主要有 C- 反应蛋白、asiponetin、血浆胶原激活物 -1、血管性血友病因子(von willebrand factor)、内皮素 -1、高半胱氨酸(homocysteine)以及氧化应激标志物等,这些标志物与肥胖型 PCOS 伴随存在。

(二)PCOS 伴发的心血管病的临床特征

PCOS 人群中的肥胖比例明显高于普通女性人群,而肥胖则是动脉粥样硬化、高血压、胰岛素抵抗、脂代谢紊乱以及血小板活性增强的危险因素。以腰臀围为标准的中心性或男性肥胖是独立的心血管病的危险因子。Nishizawa H 等认为 PCOS 患者中心性肥胖和心血管病的关联,可能部分由血浆脂联素(adiponectin)水平降低所致,但是这个假说还未在临床验证过。Fogel RB 和 Vgontzas AN 还分别报道 PCOS 妇女中,梗阻性睡眠呼吸暂停综合征的发病率比对照组增高,这也是中心性肥胖和胰岛素抵抗的伴随因素。

在 PCOS 妇女中是否高血压病的发病率增高目前还不清楚。在对 364 名荷兰妇女的随访研究中发现,虽然在 PCOS 组高血压比一般人群有显著增加(9% vs. 5.9% 一般人群,$P<0.05$),但是高血压最大的预测因素还是体重指数(body mass index,BMI)的升高。对 PCOS 患者进行 24 小时动态血压测量的几个研究结果不一致。没有显著性意义的结果令人费解,因为 PCOS 与代谢综合征的关联性很强,而高血压又是代谢综合征的重要指标之一。这可能与各个研究中对 PCOS 的定义不严格以及使用的血压测量器械也不一致有关。

总之,多个心血管病相关的生化指标和临床危险因子在 PCOS 患者中是显著升高的,但这些因素是否增加了心血管病的发病率或事件,特别是 PCOS 的高雄激素血症是否是独立的心血管病的致病因素,目前还不清楚。

(三)PCOS 心血管病的流行病学

虽然 PCOS 妇女心血管病的危险因子增多,但是确定的心血管病发病率增高的证据仍然不足。根据对小样本($n=33$)的年龄配对的调查,

Dahlgren 等用组织病理学的方法,预测 PCOS 患者的心肌梗死的相对危险性为 7.4。但是,一个英国的回顾性队列分析发现,根据卵巢形态学诊断 PCOS 病史的妇女(n=345),具有更多的心血管病危险因子,包括糖尿病、高胆固醇血症、高血压以及肥胖,她们的冠心病发病率和病死率与年龄配对的妇女(n=1060)相比没有差别。这个反常的结果可能因为这个调查采用了非标准化的 PCOS 的诊断,或可能高雄激素血症是心血管病的保护性因子,所以并没有像预期那样出现冠心病高发的结果。但是在这个研究中,甚至在配对了 BMI 的条件下,发展成糖尿病和脑血管病的 OR 显著升高达 2.3 和 2.8。1995 年一个来自匹兹堡 10 年的病例对照的随访研究(n=126 $vs.$ n=142)显示,在高加索的 PCOS 妇女中,以高雄激素血症性无排卵为诊断原则,心血管事件的 OR 为 5.91。

一项历时 14 年的随访,根据不规则月经和持续性无排卵病史为诊断,致命或非致命的冠心病险因子分别为 1.25 和 1.67。但是在调整对照的 BMI 配对之后,这些差异却消失了。正如原先的推测,肥胖和胰岛素抵抗可能是主要的增加冠心病危险因子的因素。PCOS 的冠心病危险因素在南亚妇女可能较高加索妇女要高,因为前者更具患胰岛素抵抗和糖尿病的体质。但是这仍然有待论证。

总的来说,现有的 PCOS 妇女的流行病学调查总是较小样本,相对随访期较短,采用高度选择性人群,基础治疗后临床表型的变化,使调查结果常常混淆不清。在现有的所有研究都是Ⅲ或Ⅳ级的证据,也就是描述性研究或专家意见,将会与随机对照试验的结果不符。需要更大范围、多中心合作的研究来验证。

(四) 有关 PCOS 与心血管病的相关研究

1. 功能性研究

(1) 心室功能:左心室的舒张期功能不良是糖尿病性心肌病变的早期表现,是鉴别心血管病危险性升高的高血压患者的指标。它的病因是多因素的,并和冠状动脉病变、高血压、自身免疫性肾病、微血管病变、脂代谢紊乱、胰岛素抵抗、内皮功能不良和活性氧压力有关。心肌病变的发病

机制包括心肌细胞的酶底物代谢和生物能量的改变、胶原代谢的改变、炎症和纤维化。Tiras MB 等在一个心肌超声影像的病例对照研究中发现,与体重配对的对照组相比,PCOS 妇女心脏的等容松弛时间(isovolumetric relaxation time, IVRT)延长,而且早期左室舒张指数(index of early LV diastolic)不良以及射出分数降低。并且 PCOS 妇女血浆胰岛素水平与 IVRT 之间呈显著的相关性。这一研究还支持关于 PCOS 妇女的胰岛素抵抗可能导致心肌功能不良的假说。PCOS 和糖尿病患者都可以由于上述原因出现心肌舒张期功能不良,导致心脏超声影像的异常。迄今为止,还没有人对 PCOS 患者的冠状血管血流或心肌酶谱进行研究。如果能够依据 PCOS 与胰岛素抵抗的关系,以上述两项来预测冠状血流的储备的损害或心肌糖原利用降低,PCOS 合并心肌功能损伤的假说就可以成立了。

(2) 动脉硬化:外周循环的动脉硬化造成了收缩期血压和脉压的增高,从而减少了舒张期冠状血管的血流灌注。对动脉硬化的检测,主要根据超声测量颈动脉血管的顺应性、脉冲波形速率测算、波形分析等指标。一些小样本的研究确实发现在 PCOS 组的妇女臂动脉的脉冲波速率,以及颈内动脉和颈外动脉的硬度均有增加。多元分析提示 PCOS 可能是一个独立的与动脉硬度有关的因素。Mayer 等对 80 例肥胖的 PCOS 妇女的研究发现,PWV 与胰岛素抵抗和糖耐量试验,以及血压之间存在显著相关性。这些血管硬化的机制推测可能与不良的内皮功能以及动脉壁的胶原代谢异常有关。

(3) 内皮功能不良:导管动脉(conduit arteries)和动脉阻力是两个最广泛用于 PCOS 患者有关内皮功能研究的检测指标。内皮功能不良不仅影响血管的扩张,而且增加动脉的硬化,升高血压,引起高凝和抗纤溶作用,增加心血管的氧化应激反应。这些不良因素可能与内皮一氧化氮(NO)的代谢异常有关,从而造成 PCOS 患者内皮的损伤。

1) 导管动脉的大血管内皮功能:内皮功能不良是诊断动脉粥样硬化,导致斑块形成和临床问题的早期指标。用高分辨率的超声测量臂状动

脉峡后血流调节的血管扩张（post-ischaemic flow mediated dilatation，FMD）是一种评价导管动脉内皮功能的方法。FMD 主要是由血管扩张剂 NO 的释放所调节的。Mather 等对 PCOS 组进行的测量发现，无论血脂、雄激素、体重指数以及胰岛素抵抗在组间是否存在明显差异，FMD 均没有异常变化。Orio 等的研究则在正常体重的 PCOS 患者中发现 FMD 和胰岛素抵抗之间的相关性，并且总睾酮和总胆固醇水平也是 FMD 的预测因子。提示高胰岛素和高雄激素血症可能会破坏导管动脉的内皮功能，其机制可能是胰岛素通过磷酸酰 -3- 激酶（phosphatidyl 3-kinase）和 Akt 信号通路，抑制 ecNOS 释放 NO 所致。Diamanti-Kandarakis 等的研究认为二甲双胍可能会逆转这种不利的影响。雄激素是否也通过这一途径作用还有待证实。

2）阻力血管的微血管内皮功能：一般采用将血管活性剂进行动脉内灌流测量肢体血流的侵入性方法进行微循环内皮功能的检测。与臂状动脉比较，前臂血管的扩张更加反映了内皮源性的高极化因子的释放。Paradisi 等在 PCOS 妇女和对照组的测量结果显示，下肢微血管的内皮功能不良与胰岛素抵抗的程度和血游离睾酮水平相关。并发现在 3 个月罗格列酮的治疗以后，伴随胰岛素抵抗、睾酮和血纤维蛋白溶酶原抑制物 -1 水平的下降，可以改善这些指标。研究表明微循环内皮功能的损坏，不仅是通过 NO 的作用途径，还有前列腺素的释放、钾离子通道的开放、pH 的改变、血管平滑肌张力等多种因素参与。

综上所述，这些对血管扩张机制的研究明确指出，PCOS 患者在不同的动脉床都存在不同程度的内皮功能不良，都和胰岛素抵抗相关，与雄激素水平的关系不很肯定。PCOS 患者导管动脉和阻力动脉的内皮损伤都是由胰岛素抵抗造成的 NO 生物活性改变导致的。

2. 形态性研究

（1）颈动脉壁增厚：Guzick 等采用颈动脉超声的方法对 PCOS 妇女进行了测量，发现颈动脉壁厚度明显增加。但另外的一些研究结果也不一致，认为颈动脉粥样斑块指数在 PCOS 患者升高。

提示 PCOS 妇女的颈动脉粥样硬化是一个亚临床特征，直到绝经前后才被察觉。近来一些研究也报道，在年轻和正常体重的 PCOS 患者中 CIMT 也是异常增厚的。PCOS、BMI、性激素结合球蛋白（sex hormone binding globulin，SHBG）都可以是 CIMT 的独立预测因子。在 Orio 的多元因素分析中发现 CIMT 和游离睾酮指数之间直接相关，提示高雄激素血症可能促进 PCOS 患者动脉粥样硬化的进程。同时也观察到 DHEA 的血管保护作用，其水平与 CIMT 呈负相关，可以减少粥样硬化斑块的发生。

（2）动脉的钙化：冠状动脉的钙化反映了动脉粥样硬化的程度。PCOS 患者冠状动脉 ECT 扫描和对照组相比，钙化的发生增加。在校正了 BMI 后，血脂异常可以作为预测冠状动脉钙化的因素。Talbott 等的一个长达 9 年的病例对照随访研究发现，PCOS 患者的冠状动脉和动脉导管的钙化发生率增加。其钙化的程度与代谢综合征的特征相关，并且也和雄激素水平相关，和既往认为的高雄激素血症可能是粥样硬化保护因子的理论不符。

以上的结论都提示 PCOS 妇女具有冠状动脉粥样硬化的形态学证据，然而胰岛素抵抗是主要的致病因素。但和形态学相比，血管内皮功能不良更能够说明 PCOS 患者的血管病理特征。

四、子宫内膜癌

在 PCOS 妇女中子宫内膜癌在理论上有增加的危险。可能的机制包括：①无排卵导致的长期无孕激素对抗的雌激素刺激；②LH 分泌过多；③高胰岛素血症。

子宫内膜癌主要分两型：Ⅰ型子宫内膜癌占 80%，与暴露于雌激素有关，一般预后较好；Ⅱ型子宫内膜癌与雌激素的刺激无关，但其生物学和临床的侵蚀行为更强。Ⅰ型子宫内膜癌经常存在微卫星基因不稳性、*PTEN* 突变、*Kras* 突变、β-*catenin* 突变等，而Ⅱ型子宫内膜癌通常有 *p53* 突变且缺少一些同源染色体的杂合现象。

Ⅰ型子宫内膜癌的危险因素包括初潮早、绝经迟、未产、不育、持续性无排卵、糖尿病、高血压、无撤退的雌激素替代治疗、使用他莫昔芬和肥胖。其中大多数是通过调节雌激素的水平来发挥作用的。暴露于无孕激素对抗的雌激素导致内膜细胞有丝分裂活性增加以及 DNA 复制错误的增加,使恶性表型的发生机会升高。

LH 分泌过多也与子宫内膜癌的发生有关。最近发现在子宫肌层及正常和异位的子宫内膜中存在 LH/hCG 受体,在月经周期中这些受体与子宫内膜腺体的生长发育有关。子宫内膜癌患者的内膜与正常人的相比,其 LH/hCG 受体 mRNA 和蛋白水平的表达增加,LH/hCG 受体的 mRNA 和蛋白水平的过表达使子宫内膜增生过长进而发展成子宫内膜癌变。Konishi 等认为对年轻无排卵的女性包括 PCOS 患者而言,这些受体水平的增加是内膜增生过长和子宫内膜癌的特征。

子宫内膜癌在女性所患所有肿瘤中占 8%,肥胖和 PCOS 者是其中的高危人群,而这些均与高胰岛素血症有关。关于研究高胰岛素血症与子宫内膜增生过长及子宫内膜癌的关系的文献很多,对其中可能的机制也进行了推测和研究。

在正常的和子宫内膜癌的子宫内膜中存在胰岛素受体,表明高胰岛素血症可能对子宫内膜癌的发生发展起作用。当培养基中胰岛素的剂量不同时,子宫内膜间质细胞的激活的信号传导通路也不同。在胰岛素剂量较高时,激活的是丝裂原激活蛋白激酶(mitogen-activated protein kinase,MAPK)通路,这表明在低剂量时胰岛素可能具有自稳功能,而在高剂量时其诱导细胞增殖。但这也很难推断胰岛素与子宫内膜增生过长和子宫内膜腺癌(累及上皮而不是间质)的关系,关于胰岛素对人子宫内膜上皮细胞的作用还需要更多的研究。

胰岛素诱导雌激素受体(estrogen receptor,ER)阴性和 ER 阳性的内膜细胞系的细胞增殖,而且它可能通过诱导血管内皮生长因子(vascular endothelial growth factor,VEGF)的表达来促进肿瘤血管的发生。胰岛素通过双向的作用来刺激 VEGF,在转录水平 VEGF 的 mRNA 早期增加,而在转录后水平其延迟增加。

胰岛素也诱导子宫内膜腺体和间质芳香化酶的表达和酶的活性,因为雌激素是芳香化酶的直接产物,所以这也可能是胰岛素诱导子宫内膜细胞增生的另一种机制。胰岛素也可以通过抑制凋亡和诱导细胞增生来促进肿瘤发展。

从胰岛素样生长因子(insulin-like growth factor,IGF)家族来看,IGF-1 和 IGF-1 受体对很多肿瘤的恶性生长起作用。IGF-1 受体 mRNA 在子宫内膜癌时有过表达现象,而这个受体可能通过配体依赖或配体不依赖的机制对肿瘤的生长起着重要的作用。IGF-1 受体的数目与子宫内膜癌的组织学分级呈正相关。

在正常的和子宫内膜癌的内膜组织中发现了胰岛素和 IGF 的特殊受体以及高亲和力的胰岛素样生长因子结合蛋白(insulin-like growth factor binding proteins,IGFBPs)。子宫内膜间质细胞产生 IGF-1、IGF-2 和 IGFBPs,而子宫内膜上皮细胞和少量的间质细胞中包含 IGFs 的细胞膜受体,IGFs 有增生、分化和代谢作用。在人类的内膜中存在 6 种不同的 IGFBPs,最丰富的是 IGFBP-1。这种蛋白的分泌可以通过竞争 IGF 受体来调节 IGFs 的生物活性,可以通过孕激素刺激其分泌或通过胰岛素来抑制其分泌。胰岛素和 IGF-1 抑制肝脏合成 SHBG,胰岛素刺激子宫内膜腺体和间质中芳香化酶的活性从而增加内源性的子宫内膜雌激素产生。

这些数据均表明 PCOS 的无排卵患者其胰岛素、IGF 因子和 LH 可能与子宫内膜癌的发病机制有关,胰岛素和 IGF 家族在子宫内膜增生和子宫内膜癌的发病机制中起重要作用。

评估 PCOS 者患子宫内膜癌的风险研究不多,在一项对 2576 位不孕患者进行内膜活检的回顾性的研究中,有 24 例(0.93%)患者的内膜存在异常,其中 10 例为简单型增生过长,7 例为复杂性增生过长,3 例为复杂型合并不典型增生过长,4 例为子宫内膜癌,而这 4 例患者均合并有 PCOS。因此在不孕女性中,PCOS 者似乎患子宫内膜癌的风险较高。

Ramzy 等发现在小于 40 岁的子宫内膜癌患者中,有 11.1% 的卵巢有类似多囊卵巢(PCO)的组织学特征。Coulam 等报道在 1270 例慢性无排卵综合征患者中,患子宫内膜癌的相对风险度为 3.1,但其中没有 PCOS 患者的数据。Gallup 等的研究表明在 111 例子宫内膜癌患者中 <40 岁的患者占 14.4%,其中有 31.2% 的患者有 PCO。Escobedo 等对年龄在 20~54 岁的 399 例子宫内膜癌患者和 3040 例同一年龄段正常人进行对照,发现至少有 2 年不孕史的女性与没有不孕史的女性相比,其患子宫内膜癌的 OR 为 1.7,而因为卵巢因素不孕的女性的 OR 为 4.2,但是对于 PCOS 者没有数据。

Hardiman 等人发现,在几项研究调查子宫内膜癌与 PCOS 之间可能的关系时,大部分缺少对照,没有专门的 PCOS 数据可证明两者之间没有联系。Wild 等人进行回顾性队列研究,显示与对照相比 PCOS 队列的原始 OR 为 5.3(95% CI:1.5~18.6,没有报道统计学意义,经过 BMI 校正后 OR 为 6.1,95% CI:1.0~36.9)。在 319 名妇女中只发现 7 名患有子宫内膜癌,但是没有对这一结果进一步的分析。在这个队列的早期研究中对子宫内膜癌没有单独的讨论。

为了设法更完全的评估子宫内膜癌和 PCOS 之间的关系,Pillay 等人比较了 128 名子宫内膜癌妇女和 83 名良性妇科疾病妇女的内膜组织病理样本,他们通过评估妇女的卵巢来诊断多囊卵巢,发现 PCO 同样出现在子宫内膜癌的妇女中(8.6%)和良性疾病的对照中(8.4%)。然而,在年龄小于 50 岁的女性中子宫内膜癌的妇女 PCO 更加常见(62.5% vs. 27.3%,P=0.033)。其结果有统计学意义,因此作者推断 PCOS 与子宫内膜癌似乎是有联系的,不过仅在绝经前的女性中。

五、乳腺癌

流行病学和实验学的数据均表明,乳腺癌的发生与乳腺上皮暴露于雌激素尤其是雌孕激素的累积量有关。初潮早、绝经迟、月经初潮与月经周期规律之间间隔较短是乳腺癌的危险因素。PCOS 者常伴有肥胖、高雄激素血症和不孕,而这些也与乳腺癌密切相关。

研究报道肥胖者在绝经后乳腺癌的风险增加,然而一项对 23 个研究的 META 分析表明,绝经前女性的 BMI 与乳腺癌呈轻度负相关。肥胖对乳腺癌的负性作用可能是由于绝经前后雌激素的合成和代谢不同造成的。PCOS 者雄激素、胰岛素、IGF-1 水平增加及肥胖可通过不同的途径促使乳腺癌发生:雄激素与雄激素受体(androgen receptor,AR)阳性的肿瘤细胞结合引起直接刺激作用;睾酮经芳香化为雌激素,刺激了雌激素受体(ER)阳性细胞;胰岛素和 IGF-1 刺激芳香化酶使雌激素合成增加;胰岛素和 IGF-1 对肿瘤细胞的直接促有丝分裂作用;雄激素过高的女性其性激素结合球蛋白(SHBG)降低和游离雌激素增加。

最近发现,在编码胆固醇侧链裂解酶的 *CYP11A* 基因启动子区的五核苷酸[(TAAAA)n]重复多态现象可能与 PCOS 有关。Zheng 研究了中国人中 1015 例乳腺癌患者与 1082 例正常对照者,发现了 3 种常见的等位基因:4,6,8 TAAAA 重复。与没有携带 8 号重复等位基因的女性相比,携带 1~2 个拷贝这个等位基因的患者患乳腺癌的 OR 比分别为 1.5 和 2.9。

流行病学文献中关于 PCOS 患者与乳腺癌关系的结论是不确定的。英国有一项对 786 例 PCOS 女性的研究,所有病例都是在 1930~1979 年间医院诊断为 PCOS 者。该研究通过标准化死亡率的计算来比较 PCOS 者和正常人群的病死率,平均的随访年限是 30 年。所有肿瘤的标准化死亡率(standard mortality rate,SMR)为 0.91,乳腺癌为 1.48,是这组人群中最主要的死因。Atiomo 等的研究发现 PCOS 患者有显著的阳性的乳腺癌家族史。

不是所有的研究都认为 PCOS 增加乳腺癌的风险。早期的研究发现持续性无排卵的女性其患乳腺癌的相对危险度是 1.5(95%CI:0.75~2.55),但是这没有显著性差异,在以年龄分层后,发现绝经组的相对危险度是 3.6(95% CI:1.2~8.3)。一项英国的队列研究表明 PCOS 患者乳腺癌的患病率或病死率没有显著增加。一个多中心的病例对照研究分析了年龄在 20~54 岁的 4730 例乳腺癌女性和 4688 例对照者,表明在对年龄进行校正后,PCOS 者患乳腺癌的 OR 比为 0.52。另一项对绝经期乳腺癌的大样本的前瞻性研究也得出类似的结论，在34 835例女性中PCOS的患病率为1.35%，作者认为在这项研究中PCOS者患乳腺癌的风险并不增加，虽然PCOS者患良性乳腺疾病的概率是其他对照人群的1.8倍，但是她们发展为乳腺癌的概率并不增加。

相反的，还有研究认为PCOS者患乳腺癌的风险降低，但是此项研究是依据自我评估的调查问卷来诊断PCOS的，其患病率为0.49%，而正常人群中PCOS的患病率为0.94%，这可能是PCOS的诊断方法的问题。

总之，在排除PCOS是乳腺癌的一个独立的危险因素之前仍需进一步详细的研究。

六、PCOS和心理问题

PCOS可造成患者生活质量的降低和心理压力的增加。PCOS患者由于疾病原因，会出现相应的外貌的改变，如多毛、痤疮、肥胖，以及激素紊乱和恐惧不孕产生内心的焦虑，这些都会造成患者生活质量的降低，特别是跟社会和情感功能有关的生活质量降低尤为明显。同时由于外形的改变，自觉女性特色缺失，女性性别诱惑力丧失，造成性满意度降低，心理压力增加。

在一项PCOS临床症状与生活质量、心理障碍及性满意度关系的研究中发现，外形的改变，尤其是肥胖和多毛，与生活质量和性满意度的改变相关，与痤疮的存在没有明显相关。其中体重指数（BMI）是一个重要的指标，BMI愈高提示愈低的生活质量，并且BMI的增高与性生活中的满意度和自我评价的降低存在相关性。但是，该项研究中BMI与社会、情感及心理的障碍并没有相关性。所有的文献一致认为肥胖是PCOS妇女生活质量及性生活中自我评价降低的主要因素，但这些影响似乎只局限在生理功能和一般健康状况相关的方面，肥胖与PCOS的心理问题的关系目前尚不能肯定，因为有研究表明在去除BMI差异后发现并不能消除PCOS组与健康对照组间在心理压力方面的显著差异。同样对普通人群的流行病学调查发现肥胖与心理压力间有直接关系，间接证明了文献观点。

除了肥胖，PCOS体格改变中提得最多的是身体的多毛。研究表明多毛的严重程度与性生活中自我评价和性满意度的降低程度相关，但多毛与心理、情感和社会功能相关生活质量之间并不存在相关性。综合各个文献，多毛确实对PCOS患者有影响，但这些影响似乎局限在生活质量的特殊方面，包括性生活方面，可能与女性角色的确定和性生活有关联。PCOS患者常感觉自己与其他妇女不同，缺少女性的特点，性欲较正常妇女降低。

除此之外，作为所期望的女性角色的主要内容之一，就是缺少规律的月经和不孕同样造成PCOS患者的心理压力。有研究进一步比较发现，月经稀发和闭经对患者的影响是相同的，它们之间并没有差异。有研究报道青少年PCOS患者不孕的担忧与生活质量的降低有相关性，可能提示年轻患者对不孕更加担忧。有一些研究结果发现不孕与心理压力间不存在相关性，可能是因为将不孕的时间、既往治疗失败的经历、文化、种族、社会背景等因素进行了校正，心理压力所产生影响的差别就不明显了。因而，不孕患者中心理评估的结果与治疗史和医疗机构的专业性很相关。此外，结婚或有性伴侣，可能对心理健康和生活质量产生正面的影响，从而可以减轻心理压力。

有研究分析了血清睾酮水平和胰岛素抵抗与心理差异之间的关系，并没有发现血清睾酮水平与心理差异之间的相关性。胰岛素抵抗与心理差异之间存在相关性，而该差异可以通过BMI来解释。因而，在PCOS患者中，单纯高雄激素和胰岛素抵抗对生活质量和心理功能的影响可以认为很小。

综上所述，可以得出这样的结论，PCOS绝不只是育龄期妇女的不孕问题，而是一个贯穿于女性一生的梦魇。对PCOS生育以外事件的了解，可以使我们更加积极地对PCOS的潜在风险进行预防和治疗。

（刘嘉茵）

第二篇 多囊卵巢综合征病理及病因学研究

第三章

多囊卵巢综合征卵巢病理学特征

一、多囊卵巢大体特征

双侧卵巢呈卵圆形或球形,通常对称性增大至正常大小的两倍或者更大一些,伴有增厚而有光泽的白色被膜,表面常有扩张的血管,皮质多个囊泡表面的包膜色带蓝,包含着一定数量的小窦卵泡(2~9mm)排布在卵巢外周,而中央基质较多。典型的切面表现为皮质及皮质下间质明显增厚,其内可见较多的闭锁卵泡,多发性小卵泡在被膜下呈线样聚集,直径大约达到8mm,卵泡内充满清亮液体,缺乏排卵的结构特征(图3-1)。

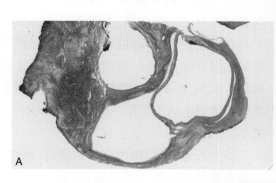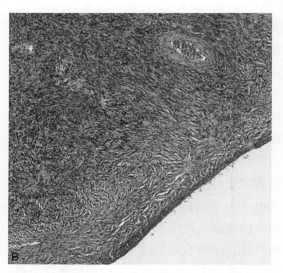

图 3-1 多囊卵巢综合征卵巢病理特征
A. PCOS 患者的卵巢白膜明显增厚、纤维化,皮质增厚,其中可见较多闭锁卵泡;B. 增生白膜内可见粗大的胶原纤维

二、多囊卵巢显微镜下特征

白膜通常增厚,常增至正常的 3 倍,偶尔可达 10 倍,伴有交错排列的无细胞的纤维胶原性结缔组织束的增加。这种所见对于多囊卵巢综合征而言并不具特异性,可以见于许多无排卵的状态。卵泡发育在许多方面发育偏离正常,原始卵泡表现正常或数目稍微减少,有许多囊性卵泡,大

14

多在 4~8mm 大小的发育阶段,见不到更大或排卵前的卵泡。囊性卵泡大小相对一致,是多囊卵巢综合征的典型特点。早期窦卵泡的形成与正常妇女相似,而中期窦卵泡发育异常,出现发育停滞以及闭锁,卵母细胞固缩消失,粒层细胞减少,层次变薄消失,卵泡膜内层细胞体积增大,细胞质内出现类脂质呈条索状排列于卵泡腔内,继而被玻璃样变的纤维组织取代,最后形成波浪状的纤维体。卵巢中闭锁卵泡显著增多,在无排卵女性中更明显。

除了异常的卵泡发育之外,卵泡膜细胞增生见于所有病例。卵泡膜内层厚度常是正常的 2~3 倍,丰富的血管使该层细胞排列呈索状或器官样,该卵泡膜细胞较正常为大,有丰富的嗜酸性细胞质,或明显的黄素化。这些卵泡的粒层细胞无黄素化,可表现为早期的退行性改变,数量明显减少,伴有聚合并缺乏核分裂活动。闭锁卵泡也表现为明显卵泡膜细胞层的持续存在。这些卵泡膜细胞的持续存在,常可以达到相当大的程度,以至闭锁卵泡的其他组分完全消失。可能用来解释在深层皮质和髓质的间质偶尔可以见这些细胞孤立性聚集。这些细胞簇偶尔见于正常卵巢,但是在典型的卵泡膜细胞增生症中更加显著(图 3-2)。

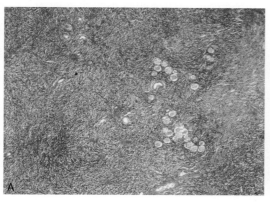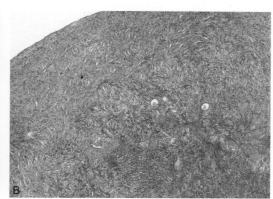

图 3-2　多囊卵巢显微镜下特征
A. PCOS 皮质下可见多个囊状卵泡;B. 囊状卵泡内粒层细胞数量减少无黄素化甚至消失,卵泡膜内膜细胞增生伴黄素化

(杨　星　梁晓燕)

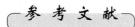

Hughesdon PE. Morphology and morphogenesis of the Stein-Leventhal ovary and of so-called "hyperthecosis". Obstet Gynecol Surv, 1982, 37(2):59-77.

第四章

多囊卵巢综合征卵泡发育动力学

第一节　多囊卵巢综合征窦前卵泡异常发育

正常卵泡发育从始基卵泡开始,经历初级卵泡、次级卵泡、三级卵泡(窦状卵泡)和成熟卵泡(格拉芙卵泡)阶段,最终成熟卵泡破裂发生排卵,卵母细胞及其周围的颗粒细胞自卵巢排出。此过程经历初始募集、自由生长阶段、调控生长阶段、分化阶段及最终成熟阶段,期间经历两次募集,即始基卵泡自主发育的初始募集和窦状卵泡在 FSH 作用下的周期性募集。始基卵泡从初始募集自由生长至窦前卵泡的过程几乎不依赖于 FSH,而是卵巢局部细胞因子通过旁分泌和自分泌方式起作用。FSH 受体最早出现在初级卵泡的柱状颗粒细胞,并有证据表明该时期 FSH 可促进卵泡生长,但即使没有 FSH 的生物作用,始基卵泡亦可正常发育至窦前卵泡。在啮齿动物和家禽早期卵泡发育的研究表明 TGF-β 超家族,IGFs 和性激素均与卵泡发育的启动和维持有关。卵子与周围颗粒细胞的"对话"在卵泡的正常发育过程中十分重要。目前,人类的窦前卵泡的发育动力学尚未完全清楚。

一、PCOS 卵巢窦前卵泡增多

PCOS 卵巢特征之一就是卵泡数量显著增多,其中初级卵泡数量增加 2~3 倍,次级卵泡数量增加 1.8 倍,而窦卵泡数量增加 2 倍。窦前卵泡生成过多以及窦卵泡发育停滞是其主要特征。PCOS 卵巢的始基卵泡数量与正常卵巢基本一

致,表明 PCOS 卵巢生长卵泡数量增加的原因并不是始基卵泡募集数量的增加。体外培养 PCOS 以及正常女性卵巢组织发现相同卵泡发育阶段 PCOS 的卵泡闭锁明显少于正常卵泡。窦前卵泡阶段卵泡闭锁或凋亡减少,以及始基卵泡、初级和次级卵泡过度生长是 PCOS 卵泡数增加的原因。PCOS 窦前卵泡增多。

二、抗米勒管激素的作用

抗米勒管激素(AMH)是目前研究影响 PCOS 卵巢卵泡生长的重要因子之一,主要由生长的窦前卵泡以及小窦卵泡的颗粒细胞分泌。AMH 可影响卵巢内分泌功能,抑制芳香化酶活性,进而抑制雌激素的合成进而影响卵泡发育成熟。Durlinger 等发现,敲除 AMH 小鼠卵巢的始基卵泡会过早耗尽,而生长卵泡明显增多,表明始基卵泡的初始发育受到 AMH 的抑制。PCOS 卵巢初级卵泡产生的 AMH 明显低于正常卵巢,由于缺少 AMH 对始基卵泡发育的抑制作用,大量原始卵泡起始生长加快,使生长卵泡数量增加。PCOS 患者血清 AMH 水平是正常妇女的 2~3 倍,主要由于 PCOS 妇女窦前卵泡数量增加导致小窦卵泡明显增多。

三、窦前卵泡异常发育的相关因子

调控早期卵泡发育的相关因子目前尚未完全清楚,胰岛素样生长因子(IGFs)或起重要作用。恒河猴的卵巢卵泡学研究表明,雄激素可通过提高 IGF-I 受体的表达而促进卵泡起始募集,而 IGF-I 亦可刺激人类卵巢中窦前卵泡的生长。此外,在 PCOS 卵巢中卵泡的各个发育阶段,

生长分化因子 -9 的表达显著少于正常卵巢。敲除 GDF9 的小鼠初始阶段卵泡的发育几乎停滞，而 PCOS 卵巢初级卵泡向次级卵泡的转化较正常卵巢慢，PCOS 卵巢 GDF9 表达下降或是其重要原因。

第二节　多囊卵巢综合征窦卵泡发育及细胞功能异常

PCOS 卵泡发育异常表现为窦前卵泡及窦卵泡数量均增加，但窦卵泡进一步发育的周期性募集受到抑制，大多停滞在 5~8mm，无明显优势卵泡形成。PCOS 患者血清 FSH 水平在早卵泡期受抑制至阈值水平之下，使卵泡发育停滞。FSH 的合成受雄激素水平反馈调控，PCOS 卵巢不但卵泡数量增多，而且卵泡分泌激素的功能亢进。

一、卵泡膜细胞

卵泡膜细胞初始出现在次级卵泡，外围的间质细胞包绕形成膜围绕着卵泡。随着卵泡的生长，卵泡膜分化成为卵泡内膜层和外膜层，拥有产生类固醇转化和雄激素生成的能力。与正常的卵泡膜细胞不同，PCOS 的窦卵泡膜细胞数更多，其厚度甚至超过颗粒细胞层。PCOS 妇女中血清高雄激素水平是卵泡膜细胞功能亢进的主要表现。PCOS 患者雄激素水平，以及平均单个卵泡膜细胞受 LH 刺激合成的雄激素的水平均高于正常女性。PCOS 患者高雄激素水平主要来源于卵巢中高的 $17\alpha-$ 羟孕酮及雄烯二酮。体外培养 PCOS 卵泡膜细胞后接受 LH 刺激，发现其可产生大量雄激素，并且雄激素合成路径的中间产物显著增多，类固醇合成相关酶的活性总体增强。体外培养的 PCOS 卵泡膜细胞中调控雄激素合成酶如 $17\alpha-$ 羟化酶（17-hydroxylase）/17, 20 裂解酶（C-17, 20-lyase, CYP17）、$17\beta-$ 羟甾体脱氢酶（$17\beta-$HSD）的活性以及 mRNA 表达升高。总之，PCOS 卵泡膜细胞功能亢进导致雄激素合成异常，PCOS 患者过高的 LH 水平亦促进卵巢间质细胞和卵泡膜细胞增生以及增强卵巢内 IGF-I 的

活性，更进一步促进卵巢雄激素的产生。

二、颗粒细胞

PCOS 卵巢颗粒细胞类固醇激素的合成与正常卵巢存在显著差异。正常妇女窦卵泡（1~9mm）对 FSH 刺激敏感，对 LH 无反应，当卵泡直径超过 13mm 时才对 LH 敏感。无排卵的 PCOS 中，窦卵泡阶段（2~4mm）的卵泡即出现对 FSH 及 LH 的高敏感性，LH 刺激 PCOS 窦卵泡产生的 P4 增加。体外培养 PCOS 卵巢组织发现其颗粒细胞的 E_2 合成能力明显高于正常卵巢颗粒细胞，而 FSH 诱导 PCOS 颗粒细胞的 E_2 合成量是正常细胞的 6~10 倍。PCOS 卵泡颗粒细胞在早卵泡期即获得 LH 受体，随后出现过早的黄素化进而使卵泡发育提前停滞。颗粒细胞在胰岛素协同作用下可放大 LH 促进类固醇激素合成作用。不排卵的 PCOS 妇女表现为部分卵泡对 FSH 及 LH 高反应、多卵泡发育以及窦卵泡阶段发育停滞。

三、PCOS 妇女卵泡发育特点

PCOS 女性卵泡发育障碍基本表现为卵泡募集数量增多、卵泡发育停滞、卵泡选择及优势化障碍及无排卵。Frank 等人提出 PCOS 妇女卵泡发育的自然特性：①PCOS 是原发于卵巢的卵泡发育功能异常性疾病，而非垂体源性的；②窦前卵泡的非 Gn 敏感阶段已奠定发育停滞的卵泡与正常卵泡的不同特性；③PCOS 卵泡对 Gn 高敏感性提前，较早分泌高雌激素而负反馈抑制 FSH 分泌，低 FSH 可能影响正常卵泡的发育，使卵泡发育优势化受阻。

第三节　内分泌激素对卵泡发育的影响

一、雄激素

高雄激素血症是 PCOS 的主要病理生理特征，并促进卵巢多囊样改变，血清雄激素水平与 2~4mm 的卵泡数目呈正相关。雄激素能加速始

基卵泡自主发育,刺激早期卵泡生长,促进窦前卵泡及小窦卵泡的生长。但高雄激素亦可通过降低窦卵泡内 GDF-9 水平,增加循环中 LH,促进卵泡抑制素、AMH 以及前列腺组织生长因子的生成,最终抑制卵泡进一步生长。另外,雄激素还可增加窦卵泡内 BCL-2 的表达,抑制 BAX 及 P53 的表达,从而抑制卵泡凋亡。此外,卵巢高雄激素水平可促进血清 LH 水平升高,抗雄激素治疗后 GnRH 脉冲频率降低;雄激素可诱导中枢 γ- 氨基丁酸能神经元突触后电信号的强度和频率增加,导致 GnRH 神经元的活动增加;使用外源性雄激素以及卵巢、肾上腺分泌雄激素肿瘤的患者中均有 LH 的继发性升高。高雄激素还可通过影响体内葡萄糖代谢以及抑制外周及肝内胰岛素的作用引起胰岛素抵抗。

二、胰岛素

PCOS 患者普遍存在胰岛素抵抗。在病情早期 PCOS 患者胰岛 β 细胞通过分泌增多的胰岛素以克服 IR,从而引起 PCOS 患者高胰岛素血症。胰岛素与受体结合作用于卵巢的卵泡膜细胞,使雄激素合成酶(P450c17α 酶)丝氨酸磷酸化异常,活性增加,引起卵巢功能性雄激素合成过多,导致高雄激素血症。另外,胰岛素也可抑制肝脏 SHBG 的合成,使循环中 SHBG 降低,导致游离睾酮的生物活性升高。高胰岛素增加窦前卵泡对 FSH 敏感性,雌二醇合成增多负反馈抑制 FSH 分泌,使正常卵泡选择及优势化受阻。体外培养 PCOS 卵巢组织实验表明:胰岛素可增加颗粒细胞对 LH 诱导性激素合成的反应性,并使颗粒细胞获得 LH 反应性的时相提前,即颗粒细胞提前黄素化。

三、促黄体生成素

PCOS 患者垂体促黄体生成素(LH)的合成及脉冲分泌的幅度和频率增加,血清 LH 水平明显升高,而 FSH 分泌正常或稍低于正常。目前关于 PCOS 患者 LH 分泌异常的机制尚未阐明,可能与垂体对 GnRH 刺激的敏感性增加,LH 脉冲幅度和频率增加有关。过多雄激素可干扰下丘脑—垂体—卵巢轴正负反馈机制,刺激垂体 LH

分泌,引起 LH 异常升高。LH 可促进卵巢内间质及卵泡膜细胞增生以及雄激素分泌过多。LH 也可促进卵巢 IGF-Ⅰ与卵泡膜细胞 IGF-Ⅰ受体结合从而促进雄激素分泌。内源性促性腺激素即使处于低水平也可促进雄激素分泌,维持卵巢雄激素的合成以及对 Gn 的敏感性。

四、卵泡旁分泌的相互作用

1. 抑制素 B　抑制素由颗粒细胞分泌,可促进 LH 刺激卵泡膜细胞产生雄激素。部分 PCOS 妇女血清抑制素 B(inhibit B)水平升高。接受 FSH 刺激后,PCOS 妇女抑制素 B 的水平可升高为基础的 5 倍,而正常妇女为 3 倍。抑制素对卵泡膜细胞分泌雄激素的直接作用机制尚未明确。抑制素 B 可与膜结合蛋白、β 蛋白聚糖,结合形成复合物,对激活素 Ⅱ 型(activin type Ⅱ,ActⅡ)受体有紧密亲和力。ActⅡ 受体结合的阻断可抑制 ActⅡ/Ⅰ 受体复合物形成、阻断激活素信号以及抑制卵泡膜细胞酶 CYP17,从而抑制了血浆 FSH 的水平并导致卵泡闭锁。人类 PCOS 卵泡膜细胞中抑制素 / 激活素信号通路的变化尚未被研究清楚。

2. 骨形成蛋白　骨形成蛋白(bone morphogenetic proteins,BMP)是卵巢来源的生长因子,主要表达在初级卵泡的卵母细胞上,对于卵丘生长和维持优势卵泡微环境具有重要作用。BMP 不但与 BMPⅡ 受体结合,还与 ActⅡ 受体结合发挥不同作用。BMP 可抑制卵泡膜细胞 CYP17mRNA 的表达和雄激素的合成,而其对雄激素合成的抑制作用是通过 BMP 受体还是 ActⅡ 受体目前尚不清楚。另外,抑制素可能通过与 β- 蛋白聚糖结合来抑制 BMP 信号通路。

3. 胰岛素样生长因子　胰岛素样生长因子(IGF)是促有丝分裂、促分化、抗凋亡的低分子单链多肽,IGF-Ⅰ、IGF-Ⅱ 有协同放大 Gn 的作用。IGF-Ⅰ/Ⅱ 对优势卵泡的发育和功能起重要作用。IGF-Ⅱ 是人类卵巢中主要的 IGF,表达在优势卵泡颗粒细胞及窦卵泡颗粒细胞和卵泡膜细胞中。IGF-Ⅰ 只在卵泡膜细胞中表达,卵泡液中 IGF-Ⅰ 主要来源于循环而不是卵巢局部。IGF-Ⅰ 受体被胰岛素激活后受体数目上调并放大胰岛素自身及

IGF-I 的效应,增加卵泡膜细胞雄激素合成。在卵泡生长过程中,优势卵泡中 IGF-I 浓度升高。在人类卵泡膜组织上,IGF-II 可刺激基础雄激素释放,同时促进 LH 诱导雄激素合成,此作用与 IGF-I 作用相似。PCOS 女性循环中胰岛素样生长因子结合蛋白水平较低,导致循环中 IGF 水平升高和卵巢 IGF 局部活性增强,使卵泡膜细胞合成雄激素增加。

(杨 星　梁晓燕)

参考文献

1. Gougeon A. Regulation of ovarian follicular development in primates: facts and hypotheses. Endocr Rev, 1996, 17(2): 121-155.

2. Elvin JA, Yan C, Matzuk MM. Oocyte-expressed TGF-beta superfamily members in female fertility. Mol Cell Endocrinol, 2000, 159(1-2): 1-5.

3. Monget P, Bondy C. Importance of the IGF system in early folliculogenesis. Mol Cell Endocrinol, 2000, 163(1-2): 89-93.

4. Skinner MK. Regulation of primordial follicle assembly and development. Hum Reprod Update, 2005, 11(5): 461-471.

5. Webber LJ, Stubbs S, Stark J, et al. Formation and early development of follicles in the polycystic ovary. Lancet, 2003, 362(9389): 1017-1021.

6. Franks S, Mason H, Willis D. Follicular dynamics in the polycystic ovary syndrome. Mol Cell Endocrinol, 2000, 163(1-2): 49-52.

7. Maciel GA, Baracat EC, Benda JA, et al. Stockpiling of transitional and classic primary follicles in ovaries of women with polycystic ovary syndrome. J Clin Endocrinol Metab, 2004, 89(11): 5321-5327.

8. Durlinger AL, Gruijters MJ, Kramer P, et al. Anti-Mullerian hormone inhibits initiation of primordial follicle growth in the mouse ovary. Endocrinology, 2002, 143(3): 1076-1084.

9. Weenen C, Laven JS, Von Bergh AR, et al. Anti-Mullerian hormone expression pattern in the human ovary: potential implications for initial and cyclic follicle recruitment. Mol Hum Reprod, 2004, 10(2): 77-83.

10. Teixeira FF, Baracat EC, Lee TH, et al. Aberrant expression of growth differentiation factor-9 in oocytes of women with polycystic ovary syndrome. J Clin Endocrinol Metab, 2002, 87(3): 1337-1344.

11. Chang RJ, Cook-Andersen H. Disordered follicle development. Mol Cell Endocrinol, 2013, 373(1-2): 51-60.

12. Franks S, Stark J, Hardy K. Follicle dynamics and anovulation in polycystic ovary syndrome. Hum Reprod Update, 2008, 14(4): 367-378.

13. Sullivan SD, Moenter SM. Prenatal androgens alter GABAergic drive to gonadotropin-releasing hormone neurons: implications for a common fertility disorder. Proc Natl Acad Sci U S A, 2004, 101(18): 7129-7134.

14. Coffler MS, Patel K, Dahan MH, et al. Enhanced granulosa cell responsiveness to follicle-stimulating hormone during insulin infusion in women with polycystic ovary syndrome treated with pioglitazone. J Clin Endocrinol Metab, 2003, 88(12): 5624-5631.

15. Wachs DS, Coffler MS, Malcom PJ, et al. Comparison of follicle-stimulating-hormone-stimulated dimeric inhibin and estradiol responses as indicators of granulosa cell function in polycystic ovary syndrome and normal women. J Clin Endocrinol Metab, 2006, 91(8): 2920-2925.

16. Lewis KA, Gray PC, Blount AL, et al. Betaglycan binds inhibin and can mediate functional antagonism of activin signalling. Nature, 2000, 404(6776): 411-414.

17. Shimasaki S, Moore RK, Otsuka F, et al. The bone morphogenetic protein system in mammalian reproduction. Endocr Rev, 2004, 25(1): 72-101.

第五章

多囊卵巢综合征卵巢局部血流学

PCOS 妇女卵巢形态改变表现为直径为 2~9cm 的卵泡数目大于 12 个，卵巢体积大于 $10m^3$。存在卵泡发育异常，临床上表现为无排卵或者稀发排卵。血管生成在卵巢周期中发挥重要作用，可提供卵泡生成与发育必须的内分泌与旁分泌信号因子。目前，对 PCOS 卵巢中血流动力学的研究还存在争议。Zaidi 首次报道，PCOS 妇女卵巢基质中收缩期峰值血流速度（peak systolic velocity，PSV）与时间平均最大流速（time-averaged maximum velocity）显著高于正常妇女；PCOS 妇女的卵巢血管指数（vascularization index，VI）、血流指数（flow index，FI）与血管血流指数（vascularization flow index，VFI）显著高于正常对照组；卵巢搏动指数（pulsatility index，PI）与阻力指数（resistance index，RI）显著低于正常卵巢，PI/RI 降低可能与 PCOS 卵巢中，基质血管化增加相关；卵巢血流的改变可导致无排卵或者由于无排卵引起，研究发现无排卵 PCOS 卵巢中 PI/RI 显著低于有排卵 PCOS。但是，其他研究并未得到类似的结果。EHY.Ng 在控制年龄这一干扰因素后，发现 PCOS 妇女与正常对照组比较，VI、FI、VFI 无显著差异。产生这些差异的原因可能与 PCOS 存在不同分型有关；且检测方法不一致，早期研究主要采用二维彩色多普勒，只能检测最大的血流速度，是测定某一平面的参数，受到卵巢在盆腔内的角度影响，且具有较大的主观性；而随着三维 B 超结合能量多普勒的应用，克服了角度的影响，能更敏感的观察细小血管的血流情况，能客观且全面的评估卵巢整体基质。F Delgado-Rosas 等人使用特异性的 CD34 检测卵巢组织标本中的血管密度，发现与正常卵巢组织比较，PCOS 卵巢表层皮质与深层皮质中的血管密度均是前者的两倍。该研究同时发现，在正常卵巢组织中，卵巢表层皮质内小卵泡数目随年龄增大而减少，但血管密度则随年龄增大而增加；皮质深层的血管密度则随年龄增大而显著降低，该研究由于受到样本数的限制，未能研究年龄对 PCOS 卵巢血流的影响。

PCOS 卵巢血流动力学改变的病理生理原因尚不明确。Agrawal 等人提出 PCOS 妇女中 VEGF 浓度高于正常妇女，且与卵巢基质血流速度增加存在相关性，是卵巢基质血管增加的主要病理生理原因。Abd 等人的研究也发现 PCOS 妇女中 PI/RI 低于正常对照组，而 IGF-1/VEGF 高于对照组，PCOS 中，IGF-1/VEGF 与卵巢以及子宫内血管 PI/RI 显著负相关。VEGF 是一种血管内皮细胞分裂原，具有促进血管生成等作用，能在卵巢内表达与分泌，促进卵巢基质血管生成，还可增加微血管的通透性，诱导结缔组织增生。卵巢内的 VEGF 水平与 LH 具有相关性，PCOS 妇女的 LH 分泌增加，VEGF 浓度增加；卵巢楔形切除后，VEGF 与 LH 仍存在正相关；故认为 LH 能调控 VEGF 的表达。因此，LH 水平升高也可能是 PCOS 卵巢中血流改变的原因，LH 水平与卵巢血管 PSV 存在正相关。

卵巢楔形切除可作为 PCOS 的治疗方法之一，El Behery 等人的研究发现，卵巢楔形切除前，PCOS 妇女血清 VEGF 与卵巢 VI/FI/VFI 显著高于对照组，手术后，卵巢内血流指数 VI/FI/VFI VEGF 平行下降；PI/RI 增高，血清中 VEGF 水平显著下降；卵巢血流指数对正常对照组无显著差异。Elmashad 的研究得到一致的结果，PCOS 行卵巢切除后，血中 AMH 与卵巢基质血流多普勒参数显著下降（VI/FI/VFI），提示 AMH 与卵巢血流改变可作为评估手术治疗效果的手段。

卵泡血液供应血流在卵泡的生长与发育过程中发挥重要的作用。PCOS 患者对 Gn 更敏感，且易发生 OHSS，可能在 PCOS 患者，尤其是正常体重的 PCOS 患者，卵巢基质血流增加可转运更多的 Gn 至颗粒细胞，促进卵泡的发育，但是否需要在促排卵过程中需评估卵巢血流，降低相关风险还需要进一步研究。研究发现卵泡周围血流与获卵情况、卵子发育潜能、胚胎质量以及妊娠率相关。Van Blerkom 等人检测 IVF 治疗过程中卵泡液中的游离氧指数（dissolved oxygen content）发现：来源于含氧低的卵泡中卵子，发生细胞分离中期纺锤体异常的频率增加，而卵泡的含氧情况与卵泡周围的血管化程度有关。IVF 治疗过程中，卵巢内血流动力学发生改变，Järvelä 等人利用三维 B 超研究了超促排卵过程中卵巢血流变化，结果发现，降调后虽然 PCOS 卵巢体积大于与正常卵巢，但两者的 VI/FI/VFI 无显著差异；FSH 刺激可诱导 VI/FI/VFI 增加，且在 PCO 样卵巢中增加更显著；hCG 诱导卵泡成熟后，卵巢血流指数的差异消失。

短效口服避孕药作为无生育要求 PCOS 妇女的一线治疗药物，可抑制 LH 分泌、降低雄激素水平、增加性激素结合球蛋白浓度。Okyay E 等人研究发现，口服避孕药 3 个月治疗后，正常对照组与 PCOS 卵巢 PI/RI 均增加，且在 PCOS 卵巢中增加幅度更大。

（赵伟娥　梁晓燕）

参考文献

1. Pan HA, Wu MH, Cheng YC, et al. Quantification of Doppler signal in polycystic ovary syndrome using three-dimensional power Doppler ultrasonography: a possible new marker for diagnosis. Hum Reprod, 2002, 17（1）: 201-206.

2. El Behery MM, E Diab A, Mowafy H, et al. Effect of laparoscopic ovarian drilling on vascular endothelial growth factor and ovarian stromal blood flow using 3-dimensional power Doppler. International Journal of Gynecology & Obstetrics, 2011, 112（2）: 119-121.

3. Ng EHY, Chan CCW, Yeung WSB, et al. Comparison of ovarian stromal blood flow between fertile women with normal ovaries and infertile women with polycystic ovary syndrome. Human Reproduction, 2005, 20（7）: 1881-1886.

4. Delgado-Rosas F, Gaytan M, Morales C, et al. Superficial ovarian cortex vascularization is inversely related to the follicle reserve in normal cycling ovaries and is increased in polycystic ovary syndrome. Human Reproduction, 2009, 24（5）: 1142-1151.

5. Aad EI Aal DE, Mohamed SA, Amine AF, et al. Vascular endothelial growth factor and insulin-like growth factor-1 in polycystic ovary syndrome and their relation to ovarian blood flow. European Journal of Obstetrics & Gynecology and Reproductive Biology, 2005, 118（2）: 219-224.

6. Elmashad AI. Impact of laparoscopic ovarian drilling on anti-Mullerian hormone levels and ovarian stromal blood flow using three-dimensional power Doppler in women with anovulatory polycystic ovary syndrome. Fertil Steril, 2011, 95（7）: 2342-2346.

7. Jarvela IY, Sladkevicius P, Kelly S, et al. Comparison of follicular vascularization in normal versus polycystic ovaries during in vitro fertilization as measured using 3-dimensional power Doppler ultrasonography. Fertil Steril, 2004, 82（5）: 1358-1363.

8. Okyay E, Gode F, Acet F, et al. The effect of drospirenone （3mg）with ethinyl estradiol（30mcg）containing pills on ovarian blood flows in women with polycystic ovary syndrome: a case controlled study. European Journal of Obstetrics & Gynecology and Reproductive Biology, 2014, 180: 93-99.

第六章

多囊卵巢综合征遗传学研究

第一节　多囊卵巢综合征家系研究

多囊卵巢综合征有明显的家族聚集现象,双生子研究表明,遗传因素在PCOS的病因学中占72%。早在1968年,Cooper等就对18例Stein-Leventhal综合征的妇女进行了研究,发现13名患者中,4名患者母亲有月经过少,但13名对照组母亲中无一例发生月经过少。患者姐妹中月经过少者(9/19)远比对照组妇女姐妹(1/18)常见。多毛也更常见于患者的男性和女性亲属中。通过穹隆镜检查(腹腔镜之前的一种检查方法),从受累先证者的12名姐妹中,共检出8例Stein-Leventhal综合征。

从20世纪70年代开始,一系列研究提出了很多不同的观点。Givens和其他人发表了几项研究结果,提示PCOS可能为X染色体连锁显性遗传。诊断标准包括多毛、多囊性或双侧增大的卵巢。Givens等在报告中,描述了2个家系,其中在两代以上的成员中有多个受累的成员。有学者在排除先证者之后统计出,患病女性的男性后代中47%会受累。在LH/FSH比值升高的男性的后代中,89%的女儿会受累。几乎所有受累男性(LH/FSH升高)的女儿都会受累,因此早先认为与X染色体连锁显性遗传是一致的。

与此同时,Ferriman和Purdie对467名“多毛和(或)月经过少,伴或不伴不孕”的英国患者进行的研究结果发现,在这些患者中,45名有包括“肾上腺、垂体或者下丘脑”在内的“确定的疾病”。其他422名病例中,有家族史者381名患者,其中大约60%显示有卵巢增大或“怀疑有多囊卵巢”。在其一级亲属中确定月经过少和不孕的发生率,并与对照组(179名正常妇女)进行比较以及对患者进一步分层,分成有多毛或无多毛组,以及有卵巢增大或无卵巢增大组进行比较后,认为有卵巢增大的多毛妇女,其家族性倾向最为明显,多毛妇女的男性亲属中秃发的发生率显著升高。后来其他一些研究也支持PCOS为常染色体显性遗传,并提出PCOS亲属受累的频率接近于常染色体显性遗传推算的50%的频率。例如,Carey等用经典的分离分析法研究了10个家族的发病情况,女性以多囊卵巢(PCO)为表型,以早秃(男性40岁之前发生的前顶部、颞部脱发)作为男性表型。结果表现为常染色体显性遗传特征,其外显率大于90%,推测女性PCO和男性早秃是由影响雄激素产生和活动的同一基因所引起,女性PCO和男性早秃的不同基因频率源于男女各自表型的不同阈值,一些不同的表型最可能的解释是基因的不同作用所致。

Hague等采用Adams等的标准,在受累病例的亲属中检测PCOS发生频率。结果在先证者的52名姐妹中,45名(87%)有PCOS,在36名母亲中,24名(67%)有PCOS。亲属受累的频率显著高于常染色体显性遗传和X连锁遗传中预计的50%的发生率。这种说法同样适用于Battaglia等的研究,他们通过超声检查发现,在母亲患有PCOS的15名女儿中,14名(93%)有多囊卵巢。因此需要采用非孟德尔遗传机制来解释这种扭曲的分离比,应该考虑到可能存在的其他机制,但目前仍没有相对确切的解释。

PCOS 的临床和生化表现高度异质，经典的遗传学研究主要存在以下局限：①PCOS 目前定义为妇科疾病，缺乏男性表型；②该病主要累及育龄期女性，对于青春期前和绝经期后女性缺乏特征性表型及相应诊断；③PCOS 因排卵障碍导致不孕，生育力下降导致子代缺少，致使跨一代的分离研究无法实现。因此，该综合征遗传方式既不符合常染色体显性遗传，也与 X 连锁显性遗传方式不同。

第二节　细胞遗传学研究

在家系调查研究的基础上，最初人们认为，该综合征遗传方式为常染色体显性遗传，但后来一些研究结果显示，PCOS 在女性亲属中发病率较高，计算分离比显示该综合征与常染色体显性遗传及 X 连锁显性遗传方式均不同。而对性染色体的研究结果提示，患者有 X 染色体长臂缺失和 X 染色体数目和结构的异常，其中绝大多数患者为正常 46，XX 核型。用 G 显带方法分析，PCOS 患者染色体核型种类有：46，XXq-；46，XX/46，XXq-；45，XO/46，XX；46，XX/47，XXX；45，XO/46，XX/47，XXX；45，XO/48，XXXY；46，XX/47，XXY；45，XO/46，XY/46，XXq-。从核型种类看，以与 45，XO 相嵌合的核型为多。同时发现，这些染色体异常的嵌合型病例，PCOS 的临床和生化特征均不如无染色体异常的病例典型。

曹云霞等通过对中国汉族家族性 PCOS 先证者及家族中患者染色体的筛查发现，绝大多数 PCOS 患者为正常核型，仅极少一部分呈染色体结构和数目异常的嵌合体，且异常的细胞成分占小比例，这与相关文献报道相似。而研究中核型异常的 2 例，分别为 45，X/46，XX 及 45，X/46，X，i（Xq）/46，XX，均表现为 X 染色体数目和结构的异常，从嵌合的核型种类分析，考虑其原因是受精卵在减数分裂时性染色体发生不分离所致。因发生在受精卵之后，则同一个体内便产生两种以上的细胞系。另有一种可能是受精卵在有丝分裂过程中部分细胞分裂后期发生迟缓，迟缓的染色体不能到达细胞的任何一级，则其迟缓的染色体丢失，形成个体部分细胞有正常染色体，部分细胞染色体丢失，成为嵌合体。由于研究结果中异常核型的细胞成分仅极少数，故考虑后一种可能性较大。X 染色体长臂等臂，其原因是染色体断裂发生在着丝粒区，使着丝粒横断，则两个臂的姐妹染色单体可分别连接，结果形成两条与短臂和长臂相应的等臂染色体。也可能是通过两条同源染色体着丝粒融合然后短臂和长臂分开，两条短臂和两条长臂借着丝粒分别各自连接成一条等臂染色体。X 染色体长臂等臂，表现为 X 短臂缺失（XXp-），且为整个短臂缺失，则患者既有 Turner 综合征的体征，又有性腺发育不良。因患者染色体异常仅属少数，且尚无对男性染色体核型进行筛查的报道，故细胞遗传学研究仍不甚明了，有待进一步积累资料进行分析。

对 PCOS 细胞遗传学的研究可能需要更大量的样本，但总的说来，PCOS 染色体的异常只占很小的比例（1.7%），虽然仍高于群体染色体异常的发生率（0.315%），即染色体的异常与 PCOS 有一定的相关性，但染色体数量和结构的异常不是 PCOS 发病的主要遗传学因素，必须从分子水平去探讨，尤其是寻找与其生化特征相联系的相关基因等进行研究，进一步探讨 PCOS 发病机制与遗传因素的关系。

第三节　候选基因关联研究

PCOS 表型存在高度异质性，而且各表型间还存在复杂的病理生理作用。这样一方面影响了遗传—表型的直接关联性研究，另一方面也使得动物模型的构建举步维艰。目前尚无涵盖 PCOS 所有表型的合适的动物模型，一些生物工程学技术无法等到充分应用，严重影响了易感基因确定及相关功能学研究。近几年大量分子遗传学研究报道了近百个 PCOS 候选基因，这些基因主要与甾体激素合成、促性腺激素的作用和调节、胰岛素抵抗的发生、脂肪代谢、慢性炎症通路和转化生长因子 -β（TGF-β）通路相关。

与甾体激素合成相关的基因有 AR、SHBG、CYP11A、CYP17A、CYP21、EPHX1 和 HSD17B6 等。雄激素受体（androgen receptor, AR）基因，编码雄激素受体，有研究认为 AR 基因 CAG 重复多态性与 PCOS 发病相关，可能影响 AR 基因的转录活性，进而影响循环中游离睾酮及胰岛素抵抗，但也有 meta 分析显示 AR 基因 CAG 长度变化在 PCOS 发展中并不是主要决定因素。性激素结合球蛋白（sexual hormone binding globulin, SHBG）基因，其产物是双氢睾酮、睾酮及雌二醇的转运蛋白。SHBG 第 8 外显子的点突变 D327N 导致 SHBG 半衰期延长，该突变与（TAAAA）n 多态有强连锁不平衡，SHBG 基因是 PCOS 的候选基因之一 CYP11A1，其编码产物为胆固醇侧链裂解酶，催化胆固醇转化为孕烯醇酮，是激素合成的限速酶，CYP11A1 多态性 D15S520 在白种人和中国人中与 PCOS 的易感性有关。CYP17α 即 17- 羟化酶 /17，20- 裂解酶基因，编码产物为芳香化酶，卵泡膜细胞利用其 17α- 羟化酶活性催化孕酮转变为 17α- 羟孕酮，再利用 17，20- 裂解酶活性生成雄烯二酮。PCOS 患者 C 等位基因的纯合性表现为血清睾酮水平升高。CYP21 编码 21- 羟化酶，该基因发生突变主要引起先天性肾上腺皮质增生症，表型类似于 PCOS，已证实在 PCOS 女性中存在该基因的突变。羟甾体脱氢酶（HSD）基因编码的产物 17β- 羟基脱氢酶为雄烯二醇转化为有生物学活性的睾酮的关键酶。Qin 等通过对 17β-HSD5 的 5′帽子区和 9 个外显子测序及体外功能测定等研究发现启动子 -71bp 区有一个 A/G 的寡核苷酸多态（SNP）。血浆中 20% 的睾酮由 -71bp 处的 SNP G 等位纯合子调控。

性腺激素功能失调是 PCOS 的主要特征之一，表现为 LH 分泌升高，LH/FSH 比值大于 2~3。垂体分泌的促性腺激素 FSH 和通过作用于卵巢颗粒细胞 G 蛋白偶联受体即 FSH 受体（FSHR）LH/ 绒毛膜促性腺激素受体（LHCGR）调节卵巢功能，卵泡发育及排卵。LH-β 基因第 3 外显子 3 区域 G1502 → A1502 的点突变与 PCOS 的高 LH、高 T 的发生相关。LHCGR 失活突变会导致 PCOS 样表型。PCOS 患者 FSHβ 基因第 3 个外显

子 T → C 的无义突变（密码子 76，TAT → TAC）产生 Acc I 酶切位点的多态性与部分 PCOS（尤其是肥胖型）有相关性。位于 FSHR 第 10 外显子的单核苷酸多态位点（SNP）rs6166（p.N680S）与荷兰和日本女性 PCOS 相关，但在中国汉族人群中未发现相关性。

胰岛素抵抗是 PCOS 的主要特征，同时也是 PCOS 发病机制的重要组成部分。IR 不仅直接影响排卵，且与高雄激素血症有关，其发生机制复杂，受体前、受体和受体后任何一个环节缺陷皆可导致 IR。PCOS 及其一级亲属存在早发、高发的糖尿病风险，提示胰岛素相关基因可能是 PCOS 的候选基因，这些基因包括胰岛素分泌和代谢相关途径的基因、糖代谢和能量平衡的基因，包括 INS、INSR、IRS-1、IRS-1 和 IGF 等。胰岛素基因（INS）定位于染色体 11p15.5，根据 5′端可变串联重复序列（VNTR）的变异分为 3。Waterworth 等通过对 17 个家系研究发现Ⅱ类等位基因与无排卵型 PCOS 相关；VNTR Ⅲ 的 PCOS 患者血清胰岛素水平增高，非连锁参数分析提示父亲Ⅰ/Ⅲ杂合子基因往往优先将Ⅲ型等位基因传给女性子代。这些相关和连锁的证据表明胰岛素基因可能是 PCOS 一个主要易感位点。胰岛素受体基因（INSR）定位于染色体 19p13.3 区域内。陈子江等研究发现 PCOS 患者 INSR 外显子 17 的 1058 位点 T 等位基因患者 BMI 较 C 等位基因显著降低，提示 C/T 位点的多态性与 PCOS 有关。研究证实编码胰岛素受体底物蛋白变异与（T2D）的易感性和 PCOS 表型特征有关。

脂肪组织与 PCOS 的关系越来越受到重视，脂素基因和脂联素基因研究较多。脂素 1（LPIN1）定位于染色体 2p25 区域，编码磷脂酸磷酸酶，协同过氧化物酶增殖物激活受体共刺激因子 1α/ 过氧化物酶增殖物激活受体 -α 通路来上调介导游离脂肪酸氧化的基因（如载脂蛋白基因）。LPIN1 的一个 SNP rs11693809 能够影响口服葡萄糖耐量试验（OGTT）2 小时血糖浓度和 HOMA-IR 值，故该 SNP 可能 IR 有关。脂联素（adiponectin）是一种由脂肪细胞表达并具有促进葡萄糖吸收、脂肪酸氧化、胰岛素致敏、抗炎及抗

动脉粥样硬化等作用,亦能减少 LH 分泌的蛋白,是人体含量最高的脂肪细胞因子,其基因敲除小鼠表现为中度 IR 和轻微糖耐量异常,证实脂联素在体内具有拮抗 IR 的作用,多态性位点研究显示该基因与 PCOS 患者的胰岛素抵抗相关。脂肪大小和肥胖相关基因(FTO)在肥胖的 PCOS 患者中发挥重要作用,8 个研究的荟萃分析显示 FTO rs9939606 位点突变会影响 PCOS 患者 BMI 和体重。

慢性炎症在 PCOS 的发病机制中也起着重要作用。体外实验证实,一些促炎细胞因子可以刺激胰岛素抵抗,加重高雄激素表现。为了在遗传学背景下解读这一问题,研究者关注了 TNF、TNFR、IL6、IL6R 和其他基因,但是结果并不一致。这些研究面临的主要挑战是缺乏重复性的实验来证实最初的阳性关联或是后续研究没有证据表明这些基因与 PCOS 的关联性。TGF-β 通路相关基因研究最多的是原纤维蛋白 -3(fibrillin-3,FNB-3)基因,而 FBN-3 在胎儿卵巢组织的基质细胞中表达,并主要在胎儿卵泡形成的关键阶段表明其可能在胎儿期就能够影响卵泡发育。既往研究发现,PCOS 患者与正常人相比,始基卵泡向初级卵泡转化明显减少,同时伴有 FBN-3 表达减少,因此推测 FBN-3 与 PCOS 发病相关。此外,抗米勒管激素抑制受体(anti-Müllerian inhibiting hormone receptor,AMHR)基因 AMH 和 AMH 抑制受体同样参与 TGF-β 信号通路,AMH 可抑制由 FSH 所刺激的卵泡发育,其水平在 PCOS 患者的血清中升高,其具体的作用机制及与 PCOS 的关系目前尚需进一步验证。

第四节　多囊卵巢综合征全基因组关联研究

以上候选基因的选择仍是基于病因假说的推测,带有较强的主观性、局限性,由于样本量较小,种族差异等致使不同研究组之间结果难统一,随着对该疾病认识的深入,之前的单基因筛查研究模式已不足以完成对 PCOS 致病基因的探索,而需要一种更全面、更客观、更高效的方法——全基因组关联性分析(genome-wide association studies,GWAS)。

GWAS 主要通过病例对照设计,对目的位点基因型进行测定,比较两组受试者基因型频率间的差异,进而在遗传信息和疾病间搭建桥梁。DNA 微点阵技术可将数十万 SNP 信息整合在一张芯片上,在短时间检测巨大量的遗传信息。基于这种高效的新型测定手段,GWAS 成为探索多基因疾病易感基因的更佳选择。利用 GWAS,迄今已发现了 16 个 PCOS 全基因组易感位点。

陈子江团队最先在中国汉族 PCOS 中开展了全基因组关联研究(genome-wide association study,GWAS),报道了 3 个 PCOS 的易感区域:2p16.3、2p21 和 9q33.3。本项研究再次验证了候选基因 LHCGR(2p16.3)与 PCOS 的相关性;甲状腺囊腺瘤相关基因 THADA(2p21)与 PCOS 的相关关系首次得到证实,该基因最初被确认为甲状腺良性肿瘤的目标基因,既往曾发现与发病相关。除此之外,还确定了 DENND1A(9q33.3)与 PCOS 的关联性,其编码的蛋白负向调节内质网氨基肽酶 -1,近来被证实其过表达可促进膜细胞产生雄激素,DENND1A 与 PCOS 患者高雄激素表型密切相关。

由于 PCOS 是一种复杂的内分泌紊乱性疾病,这 3 个位点远远不足以解释这种疾病的发生。因此,陈子江团队扩大研究规模,利用了上万例 PCOS 样本进行了第二次的 GWAS,又发现了 8 个新的易感区域:9q22.32、11q22.1、12q13.2、12q14.3、16q12.1、19p13.3、20q13.2 和 2p16.3。这些区域内的基因有:FSHR、INSR、YAP1、HMGA2、C9orf3、RAB5B、TOX3 和 SUMO1P1,根据信号通路分析,这些基因发挥不同的作用:INSR 和 ERBB3 与卵子的产生有关;LHCGR 和 FSHR 编码性激素受体;FBP1 和 INSR 与胰岛素信号通路有关;YAP1 和 ERBB3 涉及表皮生长因子受体信号通路;LHCGR 和 ERBB3 与钙信号通路有关;RAB5B 和 ERBB3 在内吞过程中发挥重要作用。以上发现很快在美国、欧洲、韩国等不同人群中得到验证,说明了不同人种的 PCOS 在遗传上存在相对保守的发病机制。将以上位点与 PCOS 单一临床表型进行关联分析,发现 *THADA*、*C9orf3* 等基因风险位点与 PCOS 高雄激素亚型相关,*LHCGR*、*INSR*、*C90rf3* 与稀发/无排卵亚型相关;*THADA*、*DENNDlA*、*C90rf3* 与多囊卵巢形态亚型相关联。

2015 年,Hayes 等基于欧洲后裔女性进行了 PCOS 的 GWAS 研究,发现了 3 个易感区域:8p32.1(*GATA4/NEIL2*)、11p14.1(*FSHB*)和 9q22.32(*C9orf3*)。其中,*C9orf3* 基因在前期中国 GWAS 中已经报道。后期有学者证实 *FSHB* 基因同时也是中国汉族女性 PCOS 的易感基因,且与 PCOS 的高黄体生成素(LH)水平相关,说明 *FSHB* 基因在不同种族 PCOS 中起着重要作用。

Day 等再次对欧洲 PCOS 女性的 GWAS 研究,又发现了 3 个新的 PCOS 易感区域:2q34(*ERBB4*)、12q21.2(*KRR1*)和 5q31.1(*RAD50*)。其中 *ERBB4* 基因与中国汉族女性 PCOS 发病的相关性得到证实,进一步说明在不同的人群中,PCOS 有共同的遗传学病因。*ERBB4* 可能通过与表皮生长因子作用参与 PCOS 发病,而 *RAD50* 与 DNA 损伤修复相关,已有研究证实许多 DNA 损伤修复基因与绝经年龄相关。

易感位点研究为 PCOS 的病因学提供了线索。了解这些位点的功能机制并确定其临床意义可能是我们在"后 GWAS"时代面临的最大挑战。关于数量性状或表型的研究有利于 PCOS 的诊断和分类。前期的基因型—表型关联分析表明,*THADA* 和 *DENND1A* 携带有风险等位基因,这些等位基因与中国汉族 PCOS 患者的内分泌和代谢紊乱有关。尽管在识别 PCOS 易感性相关位点方面取得了巨大的进展,但是仍不足以解释其家族聚集性现象。

对于可以提高 PCOS 的诊断或降低其异质性的遗传变异的识别是遗传学研究中至今未解的难题。目前,研究者在不同人群中(目前为止主要集中于亚洲和白种人)开展 PCOS 的 GWAS 研究,后续的 meta 分析为功能基因组学提供了更明确的目标,我们需要进一步的研究来确定 GWAS 发现的 PCOS 易感区域与其表型的相关性,以利于更好地了解疾病发生的病理生理机制。对表观遗传学进行深入的研究可以为宫内环境和亲代遗传与 PCOS 发展的关系提供更直接的证据。此外,在 PCOS 女性中应该开展更广泛的药物基因组学研究,前瞻性的随机试验可以识别治疗的靶基因以及它们的疗效,帮助我们更好地对患者实行个性化治疗。通过对 PCOS 的分子遗传学和表观遗传学的共同研究,更有利于我们全面客观地了解发病机制,从而发现新的方法来预防和治疗这种疾病及其远期并发症。

(赵　涵　石玉华　陈子江)

参 考 文 献

1. 崔玉倩,陈子江. 多囊卵巢综合征基因学研究进展. 中国实用妇科与产科杂志,2013,42(11)

2. Goodarzi MO, Azziz R. Diagnosis, epidemiology, and genetics of the polycystic ovary syndrome. Best Pract Res Clin Endocrinol Metab, 2006, 20(2): 193-205.

3. Dumesic DA, Oberfield SE, Stener-Victorin E, et al. Scientific Statement on the Diagnostic Criteria, Epidemiology, Pathophysiology, and Molecular Genetics of Polycystic Ovary Syndrome. Endocrine Reviews, 2015, 36(5): 487-525.

4. Hickey T, Chandy A, Norman RJ. The androgen receptor CAG repeat polymorphism and X-chromosome inactivation in Australian Caucasian women with infertility related to polycystic ovary syndrome. J Clin Endocrinol Metab, 2002, 87(1): 161-165.

5. Wang R, Goodarzi MO, Xiong T, et al. Negative association between androgen receptor gene CAG repeat polymorphism and polycystic ovary syndrome? A systematic review and meta-analysis. Mol Hum Reprod, 2012, 18(10): 498-509.

6. Bendlova B, Zavadilova J, Vankova M, et al. Role of D327N sex hormone-binding globulin gene polymorphism in the pathogenesis of polycystic ovary syndrome. The Journal of steroid biochemistry and molecular biology, 2007, 104

（1-2）: 68-74.

7. Prazakova S, Vankova M, Bradnova O, et al. polymorphism in the promoter of the CYP11A1 gene in the pathogenesis of polycystic ovary syndrome. Cas Lek Cesk, 2010, 149（11）: 520-525.

8. Zhang CW, Zhang XL, Xia YJ, et al. Association between polymorphisms of the CYP11A1 gene and polycystic ovary syndrome in Chinese women. Mol Biol Rep, 2012, 39（8）: 8379-8385.

9. Wickenheisser JK, Nelson-Degrave VL, McAllister JM. Dysregulation of cytochrome P450 17alpha-hydroxylase messenger ribonucleic acid stability in theca cells isolated from women with polycystic ovary syndrome. The Journal of clinical endocrinology and metabolism, 2005, 90（3）: 1720-1727.

10. Witchel SF, Aston CE. The role of heterozygosity for CYP21 in the polycystic ovary syndrome. J Pediatr Endocrinol Metab, 2000, 13（1 5）: 1315-1317.

11. Qin K, Ehrmann DA, Cox N, et al. Identification of a functional polymorphism of the human type 5 17beta-hydroxysteroid dehydrogenase gene associated with polycystic ovary syndrome. The Journal of clinical endocrinology and metabolism, 2006, 91（1）: 270-276.

12. Latronico AC, Chai Y, Arnhold IJ, et al. A homozygous microdeletion in helix 7 of the luteinizing hormone receptor associated with familial testicular and ovarian resistance is due to both decreased cell surface expression and impaired effector activation by the cell surface receptor. Molecular endocrinology（Baltimore, Md）, 1998, 12（3）: 442-450.

13. Tong Y, Liao WX, Roy AC, et al. Association of AccI polymorphism in the follicle-stimulating hormone beta gene with polycystic ovary syndrome. Fertility and sterility, 2000, 74（6）: 1233-1236.

14. Valkenburg O, Uitterlinden AG, Piersma D, et al. Genetic polymorphisms of GnRH and gonadotrophic hormone receptors affect the phenotype of polycystic ovary syndrome. Hum Reprod, 2009, 24（8）: 2014-2022.

15. Sudo S, Kudo M, Wada S, et al. Genetic and functional analyses of polymorphisms in the human FSH receptor gene. Mol Hum Reprod, 2002, 8（10）: 893-899.

16. Zhang CW, Zhang XL, Xia YJ, et al. Association between polymorphisms of the CYP11A1 gene and polycystic ovary syndrome in Chinese women. Mol Biol Rep, 2012, 39（8）: 8379-8385.

17. Zhao H, Chen ZJ. Genetic association studies in female reproduction: from candidate-gene approaches to genome-wide mapping. Mol Hum Reprod, 2013, 19（10）: 644-654.

18. 陈子江, 石玉华, 赵跃然, 等. 胰岛素受体基因多态性与多囊卵巢综合征发病的关系. 中华妇产科杂志, 2004, 39（9）: 582-585.

19. Ertunc D, Tok EC, Aktas A, et al. The importance of IRS-1 Gly972Arg polymorphism in evaluating the response to metformin treatment in polycystic ovary syndrome. Human reproduction（Oxford, England）, 2005, 20（5）: 1207-1212.

20. Mlinar B, Ferk P, Pfeifer M, et al. Lipin 1 gene polymorphisms in polycystic ovary syndrome. Horm Metab Res, 2011, 43（6）: 427-432.

21. Maeda N, Shimomura I, Kishida K, et al. Diet-induced insulin resistance in mice lacking adiponectin/ACRP30. Nat Med, 2002, 8（7）: 731-737.

22. Gao L, Zhang Y, Cui Y, et al. Association of the T45G and G276T polymorphisms in the adiponectin gene with PCOS: A meta-analysis. Gynecological endocrinology: the official journal of the International Society of Gynecological Endocrinology, 2012, 28（2）: 106-110.

23. Wojciechowski P, Lipowska A, Rys P, et al. Impact of FTO genotypes on BMI and weight in

polycystic ovary syndrome：a systematic review and meta-analysis.Diabetologia,2012,55（10）: 2636-2645.

24. Gonzalez F. Inflammation in Polycystic Ovary Syndrome：underpinning of insulin resistance and ovarian dysfunction. Steroids,2012,77（4）: 300-305.

25. Deligeoroglou E, Kouskouti C, Christopoulos P. The role of genes in the polycystic ovary syndrome：predisposition and mechanisms. Gynecol Endocrinol, 2009, 25（9）: 603-609.

26. Jordan CD, Bohling SD, Charbonneau NL, et al. Fibrillins in adult human ovary and polycystic ovary syndrome：is fibrillin-3 affected in PCOS? The journal of histochemistry and cytochemistry：official journal of the Histochemistry Society, 2010, 58（10）: 903-915.

27. Pierre A, Peigne M, Grynberg M, et al. Loss of LH-induced down-regulation of anti-Mullerian hormone receptor expression may contribute to anovulation in women with polycystic ovary syndrome. Human reproduction（Oxford, England）, 2013, 28（3）: 762-769.

28. Chen ZJ, Zhao H, He L, et al. Genome-wide association study identifies susceptibility loci for polycystic ovary syndrome on chromosome 2p16. 3, 2p21 and 9q33. 3. Nat Genet, 2011, 43（1）: 55-59.

29. McAllister JM, Modi B, Miller BA, et al. Overexpression of a DENND1A isoform produces a polycystic ovary syndrome theca phenotype. Proc Natl Acad Sci U S A, 2014, 111（15）: E1519-1527.

30. Shi Y, Zhao H, Shi Y, et al. Genome-wide association study identifies eight new risk loci for polycystic ovary syndrome. Nat Genet, 2012, 44（9）: 1020-1025.

31. Jones MR, Goodarzi MO. Genetic determinants of polycystic ovary syndrome：progress and future directions. Fertility and Sterility, 2016, 106（1）: 25-32.

32. Cui L, Zhao H, Zhang B, et al. Genotype-phenotype correlations of PCOS susceptibility SNPs identified by GWAS in a large cohort of Han Chinese women. Human reproduction, 2013, 28（2）: 538-544.

33. Cui L, Li G, Zhong W, et al. Polycystic ovary syndrome susceptibility single nucleotide polymorphisms in women with a single PCOS clinical feature. Human reproduction, 2015, 30（3）: 732-736.

34. Hwang JY, Lee EJ, Jin GM, et al. Genome-wide association study identifies GYS2 as a novel genetic factor for polycystic ovary syndrome through obesity-related condition. J Hum Genet, 2012, 57（10）: 660-664.

35. Hayes MG, Urbanek M, Ehrmann DA, et al. Genome-wide association of polycystic ovary syndrome implicates alterations in gonadotropin secretion in European ancestry populations. Nature Communications, 2015, 6: 7502.

36. Tian Y, Zhao H, Chen H, et al. Variants in FSHB Are Associated With Polycystic Ovary Syndrome and Luteinizing Hormone Level in Han Chinese Women. J Clin Endocrinol Metab, 2016, 101（5）: 2178-2184.

37. Day FR, Hinds DA, Tung JY, et al. Causal mechanisms and balancing selection inferred from genetic associations with polycystic ovary syndrome. Nature Communications, 2015, 6: 8464.

38. Peng Y, Zhang W, Yang P, et al. ERBB4 Confers Risk for Polycystic Ovary Syndrome in Han Chinese. Sci Rep, 2017, 7: 42000.

39. Stolk L, Perry JR, Chasman DI, et al. Meta-analyses identify 13 loci associated with age at menopause and highlight DNA repair and immune pathways. Nature genetics, 2012, 44（3）: 260-268.

第七章

多囊卵巢综合征基因芯片和蛋白质组学研究

第一节　多囊卵巢综合征基因芯片研究

PCOS 的发病基础目前有两种学说：非遗传学说和遗传学说。针对 PCOS 的遗传学研究，在过去几十年里，科学工作者进行了大量的研究，试图找到 PCOS 发病真正相关的致病基因，现阶段研究表明遗传因素在该病的发生发展过程中约占70%，其中可用基因多态性阐明的约占不到 10%，至今遗传学研究还不能支持哪一个基因位点突变导致 PCOS，其研究障碍在于以下几个方面：首先，PCOS 与不育和低生育力相关，很难发现大规模的先证者进行连锁分析；其次，初潮前女孩和绝经后妇女无直接的指派表型（assigning phenotypes），从而限制了家系分析的应用；第三，疾病表型存在争议；第四，尽管有研究显示该病在男性中可表现为早秃，但没有已建立的严格的临床和生化指标来鉴别 PCOS 男性；最后，缺乏 PCOS 的动物表型，无法使遗传图谱工具得到应用。基因芯片又称 DNA 微阵列（DNA microarray），是近年发展起来的一项 DNA 分析技术，其基于核酸碱基互补杂交原理，将大量探针固定于固相支持物上，与标记的样品分子进行杂交，能在一次实验中对成百上千种基因的表达水平同时进行检测，筛选出疾病的大量相关基因群，检出疾病发生的关键基因。基因芯片技术的发展，使我们可以从基因水平研究 PCOS 的发病机制。由于 PCOS 是一种异质性疾病，从临床和生化指标的观察结果来看，它可能是几个关键寡基因与一些微效基因，在环境因素的作用下，共同发挥作用导致发病。对于发病机制尚未阐明的疾病，尤其是多基因遗传病，基于基因芯片技术的全基因组关联分析（genome-wide association study, GWAS）提供了一种新的研究方式。其不依赖于已经验证过的分子机制，除了选择已经研究过的 SNPs，研究者的可选择范围更广。这些基因之间的相互作用可能会被基因芯片等先进技术更好的解释，从而继续探查 PCOS 的候选基因，最终将阐明有价值的位点。下面简要介绍基因芯片技术：

一、基因芯片的概念及研究历史

基因芯片的概念来源于计算机芯片，又叫 DNA 芯片或寡核苷酸芯片。因芯片有许多同义词，如 DNA 芯片（DNA chip）、DNA 微集芯片（DNA microchip）、DNA 阵列（DNA array）、DNA 微阵列（DNA microarray），由于 DNA 是一种寡核苷酸，所以也称为寡核苷酸阵列（oligonucleotide array）或芯片。

人类基因组计划（human genome project, HGP）的开展和深入，产生了大量的基因组序列数据和信息。如何利用这些研究成果进行基因功能的解析和开发，已成为功能基因组学研究的重要任务。基因芯片技术给基因功能研究提供了一个全新的契机。1989 年由 Southern 提出该设想后，即受到多方重视和广泛应用，被评为 21 世纪最有发展前途的 20 项高新技术之一。Schena 1995 年在《自然》（*Nature*）上首次发表基因芯片文章，美国的 Stephen Fodor 等把这一设想变成了现实，他们在硅芯片表面涂布一种光敏材料，采用光蚀刻技术，在光引导下原位合成多肽链。受此启发,改进技术后合成了 DNA 阵列,1996 年底研制成功第一块 DNA 芯片。

二、基因芯片技术原理

基因芯片技术是建立在基因探针和杂交测序技术上的一种高效快速的核酸序列分析手段,其基本工作原理是分子杂交,即将成千上万个代表不同基因的寡核苷酸或 cDNA "探针",密集有规律地排列在一块 1~2cm² 大小固相支持物表面,这些 "探针" 与标记目标材料中的 DNA、cDNA 以及 RNA 互补结合,通过放射自显影或荧光共聚焦显微镜扫描,计算机处理杂交信号并进行基因表达图谱定性和定量分析。它与其他分析基因表达谱的技术,如 RNA 印迹(northern blot)、cDNA 文库序列测定、基因表达序列分析等的不同之处在于基因芯片可以在一次试验中同时平行分析成千上万个基因。

表达谱基因芯片是用于基因组功能研究的一种应用型芯片,在功能基因组学研究中发挥广泛的作用。基因表达谱指特定细胞或组织在特定状态下的基因表达种类和丰度信息,即细胞中特定状态下所有 mRNA 总和。表达谱基因芯片是基因芯片的一种,其基本构件依然是由 DNA 或寡核苷酸组成的芯片(chip)或微阵列(microarray),反应原理也依然是核酸杂交,所不同的是样品标记和检测系统。通过双色荧光标记,即对不同细胞或组织来源的 mRNA 在逆转录反应中分别用不同颜色的荧光标记成探针,探针混合后与芯片或微阵列板上的基因进行严格杂交,再通过不同波长的荧光扫描芯片,将扫描所得每一点荧光信号值自动输入计算机并进行信息处理,给出每个点在不同波长下的荧光强度值及其比值(ratio值),同时计算机还给出直观的显色图。这些信号就代表了样品中基因的转录表达情况。利用基因芯片高效、灵敏、高通量、平行化等优点,表达谱芯片可对组织或细胞内 mRNA 或 cDNA 进行大规模平行检测与分析。目前,商品化的表达谱基因芯片,如世界上第一套人类全基因组芯片 U133,由两张芯片组成(A 和 B),平均每张芯片有 50 多万个探针矩阵,共涵盖 39 000 个转录本,代表

了 33 000 条人类基因。其 U95 基因芯片点载有 760 000 种人类基因和 ESTs 片段,可检测出单细胞中几个拷贝的 mRNA 转录物,灵敏度达 1:100 000,能精确分辨出表达差异在 2 倍以上的基因,它甚至已把所有表达序列标签(ESTs)序列(1 000 000 种探针)放在 1cm² 的芯片上,用于基因表达分析。

三、基因芯片技术的分类

基因芯片技术的分类方法很多,最常用的是按载体上所点探针长度分为两种:一种是 cDNA 芯片,由 Schena 建立,将特定的 cDNA 经 PCR 扩增后借助机械手直接点到基片上;另一种是寡核苷酸芯片,由 Fodor 首先报道,用照相平板印刷术和固相合成技术在基片上生成寡核苷酸,分为长寡核苷酸芯片和短寡核苷酸芯片,与 cDNA 芯片制作的一个主要不同点是多一步转录获得 cRNA 的过程。目前关于不同基因芯片技术的灵敏度和特异性仍存在争议。起初人们认为长寡核苷酸芯片和 cDNA 芯片有更高的特异性和灵敏度,目前认为,短寡核苷酸芯片同样有很高特异性,因为每一个基因代表 11~20 个寡核苷酸。

四、基因芯片在 PCOS 病因学研究中的应用

Chen 等通过基因芯片技术对中国汉族 PCOS 人群作了大规模队列研究,并最终确定了三个与 PCOS 相关的位点,分别位于 2p16.3、2p.21 和 9q33.3,其位置分别接近于促黄体生成素 / 绒毛促性腺激素受体基因(LHCGR),甲状腺腺瘤相关基因(*THADA*)和 DENN(在正常和肿瘤中差异表达的区域)*DENND1A* 基因。Wood 等通过基因芯片技术研究 PCOS 患者卵泡膜细胞的分子表型,发现了 PCOS 新的候选基因。其中醛脱氢酶 -6 和视黄醛脱氢酶 -2 基因在全反式—视黄酸生物合成和转录因子 GATA6 中起重要作用,这可能解释了卵泡膜细胞甾体激素生成,它们是卵泡膜细胞的一个重要基因表型。Diao 等近来应用人类卵巢 cDNA 芯片技术研究 PCOS 患者的卵巢和正常对照卵巢间的基因差异表达,发现两者间有

290 个差异表达的基因存在,其中包含了 119 个新基因和 100 个新的未知的 ESTs 序列。北京大学第三医院应用基因芯片技术研究体外受精—胚胎移植的 PCOS 患者和对照者取卵后的卵泡颗粒细胞,筛查 PCOS 的相关基因,结果发现 46 个 PCOS 的遗传相关基因与对照组有明显的差异表达,其中 25 个为上调基因,21 个为下调基因。这些差异表达基因具有多种生物学功能,如脂类代谢调节、细胞间的信号传导及免疫炎症反应等,反映了 PCOS 患者临床症状的多样性。此外,基因芯片技术还用于与 PCOS 发生发展相关的非编码 RNA 的研究,Huang 等采用 DNA 微阵列技术分析多囊卵巢综合征(PCOS)患者的卵丘细胞中的长链非编码 RNA(lncRNA)谱,观察到 623 个 lncRNAs 和 260 个 mRNA 的为显著上调或下调,这些差异可以被用来区分 PCOS 患者与正常人群的卵丘细胞。SHI 等通过 miRNA 微阵列测定卵丘细胞样品的 miRNA 表达谱比较多囊卵巢综合征(PCOS)和非 PCOS 妇女的卵丘细胞中微小 RNA(miRNA)的表达,结果显示,PCOS 患者 PCOS 的卵丘细胞中 miR-483-5p 和 miR-486-5p 显著降低,表明 PCOS 的发病可能与非编码 RNA 的调控有关,为阐明 PCOS 的复杂分子机制提供了新的见解。

五、基因芯片在 PCOS 研究中的应用前景

随着人类基因组计划的进展,人类已进入了这种大规模、高通量的基因研究时代。基因芯片由于其巨大的分析能力、极少的样品用量、简单、快速、高效的使用方式,其成熟和应用必将为疾病诊断和治疗、新药开发、分子生物学、军事、农业、司法鉴定、食品卫生和环境监测等领域带来一场革命,同时也为人类提供了能够对个体生物信息进行高速、并行采集和分析的强有力的技术手段。但同时应该认识到基因芯片技术还只处在研发阶段,并没有转化为商品进行大量的使用,是因为该技术仍存在许多问题。对任何一项检测技术,人们总希望具有高灵敏度和特异性,而把假阳性率和假阴性率控制到最低。据研究报道,目前的表达谱基因芯片假阳性率 <2%,对同源性达 70%~80% 的基因能进行有效的鉴别。Knight 则认为由于人为的误差及系统误差,芯片的错误率可高达 30%,因此提醒研究者对芯片结果的解释要慎重。我们希望能够应用基因芯片技术,对中国汉族人 PCOS 遗传相关候选基因进行筛查,以期为进一步研究 PCOS 的发病机制提供理论依据,为 PCOS 诊断与检测提供新的方法。

第二节　多囊卵巢综合征蛋白质组学研究

多囊卵巢综合征是育龄妇女最常见的内分泌紊乱性疾病,以高雄激素、慢性无排卵和不孕为主要特征。尽管经过近 70 年的研究对 PCOS 的了解有了很大的进展,使我们知道了它是一种呈常染色体共显性遗传病,与 INS、ISNR、IGF、CYP11α、CYP17、CYP11B2、SHBG、GnRH、LH、leptin 等基因密切相关的多基因疾病,但因其临床症状、血激素水平及超声表现都存在异质性,给临床诊治带来困难。

人类基因组计划的完成使人们意识到大部分生物行为发生在蛋白质水平而非基因水平,需要更加有力的方法即蛋白质组学研究方法的应用,对 PCOS 病因学研究及发现诊断标记物提供一种全新的尝试。

一、蛋白质组学概念及研究历史

蛋白质组(proteome)是指在特定的发育阶段,全部基因表达的全部蛋白质及其存在方式,是一种细胞、组织或完整生物体在特定时空上所拥有的全套蛋白质,它不仅包括基因转录产物直接翻译的蛋白,还包括转录产物选择性剪接后所编码的蛋白以及翻译后修饰蛋白等。在大多数情况下,转录物的水平无法显示动态蛋白质的全部性质和功能,蛋白质的生物功能由 mRNA 的转录水平和宿主对翻译水平的调节共同调控。因此,蛋白质组学也被认为是与生物系统最直接相关的组学研究。蛋白质组的概念与基因组的概念有许多

差别,它随着组织甚至环境状态的不同而改变。蛋白质组具有复杂多变的特点,蛋白质的种类数量即使在同一生物体相同细胞中、不同时期和环境下也是不同的。故一个蛋白质组不是一个基因组的直接产物,蛋白质组中蛋白质的数目有时可以超过基因组的数目。蛋白质组学分离和分析细胞与组织的全部蛋白并直接找到一组或几组功能蛋白,并研究它们与功能基因(组)的内在联系。

在后基因组时代,蛋白质组研究越来越受到国内外科学工作者的密切关注。蛋白质组的概念最先由澳大利亚的科学家 Wilkins 和 Willians 等于1994年提出,最早文献发表于1995年7月出版的 *Electrophoresis*。

二、蛋白质组学研究方法

蛋白质组研究的主要技术平台由双向凝胶电泳(2DE)、质谱技术(mass spectrometry,MS)和生物信息学(bioinformation)三大技术平台支撑。

(一)蛋白质芯片技术

蛋白质芯片以蛋白质或多肽为材料,利用蛋白质芯片技术能同时从微量的样品中检测成千上万个蛋白质或多肽,用于分析差异表达的蛋白质及药物靶标的鉴定,所以蛋白质芯片在药物基因组学的研究中发挥着极为重要的作用。目前主要将蛋白质芯片和 SELDI-MS 相结合寻找差异表达的蛋白质。SELDI-MS 技术全称是表面增强激光解离飞行时间质谱技术(surface-enhancedlaser desorption/ionization time of flight mass spectrometry,SELDI-TOF/SELDI-MS),其原理是将不同生理状态的样品(培养的细胞或组织样品)和同一蛋白芯片结合,洗去未结合的蛋白质,然后用 SELDI-MS 分析结合的蛋白质。它将芯片技术和质谱技术结合,整合蛋白质样品处理、生化反应和检测分析过程为一体,实现了新型、高效、快速、高通量的检测。在飞行质谱的检测系统中,蛋白芯片根据色谱原理,表面经化学(阳离子、阴离子、疏水、亲水和金属离子螯合等)或生物化学(抗体、受体、DNA 等)处理,芯片特异地和血清中测定蛋白结合,再通过选择性清洗,获得高分辨率的保留蛋白谱。当加入能量吸收分子

(energy absorb molecular,EAM)后,芯片上保留的蛋白形成晶体。在脉冲的 UV 氮激光照射后,晶体发生解离成气相离子,进入 TOF-MS 质谱仪,带电分子在通过电场时加速,记录仪记录飞行时间的长短。质量越轻,相对所带的电荷越多(M/Z 越小),飞行时间越短。信号由高速的模拟数字转化器转化并记录,被测定的蛋白质以一系列峰的形式呈现,这些特异的峰可看成此类疾病的指纹。SELDI 携有特有的软件,能快速处理、分析大量的信息。利用飞行质谱能发现过去无法分离检测的新的疾病蛋白谱图。SELDI-MS 可进行高通量分析,具有快速、灵敏度高、重复性好等优势,通过少量样品即可检测出小分子量的蛋白质,根据几年来世界各地的使用情况,普遍认为与其他方法相比,该方法较为适用于临床。目前,SELDI-MS 的技术局限性在于芯片制备困难,成本较高,只能用于结合已知蛋白质,且无法识别蛋白质的多种异构体,难以保持芯片上所有蛋白质的活性、构象及准确反映不同状态下蛋白质量的变化。

一般来说,每种芯片可特异地结合某一细胞特定的蛋白质。具体的操作方法随不同厂家生产的蛋白芯片不同而异。尽管蛋白质芯片技术正逐渐得到广泛应用,但在应用于寻找差异表达蛋白时也有局限性:①待检的低丰度蛋白往往被高丰度蛋白所掩盖而不能检测出来;②蛋白质芯片系统对检测小分子量的蛋白有效,检测范围为10~30kD,但是10~30kD 的蛋白只占总蛋白的一小部分。

(二)多维分离技术

对于复杂的蛋白质样品,比如特定组织或细胞中的所有蛋白质(蛋白质组),仅靠某一分离原理将它们分开是不可能的,而要利用蛋白质的不同性质将它们分离开,由此而发展起来的分离技术叫多维分离技术(multidimensional separation)。目前主要采用的是二维分离技术,因为对于大多数蛋白质的分离,采用蛋白质间某两个性质的不同,利用二维分离技术已足够了。其中,双向电泳技术和二维液相色谱以及它们和质谱的联用,已成为当今蛋白质组学研究的有力工具。目前,基于非凝胶的蛋白质分离技术正迅速发展,

该类技术可无需进行双向凝胶电泳,甚至无需进行酶解。多维液相色谱(multidimensional liquid chromatography, MDLC)系非凝胶的蛋白质分离技术之一,可极大简化蛋白质质谱鉴定的前期工作,在蛋白质组学领域有替代传统蛋白质分离核心技术的趋势。

三、蛋白质组学在医学研究领域的应用

以人类基因组"工作框架图"完成为标志,生命科学已进入了后基因组时代,生命科学研究的重心已从揭示生命的所有遗传信息转移到在分子整体水平对功能的研究。因此,对功能基因编码和翻译的蛋白质的研究已成为生命科学研究的迫切需要的新任务。在目前功能基因尚不很清楚的情况下,直接发现功能蛋白组有重要的意义。面对心脑血管疾病、肿瘤、糖尿病等复杂、动态、多因素的重大疾病,以往静态、局部,通常以个别基因或个别蛋白质作为研究对象的生命科学表现出很大局限性;而蛋白质组学则是动态的、从整体的角度对其机制进行研究,该技术被认为是 21 世纪六大前沿研究课题之一。目前,对重大疾病的蛋白质组研究,已被国家列为"973"重大基础研究项目之一。与基因组的普遍性和均一性不同,蛋白质组存在着时间上和空间上的多样性,即在同一物种的不同细胞中或同一细胞的不同生长时期,其蛋白质组在不断变化。因此精确地描述细胞内存在的全部蛋白质的状态及相关的蛋白质组是不可能的。目前对疾病的研究主要采用比较蛋白质组学的方法,即通过比较正常与异常细胞或组织中蛋白质表达水平的差异,进而找到与人类疾病密切相关的差异蛋白,进而确定靶分子,为临床诊断、病理研究、药物筛选、新药开发、新陈代谢研究等提供理论依据。

四、蛋白质组学在 PCOS 研究中的应用

在当今蛋白质组学时代(proteomics era),新的蛋白质组学研究方法为我们提供在蛋白质水平对疾病进行研究的更为广阔的技术平台,该方法快速、准确、高通量等特点逾越了过去疾病研究方法的局限性,被广泛用于多领域疾病的研究中。

蛋白质芯片(protein microarray, protein chip)是近年来蛋白质组学研究中兴起的一种新的方法,其大规模、高通量的检测特点,摒弃了传统上以小项目形式分割地研究蛋白质的弊端,这种立体的、全面的、快速的分析方法受到人们的青睐。SELDI-TOF MS 技术由于其具有获取样本方便、所需样本量小、简化的样本处理过程、快速、灵敏度高、所得蛋白质信息量多等特点,特别适用于临床进行大规模、高通量的研究。通过全面分析体内蛋白的变化,了解疾病状态下的蛋白质表达谱,可发现与疾病相关的一种蛋白或生物标志物或一组蛋白质,尤其适于目前诊治落后的一些多基因病的研究。目前 PCOS 蛋白质组学研究样本种类较多,包括血清/血浆、卵泡液、卵巢组织、脂肪组织、颗粒细胞、淋巴细胞。已有多名学者在 PCOS 蛋白质组学研究中应用双向凝胶电泳技术,国内也有研究采用 SELDI-TOF MS 筛选出血清蛋白质指纹图谱,上述研究旨在明确 PCOS 发病机制、寻找诊断标志物及预防远期并发症。Carton 等利用 2DE 方法比较了 PCOS 妇女和正常妇女腹内脂肪组织的蛋白质成分,并且首次给出了人类脂肪组织的 2DE 图谱,通过质谱分析鉴定了其中的一些蛋白质成分。2005 年北京大学第三医院采用表面增强激光解离飞行时间质谱技术,运用蛋白质芯片对 PCOS 患者进行研究,探索的血清蛋白质指纹图谱,用质谱仪筛选出患者与正常对照组相比的 23 种差异蛋白,从中再次筛选出 4 种蛋白质组成的蛋白质谱最优化模型,患者中质荷比(m/z)分别为 6628、6430、6834 的 3 种蛋白质表达上调,m/z 为 3954 的蛋白质表达下调。这些蛋白质的发现,为进一步研究 PCOS 发病机制、寻找 PCOS 诊断和远期并发症预测指标提供了科学的依据。Ma 等采用 2DE 和 SELDI-TOF MS 技术分析 3 例正常妇女和 PCOS 患者卵巢组织蛋白的表达,共鉴定出了 72 种差异蛋白,其中 69 种蛋白涉及人体生理活动和细胞代谢,PCOS 患者中有 54 种蛋白表达上调,正常患者有 15 种蛋白表达上调。Kim 等进行的免疫组织化学分析进一步发现热休克蛋白(heatshock protein, HSP)27 在正常妇女卵母细胞中呈高表达,在 PCOS 患者中呈低表达。

该研究结果首次展现了 PCOS 患者卵巢调控的复杂性，推测 HSP27 可能与卵母细胞的发育与凋亡有关，但 HSP27 下调的分子机制目前尚未明确。

综上所述，随着现代分子生物学实验方法的发展，基因芯片、蛋白质组学等研究方法为 PCOS 病因学、发病机制、诊断、并发症预测等多种研究提供了科学、有效的研究方法，这些研究必将加快我们对这一疾病的认识。

（曹云霞　徐玉萍）

参 考 文 献

1. Conrads TP, Zhou M, Rd PE, et al. Cancer diagnosis using proteomic patterns. Expert Review of Molecular Diagnostics, 2003, 3（4）: 411-420.

2. Cortón M, Villuendas G, Botella JI, et al. Improved resolution of the human adipose tissue proteome at alkaline and wide range pH by the addition of hydroxyethyl disulfide. Proteomics, 2004, 4（2）: 438-441.

3. Diao FY, Xu M, Hu Y, et al. The molecular characteristics of polycystic ovary syndrome（PCOS）ovary defined by human ovary cDNA microarray. Journal of Molecular Endocrinology, 2004, 33（1）: 59-72.

4. Wood JR, Nelson VL, Ho C, et al. The Molecular Phenotype of Polycystic Ovary Syndrome（PCOS）Theca Cells and New Candidate PCOS Genes Defined by Microarray Analysis. Journal of Biological Chemistry, 2003, 278（29）: 26380-26390.

5. Ghazeeri G, Kutteh WH, Bryer-Ash M, et al. Effect of rosiglitazone on spontaneous and clomiphene citrate-induced ovulation in women with polycystic ovary syndrome. Fertility & Sterility, 2003, 79（3）: 562-566.

6. Hanash S. Disease proteomics. Nature, 2003, 422（6928）: 226-232.

7. 胡振兴, 乔杰, 李美芝, 等. 多囊卵巢综合征相关基因的差异表达研究. 北京大学学报（医学版）医学版, 2004, 36（6）: 600-604.

8. Legro RS, Strauss JF. Molecular progress in infertility: polycystic ovary syndrome. Fertility & Sterility, 2002, 78（3）: 569-576.

9. Michiels S, Koscielny S, Hill G. Prediction of cancer outcome with microarray: A multiple random validation strategy. Lancet, 2005, 365（9472）: 488-492.

10. Roberts SS, Mori M, Pattee P, et al. GABAergic system gene expression predicts clinical outcome in patients with neuroblastoma. Journal of Clinical Oncology Official Journal of the American Society of Clinical Oncology, 2004, 22（20）: 4127-4134.

11. Song B, Tang JW, Wang B, et al. Identify lymphatic metastasis-associated genes in mouse hepatocarcinoma cell lines using gene chip. World Journal of Gastroenterology, 2005, 11（10）: 1463-1472.

12. Stoll D, Bachmann J, Templin MF, et al. Microarray Technology: An Increasing Variety of Screening Tools for Proteomic Research. Drug Discov Today, 2004, 9（24）: S10-17.

13. Revised 2003 Consensus on Diagnostic Criteria and Long-Term Health Risks Related to Polycystic Ovary Syndrome（Pcos）. Hum Reprod, 2004, 19（1）: 41-47.

14. White CN, Chan DW, Zhang Z. Bioinformatics Strategies for Proteomic Profiling. Clin Biochem, 2004, 37（7）: 636-641.

15. 赵淑云, 乔杰, 李美芝. 多囊卵巢综合征蛋白质指纹谱研究. 北京大学学报（医学版）, 2005, 37（4）: 362-365.

16. Zhu H, Snyder M. Protein Chip Technology. Curr Opin Chem Biol, 2003, 7（1）: 55-63.

17. Mykhalchenko K, Lizneva D, Trofimova T, et al. Genetics of Polycystic Ovary Syndrome. Expert Rev Mol Diagn, 2017, 17（7）: 723-733.

18. Manolio TA. Genomewide Association Studies and Assessment of the Risk of Disease. N Engl J Med, 2010, 363（2）: 166-176.

19. Chen ZJ, Zhao H, He L, et al. Genome-Wide Association Study Identifies Susceptibility Loci for Polycystic Ovary Syndrome on Chromosome 2p16. 3, 2p21 and 9q33. 3. Nat Genet, 2011, 43 (1): 55-59.

20. Huang X, Hao C, Bao H, et al. Aberrant Expression of Long Noncoding Rnas in Cumulus Cells Isolated from Pcos Patients. J Assist Reprod Genet, 2016, 33 (1): 111-121.

21. Shi L, Liu S, Zhao W, et al. Mir-483-5p and Mir-486-5p Are Down-Regulated in Cumulus Cells of Metaphase Ii Oocytes from Women with Polycystic Ovary Syndrome. Reprod Biomed Online, 2015, 31 (4): 565-572.

22. Ahmad Y, Lamond AI. A Perspective on Proteomics in Cell Biology. Trends Cell Biol, 2014, 24 (4): 257-264.

23. Aslam B, Basit M, Nisar MA, et al. Proteomics: Technologies and Their Applications. J Chromatogr Sci, 2017, 55 (2): 182-196.

24. Ma X, Fan L, Meng Y, et al. Proteomic Analysis of Human Ovaries from Normal and Polycystic Ovarian Syndrome. Mol Hum Reprod, 2007, 13 (8): 527-535.

25. Wang H, Hanash S. Multi-Dimensional Liquid Phase Based Separations in Proteomics. J Chromatogr B Analyt Technol Biomed Life Sci, 2003, 787 (1): 11-18.

26. Fields S. Proteomics. Proteomics in Genomeland. Science, 2001, 291 (5507): 1221-1224.

27. Choi DH, Lee WS, Won M, et al. The Apolipoprotein a-I Level Is Downregulated in the Granulosa Cells of Patients with Polycystic Ovary Syndrome and Affects Steroidogenesis. J Proteome Res, 2010, 9 (9): 4329-4336.

28. Kim YS, Gu BH, Choi BC, et al. Apolipoprotein a-Iv as a Novel Gene Associated with Polycystic Ovary Syndrome. Int J Mol Med, 2013, 31 (3): 707-716.

29. Dai G, Lu G. Different Protein Expression Patterns Associated with Polycystic Ovary Syndrome in Human Follicular Fluid During Controlled Ovarian Hyperstimulation. Reprod Fertil Dev, 2012, 24 (7): 893-904.

30. Zhao S, Qiao J, Li M, et al. Discovery of Distinct Protein Profiles for Polycystic Ovary Syndrome with and without Insulin Resistance by Surface-Enhanced Laser Adsorption/Ionization Time of Flight Mass Spectrometry. Fertil Steril, 2007, 88 (1): 145-151.

31. Atiomo WU, Khalid S, Ziauddin A, et al. Framework for a Systems Approach to Proteomic Biomarker Profiling in Polycystic Ovary Syndrome. Expert Rev Proteomics, 2009, 6 (5): 469-499.

第八章

多囊卵巢综合征肾上腺起源学说

多囊卵巢综合征发病机制至今尚未阐明。Chom 于 1973 年首先提出肾上腺萌动假说，认为 PCOS 起源于青春期前肾上腺疾病。肾上腺萌动假说认为肾上腺源性雄激素分泌过早、过量，就会使雄激素在性腺外转化为雌酮的量增加，反馈性地引起下丘脑—垂体—卵巢轴（HPOA）、促性腺激素释放激素（GnRH）—促性腺激素（Gn）释放节律紊乱，LH/FSH 比值升高，继而引起卵巢雄激素生成增多，导致高雄激素血症。高雄激素血症引起卵巢被膜纤维化增厚、抑制卵泡发育和排卵，造成卵巢囊性增大和慢性无排卵。

类固醇激素的合成从胆固醇开始，雄激素的合成可在肾上腺、卵巢和睾丸中进行，除此之外，肾上腺还可以合成糖皮质激素、盐皮质激素；卵巢可合成雌激素、孕激素；睾丸亦可合成少量的雌孕激素。胆固醇在线粒体内经胆固醇侧链裂解酶 P450scc 催化转化为孕烯醇酮，孕烯醇酮和孕酮在 P450c17 作用下依次转变为 17- 羟孕烯醇酮和去氢表雄酮。去氢表雄酮在 17β-HSD 催化下可转变为雄烯二酮。在睾丸，3β-HSD 可催化雄烯二酮转变为睾酮。PCOS 患者的 P450c17 的表达量和酶活性均增加，从而导致高雄激素血症。

有研究证实青春期 PCOS 患者存在肾上腺雄激素合成亢进并对 ACTH 反应性增强，提出肾上腺酶的异常和肾上腺源性雄激素对 ACTH 刺激反应过度也对 PCOS 的发病有影响。50% 的 PCOS 患者中存在脱氢表雄酮（dehydroepiandr-osterone，DHEA）及脱氢表雄酮硫酸盐（dehydroepiandronsterone sulfate，DHEAS）升高，可能与 PCOS 患者肾上腺中合成甾体激素的关键酶活性增加，以及肾上腺对 ACTH 刺激的敏感性增加及功能亢进有关。

肾上腺皮质功能初现提前和过激的女孩，也存在肾上腺皮质的 P450C17α 酶的活性亢进，导致肾上腺合成雄激素的量显著增加。Ibanez 等发现，35 例肾上腺皮质功能初现提前（premature adrenarche，PA）的女孩中，45% 表现为多毛、月经稀发及 GnRH-LH 的脉冲频率增高等一系列 PCOS 的特征和 LH/FSH 比例异常。PA 的主要特征与 PCOS 相似，如多毛、肥胖、黑棘皮症、高胰岛素血症和胰岛素抵抗等。对黑种人和白种人的多项研究表明，PA 患者的胰岛素 / 胰岛素样生长因子（IGF）系统失调，表现为高胰岛素血症和胰岛素样生长因子结合蛋白 -1（IGFBP-1）水平下降，IGF-1 生物活性增强，导致 ACTH 刺激的雄激素分泌增多，并使月经初潮后发生卵巢雄激素过多症的风险增加。因此，有学者推测 PA 可能是 PCOS 的先兆或早期病变。

第一节　肾上腺皮质功能初现

肾上腺皮质功能初现主要表现为肾上腺源性的雄激素的合成增加，临床上主要表现为脱氢表雄酮（DHEA）和硫酸脱氢表雄酮（DHEAS）水平升高及阴毛出现。DHEA 是人体血液循环中最为丰富的甾体物质，主要以 DHEAS 的形式进入血液，并在外周转化为高活性的雄激素和雌激素。在女性，DHEA 和 DHEAS 的分泌部位仍有争议。有认为全部由肾上腺皮质分泌，也有报告卵巢在性成熟期也分泌 DHEA 和 DHEAS。另有文献报告，大脑少突胶质细胞也能合成 DHEA、DHEAS。外周血中 DHEA 和 DHEAS 浓度随着年龄的改变而改变。1943 年，Talbot 等通过对正常儿童的尿 17-酮类固醇排泄的测定发现，大约从 6 岁开始，肾上腺源性雄激素的分泌开始逐渐增加。临床上所谓的阴毛初现指的是阴毛的发育伴或不伴腋毛的生长。如果这一过程在一定年龄（女孩为 8 岁，男孩为 9 岁）前出现则认为是早熟。研究表明，性早熟儿童主要的生理变化即为肾上腺功能初现和性腺功能初现，两者互相独立又部分重叠。

一、肾上腺皮质功能初现的激素基础

研究表明，肾上腺功能初现的特点是尿 17-酮类固醇和血清双氢睾酮、DHEA 及 DHEAS 显著增加，而束状带产生的雄烯二酮和网状带产生的 11-羟雄烯二酮并不增加。其中 DHEAS 被认为是肾上腺雄激素分泌的标志性激素，当血中 DHEAS 浓度达到 40~50μg/dl（1.04~1.30μmol/L）时，提示肾上腺机能开始起动。这种激素的增加发生在 6~8 岁的儿童（即性腺成熟）及青春期（性腺功能初现）开始的前 2 年，可延至成年早期，肾上腺雄激素的分泌持续增加。因此，肾上腺雄激素在性成熟早期可能起着重要作用。但肾上腺皮质醇的生成和排泄浓度依然很稳定。

健康儿童在 6~8 岁时血清 DHEA 及 DHEAS 的浓度开始逐渐增加，这和骨龄的增加大致同步。在 18~20 岁前，肾上腺源性雄激素水平一直稳定上升。在这一时期，DHEAS 浓度增加 20 倍，并伴有 17-羟孕酮分泌的增加，尤其是脱氧 C19 类固醇。雄烯二酮可以由 DHEAS 间接合成也可由性腺直接合成，因此其在血液循环中的水平不能有效地反映出肾上腺的合成率。另一个可以代表肾上腺雄烯二酮合成率的替代标志是 11-羟雄烯二酮。合成 11-羟雄烯二酮的必需酶只在肾上腺有表达，而这种甾体激素对肾上腺皮质有特异性。

DHEA，尤其是 DHEAS 是临床上用来代表肾上腺雄激素分泌的标志。Endoh 等证实了肾上腺皮质最内层的网状带是合成肾上腺源性雄激素 DHEA 及 DHEAS 的场所。DHEA 和 DHEAS 都是通过 $\triangle^5$ 途径产生的。3β-羟基类固醇脱氢酶（3β-HSD）使 $\triangle^5$ 途径合成转为 $\triangle^4$ 途径。研究表明，在儿童晚期，肾上腺皮质功能初现时 3β-HSD 活性降低，这有利于 DHEA 和 DHEAS 的合成。DHEAS 的产生量，在青年男性大约是 31mg/d，青年女性为 19mg/d。对于人类来说，这样的量就可以维持生理功能。DHEAS 的半衰期是 9~11 小时，而未结合的 DHEA 的半衰期是 30~60 分钟。血浆 DHEAS 浓度与尿 17-酮类固醇密切相关，可用于估计肾上腺源性雄激素的合成率。DHEAS 作为人循环中浓度最佳的甾体激素，也可由其他的硫酸化前体来合成，如胆固醇硫酸盐和孕烯醇酮硫酸盐。血浆 DHEAS 浓度仅表现出较轻微的昼夜节律波动，而 DHEA 的浓度则和皮质醇有相似的昼夜节律性。

二、肾上腺皮质功能初现的条件

（一）网状带

网状带可以产生 DHEA 和 DHEAS，是肾上腺内唯一具有硫转移酶活性的区域。所以 DHEAS 是判断网状带功能活性很好的标志。Dhom 通过组织学研究提出肾上腺皮质功能初现的发生与网状带增厚相关。3~5 岁，网状带开始发育，通常到了 7~8 岁时可表现为一个连续的区域，与此同时，肾上腺的髓质的荚膜开始分解。网状带的生长与 DHEAS 水平的升高直接相关。肾上腺源性雄激素的生成到 20~25 岁时会出现一个高峰，之后 DHEAS 会开始持续迅速地下降，而血清醛固酮和皮质醇也会随着年龄发生相应的小变化。肾上腺源性雄激素的浓度随着年龄逐渐减少。同时横断面研究发现网状带的宽度也大幅度减小，不过变异性较大。Endoh 等用分离的网状带细胞进行实验，提出 DHEAS 合成的减少是因为人肾上腺皮质网状带细胞进行性地减少所致，并与年龄密切相关。这可能是由于网状带细胞对凋亡和细胞非置换的敏感性较高。

（二）肾上腺源性雄激素的调节

大量作用于肾上腺的内源性和外源性的内分泌信号可刺激肾上腺分泌雄激素。

1. 肾上腺内因素　有学者提出，肾上腺皮质功能初现是依赖于肾上腺内的因素，这种因素控制了网状带的生长和分化，以及相应的甾体激素合成酶活性的变化。Anderson 的假说提出肾上腺皮质功能初现与网状带成熟相关，这与 Dhom 观察到的组织学现象一致。根据这一假说，束状带最内层的细胞对高水平的甾体激素会产生应答，发生形态学和功能上的改变。不同区带内的甾体激素酶开始有不同程度的增加。17,20- 裂解酶、硫激酶和硫酸酯酶活性明显升高，而 3β-HSD 活性下降。网状带暴露于邻近的束状带所分泌的高浓度的皮质醇之下，这样在 ACTH 的作用下会产生更多的 DHEA、DHEAS 和雄烯二酮。

肾上腺皮质功能初现过程中 ACTH 作用下的肾上腺分泌模式和程度变化很复杂。17- 羟化酶和 17,20- 裂解酶增多同时伴有 3β- 羟基类固醇脱氢酶（3β-hydroxysteroid dehydrogenase，3β-HSD）的减少使 17-OH 孕烯醇酮（17-OH Preg）、DHEA 和 DHEAS 的水平显著增加。这在发育中的网状带尤其明显。

L'Allemand 等用人束状带和网状带细胞证明了胰岛素样生长因子 1 和 2（IGF-1 和 IGF-2）都可增强 17β- 羟化酶和 3β-HSD 的类固醇合成酶活性，ACTH 受体 mRNA 也会轻度增加，而细胞色素 P450scc mRNA 无明显变化。因此 IGF-1 和 IGF-2 模拟了肾上腺皮质功能初现时所发生的部分改变，但其他的一些作用，如 3β-HSD 活性的增加则与肾上腺皮质功能初现时所观察到的经典的变化相反。

2. 肾上腺外因素　通常认为作用于肾上腺的外源性因素包括催乳素（PRL）、雌激素、表皮生长因子、前列腺素、血管收缩素、生长激素（GH）、促性腺激素、β- 促脂解素、β- 内啡肽和促肾上腺皮质激素调节因子（corticotrophin-regulating factor，CRF）。

ACTH 和 CRH 作为一个双重调节机制可能促进了肾上腺源性雄激素的分泌。Mill 和 Grumbach 提出，有另一种因子可以刺激肾上腺源性雄激素的分泌，叫做"类 ACTH"。也有研究报道，IGF-1 可能是肾上腺皮质功能初现的诱发因子之一。

因此，肾上腺积聚、肾上腺内血流的结构、肾上腺内甾体激素的浓度和免疫系统介导的刺激与酶的改变以及对 ACTH 反应性的改变一起共同作用，影响了肾上腺皮质功能初现开始时肾上腺源性雄激素的分泌。

三、肾上腺皮质功能初现的生物学作用

在对肾上腺皮质功能初现时期的正常儿童的生长模式的调查中，两个相互独立的研究者发现在 6.5~8.5 岁之间有一个很小但很明显的生长高峰，而这一时期正是肾上腺皮质功能初现的发生时期。

肾上腺源性雄激素降低了血清性激素结合球蛋白（SHBG）的水平，但 SHBG 只是轻微地下降，血清睾酮的水平就会有短期上升，可达到 4.51nmol/L。这说明，肾上腺源性雄激素可使有生物学活性的游离睾酮增加，继而影响青春期的发展速度。

有假说认为肾上腺来源的雄激素是青春期下丘脑—垂体—卵巢轴的启动者，并保证了下丘脑—垂体—卵巢轴成熟的内环境。先天性肾上腺皮质增生的患儿如未治疗或治疗不全，继而雄激素就会明显增加，在较小甚至是早熟的年龄就进入青春期。恒河猴在出生后肾上腺源性雄激素就持续保持高水平，这可能对其过早的性成熟有促进作用。而人和大猩猩在肾上腺皮质功能初现前，肾上腺源性雄激素的水平较低，这可能是导致这些物种青春期出现较迟的若干因素之一。现已证明，在灵长类及人类的肾上腺皮质功能初现的过程中，DHEA 对青年人的健康和生育的某些方面具有有利的作用。

第二节　肾上腺皮质功能初现提前和多囊卵巢综合征

一、肾上腺皮质功能初现提前

肾上腺皮质功能初现提前是指肾上腺源性雄激素过早增加，引起阴毛初现提前（女孩在 8 岁前，男孩在 9 岁前）、伴或不伴腋毛的发育和青春期体征，而没有其他性特征的发育。肾上腺皮质

功能初现提前在 3~8 岁发生率较高,最早的发生于 6 个月。和性早熟一样,女孩的发生率要高于男孩,比例大约为 10 : 1。对这种性别比例的失调还没有很好的解释。Wilkins 首次描述了阴毛发育提前,伴或不伴腋毛的发育,而没有其他男性化或者青春期的征象,并将其命名为阴毛初现提前,阴毛初现提前可能会使以后的生殖内分泌系统异常的风险增加。几年后其他研究者提出,肾上腺可能与这个过程的发生相关,所以将其命名为"肾上腺皮质功能初现提前"。肾上腺皮质功能初现提前是肾上腺过早成熟的继发表现。肾上腺源性雄激素,尤其是 DHEA、DHEAS、雄烯二酮(A_2)和睾酮(T)对于其年龄来说是增加的,但与其阴毛发育的阶段相一致。部分雄激素水平正常的患者阴毛发育提前可能是由于外周敏感性的增加所致。在肾上腺皮质功能初现提前时,肾上腺过度分泌的原因到目前还不清楚。

在典型的肾上腺皮质功能初现提前的过程中,阴毛的出现多局限于大阴唇,因此肥胖女孩在随机体检中可能会漏检。阴毛的发育是从无到缓慢生长的过程,可能会分布于整个阴部,腋毛也可生长。轻度多毛症表现为汗毛遍布于四肢和背部,这种情况较少见;而体味、油性皮肤、痤疮(多为新出的粉刺)较多见。一般不会出现阴蒂或阴茎增大,睾丸和乳房的大小多停留在青春期前期的水平。身高增长速度多增加,骨成熟也轻度加快(一般 $< \pm 2s$),但多与年龄相一致。

二、肾上腺皮质功能初现提前与多囊卵巢综合征

研究表明,青春期肾上腺雄激素过多与 PCOS 的发病密切相关,与正常人群相比,21- 羟化酶缺乏的典型 / 非典型肾上腺增生的患者发展为 PCOS 的危险更高。超声下出现卵巢多囊样改变、黄体生成素水平增加和卵巢雄激素生成过多等体征、以及诊断为肾上腺功能皮质功能初现提前的人群发展为 PCOS 的危险性亦增加。与一般人群相比,PA 女孩在青春期后的卵巢功能障碍和功能性卵巢雄激素过多症的发生率增加。许多研究者指出儿童期间已诊断为肾上腺皮质功能初

现提前的女孩在青春期前和青春期后的多毛症和 PCOS 的发病率增加。对有肾上腺皮质功能初现提前病史的青春期后少女进行检查,27 个中有 9 个多毛评分较高(Ferriman-Gallway 量表),雄激素的基础水平也较高,有 3 个出现月经稀发和超声下的多囊卵巢表现。

肾上腺皮质功能初现时期,3β- 羟甾脱氢酶的活性下降,21- 羟化酶和 17, 20- 裂解酶的活性升高,故 17- 羟孕酮、雄烯二醇和 DHEA 均明显增加,过多的雄激素在周围组织转化为雌酮,大量的雌激素作用于下丘脑并影响 GnRH 的合成,而垂体对 GnRH 的敏感性增强,使得 LH 分泌增加。这提示在一些 PCOS 患者身上,肾上腺的影响也许是延续了那些肾上腺初现的症状,进而构成了 PCOS 中卵巢与肾上腺的病理关系。

PCOS 由于存在雄激素分泌失调,因此被认为是功能性卵巢雄激素过多症的一种形式。肾上腺皮质功能初现是肾上腺源性雄激素增多的过程。诊断肾上腺皮质功能初现提前需排除其他引起雄激素过度分泌的疾病。PA 与高胰岛素血症、血脂异常、肥胖和青春期 PCOS 都存在相关性。PA 的主要特征与 PCOS 相似,如多毛、肥胖、黑棘皮症、高胰岛素血症和胰岛素抵抗等。其病理生理过程也与 PCOS 存在一定病因学的联系,因此有学者推测,PA 可能是 PCOS 的先兆,甚至可以说 PCOS 自青春期即开始发病。PCOS 可能是 PA 过程的延续。但这种联系还需要更多的前瞻性研究和遗传学证据来证明。

第三节　多囊卵巢综合征肾上腺功能障碍

PCOS 的高雄激素血症是卵巢源性的雄激素增多和肾上腺源性雄激素增多共同导致的。肾上腺源性雄激素(adrenal androgen, AA)是由肾上腺皮质网状带分泌的,包括 DHEA、DHEAS、△ 5- 雄烯 -3β、雄烯二醇(17-diol)、11β- 羟雄烯二酮(11-OHA$_4$)。雄烯二酮(androstenedione, A$_4$)也可认为是 AA,不过由于有 50% 是由卵巢分泌的,

因此特异性不高。因为 DHEAS 特异性较高,所以一般多用于判定肾上腺的激素合成功能。

一、PCOS 肾上腺源性雄激素过量的流行病学研究

PCOS 的高雄激素血症来源于卵巢和肾上腺,有 20%~25% 的 PCOS 患者存在 DHEAS 和 11-OHA$_4$ 的升高。但在正常妇女和 PCOS 患者中,AA 在 30 岁以后均开始下降。在对 145 例高雄激素血症伴多毛和(或)稀发排卵的患者的研究中发现,DHEAS 增高的患者有高雄激素血症,但 DHEAS 水平较低的患者更瘦、更年轻,多毛程度也更严重。根据年龄和种族的不同标准进行判定,黑人 PCOS 发生 DHEAS 过量的占 30%,而白人中有 20%。BMI 和 FIns 对 PCOS 和对照组的 DHEAS 影响较小。但 DHEAS 只是 AA 的一方面,而且 DHEA-硫转移酶(DHEA-ST)的变化可影响肾上腺皮质的生物合成。

二、PCOS 高雄激素血症与肾上腺生物合成的异常

PCOS 的 AA 过量可能是肾上腺皮质生物合成失调所致,主要表现为两方面,对 ACTH 刺激的应答异常及肾上腺产物(DHEA 和皮质醇)代谢的异常。

肾上腺皮质表达大量的 ACTH 受体,因此可以用快速 ACTH 刺激试验来测定肾上腺皮质的甾体激素合成酶的活性。

采用快速 ACTH 试验对高雄激素血症的妇女进行肾上腺功能的研究时发现,PCOS 患者的肾上腺皮质分泌的激素包括孕烯醇酮(PREG)、17-HPREG、DHEA、A4、11-脱氧皮质醇(S)及 F 的基础水平和 ACTH 刺激后水平都较高。循环 DHEAS 水平较低,但也有分泌,并且与肾上腺皮质过分泌的程度相关。肾上腺皮质功能障碍并不是由于基因缺陷影响了 21-OH(CYP21 编码的 P450c21)、11-OH(CYP11B1 编码的 P450c11)或 3β-HSD 所导致的。先前有观点认为 PCOS 患者 AA 过量是由于某种酶的缺陷所致,这可能是因为研究者只对 ACTH 刺激后的有限的激素

进行研究,而没有借助分子遗传学的研究。事实上,PCOS 与正常对照人群激素合成的不同是由于 △517OH 的活性显著增强所致,尤其是对 DHEAS 水平较高的 PCOS 患者。CYP17 基因的一般多态不会对 DHEAS 水平起决定性作用。而该基因的其他作用还有待进一步研究。

另一方面,有学者认为 PCOS 的 AA 过量是由于肾上腺皮质对 ACTH 的应答或敏感性的改变所致。一系列肾上腺外因素会引起 PCOS 的 AA 过量,包括卵巢的分泌、胰岛素作用的相关因素和(或)肥胖。

PCOS 患者肾上腺功能障碍也可能是由于卵巢的异常分泌所致。DHEAS 升高的 PCOS 患者用长效 GnRH-a 对卵巢功能进行抑制后,DHEAS 可下降 20%~25%。GnRH-a 也可在一定程度上影响肾上腺皮质对快速 ACTH 刺激的应答。因此,卵巢因素可能增加了 PCOS 的 AA 分泌。另外卵巢过多分泌雄激素也可能对肾上腺皮质的功能产生一定影响,卵巢性激素可能通过增加肝或肾上腺 DHEA-ST 的活性来影响 DHEAS 的水平。为了定量评估卵巢因素对高雄激素血症妇女肾上腺皮质类固醇的影响,研究者测试了 16 名患者在接受 GnRH 类似物抑制治疗前后 ACTH 水平的改变并加以分析,结果表明,在循环血中,约有 15%~30% 的肾上腺雄激素与卵巢性激素的分泌有关;肾上腺源性雄激素水平最高的妇女对 GnRH 的抑制反应性最低。以上研究说明卵巢性激素的分泌可影响肾上腺皮质的雄激素合成,但并不是引起大多数患者肾上腺雄激素高分泌的根本原因。50%~70% 的 PCOS 患者存在胰岛素抵抗和高胰岛素血症。高胰岛素血症刺激了卵泡膜细胞雄激素的分泌,并通过降低肝脏合成 SHBG 来增加游离雄激素的激素活性。很可能这种代谢异常也导致了 PCOS 患者肾上腺皮质的异常。体外研究已经证实胰岛素可以刺激卵巢合成大量的甾体激素。与正常妇女卵巢细胞相比,经生理浓度胰岛素刺激的体外培养 PCOS 患者卵巢细胞合成雄激素的量明显增加。胰岛素增敏剂二甲双胍(metformin)治疗 PCOS 在临床上获得了良好的疗效。其作用机制为抑制肝脏葡萄糖的输出和肠道

对葡萄糖的吸收,并增加外周组织对葡萄糖的摄取和利用,提高了机体对胰岛素的敏感性,减轻胰岛素依赖,从而改善高胰岛素血症,降低增高的雄激素,尤其是游离的雄激素,从而改善高雄血症的症状,因此对月经的恢复也起到了有效的积极作用。使用胰岛素增敏剂治疗胰岛素抵抗的同时可有效地降低 PCOS 患者的肾上腺雄激素水平,这说明 PCOS 的肾上腺雄激素过多与胰岛素抵抗有关。葡萄糖刺激的内源性胰岛素释放障碍可能压制了胰岛素抵抗的 PCOS 患者的 DHEA 水平,而这可能引起了 PCOS 雄激素的过量。肾上腺皮质生物合成的基础水平和 ACTH 刺激后的水平与葡萄糖介导的葡萄糖利用关系密切,而与高胰岛素血症或胰岛素敏感性介导的葡萄糖的利用无关。

肥胖也可能对肾上腺皮质的甾体激素的合成产生一定影响。其机制可能包括以下几个方面:①降低了胰岛素的敏感性,增加了循环胰岛素的水平;②脂肪细胞因子和其他炎性产物的分泌;③循环雌激素水平的增加。但这些机制还存在争议,仍需要大量的研究来证明。研究发现,尽管肥胖 PCOS 患者与体重正常肥胖 PCOS 患者的体内睾酮水平无差异,但肥胖 PCOS 组多毛、痤疮等高雄激素血症表现的发生率却显著高于体重正常 PCOS 组,可能与肥胖患者的胰岛素抵抗更严重有关,胰岛素抵抗抑制肝脏合成性激素结合球蛋白,使得肥胖的 PCOS 患者缺乏足够的性激素结合球蛋白结合睾酮,导致游离睾酮水平增加。

有 20%~33% 的 PCOS 患者存在肾上腺源性雄激素的过量,表现为循环 DHEAS 水平的升高。这种 AA 的过量存在着年龄和种族的差异,DHEAS 的增加并不仅受控于肾上腺皮质甾体激素的合成,一些选择性的肾上腺外因素也对其产生了一定的影响,因此在研究 PCOS 的 AA 过量时要分别注意肾上腺皮质的甾体激素合成及 DHEA-ST 过程。PCOS 患者 AA 过量也可能是因为 AA 对 ACTH 刺激的反应过度以及 $\triangle^5$17-OH 活性的增加,其调节机制还不清楚。ACTH 作用下的 AA 的分泌与葡萄糖介导的葡萄糖利用密切相关,而与肾上腺外雄激素、胰岛素抵抗和高胰岛素血症关系较弱。相应的 DHEAS 水平也与葡萄糖效应密切相关,但这一代谢产物的合成与肾上腺外雄激素和胰岛素存在一定联系。而具体的调节机制还不明确。

总之,从肾上腺皮质功能初现提前到 PCOS,肾上腺源性雄激素发挥着重要的作用。PCOS 患者可能存在着一定的肾上腺皮质功能的损害。肾上腺在 PCOS 的发病中可能占有重要地位。

（曹云霞　徐玉萍）

参考文献

1. Rosenfield RL, Bachrach LK, Chernausek SD, et al. Current Age of Onset of Puberty. Pediatrics, 2000, 106（3）: 622-623.

2. 朱倩, 崔毓桂. SET 蛋白及其对雄激素合成的调节作用. 国际生殖健康/计划生育杂志, 2014, 33（6）: 423-427.

3. 陶红, 米树华, 陆召麟. 青春期多囊卵巢综合征肾上腺雄激素合成与胰岛素抵抗的关系. 中国糖尿病杂志, 2006, 14（3）: 162-165.

4. Luyckx FH, Lefebvre PJ, Scheen AJ. Non-Alcoholic Steatohepatitis: Association with Obesity and Insulin Resistance, and Influence of Weight Loss. Diabetes Metab, 2000, 26（2）: 98-106.

5. Ding MP, Bao YY, Chen Z, et al. Insulin Resistance in Epileptic Patients During Treatment of Valproic Acid. Zhejiang Da Xue Xue Bao Yi Xue Ban, 2004, 33（3）: 216-218.

6. Palmert MR, Hayden DL, Mansfield MJ, et al. The Longitudinal Study of Adrenal Maturation During Gonadal Suppression: Evidence That Adrenarche Is a Gradual Process. J Clin Endocrinol Metab, 2001, 86（9）: 4536-4542.

7. Yeckel CW, Weiss R, Dziura J, et al. Validation of Insulin Sensitivity Indices from Oral Glucose Tolerance Test Parameters in Obese Children and Adolescents. J Clin Endocrinol Metab, 2004, 89（3）: 1096-1101.

8. Meas T, Chevenne D, Thibaud E, et al. Endocrine Consequences of Premature Pubarche in Post-

Pubertal Caucasian Girls. Clin Endocrinol（Oxf），2002，57（1）：101–106.

9. Azziz R，Ehrmann DA，Legro RS，et al. Troglitazone Decreases Adrenal Androgen Levels in Women with Polycystic Ovary Syndrome. Fertil Steril，2003，79（4）：932–937.

10. Sheehan MT. Polycystic Ovarian Syndrome：Diagnosis and Management. Clin Med Res，2004，2（1）：13–27.

11. Gambineri A，Pelusi C，Manicardi E，et al. Glucose Intolerance in a Large Cohort of Mediterranean Women with Polycystic Ovary Syndrome：Phenotype and Associated Factors. Diabetes，2004，53（9）：2353–2358.

第九章

环境内分泌干扰物与多囊卵巢综合征

多囊卵巢综合征是女性青春期至育龄期一种常见的内分泌和代谢疾病,病理生理机制目前尚不十分明确。它的临床异质性与人种、地理位置、家族聚集性特征有关,提示环境因素和生活方式可能对其发病有着重要的关联。我们生活中无处不在的环境内分泌干扰化合物(EDCs),如双酚A(BPA)、邻苯二甲酸、糖基化终末产物(AGEs)等,每天都在影响着人类的健康,孕妇和胎儿暴露于有害环境之中。工业化的生活环境更加重了我们的担心。宫内暴露于环境内分泌化学物,实际上是模拟了内源性激素,对胎儿重编程的秩序,以跨代遗传的模式,导致了子代远期的内分泌和代谢性疾病,如PCOS。不同生命时期的急性的或长期对EDCs和AGEs的暴露,引起了体内激素稳态的混乱,影响了生殖内分泌功能,还有代谢问题,如肥胖、胰岛素抵抗、代偿性的高胰岛素血症、2型糖尿病,这些表型都和PCOS的某些临床特征一致。

哺乳动物胎儿和新生儿的发育涉及一系列复杂的事件,涉及一万亿个细胞,包含超过300万种不同细胞类型。这个过程需要一个对细胞分裂、增殖、分化和迁移充分调控的生物学过程。传统的观念认为,胚胎和胎儿的发育是按照"特定的遗传程序"发展的,环境因素不起重要作用。然而,由于许多实验和流行病学研究指出胎儿和新生儿的发育具有可塑性,营养、精神压力和环境毒物等因素可以显著改变发育进程。人们更加关注于环境因素在胎儿生长和发育中的作用。在很多情况下,胎儿和新生儿比成年人更容易受到环境的影响。

1992年,霍华德·伯尔尼教授创造了"脆弱的胎儿"这个术语来表示胎儿易受到环境化学物质,尤其是具有激素样活性的物质影响。他指出,快速细胞增殖和细胞分化加上复杂的细胞信号模式促成了其独特的敏感性。与成人期暴露可导致的变化不同,在分化的关键窗口期暴露于环境化学物质可能会导致不可逆的后果。有些在发育期暴露所致的后果可能需要到出生后很久以后才能被发现,许多不良后果直到成年后才会显现。认识到药物或化学物质的发育期暴露可导致远期的功能性变化,导致日后对疾病/功能障碍的易感性增加,导致了一个毒理学的新领域,称为"疾病的发育起源",PCOS的疾病模型进一步证明了它可能是一种胎儿起源的成人疾病。

一、宫内和婴幼儿期暴露与PCOS相关的生殖内分泌异常

"宫内暴露"这一概念最早用于营养领域。流行病学研究发现,由于母亲孕期营养不良造成的"低出生体重"婴儿在成年期潜在的疾病发病率升高,包括易患非传染性疾病、冠心病、肥胖/超重、骨质疏松症和代谢功能障碍等。婴儿发育期暴露于慢性压力也发现相似的效应,例如,利用猕猴进行的实验研究表明,早期的生活压力可导致肥胖,并和晚年代谢疾病的发生率增加有关。母亲吸烟是另一种胎儿暴露,也与子代肥胖和晚年发病有关。关于围产期暴露和出生后的慢性疾病发病的相关性,科学界已经进行了大量的研究工作。据统计,所有出生缺陷中的40%左右可能与不良环境暴露有关。

一系列胎儿和新生儿因环境不良影响发生的功能缺陷,可能导致日后青春期和成人期对疾病/

功能障碍的易感性增加。这些缺陷很难检测,因为从暴露到临床表现的时间跨度可能是几年到几十年。描述胎儿生长受限与出生后肥胖、代谢性疾病相关联的营养学流行病学研究,为理解发育期有毒物质暴露对后期健康影响的延迟效应提供了有力的支持。

鉴于支持生殖健康和晚发性成人疾病的宫内起源学说的证据迅速变化,既往认为大多数女性出生时即具有生产健康活产婴儿能力,这个说法正在被重新审视。这个反思的推动力是疾病的早期起源假说,这个假说最先用于解释低出生体重与成年后心血管疾病发生率升高之间的关系,这个假说刺激了对其他生理系统的思考,包括男性生殖系统。这种假说指出孕期宫内暴露于紊乱的激素环境与出生子代一系列不良的生育力有关。有证据表明女性生殖系统相关疾病如子宫内膜来源的子宫内膜异位症、子宫肌瘤和多囊卵巢综合征,被认为和妊娠期先兆子痫和晚期成人疾病如自身免疫性疾病和生殖部位癌症有关。

宫内暴露于内分泌活性化合物可能直接通过影响类固醇激素的合成(卵巢),或影响卵巢激素的控制,调节(HPG 轴)或间接通过免疫或神经内分泌途径对女性的最终生殖健康产生不利影响。胎儿期迅速分裂的原始生殖细胞和卵巢可能极易受到内分泌活性化合物的影响。异常暴露可能影响人体激素的合成、分泌、运输、代谢、结合和(或)清除,同时适用于天然存在的激素(例如植物雌激素)、人工合成的激素类似物或激素干扰物(例如持久性有机污染物和重金属)。这种对生殖能力的影响可能表现为卵泡发育异常,以及临床上表现为原发性卵巢功能不全和多囊卵巢综合征。即卵巢卵泡从原始卵泡逐渐转变为成熟卵泡的正常调控,在卵泡不同生长过程中的不同暴露时机影响其表型,原始和初级卵泡发育的完全失调,导致的排卵障碍性不孕和生殖力下降。

二、PCOS 相关的复杂性疾病起源学说的基本特征

"疾病和功能障碍的发育起源"学说提示环境暴露共同的特征,都会导致特定时间(脆弱窗口)和组织特异性效应。也就是说,宫内暴露可能会导致其子代远期相关疾病的病理生理学改变,还可能和成人期暴露相结合,引发或恶化疾病发生发展。病理生理学改变特定表现为:发生本来不会发生的疾病;通常发病率较低的疾病风险增加;或通常会发生的疾病的早期发作或疾病恶化,取决于环境暴露时间和受影响的组织/器官。这类疾病通常被我们描述为环境因素和遗传因素共同作用复杂性疾病。

(一)环境因素

暴露于环境内分泌化合物可能会导致发育程序性的改变,导致腺体、器官或系统功能的永久改变,并伴随表观遗传学变化,如印记基因表达改变、染色质重塑有关的蛋白质-DNA 甲基化改变,最终导致一个敏感的个体,易患某些疾病。环境暴露的风险外推是比较困难的,因为环境毒性效应并不遵循单纯的剂量反应关系,环境化合物的低剂量效应可能与较高剂量暴露后产生的效应也不一样。因此环境化合物作用可能对胚胎、胎儿或围产期有机体产生完全不同的作用。

(二)遗传因素

遗传背景也具有重要作用,不同个体在同样的环境压力暴露下可能会有不同的结果,某些个体暴露对环境暴露可能没有明显反应,而另一个个体则由于遗传背景(包括遗传多态性)的差异而可能发生明显的疾病或功能障碍。环境化合物诱导的致病性反应最可能是基因异常表达的结果,伴有细胞生成和分化相关的调节蛋白的改变,继而导致组织、器官和系统形态学和(或)功能改变。这些改变可能至少部分和表观遗传学变化、染色质重塑有关。改变具有不可逆性,具有时间特异性(即窗口期)和(或)组织特异性,最终产生的结果是机体被致敏,在以后的生活中更易患某些特定的疾病。

用于研究人类发育暴露关键窗口期的内分泌化学物质的生殖效应模型的是己烯雌酚(DES)。己烯雌酚是 20 世纪 30 年代合成的非甾体化合物,其结构与雌激素相似。现在它通常被用作已知的宫内暴露后影响男性和女性整个生殖系统结构和功能变化化合物原型,包括可能的跨代效应。

虽然人们普遍担心随着发达国家的化学品摄入量的增加，妇女在生殖功能方面比前几代人面临更多的困难，但这两种现象的因果顺序尚未完全确立。

三、环境内分泌化合物暴露与PCOS相关的激素紊乱

内分泌活性化合物是包括天然存在的化合物以及环境污染物的一组异质性物质组合。它们可能直接作用于生殖系统，或通过免疫或神经系统间接地作用于生殖系统，并可能通过表观遗传修饰而产生跨代遗传效应。在大多数情况下，相较于对生理功能直接破坏或对器官产生结构性损伤，我们更关心的是化合物如何干扰激素稳态影响生殖健康。主要是这些化合物影响对女性，特别是对易感女性个体的激素合成、激素后受体状态、功能和调节过程、生殖功能的健康基础产生了明显的干扰，并且可能引起不良事件。

PCOS是一种内分泌疾病，表现为体内生殖激素的紊乱和异常，包括高雄激素血症、高LH和低FSH比例、持续无排卵的单一雌激素作用等。一些内分泌干扰物因其具备和内源性激素相似的分子结构，会导致激素稳态失衡，影响生殖功能。大量实验证据证实EDC影响女性排卵的两种可能机制：①通过影响下丘脑—垂体—卵巢轴直接作用于女性性腺水平。人类研究证实了在PCOS患者的卵泡液中存在较高水平的BPA，通过下调颗粒细胞芳香化酶的表达、影响E_2合成，对颗粒细胞产生负性影响。体外模型显示BPA对卵母细胞的成熟产生不利影响，并呈现剂量依赖性。②BPA作为较弱的雌激素，可以通过类似的分子途径发挥作用，其作用可以是协同的，甚至在其他内分泌干扰物的作用下产生增强效应。BPA通过多种受体发挥作用，包括经典的核受体ER-α和ER-β、非经典的膜ERs、G-蛋白偶联受体30和ERR-γ。

这些通路效应可能影响卵巢的甾体激素生成，破坏卵泡内环境，影响卵母细胞的成熟。在体外和动物实验中，暴露于增塑剂邻苯二甲酸酯也观察到了类似的数据。EDCs不仅对卵子发育及成熟有不利影响，也有研究显示EDCs通过受体介导的信号通路（PPAR-γ）影响卵巢内雌激素合成，导致排卵障碍的发生。

糖基化终末产物AGEs也被证实可能通过ERK1/2信号通路影响卵母细胞的发育、成长和排卵前卵泡的成熟。AGEs可能通过诱发慢性炎症、增加氧化应激，造成类似多囊卵巢综合征的相关的临床表现。最近的研究表明，AGE-RAGE相互作用通过氧化应激导致卵泡发育异常。

1. 环境毒素与甾体激素合成　EDCs影响卵巢的甾体激素合成，其产生的生物学效应和不同研究物种、内分泌干扰物的剂量有关。在大鼠卵泡膜细胞和颗粒细胞培养的研究中，BPA通过上调几个关键的细胞色素P450甾体激素合成酶的表达，如17α-羟化酶（CYP17）和胆固醇侧链裂解酶，显著增加T和P水平。但猪的类似研究显示对P的合成具有不同的作用效应，考虑可能和物种差异和实验条件不同有关。此外，各种证据表明BPA、邻苯二甲酸盐等也会影响卵巢的甾体激素合成。人类研究也证实在女性PCOS患者中，血清BPA与雄激素水平升高呈正相关性，如总T、游离睾酮、雄烯二酮和脱氢表雄酮。BPA也可以减少T和SHBG的结合，增加游离雄激素指数。还有研究认为BPA刺激卵巢卵泡膜细胞雄激素合成、抑制T分解代谢，从而导致循环中雄激素水平升高。最近还发现双酚A及其4-羟基苯基代谢物（亲和力强1000倍）通过与雄激素受体（AR）和孕激素受体竞争性结合，抑制内源性激素与AR和PR配体结合，导致靶组织功能障碍。

体内和体外研究数据支持BPA通过激动和拮抗女性生殖的甾体激素通路发挥其内分泌干扰效应。可能会影响多种途径作用于女性生殖系统，包括与类固醇受体结合，干扰甾体激素结合蛋白或调节甾体激素合成酶等。

在大鼠中，新生儿期暴露于BPA影响下丘脑—垂体—性腺轴功能，导致生殖内分泌改变，成年期出现类似于多囊卵巢综合征的表型。一项对中国工厂工人进行的横断面研究显示，双酚A暴露与未暴露女性尿液中BPA浓度和升高的血清高泌乳素和P有正相关性。此外，青少年多囊卵

45

巢综合征患者中也观察到双酚 A 含量升高,且与肥胖无关。这些数据均提示 BPA 影响女性激素稳态,对人类生殖有不利影响。

2. 环境毒素与代谢异常　多囊卵巢综合征患者多存在多种表型的代谢异常,如肥胖、胰岛素抵抗和代偿高胰岛素血症,代谢异常可加重多囊卵巢综合征的病征,导致心血管疾病,是多囊卵巢综合征女性的危险因素。

(1)肥胖:30%~75% 的多囊卵巢综合征患者会出现腹型肥胖(中心性)和内脏肥胖,这种肥胖对多囊卵巢综合征的病理生理和临床表现有显著影响,导致雄激素升高。肥胖加重了 PCOS 患者的胰岛素抵抗和生殖功能障碍。近年来代谢性异常导致的肥胖发生率持续上升,特别是在发达国家。体外研究、动物及人类的在体研究数据显示葡萄糖毒素在肥胖的病理生理学中发挥重要作用。血清 AGE 与腰臀比呈正相关。此外,研究数据显示较高的 BMI 和血清内低水平的可溶性 RAGE 相关(Srage、AGE 清除代谢过程中的主要受体),导致 AGE 清除效率降低。这些异常指标可能和一些肥胖女性及 PCOS 患者体内异常的炎症反应、代谢紊乱,以及生殖功能障碍有关。在分子水平,代谢性组织和生殖器官中 AGE-RAGE 相互作用触发的细胞内炎症分子增加,导致 AGE 清除速率下降和生殖器官内(特别是卵巢组织)AGE 堆积。通过影响甾体激素合成和排卵,引发卵巢排卵障碍。

内分泌干扰物属于已知或疑似的致肥胖物,通过脂质代谢和脂肪储存的异常改变,破坏能量平衡,促进脂肪堆积和肥胖。尽管人类研究的数据有限,但有研究表明,产前暴露于内分泌干扰物如 DDE、HCB 和 PCB,在肥胖的发展中起重要作用。女性血液循环中邻苯二甲酸单酯的浓度和腰围、总脂肪指数呈正相关。动物研究表明宫内 EDC 暴露会对子代的代谢产生不良影响,特别是在胎儿宫内发育阶段易感性最著,会导致内分泌信号通路的程序性改变影响成人体重。EDCs,如三丁基锡或邻苯二甲酸盐,是 PPAR-γ(过氧化物酶体增殖物激活受体)激动剂,其中一些如 BPA 或 DDE 通过 ER 发挥效应。这些分子途径可能

是内分泌干扰物导致肥胖的可能机制,包括脂肪细胞基因表达上调、脂肪细胞分化增强及脂肪积累。

(2)胰岛素抵抗:胰岛素抵抗是多囊卵巢综合征的一个显著特征,发生于 50%~80% 的 PCOS 患者。胰岛素敏感性降低导致高血糖和高胰岛素血症。胰岛素刺激卵巢组织产生更多雄激素,诱发 PCOS 患者高雄激素表型,此外,胰岛素也和 PCOS 无排卵有关,导致生殖功能障碍。虽然胰岛素抵抗的机制尚不完全清楚,但毒理学和流行病学研究表明,几种内分泌干扰物参与这个过程中,并可能和肥胖及心血管疾病的发生有相关性。BPA 可能在儿童肥胖的胰岛素抵抗中发挥作用,主要通过减少脂联素的分泌,促进炎症状态,增加风险和 CVD 的发展。血清脂肪细胞因子促进氧化应激、炎症,导致脂代谢异常,因此血清脂肪细胞因子水平的异常可能在双酚 A 相关的胰岛素抵抗中发挥着重要的作用。

BPA 还可能通过直接改变葡萄糖稳态,导致高胰岛素血症。有研究显示 EDCs 尽管没有造成胰岛的形态学改变,但可能直接作用于胰岛细胞发挥效应。

体外研究显示,AGE 在胰岛素抵抗的发病中也有作用。人类颗粒细胞 KGN 细胞系的研究显示,这些葡萄糖毒素会影响胰岛素信号通路,导致胰岛素转运异常,抑制脂肪细胞葡萄糖摄取。其他 AGE 导致胰岛素抵抗的可能机制包括诱导氧化应激和炎症反应,通过蛋白糖基化降低胰岛素敏感性。动物模型研究显示,富含 AGE 的饮食摄入会导致胰岛素敏感性下降,加剧胰岛素抵抗,而低 AGE 的饮食摄入可逆转这个负效应。也有假说认为 RAGE 基因的多态性可能与胰岛素抵抗也有一定的相关性。

四、环境内分泌化合物与 PCOS 相关的神经内分泌影响

所有的脊椎动物都拥有三个主要的通讯网络,可以对外部和内部的环境变化产生应答。这三个系统包括神经系统、内分泌系统和免疫系统,发挥独特作用,使机体适应不同的刺激。神经系

统以最快的速度响应,神经信号以毫秒量级高速传输;内分泌系统是第二迅速的反应,可以在几分钟到几个小时的时间内对激素信号产生应答,持续数小时至数天;免疫系统反应最慢,但作用时间最长,免疫应答可持续几天甚至几年。机体的这些通讯网络系统会发生相互作用,神经—内分泌作用网络使得快速的神经反应可以转化为更持久的内分泌反应。

内分泌干扰物质(EDCs)可以通过多种潜在的机制来扰乱内分泌或生殖系统,其中作用于HPG轴对内源性类固醇信号传导破坏、外源性类固醇的使用,以及调节脑中的GnRH神经元的神经递质途径的扰动较为敏感。

1. GnRH神经元作为内分泌干扰的体外模型　GnRH神经元可以是EDCs的直接目标。当注射估计与人类和野生动物的环境暴露水平相当剂量的多氯联苯(PCBs)后,发现GnRH神经元GT1-7株GnRH的基因表达,但肽释放形式有显著的改变。因为这些化合物通过多种机制发挥作用,并可被雌激素受体拮抗剂阻断。因此推测PCBs对GnRH细胞系的作用至少部分由雌激素受体介导。

被认为具有雌激素作用的有机氯农药,学者们也测定了其对GnRH细胞系的影响。当用低剂量处理GT1-7细胞时,*GnRH*基因的表达呈现强烈的增强趋势,而高剂量处理后表达抑制。证据表明,低剂量的环境污染物不具备明显毒性作用,但在许多情况下可能会刺激GnRH应答。

2. GnRH神经元作为内分泌干扰的体内模型

(1)成体EDC暴露:关于EDCs对GnRH神经元作用的在体研究文献相对较少。McGarvey等人使用卵巢切除成年大鼠表明,不同种类的植物雌激素可能通过不同的机制起作用。

在鱼类中,PCBs处理对HPG轴有显著影响。Khan和Thomas的实验室用大西洋黄鱼证实,PCBs降低了下丘脑GnRH的肽含量,同时减少了垂体GnRH受体,减少了对LH的反应。这种作用的机制可能通过5-羟色胺系统发生,PCBs作用于5-羟色胺调节GnRH功能。EDCs可能通过作用于神经递质来影响GnRH功能。

(2)EDC发育暴露:在评估EDCs对神经内分泌系统的影响时,重要的是要考虑暴露的时期。在关键发育时间点暴露比成人暴露更有可能产生不利后果。此外,暴露与疾病发作之间的滞后时间可能相当长。发育中的下丘脑对极低水平的内源性激素(如雌二醇和睾酮)高度敏感,这些雌激素和睾酮在生殖生理和行为中起关键作用。因此,在这些早期发育阶段暴露于环境内分泌干扰物可能会永久改变这一生物学过程,对日后的繁殖能力产生永久性影响。

越来越多的证据表明,发育期暴露于EDCs在GnRH神经元水平上损坏了HPG系统。因此认为早期暴露对GnRH系统以及生殖生理学具有永久性影响。初步研究表明,围产期暴露于多氯联苯或有机氯杀虫剂的雌性大鼠,GnRH mRNA水平持续升高。Tobet的实验室显示,家兔在孕期暴露于醋氯唑酮后,特定脑区的GnRH神经元数量减少。刘嘉茵实验室的工作也证明,宫内暴露异常的雄激素的大鼠,对子代的下丘脑KDY神经元因子表达和垂体激素分泌,都产生不良影响,类似PCOS的卵巢形态和体重增加。总的来说,这些研究表明早期接触低水平的EDCs可能对下丘脑GnRH系统产生长期的影响,甚至影响成年期的生殖行为。这是内分泌干扰研究的一个重要的未来研究方向。

五、环境内分泌化合物与PCOS相关的免疫系统影响

免疫系统是一组复杂的细胞、化学和可溶性介质组成的复合整体,位于全身各处。免疫反应被分类为先天性或适应性。先天反应发生在微生物侵入后数小时内,并提供抗细菌和病毒感染的第一道防线。适应性免疫反应针对特定的蛋白质或碳水化合物抗原。环境毒物改变免疫反应和炎症过程,有可能影响生殖结局和成人疾病的发展。暴露发生于孕期或新生儿早期,可能更为显著。

多囊卵巢综合征已经被证实具有炎症性疾病的许多特点。内分泌激素对免疫功能的调节在健康和疾病状态中是非常复杂的。研究结果表明,内分泌激素调节免疫功能,环境中存在的外源性

物质可能会模仿、刺激或调节内分泌激素对免疫系统的影响,导致直接或间接的免疫毒性,诱发PCOS的免疫缺陷。

通常,遗传和环境因素会通过调节性激素代谢改变机体自身免疫性和炎性疾病的发展和发病机制。雌激素转化成促炎性代谢物如16-羟基雌酮的速率,天然存在的拮抗剂如2-羟基雌激素可以解释一些对炎症过程的激素作用效应。具有内分泌或内分泌干扰活性的各种化学类别,包括重金属、多环芳烃、二噁英及相关化合物,农药和药物已被确定为发育免疫毒性物质。

目前,对内分泌干扰物暴露与PCOS和免疫系统健康之间相互作用的了解存在显著差距,多研究小组已经在群体队列中开展生殖、免疫和神经毒性研究,将有助于明晰免疫系统调节和生殖结局之间的关系。

六、临床和公共卫生干预

建立整个生命周期中不同节点之间的因果联系,对于理解生殖疾病对妇女健康状况的影响至关重要。宫内暴露可能影响青春期开始的时间,女性进入青春期时间提前可能会增加成年期子代相关疾病的发生率,如PCOS、先兆子痫、妊娠糖尿病以及心血管疾病和2型糖尿病的风险。在一定程度上,所有疾病的起源都能受到宫内发育环境的作用或调节。

如果疾病的发育起源学说成为主流,公共卫生学者和决策者将负有设计和提供一种新的健康思考方式的使命。每个个体都需要了解当前可能面对的健康风险,并获得合适的建议,尽量减少不良影响,以改善健康。更复杂的模式和对整个生命周期的健康管理问题,需要超越当前医学研究和卫生保健,迈向一个全球整合的合作焦点,以便更全面地关注暴露—结果学说,建立潜在干预措施,以改善人群健康。

大多数民意调查反映了公众对环境与健康作用的担忧。事实上,公众的看法和行为影响了市场走向。举例来说,因为对BPA暴露的担忧,迫于消费者的压力,近年来市场上去除了含有BPA的婴儿奶瓶和水杯。尽管人们对许多环境化学品

暴露高度关注,但目前大多数常见的环境污染物与健康风险之间的相关性还存在相当大的不确定性,需要研究人员更为有效的和民众沟通,告知存在的可能风险和其不确定性。

总之,EDCs和AGE对健康的影响是近几十年提出的最为突出的环境问题。饮食和生活方式可能是这些有毒物质的重要环境来源。这些环境毒物可能参与多囊卵巢综合征的发病机制。近年来收集到的各种科学模型的研究,证实了它们在PCOS的病理生理过程中的负面作用。最重要的是,新的研究表明这种发育期暴露还可能造成多代影响,即孙辈会受到祖父母化学暴露的影响。这些研究结果表明了个体在发育期的极端敏感性,因此,需要制订一定的策略减少这些环境毒物的暴露,避免对子代带来的不利健康影响。

(刘嘉茵)

参 考 文 献

1. Soto AM, Maffini MV, Sonnenschein C. Neoplasia as development gone awry: the role of endocrine disruptors. Int J Androl, 2008, 31(2): 288-293.

2. Petro EM, Leroy JL, Covaci A, et al. Endocrine-disrupting chemicals in human follicular fluid impair in vitro oocyte developmental competence. Hum Reprod, 2012, 27: 1025-1033.

3. Rutkowska A, Rachon D. Bisphenol A.(BPA) and its potential role in the pathogenesis of the polycystic ovary syndrome(PCOS). Gynecol Endocrinol, 2014, 30: 260-265.

4. Patel S, Zhou C, Rattan S, et al. Effects of endocrine-disrupting chemicals on the ovary. Biol Reprod, 2015, 93: 20.

5. Zhou W, Liu J, Liao L, et al. Effect of bisphenol A on steroid hormone production in rat ovarian theca-interstitial and granulosa cells. Mol Cell Endocrinol, 2008, 283: 12-18.

6. Mlynarcikova A, Nagyova E, Fickova M, et al. Effects of selected endocrine disruptors on meiotic maturation, cumulus expansion, synthesis of hyaluronan and progesterone by porcine oocyte-

cumulus complexes. Toxicol In Vitro, 2009, 23: 371–377.

7. Newbold RR, Jefferson WN, Padilla-Banks E. Long-term adverse effects of neonatal exposure to bisphenol A on the murine female reproductive tract. Reprod Toxicol, 2007, 24: 253–258.

8. Garg D, Merhi Z. Advanced glycation end products: link between diet and ovulatory dysfunction in PCOS? Nutrients, 2015, 7: 10129–10124.

9. Papalou O, Victor VM, Diamanti-Kandarakis E. Oxidative stress in polycystic ovary syndrome. Curr Pharmaceut Des, 2016, 22: 2709–2722.

10. Rehan M, Ahmad E, Sheikh IA, et al. Androgen and progesterone receptors are targets for bisphenol A (BPA), 4-Methyl-2, 4-bis- (P-Hydroxyphenyl) Pent-1-Ene—a potent metabolite of BPA, and 4-Tert-Octylphenol: a computational insight. PloS One, 2015, 10: e0138438.

11. Miao M, Yuan W, Yang F, et al. Associations between bisphenol A exposure and reproductive hormones among female workers. Int J Environ Res Pub Health, 2015, 12: 13240–13250.

12. Rutkowska AZ, Diamanti-Kandarakis E. Polycystic ovary syndrome and environmental toxins. Fertility and Sterility, 2016, 106(4): 0015–0282.

13. Yan X, Liu JY. Prenatal androgen excess enhances stimulation of the GnRH pulse in pubertal female rats. Journal of Endocrinology, 2014, 222(1): 73–85.

第十章

多囊卵巢综合征中枢发病机制学说

多囊卵巢综合征是一种累及全身、危害女性终生健康的内分泌代谢性疾病，目前发病机制尚不清楚，而高雄激素血症与胰岛素抵抗作为PCOS最主要的临床特征，与PCOS的发生、发展密切相关。基于PCOS为一种高度异质性、临床表现复杂多样的全身性疾病，目前越来越多的研究认为机体神经内分泌中枢－下丘脑垂体的调控异常或在PCOS发生发展中起重要的调节作用。2016年Caldwell等通过基因特定敲除不同部位的雄激素受体（AR）小鼠发现，当敲除老鼠大脑AR时，给以高雄激素处理的老鼠不会发展为PCOS，但敲除卵巢中AR时，老鼠依然发展为PCOS，尽管该研究局限于老鼠体内，然而却为我们重新认识PCOS病因学提供一个全新的启示，PCOS可能起源于大脑，而非研究人员长期假设的卵巢。在体内，下丘脑是调节食物摄取和能量代谢的中枢，同时也是生殖内分泌系统的调控中枢，其作用非常独特，控制着生命的许多基本活动，如生殖、代谢、生长、发育等都与之密切相关，如下丘脑中枢调控异常，可能作用于其下游，出现机体代谢、生殖或生长发育等一系列功能紊乱。

一、多囊卵巢综合征患者的下丘脑—垂体轴分泌特点

1994年Apter D对PCOS女孩和正常对照的24小时脉冲LH分泌的研究证实，卵巢性高雄激素血症的围青春期少女LH脉冲频率及幅度均显著高于正常对照，提示PCOS患者下丘脑—垂体—卵巢轴脉冲释放异常，而且发病于青春期。2006年Blank等综合GnRH脉冲释放试验的结果，提出过高的GnRH脉冲释放频率会抑制

FSHβ基因的表达，同时有利于LHβ基因的表达。他认为GnRH释放频率增加导致LH水平升高是卵巢性高雄激素的原发性病理生理基础。Hooff等人提出青春期少女的循环中雄激素水平、LH水平、DHEAS水平及LH/FSH水平的升高可能预示PCOS的发生。24小时脉冲式LH分泌研究的结果显示：卵巢性高雄激素血症的围青春期少女LH脉冲频率及幅度增高，PCOS患者存在GnRH脉冲产生缺陷，而且发病于青春期。

有研究提出某些青春期提前的少女易于出现多囊卵巢的表现，认为其早期的高雄激素产生可能与其宫内生长状态是相关的。刘嘉茵等研究也发现当给孕鼠高雄激素暴露后，发现女性子代出现胰岛素信号通路及糖代谢异常，出现类PCOS的表现。根据对低出生体重儿和成人早期的一系列研究提示：低出生体重与儿童期胰岛素抵抗的关联将持续终生，低出生体重儿通常在胎儿期存在胎儿肾上腺发育不良以及相应的低DHEAS水平，但对体重类似的姐妹个体研究中，低出生体重者的儿童期DHEAS水平高于体重正常者，由此推论胎儿期的肾上腺发育不良经过发育调节后导致后期放大的肾上腺功能初现，而随之扩大的雄激素池产生一系列生理学变化，形成一种导致PCOS发生的环路。Yen等人的经典肾上腺初现亢进理论认为肾上腺初现期过高的血雄激素水平引起性腺轴的反馈异常，雄激素在周围脂肪、肌肉组织中转化为雌激素，导致中枢GnRH过度释放，引起垂体LH水平过高和促卵泡成熟激素（FSH）水平过低的肾上腺初现亢进可能是PCOS的病因之一。

和正常女性早卵泡期FSH水平比较，PCOS

患者的 FSH 血清浓度显著降低,有学者认为可能是稀发排卵或无排卵造成的持续低孕酮水平,缺乏对雌激素负反馈的拮抗是引起 PCOS 患者 FSH 分泌减少的一种机制。血 FSH 的水平也反映了下丘脑 GnRH 释放状态,持续低 FSH 水平与高 GnRH 脉冲释放频率有关,因此下丘脑 GnRH 脉冲释放频率过高可能是 PCOS 发病的病理基础。

二、PCOS 与下丘脑、垂体分泌活动相关的基因

下丘脑包括弓状核、腹内侧核、视前区等核团,核团内含有促性腺激素释放激素(gonadotropin releasing hormone, GnRH)神经元,受多重因素(包括中枢和外周)和神经递质网路的调节分泌,GnRH 调节垂体前叶释放促性腺激素,是性腺轴系(hypothalamus-pituitary-gonads, HPG)的中枢。此外,下丘脑 Kisspeptin 和 NPY/Agrp、POMC 神经元可接受代谢变化并传递至 GnRH 神经元,从而调控生殖。胰岛素(insulin)、瘦素(leptin)、胃饥饿素(ghrelin)等,作为传递代谢信息的代表,可在下丘脑通过直接(GnRH 神经元)或间接(Kisspeptin、NPY/Agrp、POMC 神经元)的方式,影响 GnRH 神经元功能,从而调控女性生殖系统的功能,出现 GnRH 脉冲释放频率异常。

(一)黄体生成素与 LH 受体基因

黄体生成素(LH)在卵泡发育、卵子成熟及排卵过程中起着非常重要的作用,异常的 LH 会引起排卵障碍、黄体功能不足等。LH 属于糖蛋白激素家族,是由 α 亚单位和一个特异性 β 亚单位组成的异二聚体,激素与特异性受体的相互作用及信号的转导由 β 亚基决定。有研究表明,LHβ 亚单位基因多态性可能与不孕及月经异常有关,其机制尚不清楚,可能与突变的 LH 不能与其受体正常作用有关。目前研究发现涉及 PCOS 发病的 LHβ 基因突变有 I1e15Thr 变异(异亮氨酸 15 → 苏氨酸 15)、错义突变(1502G → 1502A)、外显子 3 区域 G1502 → A1502 的点突变、Gly102Ser 多态性等。LHβ 基因点突变形成的变异 LH(V-LH)具有广泛的地理分布,在功能上不同于野生型 LH(Wt-LH)。Tapanainen 等通过对 1466 例来自芬兰、荷兰、英国及美国的 PCOS 妇女的 LHβ 基因及 V-LH 进行检测,发现 V-LH 基因频率在总样本中为 18.5%,芬兰患者最高(28.9%),荷兰患者最低(11.2%),肥胖 PCOS 患者 V-LH 基因频率显著低于非肥胖患者,提示 V-LH 基因从某种程度上可保护肥胖妇女不患 PCOS。

对 LH 受体基因突变在 PCOS 发病中作用的研究,源于对促性腺激素抵抗卵巢的研究。PCOS 患者卵泡膜细胞和颗粒细胞的 LH 受体均为过度表达,说明 LH 受体异常导致信号传导缺陷是 PCOS 发病常见的原因之一。

(二)卵泡刺激素基因与 FSH 受体基因

Tong 等检测未发现中国 PCOS 与对照组 FSH-β 基因的任何错义突变,然而 PCOS 在其第三外显子中存在 T → C 置换(第 76 位密码子 TAT → TAC),从而产生一个 Acc I 消化位点,即 AccI 多态性。FSH 水平在 PCOS 患者呈现梯度递增现象,因此认为 FSHβ 基因的 AccI 多态性与肥胖妇女的 PCOS 发生有一定的联系,尤其是肥胖者和高雄激素血症者。尽管这种多态性并未引起与蛋白相关的氨基酸变化,但它可能使调节序列发生了改变。

FSH 受体基因定位于 2 号染色体 p21,由 10 个外显子构成,其突变会严重影响配子发生,从而导致不孕。历年来许多科学家对 FSHR 基因突变与 PCOS 发病的关系展开了大量的研究,尽管研究显示中国人群存在 FSHR 基因第 7、10(A)外显子多态性,PCOS 组与对照组突变率无差异,即未发现已知的两种失活突变(C566T,C1717T)与 PCOS 发病具有相关性,但发现 Ala189Val、Arg573Cys 与 PCOS 组性激素水平异常(LH/FSH 比值、高雄激素血症)存在一定的相关性;Sudo 等研究发现多囊卵巢组(Thr307 → Asn680/Ala307 → Ser680)人口比例明显高于自发排卵组,但大多数学者均未发现导致 PCOS 的 FSHR 基因突变。

(三)促性腺激素释放激素受体(GnRH-R)基因

GnRH-R 是 GnRH 发挥作用的关键环节,基于对性腺功能的核心作用及其异常波动导致的排卵减少,GnRH-R 基因被作为 PCOS 致病候选

基因研究。Cohen 等研究未发现编码 GnRH-R 的开始阅读框外显子中有任何突变,认为 PCOS 妇女 GnRH-R 基因失活突变或基础活化突变并不常见。Cohen 等假设 GnRH 受体传导缺陷导致的脉冲信号传导过频或使 LH/FSH 比率改变是部分 PCOS 发生的原因,对 PCOS 和正常妇女 GnRH-R 基因编码区域外显子 1A(418bp)、外显子 1B(381bp)、外显子 2(336bp)和外显子 3(340bp)的碱基序列进行分析,结果表明受检者均无相应位点的基因突变。

(四)孕酮受体基因

Meyer 等发现,孕酮受体基因位于 11 号染色体的 q22 位点,它的变异会导致下丘脑及垂体上的孕酮受体数目的减少,从而引起下丘脑、垂体、性腺轴的紊乱,进一步导致高雄激素血症以及体内的一系列激素异常和代谢异常,认为孕酮受体基因的多态性有可能成为 PCOS 发病的原因之一。

(五)多巴胺受体基因

多巴胺抑制 GnRH 和 PRL 分泌,而且正常的排卵也是多巴胺依赖性的。多巴胺是通过不同的多巴胺受体发挥其生物学效应的,多巴胺受体基因突变会引起多巴胺功能的改变。患者中枢多巴胺缺乏或活性不足,被认为是 PCOS 的发病原因。Legro 等研究发现多巴胺 D3 受体基因突变,稀有等位基因(等位基因 2)与 PCOS 及枸橼酸氯米芬耐受相关,等位基因 2 的纯合子患者更有可能出现月经不规律、总睾酮高、高雄激素性排卵障碍和氯米芬抵抗有关。对非西班牙白种人的研究发现,PCOS 患者 3 种多巴胺 D3 受体基因的分布与对照组明显不同,但 2/2 基因型在 PCOS 妇女中并未更普遍。说明多巴胺受体基因与 PCOS 的关系有待进一步研究。

(六)Kisspeptin 及信号通路

Kisspeptin 是由 Kiss 1 基因编码的一组多肽类激素(包括 Kisspeptin-54、Kisspeptin-14、Kisspeptin-13 和 Kisspeptin-10),与代谢和生殖密切相关。G 蛋白偶联受体 -GPR54 是其靶细胞上的受体,又被称作 Kiss 1r,GnRH 神经元表达 Kiss 1r。Kisspeptin 神经元主要定位于下丘脑的弓状核(arcuate nucleus,ARC)、

前腹侧室旁核(anteroventral periventricular nucleus,AVPV)、室 旁 核(periventricular nucleus,PVN),大多数的 Kisspeptin 神经元也表达雌激素受体 alpha(ER alpha)、雄激素受体(AR)和孕激素受体(PR)。由此推论,性激素与下丘脑 Kisspeptin 神经元上的相应受体结合,将性激素信号传递至 Kisspeptin 神经元,使其合成与分泌 Kisspeptins;后者作用于 GnRH 神经元上的 GPR54,从而影响 GnRH 的分泌。

目前研究认为,Kisspeptins 是调控 GnRH 功能必不可少的上游调节因子。动物研究发现:①在体注射 Kisspeptin-GPR 54 至 GnRH 神经元附近,可刺激 LH 释放;②Kisspeptin 在体内、体外均可激活 GnRH 神经元;③Kisspeptin 的激活作用可被 GnRH 拮抗剂所抑制;④Kisspeptin 神经元可直接与 GnRH 神经元相接触;⑤GnRH 神经元表达 GPR54;⑥敲除 GPR54,Kisspeptin 的作用消失,表明 Kisspeptin 与 GPR54 结合的特异性;⑦GPR54 突变的患者可出现低促性腺激素型性腺功能减退。

越来越多的证据表明,Kisspeptin/GPR54 的表达也受代谢调控:①禁食可使青春期前大鼠下丘脑 Kisspeptin 表达显著抑制,ARC 中 Kisspeptin 免疫阳性的细胞显著降低,同时 GRP54 表达增加,并且伴随 LH 分泌降低;②STZ 诱导的糖尿病大鼠,下丘脑 Kisspeptin 表达显著降低;③慢性限制摄食,可降低青春期大鼠 ARC 的 Kisspeptin 表达,但并不改变 AVPV 的 Kisspeptin 含量;④去卵巢大鼠,禁食可降低 AVPV 的 Kisspeptin 含量。进一步的功能研究证实 Kiss 神经元介导了代谢对生殖的调控,在限制能量摄入的情况下,机体对 Kisspeptin 刺激的敏感度增加:①给予禁食的青春期前大鼠中枢注射 Kisspeptin,由于禁食导致的 LH 分泌降低不仅得到恢复,而且 LH 的分泌可能较未禁食组显著提高;②慢性营养不良的雌性大鼠,LH 对 Kisspeptin 刺激的持续应答时间增加,表明长时的能量限制增加了 GnRH 神经元对 Kisspeptin 的敏感性。以上结果均表明,Kisspeptin 是连接代谢与生殖之间的桥梁,也激发目前众多研究者对其在 PCOS 发病机制中的深入

研究。

动物模型发现，孕期高雄激素（DHT）暴露的 PCOS 子代，Kisspeptin 水平升高，该类子代 PCOS 大鼠体重相对正常，LH 分泌异常；而青春期前高雄激素暴露的 PCOS 大鼠，其下丘脑 Kisspeptin 表达下降，外周表现为超重、LH 分泌水平正常；Kyung Eun Lee 等研究发现 PCOS 患者外周血 Kisspeptin 水平较正常女性显著升高，然而在一项 PCOS 与健康人群的更大样本量的前瞻性队列研究中，却未提示两组间 Kisspeptin 水平有显著性差异，然而在 PCOS 人群中 Kisspeptin 水平与瘦素及 LH 水平正相关，当然，将来还需要更大样本来分析 Kisspeptin 水平与 PCOS 生殖及代谢指标的关系。

（七）下丘脑胰岛素和瘦素信号通路

适宜的代谢水平和能量供给对于青春期生殖系统发育成熟以及维持成年期生育功能十分重要。当出现能量供给不足（神经性厌食症、运动过度等）或者能量过剩（肥胖、运动不足等）时，部分女性可表现性早熟、青春期启动延迟、月经不调甚至闭经、成年期性腺功能减退等生殖内分泌紊乱，表明调控能量代谢平衡的系统和调节生殖功能的神经内分泌网络之间存在密切联系。研究表明，代谢对生殖功能的直接与间接影响发生在多个层面，包括 HPG 轴的不同层面，最终都体现在代谢信号对下丘脑 GnRH 神经元的调节作用。在众多传递外周代谢信息至中枢调控 GnRH 神经元的因素中，胰岛素、瘦素是代表性的因子。瘦素对 GnRH 神经元的调控作用是间接的，需要其他中间神经元的参与。

研究表明胰岛素参与调节机体生殖功能。由于 GnRH 神经元表达胰岛素受体，且胰岛素可直接刺激 GnRH 合成和分泌，在饮食诱导的肥胖小鼠模型中，与正常对照组相比，可表现出 LH 分泌增多，GnRH 释放的频率和幅度增加，但特异性敲出除 GnRH 神经元上的胰岛素受体后，饮食诱导的肥胖小鼠，可恢复生育力，降低 LH 的分泌至和正常大鼠相似的浓度，GnRH 分泌的频率和幅度也降至与正常大鼠相似的水平。

PCOS 患者存在 HPO 轴功能异常，表现为 GnRH 分泌的频率较正常人明显加快，快速的 GnRH 脉冲释放频率，可刺激垂体分泌 LH，引起 LH/FSH 比例升高，高浓度的 LH 可刺激卵泡膜细胞分泌更多的雄激素，而 FSH 的相对缺乏可抑制颗粒细胞中雄激素向雌激素的转化，从而影响卵泡的发育以及成熟，但 PCOS 患者 HPO 轴异常的机制不明。胰岛素作为传递代谢信号至 GnRH 神经元的因子，推测可能参与高雄激素引起的下丘脑 GnRH 神经元功能异常。

（八）下丘脑摄食调控中枢（NPY/Agrp）/POMC

机体调控食物摄取和外周组织能量代谢的核心位于下丘脑。下丘脑弓状核中存在两组调控摄食的神经元，促进摄食的 NPY/Agrp（neuropeptide Y/Agouti gene related protein）神经元、抑制摄食的 POMC（proopiomelanocortin）神经元。这两组神经元通过感受机体的代谢变化动态调节食物摄取和代谢平衡。

在体内，来自胰腺分泌的胰岛素，可与上述两组神经元上胰岛素受体结合，激活胰岛素信号通路（IR-IRS-AKT），从而抑制 NPY/Agrp 的表达，促进 POMC 的表达，进而抑制机体食物摄取。来自脂肪分泌的瘦素与上述两组神经元瘦素受体结合，激活 JAK2 使之发生磷酸化，继而引起下游的 STAT3 发生磷酸化，调控基因表达（抑制 NPY/Agrp 的表达，促进 POMC 的表达），进而抑制机体食物摄取。瘦素除了可以激活自身的 JAK2/STAT3 通路，同时也可以激活 IRS-AKT 通路，发挥抑制摄食的作用。任何影响这一信号传递过程的因素都会导致机体的摄食异常和代谢改变。如高脂饮食可引起下丘脑胰岛素抵抗，从而导致摄食增加。下丘脑胰岛素抵抗在肥胖、2 型糖尿病和外周代谢异常的发病机制中起十分重要的作用。在高脂饮食诱导的肥胖模型中，过度的能量摄入可通过引起下丘脑神经元的胰岛素和瘦素抵抗，刺激机体食物摄取。

近年来有研究提出 PCOS 患者存在摄食异常，并且异常的摄食行为与肥胖、代谢障碍的关系密切。PCOS 患者的摄食异常可早在青春期时就已出现：青春期 PCOS 患者摄食习惯的调查表明，PCOS 患者每日摄取的卡路里是推荐量的 103%，匹配 BMI 的对照组每日卡路里摄取量是推荐量的 99.28%，两组比较有统计学差异。一项 1854 名中国西南方女性的横断面对照研究，发现与体重及年龄匹配的对照组相比，PCOS 患者食物的总能量摄入高，脂肪的摄入比例高，碳水化合物的摄入比例低，来自蛋白质和碳水化合物供给的能量减少，脂肪供给的能量增加。另一项 PCOS 和非 PCOS 引起的不孕患者的研究，也证实了上述结果。有研究表明肥胖和非肥胖型 PCOS 患者血中起促进摄食作用的神经肽 Y（neuropeptide Y，NPY）含量均较对照组升高。PCOS 患者餐后胃饥饿素（一种促进摄食的神经肽）较对照组升高，而起抑制摄食作用的肠促胰酶肽较对照组降低，提示 PCOS 患者存在较低的饱腹感和较高的食欲。

　　PCOS 患者摄食异常的原因并不明确。有研究表明，雄激素与摄食异常密切相关。在患暴食症的女性中，高雄激素与摄食增多相关，并且给予暴食症女性抗雄激素治疗，可以显著降低患者的饥饿感以及食物摄取。对于同样有着高雄激素以及摄食改变的 PCOS 患者，也提示摄食增多可能和高雄激素相关。动物实验表明，神经特异性敲除雄激素受体的雄性小鼠，表现出下丘脑胰岛素抵抗以及摄食增多，下丘脑胰岛素抵抗可引起肝脏的胰岛素抵抗、脂肪堆积和腹型肥胖，睾酮替代治疗并不能改善 AR 敲除雄鼠的代谢异常，这些均表明雄激素受体在调节机体摄食中枢中的作用。

　　此外，炎症激活与下丘脑摄食中枢的调控密切相关，炎症因子分泌增多以及炎症信号通路的激活，可引起下丘脑胰岛素和瘦素抵抗，从而引起摄食增多。在外周组织中，由于巨噬细胞活化和促炎因子分泌导致的炎症状态与肥胖和胰岛素抵抗的发病机制密切相关，下丘脑局部，炎症因子参与调节下丘脑摄食中枢的胰岛素和瘦素信号通路。肥胖和 2 型糖尿病的中枢发病机制包括由于过度能量摄入引起的下丘脑内质网应激、氧化应激和炎症因子如 TNF-α、IL-6、IL-1β 等的分泌增多。在高脂饮食诱导的肥胖大鼠，下丘脑也存在

着局部炎症因子增多，可以通过抑制胰岛素 / 瘦素的信号传导，从而导致机体能量代谢失衡。下丘脑的炎症信号通路激活也参与调节下丘脑的摄食和代谢中枢。炎症因子如 TNF-α、IL-6 等激活细胞内的 I-κB 激酶复合物（inhibitor of kappa B kinase complex，IKK），产生 I-κB 的泛素化，激活 NFKB，可进入细胞核内发挥相应的作用。众多研究发现炎症通路中的 IKKε 是导致下丘脑胰岛素抵抗的关键因素，敲除或抑制下丘脑 IKK-ε 的小鼠，可以改善下丘脑胰岛素抵抗，逆转高脂饮食导致的肥胖。给瘦素缺乏的 ob/ob 小鼠肌内注射可表达 IL-10 的腺相关病毒，刺激外周 IL-10 的表达，观察小鼠的摄食、体重、糖代谢和中枢瘦素信号通路以及 POMC 的表达，发现 IL-10 可以降低 ob/ob 小鼠的摄食和体重，改善糖耐量和胰岛素抵抗，降低 TNF-α 的表达，改善葡萄糖刺激的胰岛素分泌，增加下丘脑弓状核内 POMC 的表达，并提高弓状核中 STAT3 的磷酸化水平，如在神经特异性敲出 STAT3 的小鼠模型中，IL-10 的上述作用消失。

　　总之，PCOS 患者中枢发病机制复杂，涉及多个信号通路，包括摄食中枢异常，并且可能和雄激素密切相关，下丘 Kiss1 基因编码的 Kisspeptins 多肽类激素、胰岛素信号通路在调控下丘脑 GnRH 分泌、机体食物摄取和外周能量代谢中都起到至关重要的的作用，探索下丘脑中枢在 PCOS 病因病理发展中的作用还存在众多未解之谜，需要更多、更深入的探索，为 PCOS 治疗提供全新的治疗思路和策略。

（马　翔　刘嘉茵）

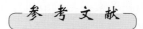

1. Asl C, et al. Neuroendocrine androgen action is a key extraovarian mediator in the development of polycystic ovary syndrome. Proc Natl Acad Sci U S A, 2017, 114（16）: E3334.

2. Yan X, et al. Prenatal androgen excess programs metabolic derangements in pubertal female rats. J Endocrinol, 2013, 217（1）: 119-29.

3. Ramanujam LN, et al. Association of molecular

variants of luteinizing hormone with menstrual disorders. Clinical Endocrinology, 2010, 51（2）: 243–246.

4. 谭丽,等. LH-β 基因突变与多囊卵巢. 中国实用妇科与产科杂志, 2005, 21（6）: 358–360.

5. 张二红,等. 黄体生成素 β 亚基 Trp8Arg 和 Ile15Thr 突变与多囊卵巢综合征. 中山大学学报（医学科学版）, 2007, 28（1）: 59–62.

6. 陈绚丽,等. 黄体生成素 β 基因 Gly102Ser 多态性与多囊卵巢综合征及卵巢早衰的关系. 第二军医大学学报, 2004, 25（11）: 1199–1201.

7. Tong Y, et al. Association of AccI polymorphism in the follicle-stimulating hormone beta gene with polycystic ovary syndrome. Fertility & Sterility, 2000, 74（6）: 1233–1236.

8. Sudo S, et al. Genetic and functional analyses of polymorphisms in the human FSH receptor gene. Molecular Human Reproduction, 2002, 8（10）: 893–899.

9. Legro RS, JF Strauss. Molecular progress in infertility: polycystic ovary syndrome. Fertility & Sterility, 2002, 78（3）: 569–576.

10. García-Galiano D, L Pinilla, M Tena-Sempere. Sex steroids and the control of the Kiss1 system: developmental roles and major regulatory actions. Journal of Neuroendocrinology, 2012, 24（1）: 22–33.

11. Pinilla L, et al. Kisspeptins and Reproduction: Physiological Roles and Regulatory Mechanisms. Physiological Reviews, 2012, 92（3）: 1235.

12. Patterson M, et al. Administration of Kisspeptin-54 into Discrete Regions of the Hypothalamus Potently Increases Plasma Luteinising Hormone and Testosterone in Male Adult Rats. Journal of Neuroendocrinology, 2006, 18（5）: 349–354.

13. Matsui H, et al. Peripheral administration of metastin induces marked gonadotropin release and ovulation in the rat. Biochemical & Biophysical Research Communications, 2004, 320（2）: 383–388.

14. Pielecka-Fortuna J, Z Chu, SM Moenter. Kisspeptin acts directly and indirectly to increase gonadotropin-releasing hormone neuron activity and its effects are modulated by estradiol. Endocrinology, 2008, 149（4）: 1979–1786.

15. Gottsch ML, et al. A role for kisspeptins in the regulation of gonadotropin secretion in the mouse. Endocrinology, 2004, 145（9）: 4073.

16. Clarkson J, AE Herbison. Postnatal development of kisspeptin neurons in mouse hypothalamus; Sexual dimorphism and projections to gonadotropin-releasing hormone neurons. Endocrinology, 2006, 147（12）: 5817.

17. Kauffman AS, et al. The kisspeptin receptor GPR54 is required for sexual differentiation of the brain and behavior. Journal of Neuroscience the Official Journal of the Society for Neuroscience, 2007, 27（33）: 8826–8835.

18. Colledge WH, Transgenic mouse models to study Gpr54/kisspeptin physiology. Peptides, 2009, 30（1）: 34.

19. Castellano JM, et al. Changes in hypothalamic KiSS-1 system and restoration of pubertal activation of the reproductive axis by kisspeptin in undernutrition. Endocrinology, 2005, 146（9）: 3917.

20. Castellano JM, et al. Expression of hypothalamic KiSS-1 system and rescue of defective gonadotropic responses by kisspeptin in streptozotocin- induced diabetic male rats. Diabetes, 2006, 55（9）: 2602.

21. Juan R. Role of GnRH Neurons and Their Neuronal Afferents as Key Integrators between Food Intake Regulatory Signals and the Control of Reproduction. Int J Endocrinol, 2013, 2013（2013）: 518046.

22. De Bond JA, JT Smith. Kisspeptin and energy balance in reproduction. Reproduction, 2014, 147（3）: R53.

23. Brown RE, et al. Hypothalamic kiss1 mRNA and kisspeptin immunoreactivity are reduced in a rat

model of polycystic ovary syndrome（PCOS）. Brain Research, 2012, 1467（1）: 1.

24. Takumi K, et al. The effects of gonadal steroid manipulation on the expression of Kiss1 mRNA in rat arcuate nucleus during postnatal development. Journal of Physiological Sciences, 2012, 62（6）: 453–460.

25. Cernea M, et al. Prenatal Testosterone Treatment Leads to Changes in the Morphology of KNDy Neurons, Their Inputs, and Projections to GnRH Cells in Female Sheep. Endocrinology, 2015, 156（9）: 3277–3291.

26. Ozay OE, et al. Role of kisspeptin in polycystic ovary syndrome（PCOS）. Gynecological Endocrinology the Official Journal of the International Society of Gynecological Endocrinology, 2016.

27. Roa J, et al. Metabolic control of puberty onset: New players, new mechanisms. Molecular & Cellular Endocrinology, 2010, 324（1–2）: 87.

28. Bruni V, et al. Body composition variables and leptin levels in functional hypothalamic amenorrhea and amenorrhea related to eating disorders. Journal of Pediatric & Adolescent Gynecology, 2011, 24（6）: 347–352.

29. Harrison CL, et al. The impact of intensified exercise training on insulin resistance and fitness in overweight and obese women with and without polycystic ovary syndrome. Clinical Endocrinology, 2012, 76（3）: 351–357.

30. Motta AB. The role of obesity in the development of polycystic ovary syndrome. Current Pharmaceutical Design, 2012, 18（17）: 2482.

31. Catteau A, et al. Leptin and its potential interest in assisted reproduction cycles. Human Reproduction Update, 2016, 22（3）: dmv057.

32. Hausman GJ, CR Barb, CA Lents. Leptin and reproductive function.Biochimie, 2012, 94（10）: 2075–2081.

33. Gamba M, FP Pralong. Control of GnRH neuronal activity by metabolic factors: The role of leptin and insulin. Molecular & Cellular Endocrinology, 2006, 254–255（6）: 133.

34. Plum L, M Schubert, JC Brüning. The role of insulin receptor signaling in the brain. Trends in Endocrinology & Metabolism Tem, 2005, 16（2）: 59.

35. Divall SA, et al. Insulin receptor signaling in the GnRH neuron plays a role in the abnormal GnRH pulsatility of obese female mice. Plos One, 2015, 10（3）: e0119995.

36. Blank SK, et al. Modulation of gonadotropin-releasing hormone pulse generator sensitivity to progesterone inhibition in hyperandrogenic adolescent girls——implications for regulation of pubertal maturation. Journal of Clinical Endocrinology & Metabolism, 2009, 94（7）: 2360.

37. Murray S, et al. Hormonal and neural mechanisms of food reward, eating behaviour and obesity. Nature Reviews Endocrinology, 2014, 10（9）: 540.

38. Loh K, H Herzog, YC Shi. Regulation of energy homeostasis by the NPY system. Trends Endocrinol Metab, 2015, 26（3）: 125–135.

39. Zhang W, MA Cline, ER Gilbert. Hypothalamus-adipose tissue crosstalk: neuropeptide Y and the regulation of energy metabolism. Nutrition & Metabolism, 2014, 11（1）: 27.

40. Kwon O, KW Kim, MS Kim. Leptin signalling pathways in hypothalamic neurons. Cellular & Molecular Life Sciences, 2016, 73（7）: 1457–1477.

41. Baquero AF, et al. Developmental switch of leptin signaling in arcuate nucleus neurons. Journal of Neuroscience the Official Journal of the Society for Neuroscience, 2014, 34（30）: 9982.

42. Vogt Merly C, et al. Neonatal Insulin Action Impairs Hypothalamic Neurocircuit Formation in

Response to Maternal High-Fat Feeding. Cell, 2014, 156 (3): 495-509.

43. Dodd G, et al. Leptin and insulin act on POMC neurons to promote the browning of white fat. Cell, 2015, 160 (1-2): 88.

44. Velloso LA, MW Schwartz. Altered hypothalamic function in diet-induced obesity. International Journal of Obesity, 2011, 35 (12): 1455.

45. Lin AW, ME Lujan. Comparison of dietary intake and physical activity between women with and without polycystic ovary syndrome: a review. Advances in Nutrition, 2014, 5 (5): 486-496.

46. Eleftheriadou M, et al. Dietary habits in adolescent girls with polycystic ovarian syndrome. Gynecological Endocrinology the Official Journal of the International Society of Gynecological Endocrinology, 2015, 31 (4): 269.

47. Zhang J, et al. High Intake of Energy and Fat in Southwest Chinese Women with PCOS: A Population-Based Case-Control Study. Plos One, 2015, 10 (5): e0127094.

48. Tsai YH, et al. Dietary intake, glucose metabolism, and sex hormones in women with polycystic ovary syndrome (PCOS) compared with women with non-PCOS-related infertility-CORRIGENDUM. British Journal of Nutrition, 2013, 109 (12): 2190-2198.

49. Güneş M, N Bukan. Examination of angiopoietin-like protein 4, neuropeptide Y, omentin-1 levels of obese and non-obese patients with polycystic ovary syndrome. Gynecological Endocrinology the Official Journal of the International Society of Gynecological Endocrinology, 2015, 31 (11): 903-906.

50. Moran LJ, et al. Ghrelin and measures of satiety are altered in polycystic ovary syndrome but not differentially affected by diet composition. J Clin Endocrinol Metab, 2004, 89 (7): 3337-3344.

51. Hirschberg AL, et al. Impaired cholecystokinin secretion and disturbed appetite regulation in women with polycystic ovary syndrome. Gynecological Endocrinology the Official Journal of the International Society of Gynecological Endocrinology, 2004, 19 (2): 79-87.

52. Naessén S, et al. Effects of an antiandrogenic oral contraceptive on appetite and eating behavior in bulimic women. Psychoneuroendocrinology, 2007, 32 (5): 548-554.

53. Hirschberg AL. Sex hormones, appetite and eating behaviour in women. Maturitas, 2012, 71 (3): 248.

54. Fagman JB, et al. The androgen receptor confers protection against diet-induced atherosclerosis, obesity, and dyslipidemia in female mice. Faseb Journal, 2015, 29 (4): 1540-1550.

55. Cai D. NFkappaB-mediated metabolic inflammation in peripheral tissues versus central nervous system. Cell Cycle, 2009, 8 (16): 2542.

56. Purkayastha S, D Cai. Neuroinflammatory basis of metabolic syndrome. Molecular Metabolism, 2013, 2 (4): 356-363.

57. Zhang X, et al. Hypothalamic IKKβ/NF-κB and ER Stress Link Overnutrition to Energy Imbalance and Obesity. Cell, 2008, 135 (1): 61-73.

58. Cai D. Neuroinflammation and neurodegeneration in overnutrition-induced diseases. Trends in Endocrinology & Metabolism Tem, 2013, 24 (1): 40-47.

59. Tang Y, S Purkayastha, D Cai. Hypothalamic microinflammation: a common basis of metabolic syndrome and aging. Trends in Neurosciences, 2014, 38 (1): 36.

60. Purkayastha S, G Zhang, D Cai. Uncoupling the mechanisms of obesity and hypertension by targeting hypothalamic IKK-β and NF-κB. Nature Medicine, 2011, 17 (7): 883-887.

61. Tornatore L, et al. The nuclear factor kappa B signaling pathway: integrating metabolism with

inflammation. Trends in Cell Biology, 2012, 22 (11): 557-566.

62. Weissmann L, et al. IKKÎµ is key to induction of insulin resistance in the hypothalamus, and its inhibition reverses obesity. Diabetes, 2014, 63 (10): 3334-3345.

63. Nakata M, et al. IL-10 gene transfer upregulates arcuate POMC and ameliorates hyperphagia, obesity and diabetes by substituting for leptin. International Journal of Obesity, 2015, 40 (3).

第十一章

多囊卵巢综合征脂质代谢异常机制

PCOS 是一类生殖内分泌紊乱和代谢异常类疾病,PCOS 代谢异常包括糖代谢异常和脂质代谢异常等。脂质代谢异常主要表现在血清脂质水平异常,多项研究表明 PCOS 人群血清甘油三酯、低密度脂蛋白(low density lipoprotein, LDL)等水平增加,而高密度脂蛋白(high density lipoprotein, HDL)水平下降。美国国家胆固醇教育计划成人治疗组第 3 次指南(NCEP-ATP Ⅲ)报道大约 70% 的 PCOS 患者表现异常的血清脂质水平,地中海国家报道典型 PCOS 人群的血清脂质水平异常的发生率为 36%,中国西南部城市 PCOS 人群报道的血清脂质水平异常的发生率为 52.96%。由此可见脂质代谢异常是 PCOS 常见的代谢异常类型,PCOS 患者就诊时应该考虑血清脂质代谢的异常。AE-PCOS(雄激素协会)和美国 PCOS 联盟指南推荐所有 PCOS 患者筛查脂质代谢谱,如果脂质代谢正常建议隔年筛查一次,如果体重增加或者脂质代谢异常每年筛查脂质代谢谱,从而能够及时纠正脂质代谢异常,改善 PCOS 患者妊娠结局和降低妊娠并发症,并且能在一定程度降低远期心血管疾病发生的风险。

肥胖、胰岛素抵抗和高雄激素血症在 PCOS 患者的脂代谢异常中起着重要作用。PCOS 与肥胖密切相关,PCOS 人群中肥胖的发生率为 28.3%,是正常人群的 5 倍。PCOS 人群多为中心型肥胖,腰臀比增加,易发生内脏脂肪蓄积。与外周脂肪比,内脏脂肪更容易导致胰岛素抵抗,并且通过脂解作用导致脂肪酸再循环增加,导致血脂异常。Yildirim 等研究发现 PCOS 患者内脏和腹膜外脂肪的厚度与高密度脂蛋白水平成负相关,而与血清总胆固醇水平成正相关。同时 Ek 等体外研究表明年轻 PCOS 人群的内脏脂肪细胞蛋白激酶 A(PKA)- 激素敏感性脂解酶(HSL)的复合物活性显著增加,使脂肪脂解增加,释放游离脂肪酸增加,导致甘油三酯的异位贮积。早期的脂解作用增强是 PCOS 胰岛素抵抗的危险因素。肥胖导致的胰岛素抵抗和高胰岛素血症也是导致血脂异常的重要原因。由此可见肥胖可以通过多种途径导致血脂异常,是 PCOS 人群脂质代谢异常的重要原因。

高雄激素血症是 PCOS 的重要临床特征,PCOS 合并高雄激素血症患者血清 LDL 水平增加而 HDL 水平下降。灵长类动物出生前母体暴露过多的雄激素会影响胎儿发育,导致新生儿 PCO 表现、高脂血症和腹部脂肪蓄积增加。这些都表明高雄激素血症与 PCOS 脂质代谢异常密切相关。睾酮主要通过上调 HDL 分解代谢的基因——清洗受体 B_1(scavenger receptor B_1, $SR-B_1$)实现对 HDL 调节。当胆固醇经过外周细胞时,$SR-B_1$ 调节肝脏和生成类固醇的细胞摄取 HDL。睾酮呈剂量依赖性上调 $SR-B_1$,导致对 HDL 摄取增加,HDL 水平下降。睾酮还可以通过肝脏脂酶催化 HDL 表面的磷酸基水化,促进肝脏对 HDL 的清除。脂肪细胞表达雄激素受体,雄激素与脂肪细胞内雄激素受体结合会阻碍脂肪前体细胞转换成成熟的脂肪细胞,而脂肪细胞成熟分化异常会导致脂肪细胞不能正常蓄积脂肪,从而导致脂肪的异位贮积(腹部和内脏脂肪堆积)和血脂代谢紊乱。雄激素(睾酮、DHT 和 DHEA)也可以促进脂肪细胞的脂解作用,导致游离脂肪酸升高,从而导致血脂异常。过多的游离脂肪酸会导致脂毒性,降低肌肉、脂肪和肝脏对胰岛素的敏感性和

影响胰岛 β 细胞分泌胰岛素的功能,导致胰岛素抵抗。这些研究表明雄激素可以通过多种途径导致 PCOS 脂质代谢异常。

胰岛素抵抗是 PCOS 重要的临床特征,在 PCOS 人群中的发生率为 50%~70%,在肥胖患者中发生率更高。PCOS 合并胰岛素抵抗患者脂质异常发生率高达 81%,显著高于 PCOS 未合并胰岛素抵抗患者(65%)。PCOS 合并胰岛素抵抗患者 BMI、腰围和总脂肪及躯干脂肪含量高于 PCOS 未合并胰岛素抵抗患者,同时研究发现 PCOS 合并胰岛素抵抗患者血清 HDL 水平降低和甘油三酯水平增加,并且血清 HDL 水平与胰岛敏感性正相关,甘油三酯和脂肪含量与胰岛敏感性成负相关。这些均表明胰岛素抵抗与脂质代谢异常密切相关。肝脏产生的含 VLDL 的载脂蛋白 -B(Apo-B)在胰岛素抵抗和高甘油三酯血症中起重要作用。动物实验发现慢性高胰岛素血症和胰岛素抵抗时微粒化甘油三酯蛋白(microsomal triglyceride protein,MTP)的表达增加,而 MTP 可以促进 Apo-B 表达增加,进一步促进 VLDL 过表达,从而导致高脂血症,这可能是胰岛素抵抗导致血脂异常的作用机制。

以上研究表明 PCOS 人群合并脂质代谢异常 PCOS 常见的代谢异常类型,在 PCOS 患者日常诊疗过程中需筛查和监测脂质代谢谱。肥胖、高雄激素血症以及胰岛素抵抗是 PCOS 疾病发生及进展的重要因素,同时也是导致 PCOS 脂质代谢异常的重要因素。减重、降雄和改善胰岛素抵抗是 PCOS 患者合并脂质代谢异常的首选治疗方式。

(孙赟　陈子江)

参考文献

1. Wild RA, et al. Lipid levels in polycystic ovary syndrome: systematic review and meta-analysis. Fertil Steril, 2011, 95(3): 1073-1079. e1-11.

2. Third Report of the National Cholesterol Education Program(NCEP) Expert Panel on Detection, Evaluation, and Treatment of High Blood Cholesterol in Adults(Adult Treatment Panel III) final report. Circulation, 2002, 106(25): 3143-3421.

3. Carmina E, et al. Difference in body weight between American and Italian women with polycystic ovary syndrome: influence of the diet. Hum Reprod, 2003, 18(11): 2289-2293.

4. Liu HW, et al. Effects of apolipoprotein E genotypes on metabolic profile and oxidative stress in southwest Chinese women with polycystic ovary syndrome. Eur J Obstet Gynecol Reprod Biol, 2013, 170(1): 146-151.

5. Wild RA, et al. Assessment of cardiovascular risk and prevention of cardiovascular disease in women with the polycystic ovary syndrome: a consensus statement by the Androgen Excess and Polycystic Ovary Syndrome(AE-PCOS) Society. J Clin Endocrinol Metab, 2010, 95(5): 2038-2049.

6. Teede HJ, et al. Assessment and management of polycystic ovary syndrome: summary of an evidence-based guideline. Med J Aust, 2011, 195(6): S65-112.

7. Martinez-Bermejo E, M Luque-Ramirez, HF Escobar-Morreale. Obesity and the polycystic ovary syndrome. Minerva Endocrinol, 2007, 32(3): 129-140.

8. Escobar-Morreale HF, JL San Millan. Abdominal adiposity and the polycystic ovary syndrome. Trends Endocrinol Metab, 2007, 18(7): 266-272.

9. Yildirim B, N Sabir, B Kaleli. Relation of intra-abdominal fat distribution to metabolic disorders in nonobese patients with polycystic ovary syndrome. Fertil Steril, 2003, 79(6): 1358-1364.

10. Ek I, et al. A unique defect in the regulation of visceral fat cell lipolysis in the polycystic ovary syndrome as an early link to insulin resistance. Diabetes, 2002, 51(2): 484-492.

11. Di Sarra D, et al. Metabolic inflexibility is a feature of women with polycystic ovary syndrome and is associated with both insulin resistance and

hyperandrogenism. J Clin Endocrinol Metab, 2013, 98（6）: 2581-2588.

12. Abbott DH, et al. Androgen excess fetal programming of female reproduction: a developmental aetiology for polycystic ovary syndrome? Hum Reprod Update, 2005, 11（4）: 357-374.

13. Langer C, et al. Testosterone up-regulates scavenger receptor BI and stimulates cholesterol efflux from macrophages. Biochem Biophys Res Commun, 2002, 296（5）: 1051-1057.

14. Anderson LA, et al. The regulation of HSL and LPL expression by DHT and flutamide in human subcutaneous adipose tissue. Diabetes Obes Metab, 2002, 4（3）: 209-213.

15. Legro RS, AR Kunselman, A Dunaif. Prevalence and predictors of dyslipidemia in women with polycystic ovary syndrome. Am J Med, 2001, 111（8）: 607-613.

16. Tosi F, et al. Total body fat and central fat mass independently predict insulin resistance but not hyperandrogenemia in women with polycystic ovary syndrome. J Clin Endocrinol Metab, 2015, 100（2）: 661-669.

17. Avramoglu RK, H Basciano, K Adeli. Lipid and lipoprotein dysregulation in insulin resistant states. Clin Chim Acta, 2006, 368（1-2）: 1-19.

18. Adeli K, et al. Mechanisms of hepatic very low-density lipoprotein overproduction in insulin resistance. Trends Cardiovasc Med, 2001, 11（5）: 170-176.

19. Avramoglu RK, W Qiu, K Adeli. Mechanisms of metabolic dyslipidemia in insulin resistant states: deregulation of hepatic and intestinal lipoprotein secretion. Front Biosci, 2003, 8: 464-476.

第十二章

多囊卵巢综合征表观遗传

人类基因组计划确定了人类基因组约有 3 万多个基因。整个基因组携带有两类遗传信息：一类是由 DNA 序列提供生命必需的蛋白质模板，称为遗传编码信息；另一类是提供基因选择性表达（何时、何地、何种方式）的指令，称为表观遗传信息。表观遗传信息的变化类似"电源开关"，控制着基因的活化与失活。

1942 年由 Waddington 首先提出表观遗传学的概念，用于研究基因型导致不同表型的过程。随着表观遗传学研究的发展，目前研究的分子基础主要包括：DNA 甲基化、组蛋白修饰、RNA 可变剪接、非编码 RNA、染色质重塑、基因组印迹等方面。其中，DNA 甲基化是表观遗传修饰中最为常见的，以 5- 甲基胞嘧啶（5mC）最具代表性。组蛋白的表观遗传修饰非常复杂，包括乙酰化、甲基化、磷酸化、核糖基化、泛素化等。RNA 可变剪接是指从一个 mRNA 前体通过不同的剪接方式产生不同的 mRNA 剪接异构体的过程。基于深度测序技术估计，至少 95% 的人多外显子基因会发生可变剪接。可变剪接是真核生物产生蛋白质组多样性的重要机制。非编码 RNA 是非编码序列的转录产物，不参与蛋白质编码，除 rRNA、tRNA、snRNA、snoRNA 等 ncRNA 外，还发现了 siRNA、miRNA、piRNA 等调控型的小分子非编码 RNA，它们作为细胞的调控因子，在调控细胞活动方面有巨大潜力，在基因的转录和翻译、细胞分化和个体发育、遗传和表观遗传等生命活动中发挥重要的组织和调控作用。基因表达在 DNA 和 RNA 水平上均受 RNA 的调控，染色体结构也受 RNA 信号的调节。几乎所有的表观遗传行为，都受反式作用 RNA 介导。

与经典遗传信息永久性的特性不同，表观遗传改变如 DNA 甲基化一部分是稳定可遗传的，但同时也是一个可逆的过程。目前研究发现表观遗传可能是环境与遗传相互作用的中间介导者，是解释环境因素致病的可能机制之一。PCOS 患者基因型和表型之间的非统一性说明了一些环境因素对于 PCOS 遗传特性的影响。同时，越来越多的学者也意识到，PCOS 的遗传并非简单的遵循孟德尔遗传方式，不是单个基因位点的异常导致的，多基因的遗传和表观遗传学因素都可能会影响 PCOS 的表型。

第一节　DNA 甲基化与多囊卵巢综合征

DNA 甲基化是一种 DNA 的天然修饰方式。在真核生物中，甲基化最常见于胞嘧啶第 5 位 C 原子上，以 S- 腺苷甲硫氨酸（SAM）为供体，由 DNA 甲基转移酶催化将甲基转移到胞嘧啶，生成 5- 甲基胞嘧啶（5mC）。哺乳动物中，DNA 甲基化主要发生在 CpG 双核苷酸序列的胞嘧啶上。高等生物基因组中 60%~90% 的 GC 序列都存在甲基化现象，但对于同种生物而言，不同组织或同一组织处于不同发育阶段，其 DNA 甲基化程度也可能存在差异。可见，DNA 甲基化的分布存在种属特异性和组织特异性，并且可能随着生物发育阶段的不同而改变。随着表观遗传学和测序技术的发展，在基因组范围进行整体水平的甲基化研究和特异性位点的甲基化检测技术均已成熟。研究表明，异常的表观遗传改变会导致很多疾病，如前列腺癌等,尤其是一些胎源性的疾病。PCOS 也是一种与胎源相关的由多种因素影响的疾病,现有较多的研究报道表明 DNA 甲基化和 PCOS 之间可能存在着密切的联系。

PCOS 全基因组甲基化谱

随着高通量测序技术的广泛应用,基于微阵列的全基因组甲基化水平关联分析(EWAS)和全基因组重硫酸盐测序(WGBS)被应用到多种疾病的研究中,用于分析 DNA 甲基化组学和疾病发生的分子机制。多个课题组通过高通量测序技术对 PCOS 患者和正常对照进行 DNA 甲基化水平的全表观基因组关联分析,由于检测平台、组织来源、病例数量和纳入标准等研究方式的不同,所得结果不甚一致。

患者外周血是最容易获得的样本。2010 年,Xu 等人根据 NIH 标准纳入 PCOS 组 20 例,正常对照 20 例,通过外周血 DNA 比较全基因组甲基化水平,发现 CpG 岛的甲基化水平以及甲基化 DNA 的片段总数两者均没有明显差异。但随后,Shen 等人报道了相反的结论,他们根据 AES 标准纳入 PCOS-IR、PCOS-NIR 以及正常对照各 5 例,通过外周血进行 MeDIP 实验,发现 PCOS-IR 和 -NIR 之间有 79 个差异甲基化的基因,而 PCOS 患者和正常对照间有 40 个。通过构建调控网络和蛋白—蛋白互作分析差异甲基化基因的功能,发现在 PCOS-IR 和 -NIR 之间,与免疫反应相关的基因发生明显的甲基化改变。另外,PCOS 和正常对照相比,癌症相关通路也出现明显异常甲基化。Li 等人依据 Rotterdam 纳入标准进行 EWAS,发现 PCOS 患者外周血中有大量差异甲基化的基因,结论基本和 Shen 等人报道基本一致。

在对 PCOS 患者不同组织 DNA 甲基化水平的研究中,Yu 等人对 PCOS 卵巢组织进行检测发现,PCOS 患者 CpG 位点的甲基化水平明显高于对照,尤其是含 CpG 丰富的启动子,在 PCOS 中往往呈高甲基化状态而在正常对照中呈低甲基化。在 PCOS 中有 872 个异常甲基化的 CpG 位点,位于 342 个不同的基因上。这些基因可能与蛋白结合、激素代谢、转录调控等相关。通过甲基化特异 PCR 验证了 7 个在 PCOS 致病过程中具有功能基因的甲基化变化(SLC2A8、NRIP1、IGF2BP2、CYP19A1、INSR、AMH、AMHR2),发现前 4 个基因在 PCOS 中甲基化水平显著升高,而后 3 个基因甲基化水平显著降低。进一步提示 DNA 甲基化在 PCOS 发生过程中的重要作用。Wang 等人同样在 PCOS 卵巢组织中发现了大量差异甲基化的基因,但发现的基因和相关通路机制与 Yu 等人的报道不太一致。Kokosar 等人报道在 64 例 PCOS 患者和 30 例正常对照的脂肪细胞中有大量差异甲基化的 CpG 位点。Xu 等对 40 例 PCOS 和 40 例正常对照的颗粒细胞进行 EWAS,发现肥胖型 PCOS 和非肥胖型 PCOS 间有 1186 个差异甲基化的 CpG 位点。上述研究表明在 PCOS 患者不同组织中 DNA 甲基化的表达谱发生了显著变化。

LINE1/L1 基因是广泛分布于人基因组中的重复序列核元件,也是可以自主转座的一类反转录转座子,数量约 50 万个。正常情况下 L1 是高度甲基化的状态,甲基化可有效抑制 L1 的转录,限制其转座活性。定量检测 L1 甲基化水平可以作为一个全基因组甲基化程度的参考指标。Pruksananonda 等人通过检测 19 例 PCOS 患者和 22 例正常对照卵丘细胞中 L1 基因的甲基化水平,发现 PCOS 患者未成熟卵的卵丘细胞中,L1 甲基化水平与对照相比没有明显差异(P=0.155),但在 PCOS 患者成熟卵的卵丘细胞中,L1 基因甲基化水平明显升高(P=0.004)。然而,Sagvekar 等人报道在 PCOS 患者的外周血和卵丘颗粒细胞中,5mC 和 L1 甲基化水平均无统计学差异。L1 基因 5′ UTR 区的一个单 CpG 位点(CpG-4)在 PCOS 患者的外周血和卵巢过度刺激的 PCOS 患者卵丘颗粒细胞中呈低甲基化。在卵巢未刺激的女性中,CpG-4 的低甲基化和 PCOS 易感性相关,而在卵巢过度刺激女性中与 PCOS 激素代谢相关。

(一)促性腺激素合成相关基因

1. 环氧化物水解酶 1　环氧化物水解酶 1(epoxide hydrolase 1,EPHX1)基因编码微粒体环氧化物水解酶,可以将内源性和外源性芳香化合物降解产生的反应性环氧化合物转变为水溶性的反式二氢二醇衍生物。*EPHX1* 在女性生殖系统,尤其是类固醇激素的代谢中起着重要作用。

在 PCOS 患者中发现了 *EPHX1* 2 个外显子 SNP 的变异。Sang 等人检测了 PCOS 患者外周血中参与类固醇合成和代谢的基因,发现 *EPHX1* 基因启动子区域有一个 CpG 簇(CpG-13-14、15-16 和 19-24CpG 簇以及 CpG-53 和 -54 位点)呈低甲基化状态。体外在 KGN 细胞系中的敲除和过表达 EPHX1 均证明 *EPHX1* 会影响雌激素的合成。因此猜测 EPHX1 启动子区低甲基化的状态可能会激活 PCOS 中该基因的表达,而 *EPHX1* 过表达会抑制睾酮产生雌二醇,进一步增加 PCOS 风险。

2. 细胞色素 P450 芳香化酶家族 19   细胞色素 P450 芳香化酶家族 19 A1(cytochrome P450 family 19 subfamily A member 1, *CYP19A1*)

编码雄激素向雌激素转化的细胞色素 P450 芳香化酶。Magoffin 等人报道 PCOS 患者中 P450 芳香化酶活性明显降低。Yu 等人通过甲基化特异 PCR 检测了 PCOS 患者卵巢组织中 *CYP19A1* 启动子的甲基化水平,发现 PCOS 中 *CYP19A1* 启动子区呈高甲基化,mRNA 和蛋白表达水平明显降低。提示高甲基化的 *CYP19A1* 可能是导致 PCOS 雄激素向雌激素转化降低从而出现高雄激素血症的机制之一。

3. 细胞色素 P450 芳香化酶家族 17 A1   细胞色素 P450 芳香化酶家族 17 A1(cytochrome P450 family 17 subfamily A member 1, *CYP11A1*)

编码胆固醇侧链裂解酶,可以催化胆固醇转化为孕烯醇酮,是雄激素合成途径中的关键限速酶。Xia 等人报道在睾酮诱导的 PCOS 大鼠模型中,大鼠血清中的 CYP11A1 有 1 个低甲基化 CpG 位点(CpG+1016),卵巢组织中有另一个显著低甲基化位点(CpG+953),但血清和卵巢中 *CYP11A1* 的表达水平均无明显改变。Sang 等人对 PCOS 患者的外周血样本进行 Massarray 甲基化分析,发现 PCOS 患者中 *CYP11A1* 的甲基化水平和正常对照没有明显差异。

(二)类固醇激素合成相关基因

1. 卵泡抑素   卵泡抑素(follistatin, *FST*)是一种激活素(activin, ACT)结合蛋白,可以在体外拮抗激活素的作用。ACT 可以促进垂体分泌 FSH 从而促进卵泡发育。FST 在许多组织中均有表达其中在卵巢组织含量最高。程春霞等报道 FST mRNA 在 PCOS 患者颗粒细胞中明显高于对照,而卵泡膜细胞中没有明显变化,提示可能与 PCOS 患者 *FST* 基因的启动子区的甲基化模式相关。

Sang 等人检测了 PCOS 患者外周血(130 例 PCOS, 120 例对照)和子宫内膜组织(24 例 PCOS, 24 例对照)中 *FST* 基因启动子和 5′ UTR 区域的甲基化水平,发现均没有任何差异。Jahromi 等人在胎儿时期暴露于雄激素环境的大鼠模型中,发现卵泡膜细胞中 *FST* 基因表达明显下降,但启动子区的甲基化水平没有任何改变。

2. 促黄体生成素受体   促黄体生成素受体(LH choriogonadopin receptor, *LHCGR*)是多个全基因组关联研究中报道的 PCOS 候选基因之一,编码黄体生成素和绒毛膜促性腺激素的受体,在卵泡发育和类固醇激素合成中起重要作用。

Wang 等对 192 位 PCOS 女性 *LHCGR* 基因的外显子和侧翼区域进行了测序,并没有发现新的体细胞突变。对 85 例 PCOS 患者和 88 例正常对照的外周血进行焦磷酸测序,检测了 LHCGR 启动子区的 6 个 CpG 位点,发现有 2 个位点呈低甲基化状态(-174 和 -111 CpG 位点)。重亚硫酸盐测序检测启动子区其他 CpG 位点发现 +17 CpG 位点也是明显低甲基化。随后用颗粒细胞进行验证,发现 8 个明显甲基化的 CpG 位点(-174, -148、-61、-43、-8、+10、+17 和 +20 CpG 位点)与 LHCGR 的转录增强相关。Jones 等对 PCOS 患者脂肪组织进行检测,发现 LHCGR 的 CpG 位点在 PCOS 中呈低甲基化,在非肥胖型 PCOS 患者中 LHCGR 的表达明显升高。非肥胖型 PCOS 患者 LH 分泌及其活性明显增加,卵巢雄激素的合成也升高,很可能是由于 LHCGR 表达增加导致卵巢对 LH 敏感性增加从而导致卵泡膜细胞合成雄激素增加。Zhu 等人在 DHEA 诱导的 PCOS 模型小鼠中再次验证这一结果,对 *LHR*、*AR*、*FSHR* 和 *H19* 四个基因进行甲基化水平分析,发现只有 *LHR* 基因的甲基化在 DHEA 诱导小鼠中丢失,其他基因的甲基化水平没有变化。

LHCGR 在不同组织中的低甲基化状态和相应的表达改变均支持其在 PCOS 中的作用。当然还需要更多的研究来更好的证实两者之间的关系及机制。

(三)代谢相关的基因

1. 核纤层蛋白 A/C　核纤层蛋白 A/C(lamin A/C,*LMNA*)基因的变异和家族性脂肪代谢障碍综合征(FPLD)相关,由于 *LMNA* 基因的错义突变导致脂肪组织选择性的缺失。PCOS 脂肪代谢紊乱的临床表现,例如:高雄激素血症、胰岛素抵抗、卵巢多囊等和 FPLD 有很多相似之处。然而现有的研究对 *LMNA* 基因变异和 PCOS 之间的关系尚未确定。Urbanek 等对 43 例 PCOS 患者外周血 *LMNA* 基因进行测序,发现其启动子区和编码区的甲基化水平均无变化。Wang 等人通过 MassARRAY 技术检测 PCOS 患者 *LMNA* 基因的甲基化水平(PCOS-IR 24 例,正常对照 24 例),发现在 20 个 CpG 位点中有 12 个有显著的差异,尤其胰岛素抵抗的 PCOS 患者呈明显高甲基化状态。说明 *LMNA* 基因的甲基化很可能在 PCOS 相关的胰岛素抵抗中发挥调控作用。

2. 过氧化物酶体增殖物激活受体　过氧化物酶体增殖物激活受体(peroxisome proliferator-activated receptors,PPARs)是核激素受体超家族的成员,在脂肪组织和卵巢中高表达。PPARG 的不同亚型在生殖和代谢方面有很多作用。PPARG 可以抑制芳香化酶活性,减少雄激素向雌激素的转化,同时可以增加胰岛素受体的数量。PPARG 的转录活性受很多辅助因子调控,如核受体辅助抑制因子 NCOR1、组蛋白去乙酰化酶 3 HDAC3 是重要的辅助抑制因子。

Qu 等人研究报道,HA-PCOS 女性颗粒细胞中,PPARG1 的 mRNA 表达明显比 NHA-PCOS 和正常对照低。而 NCOR1 和 HDAC3 mRNA 表达升高。对启动子进行分析发现 PPARG1 有 2 个高甲基化 CpG 位点,NCOR1 有 5 个低甲基化 CpG

位点。在 PCOS 大鼠模型的研究同样证明,在卵巢的成熟过程中,PPARG1 高甲基化会导致 *PPARG1* 基因转录减少,相反 NCOR1 低甲基化则导致其基因转录增加。Kokosa 等对 PCOS 患者脂肪组织进行全基因组甲基化分析,发现 *PPARG* 基因甲基化水平升高而表达下降。但王碧君等人报道了相反的结论,发现在 PCOS 患者颗粒细胞中 PPARG mRNA 水平升高。

Zhao 等人报道在 PCOS 患者白细胞中 *PPARGC1A* 基因启动子的甲基化水平明显升高,随着代谢风险的增加,会加重 *PPARGC1A* 甲基化差异。

PPARs 在 PCOS 中不同组织的表达变化以及是否与基因甲基化相关,目前还需要更多的研究来探索其他潜在的表观遗传机制。

3. 胰岛素受体　胰岛素抵抗与 PCOS 的发病密切相关,高胰岛素血症是造成 PCOS 患者子宫内膜异常增生的重要因素,可能是通过上调子宫内膜局部胰岛素受体(insulin receptor,INSR)基因的表达发挥作用。林芸等人报道在 PCOS-IR 和 -NIR 患者子宫内膜细胞中,*INSR* 基因甲基化未见统计学差异。Jones 等人对 PCOS 患者皮下脂肪组织进行检测,发现 PCOS 中 *INSR* 基因有一个明显高甲基化的位点,但总体表达水平与对照相比没有变化,但对肥胖型 PCOS 患者单独分组后发现 *INSR* 基因比非肥胖型 mRNA 表达水平低。

(四)PCOS 全基因组关联基因

2015 年,Jones 等人在 PCOS 患者的脂肪组织中,对全基因组关联分析发现的 11 个 PCOS 候选基因分别进行甲基化水平和表达水平的定量分析。除上文提及的 LHCGR 和 INSR 外,还发现 PCOS 患者的脂肪细胞中 *YAP1*、*HMGA2* 各有 1 个明显高甲基化的位点,*TOX3*、*SUMO1P1* 有 1 个明显低甲基化的位点,*RAB5B* 有 3 个高甲基化位点和 1 个低甲基化位点,*DENN1A* 有 1 个高甲基化位点和 2 个低甲基化位点,*C9orf3* 有 1 个高甲基化位点和 1 个低甲基化位点。说明 PCOS 的候选基因中有很多基因可能都发生了不同程度的甲基化,而这些甲基化可能是导致其基因表达水平发生变化的原因。

但在不同的研究中，发现了与 Jones 等人报道相似或不一样的结果。Zhang 等人报道 PCOS 患者血清和颗粒细胞中 TOX3 启动子区甲基化水平显著低下，TOX3 的蛋白表达水平也明显较低。Kokosar 等人在 PCOS 患者皮下脂肪细胞中进行全基因组甲基化分析，发现 RAB5B 在 PCOS 患者中有 2 个显著高甲基化的位点，且表达量明显降低，这和 Jones 等人的报道相一致。Jiang 等人发现 PCOS 患者卵巢颗粒细胞中 YAP1 基因启动子区甲基化水平明显降低，有 12 个显著低甲基化的 CpG 位点（-443、-431、-403、-371、-331、-120、-49、-5、+1、+9、+15、+22），mRNA 和蛋白表达均上调，体外对颗粒细胞用睾酮进行处理会增加 YAP1 甲基化的水平，且呈明显的剂量依赖关系。

总之，DNA 甲基化的重要改变主要位于基因编码区，虽然没有直接调控基因的转录，但可以通过可变剪切等途径影响基因表达。PCOS 是一种复杂表型的疾病，结合现有的研究报道，种种证据表明 DNA 甲基化很可能参与了 PCOS 的发展。尤其是多项研究发现的 1 型糖尿病、p53 通路、免疫及炎症性疾病等均和 PCOS 疾病过程有关。但由于 PCOS 的疾病特点，加上样本量受限、筛选和分析的差异，在不同组织、不同样本量及不同人群的研究中都很难出现甲基化研究完全一致的结论。这也为后续的机制研究带来很大的困难。虽然全表观基因组关联分析和高通量测序技术已非常成熟，但在 PCOS 表观遗传组学的研究方面还需要更大的样本量以及不同组织样本之间的对比研究。

第二节 MicroRNA 与多囊卵巢综合征

MicroRNA（miRNA）是在真核生物中发现的一类内源性的具有转录后调控功能的非编码单链 RNA，长度约 20~24 个核苷酸。miRNA 由基因编码，从 DNA 转录而来，但不翻译成蛋白，由初级转录产物形成的茎环结构单链 RNA 前体经过 Dicer 酶加工而成，通过结合下游靶 mRNA 的 3' UTR 区发挥转录后调控作用。miRNA 和 mRNA 的结合抑制或增加 mRNA 的翻译。miRNA 包裹在微粒体中存在或广泛游离于血浆、血清、尿液、唾液、精液等循环体液中。现有研究中，已发现在人类中发现超过 2800 个 miRNA。

miRNA 的表达由多种机制共同参与，包括染色体异常、突变、单核苷酸多态性、miRNA 合成缺陷、表观遗传修饰等。一方面，miRNA 本身也可产生表观遗传效应，调控基因表达。例如 PCOS 的易感基因 DENND1A，通过遗传和表观遗传双重作用共同调控其编码 miR-601 的靶效应。另一方面，miRNA 自身可以调控参与表观遗传的因子从而产生反馈调控，例如 miR-29 家族被证明在肺癌中可以直接调控 DNA 甲基转移酶（DNMT-3A 和 3B）。

一、PCOS 患者的 miRNA 表达谱

（一）PCOS 患者血清中的 miRNA 表达谱

miRNA 在人体内大量存在，且具有在血清中相对稳定、容易识别的特点，是很好的非侵入性生物标志物，但对于 miRNA 进入循环系统的确切机制以及它们是否具有代表疾病的特异性尚未明确。血清是由多种组织和器官产生的各种因子等成分组成，单从血液中很难识别其组织来源。

目前，多项研究报道 PCOS 患者血清中的 miRNA 表达发生了不同程度的改变。

2013 年，Murri 等人的一项病例对照研究检测了各 12 例的 PCOS 患者、健康女性和健康男性的全血，发现 miR-21、-27b、-103、-115 与肥胖显著相关，在 PCOS 患者中这些 miRNA 均明显增高。其中，miR-21、-27b、-115 和血清中睾酮含量呈正相关。对这些 miRNA 的靶基因进行预测分析，发现和激素代谢密切相关。

Long 等人通过 miRNA 微阵列检测 PCOS 患者血清 miRNA 表达谱，选择了 9 个 miRNA（miR-222、miR-16、miR-19a、miR-106b、miR-30c、miR-146a、miR-24、miR-186 和 miR-320）行进一步分析。PCOS 患者血清中除 miR-320 表达降低外，其余 8 个 miRNA 表达均上调。在研究人群中

（PCOS 68 例，对照 68 例），对 9 个 miRNAs 进行 qPCR 验证，只有 miR-222、mirR-146a 和 miR-30c 在 PCOS 患者中显著增加。多元 logistic 回归分析证明这三个 miRNA 可作为 PCOS 的生物标志物。年龄和 BMI 校正后分析发现 miR-222 与 PCOS 患者血清胰岛素水平呈正相关。前人研究报道 miR-222 上调和妊娠期糖尿病相关。miRNA-146a 和 PCOS 患者血清睾酮水平呈负相关。生物分析预测三个 miRNA 的靶基因和细胞周期、凋亡、内分泌等相关。

Ding 等人采用微阵列和 qRT-PCR 发现，PCOS 患者血清 miRNA 中有 5 个表达上调的 miRNA（let-7i-3pm、miR-5706、-4463、-3665 和 -638）和 4 个表达下调的 miRNA（miR-124-3p、-128、-29a-3p 和 let-7c）。分层聚类分析证实 PCOS 和正常对照间有明显的差异。通过不同的统计模型预测分析，在 PCOS 中 34 个靶基因上调而在对照中有 41 个靶基因下调。GO 和 KEGG 分析发现免疫、ATP 结合、MAPK 信号通路、凋亡、血管形成、氧化应激和 p53 信号通路和 PCOS 相关。

综上，血清中的特异 miRNA 可能为 PCOS 潜在的诊断和治疗靶点。虽然 PCOS 和正常对照中 miRNA 的分布情况确实有很大的差异，但血清中的 miRNA 难以特异性反应卵巢中的变化，故 PCOS 患者血清中 miRNA 的功能有待进一步研究。

（二）PCOS 患者卵泡液中的 miRNA 表达谱

人体卵泡液由蛋白质、代谢产物和离子化合物组成，是卵母细胞成熟和发育的重要微环境。和血清相比，卵泡液更能特异性的反映卵泡代谢、卵母细胞成熟和质量，而这些问题往往和生殖疾病有关。在卵母细胞提取过程中，可以简便地收集到卵泡液作为 miRNA 检测的来源。

现有 2 篇文献报道了 PCOS 患者卵泡液中 miRNA 的表达谱。其中一项研究，Roth 等人根据 Rotterdam 标准纳入 PCOS 病例，以健康供卵者为对照，发现卵泡液中总共有 235 个表达的 miRNA，其中 29 个在 PCOS 患者卵泡液中有表达差异。经 qPCR 验证，hsa-miR-9、-18b、-32、-34c 和 -135a 在 PCOS 中 mRNA 表达显著升高。预

测靶基因和胰岛素调控及免疫相关，其中有 3 个靶基因（IL-8、SYT1、IRS2）在 PCOS 中表达下调。另一项研究中，Sang 等人通过全基因组深度测序和 TaqMan miRNA 阵列检测正常人群卵泡上清液和卵泡液中微囊泡内的 miRNA 分布，发现高表达的 miRNA 的靶基因和生殖、内分泌及代谢相关。选取部分代表 miRNA 在 KGN 细胞系进行功能实验，发现 miR-132、miR-320、miR-520c-3p、miR-24、miR-222 影响雌二醇的合成，miR-24、miR-193b、miR-483-5p 影响孕激素合成。在 PCOS 和正常对照的卵泡液中比较上述 miRNA 的表达，发现 miR-132 和 miR-320 在 PCOS 患者卵泡液中表达明显降低。

（三）PCOS 患者卵巢组织中的 miRNA 表达

虽然卵巢组织的获取不是最为简便的，但在 PCOS 中卵巢组织是最能反映疾病发生、发展的状态。对卵巢卵丘颗粒细胞、膜细胞以及黄体细胞等不同组成成分的研究，有利于探究 miRNA 在 PCOS 致病过程中的作用。

关于 PCOS 患者卵丘细胞的研究报道较多。Liu 等人报道 PCOS 患者卵丘细胞中有 17 个差异表达的 miRNA（10 个上调，7 个下调），预测靶基因与 Wnt 和 MAPK 信号通路相关，参与卵母细胞减数分裂、孕酮相关的卵子成熟和细胞周期。Shi 等人报道 PCOS 患者卵丘细胞中有 4 个差异表达的 miRNA（miR-483-5p、miR-486-5p、miR-675、miR-513c）。Xu 等人在 PCOS 患者卵丘细胞中报道 59 个差异表达的 miRNA（21 个表达上调，38 个表达下调），预测靶基因与 Notch 信号通路、激素调节、能量代谢相关。Huang 等人报道 PCOS 患者卵丘细胞中 17 个 miRNA 和 1263 mRNA 明显差异表达。

在 PCOS 患者卵巢内膜细胞中，Lin 等人报道有 27 个差异表达的 miRNA，经 qRT-PCR 验证，miR-92a 和 miR-92b 在 PCOS 中显著下调。预测分析 GATA6 和 IRS2 是 miR-92a、-92b 的靶基因，可能共同参与了 PCOS 的发病机制。

在动物模型中，Hossain 等人对长期 DHT 暴露的 PCOS 大鼠模型的卵巢检测了 349 个 miRNA，发现 24% 在 DHT 处理大鼠卵巢中差异表达，大

部分均在卵泡膜细胞高表达。这些异常差异表达的 miRNA 预测靶基因与卵巢功能的多个通路相关。Li 等人报道在来曲唑诱导的 PCOS 大鼠的卵巢中有 129 个差异表达的 miRNA（49 个上调，80 个下调）。经 qRT-PCR 证实 miR-201-5p、miR-34b-5p、miR-141-3p 和 miR-200a-3p，生物信息学分析这 4 个 miRNA 作用于不同的功能，如卵母细胞减数分裂、MAPK 信号、PI-3K-AKT 信号、Rap1 信号和 Notch 信号。

（四）不同类型 PCOS 患者的 miRNA 表达谱

前文提及的研究中，研究者均未对 PCOS 进行分型，而 PCOS 是一个复杂的异质性疾病，不同的临床表现源于不同的病理生理机制，因此，对 PCOS 的不同临床表型进行研究是必不可少的。

Jiang 等人对糖代谢受损的 PCOS 患者（PCOS-IGM）、糖耐量正常的 PCOS 患者（PCOS-NGT）及正常对照人群进行 miRNA 表达谱分析，发现 miR-122、miR-193b、miR-194 在 PCOS 中呈明显升高，而 miR-199b-5p 明显下调。和 PCOS-NGT 相比，PCOS-IGM 组中 miR-122、miR-193b、miR-194 表达水平均上调。这些 miRNA 的预测靶基因主要与糖代谢和卵泡发育通路相关。

Eisenberg 等人发现 miR-200b 和 miR-429 在早期卵泡期表达明显高于早期黄体期。而在无排卵的 PCOS 患者血清中，两者在早期卵泡期表达要显著升高。在 IVF 周期中，外源促性腺激素的促排卵作用可以使 miR-200b 和 miR-429 重新降至正常排卵期妇女水平。miRNA 可以作为排卵过程中的血清标志物。

Mohammad 等人报道在 HA-PCOS 颗粒细胞中，miR-93 和 miR-21 表达显著高于 NA-PCOS，相反，在 HA-PCOS 卵泡液中这 2 个 miRNA 的表达均显著下调。血清中，两者没有明显统计学差异。在 PCOS 中，miR-93 和 miR-21 和血清游离睾酮及游离雄激素指数（FAI）呈正相关。miRNA 可能在高雄激素环境下对 PCOS 的发生起重要作用。另一项研究中，对 HA-PCOS 患者和正常对照的卵泡液中 miRNA 表达进行检测，发现两组女性患者间有 263 个表达水平显著差异的 miRNA。其中 7 个 miRNA 与 PCOS 的 HA 相关，包括 6 个

上调的 miRNA（miR-200a-3p、miR-10b-3p、miR-200b-3p、miR-29c-3p、miR-99a-3p 和 miR-125a-5p）和 1 个下调的 miRNA（miR-105-3p）。

二、miRNA 参与 PCOS 的发病机制

近年来，miRNA 领域的研究对基因表达和表观遗传调控间的复杂网络有了更好的认识。

miRNA 与基因表达调控密切相关，参与多种细胞生理过程，包括发育、分化、细胞周期调控、衰老和新陈代谢等。异常 miRNA 已发现和多种人类疾病相关。miRNA 可直接调控靶分子并参与其表观遗传机制。miRNA 的表达也可能受到蛋白质编码基因，甚至表观遗传调控的影响。

miRNA 和表观遗传的互作非常复杂。miRNA 本身可以调控一些表观遗传相关因子的表达，如 DNA 甲基转移酶、组蛋白去乙酰化酶和多梳蛋白抑制复合体基因，从而导致高度调控的反馈机制。由于异常的 miRNA 与不同的病理生理状态相关，越来越多的研究将重点放在导致这种异常表达的潜在调控机制。

（一）miRNA 对类固醇激素合成与代谢的影响

高雄激素血症是 PCOS 的一大临床特点。研究表明，类固醇合成相关的基因（CYP11A1、CYP17A1、CYP19、HSD17B5 和 HSD17B6）和性激素相关受体（AR、FSHR 和 LHCGR）均与 PCOS 的发生密切相关。理论上，高雄激素是由高水平的睾酮（T）和雄激素受体（androgen receptor，AR）活性增强引起的。PCOS 患者雄激素水平的升高很可能源于卵巢内异常的类固醇合成与代谢活动，如雄激素向雌激素的转化降低、雄激素合成途径异常激活等。卵巢中卵丘细胞和卵泡液之间互相的分子信号交流对卵巢类固醇激素的合成是非常重要的。

Sirotkin 等在体外培养的人颗粒细胞中发现 miRNA 和类固醇合成有密切的关系。他们构建了 80 个编码人 pre-miRNA 的基因载体转染到人原代颗粒细胞中，比较其产生孕酮、睾酮和雌二醇的差异。结果发现分别有 36 个和 10 个基因抑制和刺激孕酮合成，有 57 个和 1 个基因抑制和促

进睾酮合成，有 51 个基因抑制雌二醇合成，没有 1 个基因促进雌二醇和合成。同时也发现了部分 miRNA 会影响细胞增殖和凋亡。随后他们通过将模拟内源性前体 miRNA 的载体转到原代颗粒细胞中，发现有 11 个基因会导致凋亡标志 Bax 及其信号通路激活。另外 11 个基因会激活增殖相关的标志 PCNA。

研究发现多个 miRNA 会影响雌激素的合成。有研究表明，miR-224、miR-378 和 miR-383 在卵泡发育过程中参与调节芳香化酶的表达。在体外对小鼠窦前卵泡中的颗粒细胞用 TGFβ1 处理发现 miRNA-224 表达上调，通过 TGFβ1 调控颗粒细胞的增殖、Cyp19a1 的表达和雌二醇的合成。而 miR-383 可通过调节抑制转录因子 RBMS1 及其下游靶基因 MYC 从而正向调控雌二醇的合成。在 PCOS 患者中 miR-383 的上调会增加体内的雌激素水平。另有研究报道 miR-509-3p、miR-320a 会影响 PCOS 患者卵丘细胞的激素合成。在 PCOS 患者卵丘细胞中 miR-509-3p 表达上调而其潜在靶基因 MAP3K8 表达下调。在 KGN 细胞中验证了两者的结合并发现 miR-509-3p 过表达会抑制 MAP3K8 的表达，从而增加雌二醇的产生。miR-320a 在 PCOS 患者卵丘细胞中表达明显下调。研究发现 IGF1 可以调控 miR-320a 的表达，而 miR-320a 通过结合靶基因 RUNX2 的 3′ UTR 区调控激素合成相关基因 CYP11A1 和 CYP19A1 的表达。miR-320/RUNX2/CYP11A1（CYP19A1）在人卵丘细胞雌激素合成过程中可能发挥了重要作用。

Sørensen 等人报道在 PCOS 患者卵泡液中，有 9 个差异表达的 miRNA（miR-9、-miR-18b、miR-135、miR-146a、miR-518、miR-29a、miR-132、miR-151、miR-155）和雄激素代谢相关。有研究报道 miR-27a-3p 在卵巢卵泡发育和类固醇激素合成过程中均可能发挥重要作用。miR-27a-3p 在 PCOS 小鼠卵巢中表达增加，尤其在窦前卵泡时期颗粒细胞中明显升高。在小鼠 KK-1 细胞中，过表达 miR-27a-3p 会促进细胞凋亡，抑制雌二醇合成。Creb1 是 miR-27a-3p 的潜在靶基因，而 Creb1 的下游因子 Cyp19a1 的表达也会

受到影响，从而影响雄激素的合成。

（二）miRNA 对 PCOS 患者胰岛素抵抗的影响

在肥胖或超重的 PCOS 女性中，30% 有糖耐量受损。在体重正常 PCOS 女性中，许多也伴有胰岛素抵抗。高胰岛素血症会代偿性的刺激卵巢产生雄激素，并抑制肝脏合成 SHGB，从而加重高雄激素血症。

多项研究表明，miRNA 在胰岛素相关通路中发挥重要的作用。Song 等人报道 PCOS 患者血清中 miR-4522、miR-324-3p、miR-6767-5p 明显下调，其中 miR-6767-5p 经 qRT-PCR 验证 PCOS 中表达下降（折叠变化 =0.39，$P<0.05$）。相关性分析发现 miR-6767-5p 和糖耐量呈负相关，和每年月经次数呈正相关。

Chen 等人通过对 PCOS 患者脂肪组织进行 miRNA 表达谱检测，发现 miR-93、miR-133 和 miR-223 有明显差异表达，这些差异 miRNA 和糖代谢、生殖和脂肪代谢相关。其中，GLUT4 是 miR-93 预测靶点，GLUT4 在 PCOS-IR 的脂肪组织中明显下调。在脂肪细胞中过表达 miR-93，发现 miR-93 可以结合 *GLUT4* 基因 3′ UTR 区导致 GLUT4 表达下调。抑制 miR-93 活性会导致 GLUT4 表达上调。上述结果反映 miR-93 可能在 PCOS-IR 中对 *GLUT4* 基因调节导致 IR 的发生。Chuang 等人研究发现，在 PCOS-IR 和非 PCOS-IR 患者中 miR-223 表达均明显升高，且和 HOMO-IR 呈正相关。在人分化的脂肪细胞中，miR-223 可以直接结合 GLUT4 的 3′ UTR 区域，过表达 miR-223 会导致 GLUT4 表达下调，胰岛素诱导的葡萄糖摄取下降。然而，Sathyapalan 等人在 PCOS 患者血清中发现不一样的结果，PCOS 患者中 miR-93 和 miR-223 均显著升高，和 HOMO-IR、HOMO-β、睾酮水平没有相关性。

（三）miRNA 对卵巢卵泡发育及排卵的影响

与哺乳动物卵巢功能相关的基因研究已取得很大进展，但 miRNA 在卵巢中的功能研究很少。无排卵性不孕和月经周期异常是 PCOS 的一大临床特点，其主要原因是优势卵泡的筛选障碍，但具体机制尚未阐明。

卵母细胞和其周围颗粒细胞之间的信号交流，是保证卵母细胞正常发生、分裂、排卵的重要过程。在无排卵的 PCOS 中，发现颗粒细胞的过度增殖会导致早期卵泡发育发生异常。多项研究均报道 miRNA 在颗粒细胞增殖凋亡中发挥重要作用。Jiang 等人报道 PCOS 患者卵巢颗粒细胞中 miR-93 表达明显增高，其预测的靶基因 *CDKN1A* 表达降低。体外在 KGN 细胞系中证明高水平 miR-93 和低水平 CDKN1A 均会促进颗粒细胞增殖。胰岛素刺激还能上调 miR-93 的表达。Shi 等人报道 PCOS 患者卵巢卵丘细胞中 miR-483-5p 和 miR-486-5p 明显降低。qRT-PCR 验证其 4 个靶基因（*SOCS3*、*SRF*、*PTEN* 和 *FOXO1*）在 PCOS 卵丘细胞中表达显著上调，miR-483-5p 的靶基因 *IGF2* 则显著下调。这些结果表明 miR-483-5p 可能在降低胰岛素抵抗方面发挥重要作用，miR-486-5p 可能通过激活 PI-3K/Akt 通路促进卵丘细胞增殖。Xu 等人报道 PCOS 患者中 miR-483-5p 可以直接结合 Notch3 和 MAPK3，调控 Notch 和 ERK/MAPK 信号通路。Xiang 等人报道 PCOS 患者卵巢皮质中 miR-483 表达明显下调，KGN 细胞中，过表达 miR-483 会抑制 CCNB1、CCND1 和 CDK2，影响细胞增殖和活力。miR-483 可以直接结合 IGF1 的 3′ UTR 区，抑制 IGF1 的表达。在胰岛素诱导下，miR-483 的表达受到抑制。Song 等人对 PCOS 患者血清中表达下调差异最大的前 11 个 miRNA 进行验证，发现 miR-592 是差异最显著的，并且和 LH/FSH 水平呈负相关。预测分析和体外实验均验证 miR-592 可以结合 LHCGR 的 3′ UTR 区，调控 LHCGR 的表达，从而影响细胞增殖。Cai 等人报道 miR-145 在 PCOS 患者颗粒细胞中表达下调，且会抑制颗粒细胞增殖，促进颗粒细胞凋亡。*IRS1* 基因是 miR-145 的靶基因，miR-145 会抑制 IRS1 的表达，从而影响细胞增殖。有意思的是，IRS1 过表达会抑制 miR-145 在 MAPK/ERK 信号通路中的抑制作用。高浓度的胰岛素刺激会降低 miR-145 的表达，上调 IRS1。可见 miR-145 在颗粒细胞的功能中有着潜在的意义。Li 等人报道 miR-141-3p 通过结合 DAPK1 的 3′ UTR 区，促进 PCOS 大

鼠颗粒细胞的增殖、抑制细胞凋亡。

原始卵泡的发育对女性生育至关重要。Yang 等人对新生小鼠卵巢中 miRNA 表达谱进行分析，发现 24 个 miRNA 在 3~5 天的小鼠卵巢中表达显著升高。体外实验证明 miR-145 表达下调会降低原始卵泡的比例，原始卵泡的平均直径明显增大，成熟卵泡的平均直径没有变化。miR-145 会促进靶基因 *TGFBR2* 的表达，从而激活下游 Smad 信号通路，但不影响 MAPK 和 JNK 信号通路。这一研究表明 miRNA 及其调控的信号通路在原始卵泡发育中起到一定的作用。Hasuwa 等人在小鼠中发现 miR-200b 和 miR-429 双敲除的小鼠会出现 HPO 轴的缺陷，从而有排卵障碍及不孕。miR-200b 和 miR-429 在下丘脑中高表达，会抑制转录抑制因子 ZEB1 的表达。抑制这 2 个 miRNA 会抑制 LH 的合成，从而导致血清 LH 浓度降低，LH 峰丧失出现排卵障碍。

总之，在 PCOS 的表观遗传病理生理研究中，虽然已有大量研究报道 PCOS 中不同组织中的 miRNA 表达谱，以及某些 miRNA 可能参与 PCOS 发生的作用机制，但这些差异表达的 miRNA 在不同的研究中重合率很低。这些差异表达 miRNA 介导的信号通路大多都和生殖、代谢等密切相关。目前尚未发现 PCOS 致病相关的特异 miRNA。关于 miRNA 和 PCOS 之间的互作才开始起步，需要进一步探究它们与 PCOS 中基因表达变化的复杂关系，更全面地了解其分子机制，协助 PCOS 这种复杂综合征的诊断和治疗。

第三节　雄激素受体变异与多囊卵巢综合征

PCOS 最重要的内分泌异常就是雄激素产生和活性的异常，雄激素的异常导致了卵泡发育和成熟障碍。给予大剂量雄激素治疗的哺乳动物和女变男变性人的研究表明，卵巢形态学的改变（多个小卵泡）可能是受体介导的雄激素直接作用的结果。雄性激素的功能发挥需与雄激素受体（androgen receptor，AR）结合。AR 与雄性激素

结合后,通过与核中特定的 DNA 序列雄激素反应成分结合,调节靶基因的表达并发挥其生理作用。雄激素受体由位于 Xq11-q12 的 AR 基因编码,是类固醇受体超家族,也是一种核转录因子。

研究报道,AR 基因第 1 个外显子的 2 个三核苷酸多态重复片段(CAGn 和 GGNn)与 AR 的活性在 PCOS 发病中有一定作用。多态重复片段的表观遗传修饰会导致其较短或较长的等位基因选择性优先激活。Yuan 等人报道 PCOS 患者卵巢组织中 AR-GGN 重复的 mRNA 表达及长 GGN 等位基因的频率均明显高于对照。在临床高雄激素的 PCOS 患者中,发现 CAG 短重复序列与多毛和痤疮相关。多项研究报道,在 PCOS 女性中较短的 AR CAG 等位基因出现频率更高。但也有研究表明 PCOS 患者和对照相比 CAG 重复长度没有差异,两者的 CAG 等位基因的分布很均匀。另外 2 项研究报道 PCOS 患者和血清睾酮水平升高者优先表达长 CAG 重复序列等位基因。这些发现表明仅凭 CAG 重复多态性不能很好地区分 PCOS 和正常对照。

X 染色体灭活是影响 AR 活性的表观遗传效应之一。XCI 是女性一个重要的遗传现象。女性每一个细胞中有两条 X 染色体,男性只有一条。但尽管女性具双倍于男性的 X 染色体数,却和男性表达等量的 X 染色体编码的酶。每一个哺乳动物体细胞中,不论雌雄,仅有一条有功能的 X 染色体,此现象为 XCI。DNA 甲基化是 XCI 的重要表观遗传学机制,通常在早期胚胎发育时随机发生。而环境暴露或等位基因的变异也可导致非随机 XCI 发生,这可能是导致 PCOS 的一大原因。PCOS 患者体内非随机性 XCI 形式会导致短等位基因的优先激活。Escobar Morreale 等研究发现,在高雄激素性多毛和特发性多毛的患者中 XCI 没有显著差异。Shah 等也报道了类似的结论。然而,有研究报道在发生非随机失活的患者中,CAG 等位基因较短被优先激活,这一发现表明基因和表观遗传的改变可能共同参加这一致病过程。

除了重复序列多态和 XCI 外,最近有研究发现 AR 基因还存在另一种表观遗传机制,影响

PCOS 高雄激素和卵泡发育的病理生理过程。在 PCOS 患者颗粒细胞中,约 62% 存在着两种 AR 的可变剪切变异体,一种是在 2 号和 3 号外显子间插入一段 69bp 的 2 号内含子,另一种是 3 号外显子的缺失。AR 可变剪切变异与颗粒细胞中雄激素代谢相关基因的表达及卵泡发育过程密切相关。

综上,高雄激素在 PCOS 致病过程中有着很重要的地位。雄激素受体是最早进行表观遗传学研究的一个基因。然而,目前较多的研究仍局限于 AR 基因的 CAG 重复多态性。最近的报道发现 AR 基因的可变剪切机制对 PCOS 致病的影响,提示应该有更多的研究来探究 AR 的不同表观遗传修饰对 AR 的活性和不同表型 PCOS 间的影响,这些改变很可能通过雄激素、神经内分泌、胰岛素等通路发挥作用。

第四节　其他表观遗传改变

PCOS 在组蛋白修饰方面的研究极少。2017 年,Eini 等人报道对 DHEA 诱导的 PCOS 小鼠的卵母细胞质量进行分析,发现 PCOS 小鼠卵母细胞中 H3K9 的甲基化水平明显降低,H4K12 乙酰化水平明显升高。在 PCOS 小鼠中检测 DNA 甲基转移酶 -1(DNMT1)和组蛋白去乙酰化酶 -1(histone deacetylase-1,HDAC1)表达均明显降低。组蛋白乙酰化增加和卵母细胞中活性氧(reactive oxygen species,ROS)的产生过多相关。这一研究表明卵母细胞的表观遗传修饰可能与细胞质中 ROS 的增加相关,从而影响 PCOS 的排卵。

随着非编码 RNA 研究的发展,长链非编码 RNA(long non-coding RNA,lncRNA)和 PCOS 之间的关系也逐渐被探索。目前有 2 项关于 PCOS 患者 lncRNA 表达谱的研究。

其中一项研究中,Huang 等人在 5 例 PCOS 患者和 5 例正常对照的卵丘细胞中对 lncRNA 分布进行检测,发现 623 个 lncRNA 和 260 个 mRNA 有差异表达(≥2- 折叠变化)。进一步分析发现很多差异表达的 lncRNA 来自 2 号染色体,并可

作为增强子调控邻近的蛋白编码基因。对差异表达的 lncRNA 和 mRNA 建立共表达网络，发现一个 mRNA 可能由多个 lncRNA 调控。另一项研究中，Liu 等人通过微阵列对 7 例 PCOS 患者和 7 例对照女性的颗粒细胞中 lncRNA 表达谱进行比较，发现共有 862 个 lncRNA 和 998 个 mRNA 有差异表达。经 qRT-PCR 验证，lncRNA HCG26 在 PCOS 患者中高表达，且和窦卵泡的数量相关。在 KGN 细胞中敲除 HCG26 会抑制细胞增殖和细胞周期过程，促进芳香化酶基因的表达和雌二醇的合成。这一研究表明 lncRNA HCG26 可能会影响颗粒细胞的增殖和类固醇合成，参与 PCOS 的发病。

另外，Liu 等人报道类固醇受体激活剂（steroid receptor RNA activator, SRA）这一 lncRNA 在 PCOS 患者中表达明显高于对照，且与 BMI 呈显著正相关。提示 lncRNA SRA 的表达可能与 PCOS 患者中脂肪代谢过程相关。同时，他们还发现一种新型的 lncRNA——CTBP1-AS 在中国汉族 PCOS 患者中表达水平明显高于对照。CTBP1-AS 可以作为 PCOS 的一种独立危险因子，高水平的 CTBP1-AS 比低表达的个体具有明显的疾病风险。CTBP1-AS 可以调节 AR 的活性，其表达水平与 PCOS 患者血清中的总睾酮水平呈正相关。这一研究首次表明 lncRNA 可以作为 PCOS 的危险因子以及血清中睾酮水平的预测因子。

PCOS 的表观遗传研究已从多方面提供了证据，但在部分研究领域仍为空白。未来的研究可能会在组蛋白修饰、RNA 修饰、非编码 RNA 等方面，发现更多未知的表观遗传机制在 PCOS 病理生理中的作用，这将有助于 PCOS 的分子诊断和早期预防。

（赵涵 高雪莹 陈子江）

参考文献

1. 韩笑，王倩，张翠莲. DNA 甲基化导致多囊卵巢综合征发生机制的研究进展. 现代妇产科进展，2016，25（7）：554-556.

2. 林芸，邢福祺，欧志英，等. PCOS 患者胰岛素抵抗与 INSR 基因甲基化状态的关系. 南方医科大学学报，2011，31（5）：867-870.

3. Li S, Zhu D, Duan H, et al. The epigenomics of polycystic ovarian syndrome: from pathogenesis to clinical manifestations. Gynecol Endocrinol, 2016, 32（12）：942-946.

4. Jiang LL, Xie JK, Cui JQ, et al. Promoter methylation of yes-associated protein（YAP1）gene in polycystic ovary syndrome. Medicine, 2017, 96（2）：e5768.

5. Sagvekar P, Mangoli V, Desai S, et al. LINE1 CpG-DNA Hypomethylation in Granulosa Cells and Blood Leukocytes is Associated with PCOS and Related Traits. J Clin Endocr Metab, 2017, 102（4）：1396.

6. Zhao H, Zhao Y, Ren Y, et al. Epigenetic regulation of an adverse metabolic phenotype in polycystic ovary syndrome: the impact of the leukocyte methylation of PPARGC1A promoter. Fertil Steril, 2017, 107（2）：467.

7. Li S, Zhu D, Duan H, et al. Differential DNA methylation patterns of polycystic ovarian syndrome in whole blood of Chinese women. Oncotarget, 2017, 8（13）：20656.

8. Ning Z, Jiayi L, Jian R, et al. Relationship between abnormal TOX3 gene methylation and polycystic ovarian syndrome. Eur Rev Med Pharmaco, 2017, 21（9）：2034.

9. Pruksananonda K, Wasinarom A, Sereepapong W, et al. Epigenetic modification of long interspersed elements-1 in cumulus cells of mature and immature oocytes from patients with polycystic ovary syndrome. Clin Exp Reprod Med, 2016, 43（2）：82-89.

10. Kokosar M, Benrick A, Perfilyev A, et al. Epigenetic and Transcriptional Alterations in Human Adipose Tissue of Polycystic Ovary Syndrome. Sci Rep, 2016, 6: 22883.

11. Xu J, Xiao B, Peng Z, et al. Comprehensive analysis of genome-wide DNA methylation across human polycystic ovary syndrome ovary granulosa cell.

Oncotarget, 2016, 7（19）: 27899-27909.

12. Yu YY, Sun CX, Liu YK, et al. Genome-wide screen of ovary-specific DNA methylation inpolycystic ovary syndrome. Fertil Steril, 2015, 104（1）: 145-153. e6.

13. Jones MR, Brower MA, Xu N, et al. Systems Genetics Reveals the Functional Context of PCOS Loci and Identifies Genetic and Molecular Mechanisms of Disease Heterogeneity. Plos Genet, 2015, 11（8）: e1005455.

14. Wang P, Zhao H, Li T, et al. Hypomethylation of the LH/choriogonadotropin receptor promoter region is a potential mechanism underlying susceptibility to polycystic ovary syndrome. Endocrinology, 2014, 155（4）: 1445.

15. Sang Q, Li X, Wang H, et al. Quantitative Methylation Level of the EPHX1 Promoter in Peripheral Blood DNA Is Associated with Polycystic Ovary Syndrome. Plos One, 2014, 9（2）: e88013.

16. Wang XX, Wei JZ, Jiao J, et al. Genome-wide DNA methylation and gene expression patterns provide insight into polycystic ovary syndrome development. Oncotarget, 2014, 5（16）: 6603-6610.

17. Shen H, Qiu L, Zhang Z, et al. Genome-Wide Methylated DNA Immunoprecipation Analysis of Patients with Polycystic Ovary Syndrome. Plos One, 2013, 8（5）: e64801.

18. Yu YY, Sun CX, Liu YK, et al. Promoter methylation of CYP19A1 gene in Chinese polycystic ovary syndrome patients. Gynecol Obstet Inves, 2013, 76（4）: 209.

19. Ting W, Yanyan Q, Jian H, et al. The relationship between insulin resistance and CpG island methylation of LMNA gene in polycystic ovary syndrome. Cell Biochem Biophys, 2013, 67（3）: 1041-1047.

20. Sang Q, Zhang S, Zou S, et al. Quantitative analysis of follistatin（FST）promoter methylation in peripheral blood of patients with polycystic ovary syndrome. Reprod Biomed Online, 2013, 26（2）: 157-163.

21. Qu F, Wang FF, Yin R, et al. A molecular mechanism underlying ovarian dysfunction of polycystic ovary syndrome: hyperandrogenism induces epigenetic alterations in the granulosa cells. J Mol Med, 2012, 90（8）: 911.

22. Xu N, Azziz R, Goodarzi MO. Epigenetics in polycystic ovary syndrome: a pilot study of global DNA methylation. Fertil Steril, 2010, 94（2）: 781-783.

23. Zhu JQ, Zhu L, Liang XW, et al. Demethylation of LHR in dehydroepiandrosterone-induced mouse model of polycystic ovary syndrome. Mol Hum Reprod, 2010, 16（4）: 260-266.

24. Tesfaye D, Salilew-Wondim D, Gebremedhn S, et al. Potential role of microRNAs in mammalian female fertility. Reprod Fert Develop, 2016, 29（1）: 8.

25. Ilie IR, Georgescu CE. Chapter Two-Polycystic Ovary Syndrome-Epigenetic Mechanisms and Aberrant MicroRNA. Adv Clin Chem, 2015, 71: 25.

26. Sørensen AE, Udesen PB, Wissing ML, et al. MicroRNAs related to androgen metabolism and polycystic ovary syndrome. Chem-Biol Interact, 2016, 259（Pt A）: 8-16.

27. Sørensen AE, Wissing ML, Salo S, et al. MicroRNAs Related to Polycystic Ovary Syndrome（PCOS）. Genes, 2014, 5（3）: 684-708.

28. Donadeu FX, Schauer SN, Sontakke SD. Involvement of miRNAs in ovarian follicular and luteal development. J Endocrinol, 2012, 215（3）: 323-334.

29. Xue Y, Lv J, Xu P, et al. Identification of microRNAs and genes associated with hyperandrogenism in the follicular fluid of women with polycystic ovary syndrome. J Cell Biochem, 2017.

30. Xiong W, Ying L, Xu L, et al. Circulatory microRNA 23a and microRNA 23b and polycystic ovary syndrome（PCOS）: the effects of body mass index and sex hormones in an Eastern Han Chinese population. J Ovarian Res, 2017, 10（1）: 10.

31. Wang M, Liu M, Sun J, et al. MicroRNA-27a-3p affects estradiol and androgen imbalance by targeting Creb1 in the granulosa cells in mouse polycytic ovary syndrome model. Reprod Biol, 2017.

32. Naji M, Nekoonam S, Aleyasin A, et al. Expression of miR-15a, miR-145, and miR-182 in granulosa-lutein cells, follicular fluid, and serum of women with polycystic ovary syndrome（PCOS）. Arch Gynecol & Obstet, 2017（13）: 1-11.

33. Naji M, Aleyasin A, Nekoonam S, et al. Differential Expression of miR-93 and miR-21 in Granulosa Cells and Follicular Fluid of Polycystic Ovary Syndrome Associating with Different Phenotypes. Sci Rep, 2017, 7（1）.

34. Li D, Xu D, Xu Y, et al. MicroRNA-141-3p targets DAPK1 and inhibits apoptosis in rat ovarian granulosa cells. Cell Biochem Funct, 2017, 35（4）: 197.

35. Li C, Chen L, Zhao Y, et al. Altered expression of miRNAs in the uterus from a letrozole-induced rat PCOS model. Gene, 2017, 598: 20-26.

36. Eisenberg I, Nahmias N, Novoselsky PM, et al. Elevated circulating micro-ribonucleic acid（miRNA）-200b and miRNA-429 levels in anovulatory women. Fertil Steril, 2017, 107（1）: 269.

37. Zhang CL, Wang H, Yan CY, et al. Deregulation of RUNX2 by miR-320a deficiency impairs steroidogenesis in cumulus granulosa cells from polycystic ovary syndrome（PCOS）patients. Biochem Bioph Res Co, 2016, 482（4）.

38. Cai G, Ma X, Chen B, et al. MicroRNA-145 Negatively Regulates Cell Proliferation Through Targeting IRS1 in Isolated Ovarian Granulosa Cells From Patients With Polycystic Ovary Syndrome. Reprod Sci, 2016.

39. Xiang Y, Song Y, Li Y, et al. miR-483 is Down-Regulated in Polycystic Ovarian Syndrome and Inhibits KGN Cell Proliferation via Targeting Insulin-Like Growth Factor 1（IGF1）. Med Sci Monitor Int Med J of Exp Clin Res, 2016, 22: 3383-3393.

40. Song DK, Yeon-Ah S, Hyejin L. The Role of Serum MicroRNA-6767-5p as a Biomarker for the Diagnosis of Polycystic Ovary Syndrome. Plos One, 2016, 11（9）: e0163756.

41. Scalici E, Traver S, Mullet T, et al. Circulating microRNAs in follicular fluid, powerful tools to explore in vitro fertilization process. Sci Rep, 2016, 6: 24976.

42. Li D, Li C, Xu Y, et al. Differential Expression of microRNAs in the Ovaries from Letrozole-Induced Rat Model of Polycystic Ovary Syndrome. Dna Cell Biol, 2016, 35（4）: 177.

43. Jiang L, Jia H, Chen Y, et al. Identification of several circulating microRNAs from a genome-wide circulating microRNA expression profile as potential biomarkers for impaired glucose metabolism in polycystic ovarian syndrome. Endocrine, 2016, 53（1）: 280.

44. Huang X, Liu C, Hao C, et al. Identification of altered microRNAs and mRNAs in the cumulus cells of PCOS patients. Reproduction, 2016, 151（6）: 643.

45. Xu B, Zhang YW, Tong XH, et al. Characterization of microRNA profile in human cumulus granulosa cells: Identification of microRNAs that regulate Notch signaling and are associated with PCOS. Mol Cell Endocrinol, 2015, 404（C）: 26-36.

46. Song J, Luo S, Li SW. miRNA-592 is downregulated and may target LHCGR in polycystic ovary syndrome patients. Reprod Biol, 2015, 15（4）: 229.

47. Lin S, Liu S, Zhao W, et al. miR–483–5p and miR–486–5p are down–regulated in cumulus cells of metaphase Ⅱoocytes from women with polycystic ovary syndrome. Reprod Biomed Online, 2015, 31（4）: 565.

48. Sathyapalan T, David R, Gooderham NJ, et al. Increased expression of circulating miRNA–93 in women with polycystic ovary syndrome may represent a novel, non–invasive biomarker for diagnosis. Sci Rep, 2015, 5: 16890.

49. Liu S, Zhang X, Shi C, et al. Altered microRNAs expression profiling in cumulus cells from patients with polycystic ovary syndrome. J Transl Med, 2015, 13（1）: 238.

50. Lin L, Du T, Huang J, et al. Identification of Differentially Expressed MicroRNAs in the Ovary of Polycystic Ovary Syndrome with Hyperandrogenism and Insulin Resistance. Chinese Med J, 2015, 128（2）: 169–174.

51. Jiang L, Huang J, Li L, et al. MicroRNA–93 promotes ovarian granulosa cells proliferation through targeting CDKN1A in polycystic ovarian syndrome. J Clin Endocr Metab, 2015, 100（5）: 729–738.

52. Ding CF, Chen WQ, Zhu YT, et al. Circulating microRNAs in patients with polycystic ovary syndrome. Hum Fertil, 2015, 18（1）: 22–29.

53. Chuang TY, Wu HL, Chen CC, et al. MicroRNA–223 Expression Is Upregulated in Insulin Resistant Human Adipose Tissue. J Diabetes Res, 2015, 2015（5）: 943659.

54. Roth LW, Mccallie B, Alvero R, et al. Altered microRNA and gene expression in the follicular fluid of women with polycystic ovary syndrome. J Assist Reprod Gen, 2014, 31（3）: 355–362.

55. Long W, Zhao C, Ji C, et al. Characterization of serum microRNAs profile of PCOS and identification of novel non–invasive biomarkers. IEEE, 2014, 2: 892–893.

56. Jiménez F, Debán L, Pardo R, et al. Expression Patterns and Regulatory Functions of MicroRNAs During the Initiation of Primordial Follicle Development in the Neonatal Mouse Ovary. Biol Reprod, 2013, 89（5）: 126.

57. Sang Q, Yao Z, Wang H, et al. Identification of microRNAs in human follicular fluid: characterization of microRNAs that govern steroidogenesis in vitro and are associated with polycystic ovary syndrome in vivo. J Clin Endocr Metab, 2013, 98（7）: 3068–3079.

58. Murri M, Insenser M, Fernándezdurán E, et al. Effects of polycystic ovary syndrome（PCOS）, sex hormones, and obesity on circulating miRNA–21, miRNA–27b, miRNA–103, and miRNA–155 expression. J Clin Endocr Metab, 2013, 98（11）: 1835–1844.

59. Munir HM, Cao M, Wang Q, et al. Altered expression of miRNAs in a dihydrotestosterone–induced rat PCOS model. J ovarian res, 2013, 6（1）: 36.

60. Chen YH, Heneidi S, Lee JM, et al. miRNA–93 inhibits GLUT4 and is overexpressed in adipose tissue of polycystic ovary syndrome patients and women with insulin resistance. Diabetes, 2013, 62（7）: 2278.

61. Baculescu N. The role of androgen receptor activity mediated by the CAG repeat polymorphism in the pathogenesis of PCOS. J Med Life, 2013, 6（1）: 18–25.

62. Yuan C, Chao G, Yi Q, et al. Polymorphism of CAG and GGN repeats of androgen receptor gene in women with polycystic ovary syndrome. Reprod Biomed Online, 2015, 31（6）: 790.

63. Wang F, Pan J, Liu Y, et al. Alternative splicing of the androgen receptor in polycystic ovary syndrome. P Natl Acad Sci USA, 2015, 112（15）: 4743.

64. Peng CY, Xie HJ, Guo ZF, et al. The association between androgen receptor gene CAG polymorphism and polycystic ovary syndrome: a case–control study and meta–analysis. J Assist Reprod Gen,

2014, 31（9）: 1211–1219.

65. Zhang T, Liang W, Fang M, et al. Association of the CAG repeat polymorphisms in androgen receptor gene with polycystic ovary syndrome: A systemic review and meta–analysis. Gene, 2013, 524（2）: 161–167.

66. Xia Y, Che Y, Zhang X, et al. Polymorphic CAG repeat in the androgen receptor gene in polycystic ovary, syndrome patients. Mol Med Rep, 2012, 5（5）: 1330.

67. Wang R, Goodarzi MO, Xiong T, et al. Negative association between androgen receptor gene CAG repeat polymorphism and polycystic ovary syndrome? A systematic review and meta–analysis. Mol Hum Reprod, 2012, 18（10）: 498–509.

68. Skrgatic L, Baldani DP, Cerne JZ, et al. CAG repeat polymorphism in androgen receptor gene is not directly associated with polycystic ovary syndrome but influences serum testosterone levels. J Steroid Biochem, 2012, 128（3–5）: 107.

69. Echiburú B, Pérezbravo F, Maliqueo M, et al. CAG repeat polymorphism of androgen receptor gene and X–chromosome inactivation in daughters of women with polycystic ovary syndrome（PCOS）: relationship with endocrine and metabolic parameters. Gynecol Endocrinol, 2012, 28（7）: 516.

70. Tong D, Deng J, Sun H, et al. The relationship between CAG repeat length polymorphism and infertility in Southern Chinese Han women. J Endocrinol Invest, 2010, 33（8）: 559–563.

71. Eini F, Novin MG, Joharchi K, et al. Intracytoplasmic oxidative stress reverses epigenetic modifications in polycystic ovary syndrome. Reprod Fert & Develop, 2017, 29.

72. Liu YD, Li Y, Feng SX, et al. Long noncoding RNAs: Potential regulators involved in the pathogenesis of polycystic ovary syndrome. Endocrinology, 2017.

73. Huang X, Hao C, Bao H, et al. Aberrant expression of long noncoding RNAs in cumulus cells isolated from PCOS patients. J Assist Reprod Gen, 2016, 33（1）: 111–121.

74. Liu Z, Hao C, Song D, et al. Androgen Receptor Coregulator CTBP1–AS Is Associated With Polycystic Ovary Syndrome in Chinese Women: A Preliminary Study. Reprod Sci, 2015, 22（7）: 829–837.

75. Liu Z, Hao C, Huang X, et al. Peripheral blood leukocyte expression level of lncRNA steroid receptor RNA activator（SRA）and its association with polycystic ovary syndrome: a case control study. Gynecol Endocrinol, 2015, 31（5）: 1–6.

第十三章

多囊卵巢综合征胎源学说

1990 年，英国流行病学家 David Barker 提出"成人疾病起源于胎儿"假说，即"Barker 假说"，认为胎儿在母亲子宫内生长时，不良的宫内环境会影响胎儿组织发育，引起组织和器官功能出现永久改变，导致胎儿在成年后患病。基于 Barker 假说兴起多个研究，其中普遍被接受的包括胎儿营养缺乏、类固醇激素水平改变和 DNA 表达的表观遗传学效应等。近年来，人们也越来越关注 PCOS 发病的"胎源性学说"。

在 PCOS 患者妊娠期，子宫内环境处于高雄激素状态，胎儿在母体内受高雄激素的刺激，可能会影响下丘脑的发育，在出生后表现出 LH 分泌过度、雄激素水平过高、排卵障碍等，甚至发生 PCOS，即 PCOS 发病的"胎源性学说"。研究显示 PCOS 患者在胎儿期就出现存在 DNA 甲基化异常，改变了相关基因的表达模式，可能进而参与成年后 PCOS 的发病；甚至不同表观遗传学的改变导致不同的基因表达模式，使 PCOS 患者呈现出不同的临床表型。大量的临床研究和动物实验显示，母体妊娠期间本身产生雄激素过多，或外源性给予雄激素均会导致子宫内胎儿处于高雄激素的环境中，从而影响子代激素生成、卵母细胞发育和代谢功能，最终导致子代出生后发生类似于 PCOS 的症状。

第一节　母体高雄激素环境对雌性后代内分泌功能的影响

PCOS 是一种以高雄激素、稀发排卵及卵巢多囊样表现等表型为主，伴 LH 分泌过多、肥胖、胰岛素抵抗等症状的疾病。根据"鹿特丹"标准，具有高雄激素表型的 PCOS 患者，其症状比无排卵型 PCOS 患者更严重。PCOS 患者卵巢中细胞色素 P450 胆固醇侧链裂解酶和 3β- 强化类固醇脱氢酶酶功能亢进，因此合成雄激素的能力较普通女性高。过高的雄激素不仅影响患者本身的健康，对其子代也会造成一定的影响。尽管有胎盘屏障的存在，高雄激素的女性在妊娠期间，其子宫内雄激素水平也是过高的，这在一定程度上会影响宫内胎儿的发育。早在 20 世纪 90 年代，就有学者发现先天性肾上腺皮质增生症（congenital adrenal hyperplasia，CAH）的患者在成年后易并发 LH 分泌过多、代谢综合征等类似于 PCOS 患者的症状。CAH 的患者由于缺乏 21- 羟化酶，在胎儿期就开始分泌大量雄激素，出生后虽进行及时的激素纠正治疗，但并不能逆转 PCOS 的发病风险。除了 CAH，其他一些导致患者雄激素分泌过多的罕见疾病，如 P450 芳香化酶或编码 SHBG 的基因缺陷，这些患者的女性子代在成年后仍然容易患 PCOS。就这一点来说，PCOS 作为以高雄激素血症为特点之一的疾病，其女性子代也更易患 PCOS。这可能是 PCOS 发病呈家族聚集性的重要原因。

研究显示，羊水中睾酮较高的女性，其女性后代会出现多毛、卵巢膜细胞黄体囊肿和膜细胞增生。另一份研究显示，母亲在孕期被证实血清和羊水中睾酮水平均升高，其女儿容易在学龄前期出现 Tomboy（外表及行为表现像男孩的女孩）表现。而对在绵羊孕早期注射睾酮，其雌性子代会出现雄性化表现。羊水中过高的雄激素可能来源于母体和胎儿两方面。母亲外周循环中过高的雄激素可能会经由胎盘进入羊水中,使胎儿处于一个高雄激素的环境。在动物实验中,母体经高雄激素刺激后可致子代出现高雄激素合并稀发排卵的表型。另外,考虑到羊水中的睾酮水平性别差异显著,因此胎儿本身也是造成宫内雄激素水平差异的重要原因。在人类妊娠中期,胎儿的卵巢开始生成雄激素和雌激素,并同母体产生的雄激素和雌激素协同调控胎儿生长发育。在此期间,胎儿体内睾酮水平变化范围很大,约40%的女性胎儿循环中睾酮能够达到男性胎儿的睾酮水平;同时胎儿卵巢内也开始表达若干甾体激素合成相关酶类和甾体激素受体,以及胰岛素、IGF-1和IGF-Ⅱ等,其中IGF-I和IGF-Ⅱ是胎儿生长发育过程中重要的促生长因子。因此,母体内雄激素过多不仅影响胎儿和胎盘的甾体激素合成,还会限制胎儿和胎盘的生长。

1998年Abbott等人对怀孕的猕猴进行外源性睾酮注射,并得出妊娠期过多的雄激素刺激会导致雌性后代出生后出现类PCOS表型的结果。此后,越来越多的动物模型被建立起来,除了灵长类动物猕猴,还包括绵羊、大鼠、小鼠等,其后代在胎儿期接受外源性雄激素刺激后,都会表现出PCOS相关症状。孕早期接受睾酮注射的猕猴,其后代不仅会出现卵巢源性的雄激素合成增加,其肾上腺皮质会也出现改变。这些子代成年后会出现持续的束状带—网状带内17,20-裂解酶活性特异性升高,引起肾上腺皮质雄激素合成增加,表现为循环中的DHEA-S水平升高,伴典型的PCOS相关表型。对孕期的大鼠进行睾酮注射,可发现其胎盘的雌激素和雄激素受体表达增加,说明胎盘对性激素的刺激较为敏感,也更易受到周围环境中雌孕激素的影响,从而影响胎儿的生长发育。

第二节 母体高LH水平对雌性后代内分泌功能的影响

PCOS的内分泌特点之一是下丘脑GnRH释放频率增加,导致LH大量分泌、FSH分泌相对不足,使得LH与FSH比值高达2~3,约有70%的PCOS患者LH水平升高。对于PCOS患者来讲,其下丘脑对于孕酮的负反馈作用较为迟钝,因此LH相对分泌过多,并促进雄激素分泌。

一些研究指出,PCOS患者下丘脑对孕酮负反馈敏感性降低的症状可被雄激素受体拮抗剂氟他胺所逆转,即当雄激素受体被拮抗时,LH过度分泌的情况可被改善。因此在PCOS的病理生理作用中,雄激素和LH的相互作用值得重点关注。已有研究发现,当动物处于高雄激素的母体子宫内环境中,会出现GnRH释放频率增加,从而导致LH分泌过多。因此胎儿期接触过多的雄激素可能会通过LH分泌的改变导致出生后PCOS的发病。

动物研究发现,胎儿期处于母体高雄激素环境子宫中的雌性动物可能会出现LH分泌异常,包括猕猴、绵羊和啮齿类动物仓鼠等。妊娠早期接受睾酮处理的猕猴的雌性后代呈现出基础LH分泌过多、垂体LH对GnRH过度反应、下丘脑对雌二醇和孕酮的负反馈敏感性减弱,从而不能够及时抑制LH的分泌;妊娠晚期受到睾酮处理的猕猴的雌性后代仅仅出现下丘脑对孕酮的负反馈敏感性降低。同PCOS患者所表现的一样,灵长类动物在胎儿期接受过多外源性睾酮刺激并不会影响它们在成年后出现正常的LH峰,但LH峰值可能会升高,伴随黄体生成孕酮减少,提示胎儿期外源性睾酮刺激引起神经内分泌功能不可逆的改变。在胎儿期受到外源性睾酮影响的绵羊会出现下丘脑对负反馈的敏感性降低,基础LH分泌过多,伴随垂体对GnRH反应过度,LH峰出现延迟。值得注意的是,胎儿期接受睾酮处理的绵羊在成年后出现垂体对E_2的正反馈效应迟钝,故难以引发LH峰,或LH峰出现延迟。这些资料说明了这些动物在胎儿期受到雄激素处理后,会出现下丘脑垂体对甾体激素正负反馈的敏感性下降,同时垂体对GnRH的敏感性增加,使得LH分泌过多,从而干扰正常生理周期。

Kisspeptin由基因 KISS1 编码,是一种下丘脑分泌的肽类神经调节物质。Kisspeptin作用于GnRH的上游,与神经激肽B和强啡肽协同作用于下丘脑,直接刺激 GnRH 脉冲释放,促进 LH 的分泌。此外,由于对性激素反馈和代谢通路均敏感,Kisspeptin 也被视为青春期开始的一个重要调控因子。有报道显示,在孕期接受睾酮处理的绵羊,其雌性子代下丘脑的 KNDy 神经元(Kisspeptin/neurokinin B/dynorphin neurons)可出现形态学改变。位于下丘脑弓状核的 KNDy 神经元在甾体激素对 GnRH 的负反馈调节作用中有重要的作用,因此 Kisspeptin 对 LH 分泌调控的改变也可能是 PCOS 胎源性发病的重要因素之一。

第三节　母体内分泌异常对雌性后代排卵功能的影响

卵泡发生开始于胎儿发育早期,当生殖细胞迁移到生殖嵴并开始有丝分裂。妊娠14~26周,卵原细胞开始发生减数分裂,形成大量的原始卵泡和初级卵泡,偶尔出现次级卵泡。到了妊娠中期,卵母细胞数量达到最大值,约 700 万个。在此期间,内分泌促进因子(如 Gn)和旁分泌促进因子(如雄激素、激活素和胰岛素样生长因子)共同作用,建立了一个胎儿卵巢生殖细胞池,池中的卵母细胞此时达到峰值,随后开始消减,在胎儿出生时约减少到 100 万~200 万个,均以原始卵泡形式存在,到初潮时仅剩 30 万~40 万个。

一、卵泡募集过多

PCOS 患者卵巢的组织学研究表明,PCOS 患者卵巢初级卵泡增多,而原始卵泡比例相应地减少。对成年雌性猕猴予以睾酮处理,能够增加其窦前卵泡和小窦卵泡的数量,同时使得它们的颗粒细胞数量增加,故猕猴在成年受到高雄激素刺激会导致卵泡募集的增多。在其他的研究中,对孕期绵羊予以睾酮处理,其雌性子代中卵泡的比例(窦前卵泡、窦卵泡)有所增加,原始卵泡的比例相对降低,并出现了 PCO 表型。这证实高雄激素也能够在子宫内"编程"胎儿卵巢,导致卵泡募集增加。Veiga-Lopez 等人对妊娠的绵羊进行睾酮注射,发现其子代 AMH 在窦前卵泡中的表达较对照组降低,对 FSH 的抑制作用减弱,从而募集到更多窦前卵泡;当卵泡发育至大窦卵泡阶段,在母体内受到外源性睾酮刺激的绵羊 AMH 的表达较对照组升高,窦卵泡对 FSH 的敏感性受到抑制,因此大量被募集的卵泡难以经 FSH 的刺激正常发育,最终造成卵巢多囊样表现。

二、卵泡发育障碍

在 PCOS 患者的卵巢中,当卵泡发育到 6~8mm 时,其生长会受到阻碍。通常情况下,这时颗粒细胞开始表达芳香化酶,其作用是将在膜细胞内产生并进入颗粒细胞的雄激素转化为雌激素。一份针对 PCOS 患者的超声研究显示,2~5mm 大小的卵泡数目与血清睾酮水平正相关,而 6~9mm 大小的卵泡数目与快速血清胰岛素、睾酮、BMI 负相关,这说明由于雄激素过多和(或)高胰岛素血症,可抑制卵泡的生长。体外研究显示 PCOS 患者的小卵泡中 $5\alpha-$ 还原酶活性升高,能够导致卵泡内雄激素水平增加,且芳香化酶的活性受到抑制。$5\alpha-$ 还原酶能够将睾酮转化为活性更强的双氢睾酮,而双氢睾酮能够减少雌二醇的分泌;芳香化酶活性的降低减少了颗粒细胞内雄激素向雌激素的转化,因此 PCOS 患者的小卵泡内雌二醇水平可能严重不足,卵泡生长受到抑制。另外,在孕早期接受睾酮注射的猕猴中,其雌性后代在成年后予以重组人 FSH 注射,小卵泡中也可发现 $5\alpha-$ 还原酶活性升高和芳香化酶活性降低,说明酶活性的改变可能是 PCOS 患者卵泡发育停滞的原因之一。

卵泡生长受限也与胰岛素抵抗或高胰岛素血症有关。PCOS 患者中,无排卵的患者 BMI 显著高于有正常排卵的患者,且肥胖的 PCOS 患者控制体重后可能会逆转不排卵的症状,这说明排卵可能与患者的代谢功能息息相关。由于在颗粒细胞中,胰岛素能够加强孕酮对 LH 的反应,故高胰岛素血症可能会诱导卵泡提前黄体化,从而阻碍颗粒细胞增殖和卵泡生长,使 PCOS 患者小窦卵泡表现出孕酮分泌过多和 LH 受体过表达,导致大量的雌激素向孕激素转化。在母体内受到睾酮刺激的雌性猕猴在成年后接受重组人 FSH 刺激和 hCG 刺激后,也会出现卵泡发育问题,即 LH 分泌过多、腹部脂肪沉积和血胰岛素过多,伴随着卵泡内大量的雄激素向雌孕激素的转化。当这些雌猴通过治疗改善高胰岛素血症后,其体内雄激素的浓度也有所下降,甚至能够恢复部分排卵能力。这与临床 PCOS 患者改善胰岛素后出现的症状是一致的。

与 PCOS 患者卵泡发育障碍有关联的还有转化生长因子 -β(TGF-β)家族成员,包括激活素、抑制素、AMH、GDF-9、BMP15 等,这些因子互相作用,调控卵泡生长和卵母细胞发育。激活素通过提高颗粒细胞对 FSH 的反应来促进雌激素合成、卵泡发育及卵母细胞的成熟,同时抑制雄激素合成;当一个卵泡发育为优势卵泡,即可分泌抑制素,其作用是刺激膜细胞生成雄激素,从而为雌二醇的生成提供原料。因此,在卵泡生长发育的过程中,其周围环境是从激活素主导向抑制素主导转化的。有研究显示在部分 PCOS 患者卵泡中,这个转化过程受到了干扰,一些 PCOS 患者的外周循环中存在低水平激活素 A 和高水平抑制素,造成雌激素合成和卵泡发育障碍。West 等人也发现绵羊在胎儿期受到睾酮刺激后,其成年后的卵泡液中激活素水平较低,说明激活素和抑制素可能早在高雄激素环境的母体子宫内就受到一定的调控,从而使得胎儿出生后逐渐发病。

抗米勒管激素(anti-Müllerian hormone,AMH)也是转化生长因子 -β 家族中的一员。在卵泡发生过程中,AMH 自初级卵泡阶段开始表达,在窦前卵泡和小窦卵泡中表达量最高。随着卵泡继续发育,AMH 的表达开始下降,当卵泡直径达 8mm 时,AMH 的表达基本检测不到。AMH 可能通过抑制 FSH 和芳香化酶的作用,来减少小卵泡颗粒细胞中雌激素的产生,从而抑制卵泡生长。随着卵泡的增大,AMH 表达逐渐降低,此时卵泡对 FSH 反应逐渐敏感,开始快速生长,并发育为优势卵泡。PCOS 患者卵巢内含有大量窦前卵泡和小窦卵泡,能够生成大量的 AMH,导致 PCOS 患者的卵泡处于一个富集 AMH 的微环境,从而削弱卵泡对 FSH 的敏感性,抑制卵泡生长和卵母细胞发育。另外 PCOS 患者外周血中的 AMH 水平也

有所升高,且浓度与 PCOS 患者表型的严重程度、LH 水平和雄激素水平均呈正相关。

PCOS 患者及对照人群的卵泡液中 AMH、AMH 受体 Ⅱ、FSHR、雄激素受体 AR 均过表达。研究证实无排卵的 PCOS 患者卵泡液中的 AMH 是正常排卵女性的 5 倍,且其单个颗粒细胞产生的 AMH 是正常排卵女性的 75 倍,这些结果说明 PCOS 患者 AMH 水平的增加不仅仅是由于卵泡数目和颗粒细胞数目的增加,更是由于其卵泡功能本身有所改变。AMH 不仅仅是 PCOS 的一项生化指标,也很可能参与 PCOS 的发病。关于 AMH 对 PCOS 的致病作用,目前还没有明确的结论,但有研究指出,AMH 基因的低甲基化所导致的 AMH 过表达可能是 PCOS 发病的原因之一。2010 年,Hart 等人发现孕 18 周妇女外周循环中的总睾酮水平与其子代青春期 AMH 水平密切相关,说明母体子宫环境可能会影响胎儿发育,并可能通过改变关键基因的表观遗传学修饰对子代造成影响。孕期接受外源性睾酮注射的绵羊,且子代在成年后 AMH 的表达也会出现变化,并出现与 PCOS 患者类似的表型,进一步说明胎儿期处于高雄激素环境与成年后 PCOS 的发病相互关联。

三、排卵障碍

研究指出,AMH 的水平与 PCOS 患者排卵障碍的程度有关。据调查,PCOS 患者中无排卵患者的 AMH 水平是有排卵患者 AMH 水平的 5~18 倍。上文提到在母体子宫内处于高雄激素环境的胎儿在成年后会出现 AMH 升高的表现,因此她们也可能会面临排卵障碍等不孕症相关表现。然而,关于胎儿期受到高雄激素环境的刺激和出生后排卵障碍之间的关系仅有以上所述的间接证据,两者之间是否存在直接关联,仍需进行深入研究。

四、卵母细胞功能障碍

PCOS 患者的 IVF 助孕周期常会出现原始卵泡募集过多、颗粒细胞对 FSH 反应敏感等现象,也常能够获得大量的卵母细胞和胚胎以供植入。

因此，PCOS 患者接受 IVF 治疗后所获得的总临床妊娠率与正常女性的临床妊娠率相仿。然而，尽管 PCOS 患者普遍能够获取较多的卵母细胞，但是在之后的发育阶段内，仍伴随较大的助孕失败风险，包括植入失败、流产、与非整倍体无关的卵母细胞受精障碍。另外，肥胖的 PCOS 患者不仅会面对卵母细胞受精率低和胚胎植入率低，其胚胎植入代孕母亲体内仍面临较高的失败率，这说明 PCOS 患者的卵母细胞可能伴随成熟障碍。

PCOS 患者的卵泡在接受 GnRHa/FSH 刺激时表现为高雄激素化，且卵泡液 FSH 水平降低，其中的卵母细胞可以发育到减数分裂的 MII 期，但基因表达谱异常。对于孕期接受外源性睾酮刺激的猕猴，其雌性后代在接受促性腺激素刺激后也会出现卵泡生长和卵母细胞发育异常，伴卵泡内甾体激素生成异常、囊胚形成率降低。另外，妊娠早期受到外源性雄激素刺激的猕猴子代在接受 FSH 处理后可见 LH 分泌过多，并在卵母细胞减数分裂恢复阶段出现高胰岛素血症。也有研究指出小鼠体外培养的卵冠丘复合体中，胰岛素和 FSH 能够一起上调 LH 受体的表达，同时降低囊胚形成率。

有趣的是，对于孕早期接受睾酮处理的猕猴，它们的雌性子代卵泡液中雌二醇和雄烯二酮水平是降低的，其接受 FSH/hCG 刺激后出现的症状更类似于那些卵巢储备下降的患者，而非 PCOS 患者。这说明外源性的睾酮在胎儿发育阶段可能会影响卵巢膜细胞 P450c17 酶的活性，且与刺激卵巢时间的早晚相关。因此，胎儿期受到过多雄激素的刺激，可能会通过限制雌二醇的生成或作用，从而干扰其成年后卵泡生长和卵母细胞的成熟。

第四节　母体内分泌异常对雌性后代代谢功能的影响

PCOS 患者是胰岛素抵抗的高发人群，通过对 PCOS 患者进行 HOMA-IR 稳态模型分析，PCOS 患者的 IR 发病率约为 64%，而胰岛素抵抗也会加重 PCOS。尽管都和胰岛素抵抗有密切的联系，但 PCOS 和肥胖是相互独立的两个因素，非肥胖的 PCOS 患者也存在胰岛素抵抗，且高胰岛素血症会反过来加重 PCOS 和肥胖。因此，当 PCOS 患者和相同体重的正常妇女相比时，PCOS 患者胰岛素抵抗的程度更严重。胰岛素抵抗的具体机制不详，可能源于与受体相作用的胰岛素信号（如丝氨酸磷酸化）、异常胰岛素分泌、或胰岛素作用相关基因多态性的内在异常的影响。尽管有多重因素会影响胰岛素敏感性，包括种族、糖尿病病史和 BMI 的差别，但是越来越多的腹型肥胖的确是 PCOS 一个常见的表现，它能够损害胰岛素敏感性，与 PCOS 伴肥胖的患者的胰岛素抵抗有密切的关系。此外，腹型肥胖的增加是代谢综合征中的一个关键点，包括血脂异常、高血糖症和高血压病等在内的心血管疾病在青少年 PCOS 患者中发病率很高。

研究显示，糖尿病患者妊娠期间羊水中睾酮水平较高，针对糖尿病患者死产的胎儿研究显示，其女性胎儿可伴有多毛、膜细胞黄体囊肿和膜细胞增生。胰岛素能够在人滋养层细胞抑制芳香化酶的活性，从而减少雄激素向雌激素的转化。在妊娠期间，除了胰岛素对雄激素的合成和作用机制有影响外，孕期本身睾酮的增加也会影响孕妇本身及其胎儿的发育情况。母体内睾酮浓度增加似乎能够通过下调特定的氨基酸转运蛋白活性来影响胎儿的氨基酸营养运输，从而改变胎盘功能，降低胎儿循环中的游离脂肪酸，增加子痫前期的风险。大量研究发现，患有子痫前期的孕妇，其血浆睾酮水平较高，较高的雄激素水平会影响其胎盘功能，除了威胁到孕妇本人的身体健康，也会对胎儿的发育造成一定影响。胎儿期暴露于高水平的雄激素环境容易导致胎儿在母体宫内生长受限，但也有研究认为高水平的雄激素会减少胎儿循环中的游离脂肪酸，并不会导致胎儿宫内生长受限。

大量的动物实验证实动物在孕期接受睾酮处理后，其子代易出现代谢异常。在针对猕猴的研究中，胎儿期处于高水平雄激素环境的实验动物在出生后会出现类似于 PCOS 患者的内分泌和代谢改变，同样的结果在绵羊和啮齿类动物实验中得到了进一步确认。对孕期的绵羊进行外源性睾酮注射，不仅会导致孕羊出现高胰岛素血症，其子代也会出现一系列代谢功能异常，如宫内生长受限、低体重儿和成年后的生殖及代谢疾病。关于啮齿类动物的研究认为，高雄激素的母体内环境可能会通过影响氨基酸的转运来改变胎盘的功能，从而造成子代出现胎儿生长受限。另外，在胎儿期受到过量雄激素刺激的猕猴除了出现本身雄激素升高，也会出现一过性的血糖升高，从而导致胰岛β细胞功能出现相应的改变，这说明胰岛功能的改变可能早于代谢综合征的发病。

　　然而，是否胰岛素抵抗或高胰岛素血症本身就能导致 PCOS。研究显示，在孕期使用胰岛素的糖尿病母亲的后代容易出现巨大儿、胎儿胰岛β细胞增生，以及多毛、卵巢膜细胞黄体囊肿、卵巢膜细胞增生、羊水中雄激素和 hCG 水平升高。但是也有研究认为高胰岛素血症本身不能导致 PCOS，因为糖尿病不伴 PCOS 的母亲似乎并不倾向于生育 PCOS 的女儿。因此，高胰岛素血症可能在 PCOS 发病中起着附加作用，但不是 PCOS 发病的主要原因。另外有假说认为宫内营养环境的受损能够触发成年后的代谢紊乱。例如，功能生长受限的胎儿在成年后易患胰岛素抵抗，即使成年后处于正常的营养环境中也更容易并发代谢综合征和 PCOS。母亲的高胰岛素血症会引起胎儿卵巢甾体激素合成增加，且出生后容易出现高雄激素血症，伴宫内生长受限，以及其他 PCOS 的临床表现。但是关于宫内生长受限和性激素环境及胎盘甾体激素功能的证据很少，因此这个学说很难被证实。另外，越来越多的研究倾向于母源雄激素过多可导致胎盘改变，从而导致 PCOS 发病，代谢因素尽管存在，但仅仅在发病过程中起到"附加"的作用。

（赵　涵　满媛媛　陈子江）

参 考 文 献

1. March WA, Moore VM, Willson KJ, et al. The prevalence of polycystic ovary syndrome in a community sample assessed under contrasting diagnostic criteria. Hum Reprod, 2010, 25: 544-551.

2. Norman RJ, Dewailly D, Legro RS, et al. Polycystic ovary syndrome Lancet, 2007, 370: 685-697.

3. Amsterdam ESHRE/ASRM-Sponsored 3rd PCOS Consensus Workshop Group. Consensus on women's health aspects of polycystic ovary syndrome (PCOS). Hum Reprod, 2012, 27: 14-24.

4. Abbott DH, Dumesic DA, Franks S. Developmental origin of polycystic ovary syndrome-a hypothesis. J Endocrinol, 2002, 174: 1-5.

5. Barry JA, Kay AR, Navaratnarajah R, et al. Umbilical vein testosterone in female infants born to mothers with polycystic ovary syndrome is elevated to male levels. J Obstet Gynaecol, 2010, 30: 444-446.

6. Falbo A, Rocca M, Russo T, et al. Changes in androgens and insulin sensitivity indexes throughout pregnancy in women with polycystic ovary syndrome (PCOS): relationships with adverse outcomes. J Ovarian Res, 2010, 3: 23.

7. Louwers YV, Stolk L, Uitterlinden AG, et al. Cross-ethnic meta-analysis of genetic variants for polycystic ovary syndrome. J Clin Endocrinol Metab, 2013, 98: E2006-E2012.

8. Mehrabian F, Kelishadi R. Comparison of the metabolic parameters and androgen level of umbilical cord blood in newborns of mothers with polycystic ovary syndrome and controls. J Res Med Sci, 2012, 17: 207-211.

9. Palomba S, Marotta R, Di Cello A, et al. Pervasive developmental disorders in children of hyperandrogenic women with polycystic ovary syndrome: a longitudinal case-control study. Clin Endocrinol (Oxf), 2012, 77: 898-904.

10. Palomba S, Russo T, Falbo A, et al. Macroscopic and microscopic findings of the placenta in women with polycystic ovary syndrome. Hum Reprod, 2013, 28: 2838-2847.

11. Sir-Petermann T, Maliqueo M, Angel B, et al. Maternal serum androgens in pregnant women with polycystic ovarian syndrome: possible implications in prenatal androgenization. Hum Reprod, 2002, 17: 2573-2579.

12. Dumesic DA, Abbott DH, Padmanabhan V. Polycystic ovary syndrome and its developmental origins. Rev Endocr Metab Disord, 2007, 8: 127-141.

13. Li Z, Huang H. Epigenetic abnormality: a possible mechanism underlying the fetal origin of polycystic ovary syndrome. Med Hypotheses, 2008, 70: 638-642.

14. Wang XX, Wei JZ, Jiao J, et al. Genome-wide DNA methylation and gene expression patterns provide insight into polycystic ovary syndrome development. Oncotarget, 2014, 30: 6603-6610.

15. Xu X, Shi Y, Cui Y, et al. Endocrine and metabolic characteristics of polycystic ovary syndrome in Chinese women with different phenotypes. Clin Endocrinol(Oxf), 2012, 76: 425-430.

16. Rotterdam ESHRE/ASRM-Sponsored PCOS Consensus Workshop Group. Revised 2003 consensus on diagnostic criteria and long-term health risks related to polycystic ovary syndrome (PCOS). Hum Reprod, 2004, 19: 41-47.

17. Jakimiuk AJ, Weitsman SR, Navab A, et al. Luteinizing hormone receptor, steroidogenesis acute regulatory protein, and steroidogenic enzyme messenger ribonucleic acids are overexpressed in thecal and granulosa cells from polycystic ovaries. J Clin Endocrinol Metab, 2001, 86: 1318-1323.

18. Steckler T, Roberts E, Doop D, et al. Developmental programming in sheep: administration of testosterone during 60-90 days of pregnancy reduces breeding success and pregnancy outcome. Theriogenology, 2007, 67: 459-467.

19. Hines M, Golombok S, Rust J, et al. Testosterone during pregnancy and gender role behavior of pre-school children: a longitudinal, population study. Child Dev, 2002, 73: 1678-1687.

20. Glover V, Bergman K, Sarkar P, et al. Association between maternal and amniotic fluid cortisol is moderated by maternal anxiety. Psychoneuroendocrinology, 2009, 34: 430-435.

21. Sarkar P, Bergman K, Fisk NM, et al. Amniotic fluid testosterone: relationship with cortisol and gestational age. Clin Endocrinol(Oxf), 2007, 67: 743-747.

22. Sarkar P, Bergman K, Fisk NM, et al. Ontogeny of foetal exposure to maternal cortisol using midtrimester amniotic fluid as a biomarker. Clin Endocrinol(Oxf), 2007, 66: 636-640.

23. Dumesic D, Goodarzi MO, Chazenbalk GD, et al. Intrauterine environment and PCOS. Semin Reprod Med, 2014, 32: 159-165.

24. Goodarzi M, Dumesic DA, Chazenbalk G, et al. Polycystic ovary syndrome: etiology, pathogenesis and diagnosis. Nat Rev Endocrinol, 2011, 7: 219-231.

25. Fowler PA, Anderson RA, Saunders PT, et al. Development of steroid signaling pathways during primordial follicle formation in the human fetal ovary. J Clin Endocrinol Metab, 2011, 96: 1754-1762.

26. Sun M, Maliqueo M, Benrick A, et al. Maternal androgen excess reduces placental and fetal weights, increases placental steroidogenesis, and leads to long-term health effects in their female offspring. Am J Physiol Endocrinol Metab, 2012, 303: E1373-E1385.

27. Abbott DH, Zhou R, Bird IM, et al. Fetal programming of adrenal androgen excess: lessons from a nonhuman primate model of polycystic ovary syndrome. Endocr Dev, 2008, 13: 145-158.

28. George JT, Seminara SB. Kisspeptin and the hypothalamic control of reproduction: lessons from the human. Endocrinology, 2012, 11:

5130–5136.

29. Robinson JE, Birch RA, Foster DL, et al. Prenatal exposure of the ovine fetus to androgens sexually differentiates the steroid feedback mechanisms that control gonadotropin releasing hormone secretion and disrupts ovarian cycles. Arch Sex Behav, 2002, 31: 35–41.

30. Unsworth WP, Taylor JA, Robinson JE. Prenatal programming of reproductive neuroendocrine function: the effect of prenatal androgens on the development of estrogen positive feedback and ovarian cycles in the ewe. Biol Reprod, 2005, 72: 619–627.

31. Pinilla L, Aguilar E, Dieguez C, et al. Kisspeptins and reproduction: physiological roles and regulatory mechanisms. Physiol Rev, 2012, 3: 1235–1316.

32. Cole B, Hensinger K, Maciel GAR, et al. Human fetal ovary development involves the spatiotemporal expression of P450c17 protein. J Clin Endocrinol Metab, 2006, 91: 3654–3661.

33. Mesiano S. The endocrinology of human pregnancy and fetoplacental neuroendocrine development. In: Strauss JF III, Barbieri RL (eds). Yen and Jaffe's Reproductive Endocrinology: Physiology, Pathophysiology, and Clinical Management, 6th edn. Philadelphia, PA: Saunders Elsevier, 2009.

34. Veiga-Lopez A, Ye W, Padmanabhan V. Developmental programming: prenatal testosterone excess disrupts antimullerian hormone expression in preantral and antral follicles. Fertil Steril, 2012, 97: 748–756.

35. Jonard S, Robert Y, Cortet-Rudelli C, et al. Ultrasound examination of polycystic ovaries: is it worth counting the follicles? Hum Reprod, 2003, 18: 598–603.

36. Dumesic DA, Schramm RD, Bird IM, et al. Reduced intrafollicular androstenedione and estradiol levels in early-treated prenatally androgenized female rhesus monkeys receiving FSH therapy for in vitro fertilization. Biol Reprod, 2003, 69: 1213–1214.

37. Franks S, Mason H, Willis D. Follicular dynamics in the polycystic ovary syndrome. Mol Cell Endocrinol, 2000, 163: 49–52.

38. Dumesic DA, Schramm RD, Peterson E, et al. Impaired developmental competence of oocytes in adult prenatally androgenized female rhesus monkeys undergoing gonadotropin stimulation for in vitro fertilization. J Clin Endocrinol Metab, 2002, 87: 1111–1119.

39. Abbott DH, Foong SC, Barnett DK, et al. Nonhuman primates contribute unique understanding to anovulatory infertility in women. ILAR J, 2004, 45: 116–131

40. Zhou R, Bruns CM, Bird IM, et al. Pioglitazone improves insulin action and normalizes menstrual cycles in a nonhuman primate model of polycystic ovary syndrome. Reprod Toxicol, 2007, 23: 438–448.

41. Norman RJ, Kidson WJ, Cuneo RC, et al. Metformin and intervention in polycystic ovary syndrome. MJA, 2001, 174: 580–583.

42. Lord JM, Flight IHK, Norman RJ. Metformin in polycystic ovary syndrome: systematic review and meta-analysis. BMJ, 2003, 327: 1–6.

43. Knight PG, Glister C. Potential local regulatory functions of inhibins, activins and follistatin in the ovary. Reproduction, 2001, 121: 503–512.

44. Schneyer AL, Fujiwara T, Fox J, et al. Dynamic changes in the intrafollicular inhibin/activin/follistatin axis during human follicular development: relationship to circulating hormone levels. J Clin Endocrinol Metab, 2000, 85: 3319–3330.

45. Welt CK, Taylor AE, Fox J, et al. Follicular arrest in polycystic ovary syndrome is associated with deficient inhibin A and B biosynthesis. J Clin Endocrinol Metab, 2005, 90: 5582–5587.

46. Norman RJ, Milner CR, Groome NP, et al.

Circulating follistatin concentrations are higher and activin levels are lower in polycystic ovarian syndrome. Hum Reprod, 2001, 16: 668–672.

47. Eldar-Geva T, Spitz IM, Groome NP, et al. Follistatin and activin A serum concentrations in obese and non-obese patients with polycystic ovary syndrome. Hum Reprod, 2001, 16: 2552–2556.

48. West C, Foster DL, Evans NP, et al. Intra-follicular activin availability is altered in prenatally-androgenized lambs. Mol Cell Endocrinol, 2001, 185: 51–59.

49. Garg D, Tal R. The role of AMH in the pathophysiology of polycystic ovarian syndrome. Reprod Biomed Online, 2016, 33: 15–28.

50. Webber LJ, Stubbs S, Stark J, et al. Formation and early development of follicles in the polycystic ovary. Lancet, 2003, 362: 1017–1021.

51. Homburg R, Ray A, Bhide P, et al. The relationship of serum anti-Mullerian hormone with polycystic ovarian morphology and polycystic ovary syndrome: a prospective cohort study. Hum Reprod, 2013, 28: 1077–1083.

52. Pellatt L, Rice S, Mason HD. Anti-Mullerian hormone and polycystic ovary syndrome: a mountain too high? Reproduction, 2010, 139: 825–833.

53. Pigny P, Merlen E, Robert Y, et al. Elevated serum level of antimullerian hormone in patients with polycystic ovary syndrome: relationship to the ovarian follicle excess and to the follicular arrest. J Clin Endocrinol Metab, 2003, 88: 5957–5962.

54. Piouka A, Farmakiotis D, Katsikis I, et al. Anti-Mullerian hormone levels reflect severity of PCOS but are negatively influenced by obesity: relationship with increased luteinizing hormone levels. Am J Physiol Endocrinol Metab, 2009, 296: E238–E243.

55. Homburg R, Crawford G. The role of AMH in

anovulation associated with PCOS: a hypothesis. Hum Reprod, 2014, 29: 1117–1121.

56. Lin YH, Chiu WC, Wu CH, et al. Anti-mullerian hormone and polycystic ovary syndrome. Fertil Steril, 2011, 96: 230–235.

57. Tal R, Seifer DB, Khanimov M, et al. Characterization of women with elevated antimullerian hormone levels (AMH): correlation of AMH with polycystic ovarian syndrome phenotypes and assisted reproductive technology outcomes. Am J Obstet Gynecol, 2014, 211: 59. e51–e58.

58. Catteau-Jonard S, Jamin SP, Leclerc A, et al. Anti-Mullerian hormone, its receptor, FSH receptor, and androgen receptor genes are overexpressed by granulosa cells from stimulated follicles in women with polycystic ovary syndrome. J Clin Endocrinol Metab, 2008, 93: 4456–4461.

59. Bhide P, Dilgil M, Gudi A, et al. Each small antral follicle in ovaries of women with polycystic ovary syndrome produces more antimüllerian hormone than its counterpart in a normal ovary: an observational cross-sectional study. Fertil Steril, 2015, 103: 537–541.

60. Mulders AG, Laven JS, Eijkemans MJ, et al. Changes in anti-Mullerian hormone serum concentrations over time suggest delayed ovarian ageing in normogonadotrophic anovulatory infertility. Hum Reprod, 2004, 19: 2036–2042.

61. Pellatt L, Hanna L, Brincat M, et al. Granulosa cell production of anti-Mullerian hormone is increased in polycystic ovaries. J Clin Endocrinol Metab, 2007, 92: 240–245.

62. Hart R, Sloboda A, Doherty D, et al. Circulating maternal testosterone concentrations at 18 weeks of gestation predict circulating levels of antimullerian hormone in adolescence: a prospective cohort study. Fertil Steril, 2010, 94: 1544–1547.

63. Birch R, Robinson JE, Hardy K, et al. Morphological

differences in preantral follicle distribution between normal and androgenised ovine ovaries. Endocr Abstr, 2001, 2: 74.

64. Smith P, Steckler TL, Veiga-Lopez A, et al. Developmental programming: differential effects of prenatal testosterone and dihydrotestosterone on follicular recruitment, depletion of follicular reserve, and ovarian morphology in sheep. Biol Reprod, 2009, 80: 726-736.

65. Das M, Gillott DJ, Saridogan E, et al. Anti-Mullerian hormone is increased in follicular fluid from unstimulated ovaries in women with polycystic ovary syndrome. Hum Reprod, 2008, 23: 2122-2126.

66. Nardo LG, Yates AP, Roberts SA, et al. The relationships between AMH, androgens, insulin resistance and basal ovarian follicular status in non-obese subfertile women with and without polycystic ovary syndrome. Hum Reprod, 2009, 24: 2917-2923.

67. Carmina E, Lobo RA. Use of fasting blood to assess the prevalence of insulin resistance in women with polycystic ovary syndrome. Fertil Steril, 2004, 82: 661-665.

68. DeUgarte CM, Bartolucci AA, Azziz R. Prevalence of insulin resistance in the polycystic ovary syndrome using the homeostasis model assessment. Fertil Steril, 2005, 83: 1454-1460.

69. Diamanti-Kandarakis E. Insulin resistance in PCOS. Endocrine, 2006, 30: 13-17.

70. Sathishkumar K, Elkins R, Chinnathambi V, et al. Prenatal testosterone-induced fetal growth restriction is associated with down-regulation of rat placental amino acid transport. Reprod Biol Endocrinol, 2011, 9: 110.

71. Abbott DH, Cristin R, Bruns CR, et al. Experimentally induced gestational androgen excess disrupts glucoregulation in rhesus monkey dams and their female offspring. Am J Physiol Endocrinol Metab, 2010, 299: E741-E751.

72. Atamer Y, Erden AC, Demir B, et al. The relationship between plasma levels of leptin and androgen in healthy and preeclamptic pregnant women. Acta Obstet Gynecol Scand, 2004, 83: 425-430.

73. Baksu A, Gurarslan H, Goker N. Androgen levels in pre-eclamptic pregnant women. Int J Gynaecol Obstet, 2004, 84: 247-248.

74. Gerulewicz-Vannini D, Camero Y, Salas J, et al. High plasmatic androgen levels in women affected with pregnancy-induced hypertension. Rev Invest Clin, 2006, 58: 228-233.

75. Ghorashi V, Sheikhvatan M. The relationship between serum concentration of free testosterone and pre-eclampsia. Endokrynol Pol, 2008, 59: 390-392.

76. Azziz R, Marin C, Hoq L, et al. Health care-related economic burden of the polycystic ovary syndrome during the reproductive life span. J Clin Endocrinol Metab, 2005, 90: 4650-4658.

77. Abi-Salloum BA, Veiga-Lopez A, Abbott DH, et al. Developmental programming: gestational exposure to excess testosterone, by its androgenic action, disrupts maternal steroidal and metabolic environment in sheep. Endocrinology, 2015, 156: 2323-2337.

78. Wu XY, Li ZL, Wu CY, et al. Endocrine traits of polycystic ovary syndrome in prenatally androgenized female Sprague-Dawley rats. Endocr J, 2010, 57: 201-209.

79. Filippou P, Homburg R. Is foetal hyperexposure to androgens a cause of PCOS? Hum Reprod Update, 2017, 123: 421-432.

第十四章

多囊卵巢综合征肠道菌群研究

多囊卵巢综合征是一种复杂的内分泌代谢性疾病,其发病机制一直是生殖内分泌学的研究重点。肠道菌群与代谢、炎症、内分泌等关系密切,在多种内分泌、代谢性疾病的发生发展中均有着重要作用。肠道菌群与多囊卵巢综合征之间可能存在着重要的病理关系,值得深入研究。

第一节　肠道菌群概述

人体内存在着万亿数量级的微生物,分布于皮肤表面和肠道、泌尿道、生殖道等多个体腔内。其中肠道内的微生物数量最为庞大,绝大多数为细菌。在过去的很长一段时间内,受限于检测技术,许多肠道内共生菌群长期被忽视。直至 16S rRNA 测序技术的出现,使得人们对于大量难以培养的细菌有了进一步的认识。

人体肠道菌群主要由拟杆菌门(*Bacteroidetes*)、厚壁菌门(*Phylum Firmicutes*)、放线菌门(*Actinobacteria*)、梭杆菌门(*Fusobacteria*)、疣微菌门(*Verrucomicrobia*)、蓝菌门(*Cyanobacteria*)、变形菌门(*Proteobacteria*)、螺旋体门(*Spirochaeates*)、VadinBE97 菌门和一种古菌史氏甲烷短杆菌(*Methanobrevibacter smithii*)共 9 种菌门组成。其中,拟杆菌门、厚壁菌门、变形菌门和放线菌门在肠道菌群中占主要部分,且拟杆菌门和厚壁菌门占绝对优势。正常肠道菌群与宿主间维持着相对稳定的平衡状态,它们可以参与调节宿主免疫、抑制致病菌定植、帮助吸收食物营养成分,为机体提供保护作用。

在机体免疫方面,肠黏膜表面附着的肠道菌群构成一道屏障,占主导地位的共生菌可抑制致病菌生长。同时肠道菌群可刺激肠道内淋巴组织、增加机体免疫球蛋白水平,使得机体免疫足以抵抗致病菌侵袭。在物质代谢方面,肠道菌群可通过分泌胆固醇氧化酶维持机体胆固醇平衡,其代谢产物短链脂肪酸能够降低血糖及血清甘油三酯。多种微量元素、维生素 K 菌可通过肠道菌群被人体吸收。

而肠道菌群紊乱与代谢综合征、肥胖、2 型糖尿病、心血管疾病、系统性红斑狼疮、类风湿关节炎等多种代谢免疫疾病的发生都有着一定的相关性。研究发现肥胖小鼠肠道菌群组成与健康小鼠存在显著差别,肥胖小鼠肠道中厚壁菌门较健康小鼠增多,拟杆菌门显著减少。一项针对丹麦人群肠道菌群组成的大型研究显示,肠道菌群丰度较低人群中,出现胰岛素抵抗、脂代谢失常、高炎症反应的比例显著高于肠道菌群丰度高组;随着时间延长,肠道菌群丰度低组体重增加也高于丰度高组。在心血管疾病患者肠道菌群中乳酸杆菌显著增多,拟杆菌明显减少。Mucor racemosus、放线菌、双歧杆菌等菌种丰度改变与肥胖、糖尿病、高脂血症等多种代谢性疾病及心血管疾病相关。

这提示我们肠道菌群在多种疾病的发展过程中可能存在一定作用。关于病理状态下肠道菌群的具体作用机制仍不明确,菌群紊乱造成的肠道生态环境改变对机体产生何种影响,还需更多实验深入研究。

第二节　多囊卵巢综合征与肠道菌群存在相关性

一、肠道菌群可能通过代谢及免疫等多种途径影响 PCOS 的发生发展

多囊卵巢综合征作为一种内分泌代谢性疾病，是育龄期妇女中最常见的内分泌紊乱性疾病，也是导致女性不孕的重要病因之一。该病在 1935 年由 Stein 和 Leventhal 首先描述，育龄期女性的发病率为 6%~10%。其主要临床表现为月经稀发或闭经、临床或生化证实的雄激素增多、卵巢形态学改变（多囊卵巢或卵巢体积增大）、多毛、痤疮、肥胖、高胰岛素血症、高脂血症等。多年来，人们一直致力于阐明 PCOS 的发生发展机制，分析遗传因素、妊娠环境及生活方式的影响，但 PCOS 确切的病理生理学机制仍然未知。多项研究表明，肠道菌群可能通过代谢、免疫等多种途径影响 PCOS 的发生发展。

Tremellen 和 Pearce 在 2012 年提出了 DOGMA 假说，认为肠道菌群的紊乱，可能会导致 PCOS 的发展。高脂高糖低纤维素膳食会破坏肠腔内益生菌和有害细菌的平衡，益生菌数量的下降会导致结肠上皮细胞中黏蛋白分泌减少，增加肠黏膜通透性，革兰阴性菌细胞壁的主要组分脂多糖（lipopolysaccharides, LPS）得以穿过肠黏膜壁进入体循环。

这种全身性的"代谢性内毒素血症"状态可以激活脂肪、肝脏和肌肉中的巨噬细胞，导致 TNF-α 的高水平释放和胰岛素抵抗的发生，血清胰岛素水平升高。高胰岛素血症状态会干扰卵巢中的正常卵泡发育，导致卵泡发育停滞，产生多个小卵泡，并导致排卵障碍。高胰岛素血症也促使卵巢细胞产生过量的雄激素，同时抑制肝脏产生 SHBG，导致呈活性形式的游离雄激素水平升高，引起痤疮和多毛症。

PCOS 患者常伴发有胰岛素抵抗和肥胖。Basak 等提出，肠道菌群可以通过肠脑轴调节机体代谢，从而在 PCOS、肥胖和胰岛素抵抗的病理过程中发挥作用。不良饮食如高脂、高糖等，会诱导肠道菌群结构改变，尤其是肥胖相关细菌，如硬壁菌门和拟杆菌门的数量增加，继而影响肠道内分泌细胞对多种胃肠激素的分泌与释放，使抑制食欲的激素分泌减少、促进食欲的激素分泌增加。这些外周信号通过迷走神经传入下丘脑，使大脑发出继续摄食的指令，增加能量摄入，并在宿主的肠道中产生低度慢性炎症，进一步导致胰岛素抵抗等后续变化。高脂饮食可改变肠道微生物群结构，使肥胖相关微生物群增加；而这些微生物群可通过上述机制反馈促进肥胖，从而形成恶性循环。

在这些胃肠激素中，胃饥饿素（ghrelin）是外周循环中唯一可以增进食欲的激素，而抑制食欲的激素包括胰高血糖素样肽 -1（GLP-1）、胃抑制肽（GIP）、酪酪肽（PYY）和缩胆囊素（CCK）等。与健康女性相比，PCOS 患者的空腹胃饥饿素水平降低或不变，且空腹胃饥饿素水平的降低与胰岛素抵抗程度密切相关，而餐后该激素并未受到明显抑制。这种变化可能会导致 PCOS 患者进食结束后仍会食欲旺盛继续进食，使整体能量摄入增加。而且抑制食欲激素 GLP-1、PYY 和 CCK 在 PCOS 患者空腹和餐后状态下均呈现不变或降低的水平，可能会导致每餐食物摄入量增加。使整体能量摄入增加，患者肥胖。而 PCOS 患者通过减肥或短期口服避孕药等干预措施，并不会改变这些激素的空腹及餐后水平。二甲双胍的使用会引起 PCOS 患者的 PYY、GLP-1 和 GIP 的增加，也可使患者的胃饥饿素水平升高，这种变化可能与胰岛素抵抗状态改善有关。因此，针对 PCOS 患者的这些干预措施，也是通过调节肠脑轴来改善临床表现的。

目前关于胃肠激素与 PCOS 的相关性研究没有统一的定论，可能是 PCOS 疾病本身的异质性和纳入研究的病例数、地区及人种不同所致，同时也无明确证据阐明肠脑轴通过何种机制影响 PCOS 疾病进程，这有待于我们进一步的研究。

二、多囊卵巢综合征患者肠道菌群的研究现状

目前，已有研究分析了 PCOS 患者与健康对

照者的肠道菌群。2017年发表的一项试点研究中，使用16S rRNA基因扩增子测序检测了24位PCOS患者和19位健康对照者的肠道菌群。发现：与对照组相比，PCOS患者的肠道菌群谱多样性较低，系统发育成分也发生了变化。软壁菌门在PCOS患者中的相对丰度显著降低，其中的ML615J-28属，以及拟杆菌门下的一个未分类S24-7属在PCOS患者中的相对丰度也有显著下降。所有具有这些细菌的受试者也呈现出较低的血清雄激素水平和AMH水平。说明这两种细菌相对丰度的减少，可能与PCOS患者的雄激素水平、AMH水平相关。而既往研究中，与代谢异常个体相比，软壁菌门、ML615J-28、S24-7这些菌种均被认为是在健康个体肠道中富集的菌群。而该研究中的PCOS人群仅有轻度的胰岛素抵抗，并无明显的肥胖。提示肠道菌群在代谢异常的进程中可能比代谢指标更加灵敏。在该项研究中，研究者还发现，PCOS患者血清中的细胞紧密连接调节因子连蛋白Zonulin显著升高，肠上皮损伤标志物DAO也明显升高，内毒素结合蛋白LBP在PCOS血清中存在升高的趋势，血白细胞和淋巴细胞比对照组显著升高。这提示PCOS患者的肠道屏障功能可能受损，并存在低度炎症。

2017年发表的另一项研究则将目光聚焦在肠道菌群与肠脑轴相关调节激素，和PCOS临床指标的相关性上。通过对33例PCOS患者（非肥胖PCOS患者，$n=12$；肥胖PCOS患者，$n=21$）以及15个对照受试者（非肥胖对照个体，$n=9$；肥胖对照个体，$n=6$）的肠道菌群及血清的研究，发现与对照组相比，PCOS患者血清中血清素5-HT、胃饥饿素和酪酪肽（PYY）水平显著降低，这与多毛症评分、腰围和睾酮水平呈显著负相关。对肠道菌群样本16S rRNA的V3-V4区进行了基因测序后发现，非肥胖对照组具有最高的细菌丰度，其次是肥胖对照组和非肥胖PCOS组，肥胖PCOS组的肠道微生物群丰度最低。根据RDA鉴定出在四组间差异较显著的28个分类群，其中拟杆菌属在肥胖PCOS组中富集最多，而Akk菌属（Akkermansia）、乳酸菌属等21个分类群在非肥胖对照组中显著富集，其中包括已证实的与肥胖呈负相关的益生菌等。将这些分类群与临床参数相关联后发现，在PCOS组中显著增加的菌落，如拟杆菌属、大肠杆菌属、志贺菌属和链球菌属等，与睾酮和BMI水平呈正相关，与血清胃饥饿素则呈负相关。此外在PCOS组中减少的菌落，如Akk菌属和瘤胃菌科，与BMI、腹围、睾酮呈负相关，和胃饥饿素呈正相关。这说明PCOS女性肠道微生物紊乱与疾病表型相关。

综合近期的这两篇研究，发现PCOS患者的肠道菌群中，与维持宿主正常代谢相关的菌群丰度减少，如软壁菌门ML615J-28属、拟杆菌门未分类S24-7属、Akk菌属以及乳酸菌属等，且菌群含量与睾酮水平呈负相关；而与诱导低度慢性炎症相关的菌群丰度增加，如拟杆菌属、大肠杆菌属、志贺菌属和链球菌属等，且与睾酮等临床指标呈正相关。这说明PCOS患者的肠道菌群较健康人存在一定程度的特异性，体现在菌群多样性的减少、菌群比例失衡以及某些特定菌的增加或减少。但当我们试图聚焦在具体菌群时，发现两篇文章PCOS患者中呈现显著差异的菌群基本无重合，这种差异可能与入组标准的差异，如人种、BMI、年龄、激素状况和疾病的严重程度等有关。在这两项研究中，对照组女性的人数相对较少，且均未对这些差异菌群的功能做进一步的研究。还需更大规模、更系统的研究来进一步深入阐明肠道菌群在PCOS中的作用机制。上海交通大学医学院附属仁济医院生殖医学中心/上海市辅助生殖与优生重点实验室正在做相关课题的深入研究。

三、多囊卵巢综合征动物模型的肠道菌群改变

PCOS是一种表现为胰岛素抵抗、高雄激素血症、排卵障碍的，较为复杂的全身性代谢综合征。由于其病理生理改变涉及卵巢、肝脏、脂肪等多个器官，许多研究者试图建立类似PCOS表现的动物模型，来探究其致病因素和发病机制。

Kelley等用来曲唑建立小鼠PCOS模型。他们将来曲唑片剂埋置在4周龄的C57BL/6N的雌性小鼠皮下，使其浓度维持在$50\mu g/d$，对照组则在小鼠皮下埋置安慰剂。在来曲唑持续作用5周

后，处理组小鼠出现了睾酮升高、动情周期紊乱、卵巢多囊样改变等表现，同时伴发多种 PCOS 相关的代谢紊乱，如肥胖、腹部脂肪囤积及糖耐量受损，说明来曲唑诱导小鼠出现了类似 PCOS 的病理生理改变。

同时，研究者们收集了用药前后两组小鼠的粪便样本，利用 16S-rRNA 技术对肠道菌群的 V4 可变区进行检测分析。研究发现，随着药物处理时间延长，对照组小鼠肠道菌群多样性存在明显上升，但在来曲唑诱导的 PCOS 小鼠模型中，肠道菌群丰度随着时间的改变无显著变化。对比 PCOS 模型鼠与对照组之间的肠道菌群构成，两者之间存在显著差异。

在 PCOS 模型鼠中，多形拟杆菌（Bacteroidetes）含量较少、梭菌（Clostridials）含量较多。多个菌种在两组内的变化趋势也有所不同。多形拟杆菌门中的未知菌种 S24-7 及 Alistipes 菌在对照组中含量均保持相对稳定，而在 PCOS 模型鼠中，其含量则持续降低。厚壁菌（Firmicutes）门中的 Aculum、Blautia 和 Ruminococcus 菌在 PCOS 模型鼠中有显著上升，但在对照组中含量则基本不变。将肠道菌群变化与小鼠体内激素水平进行关联分析，发现在 PCOS 模型鼠中，睾酮水平与肠道菌群丰度呈负相关。既往研究可知，多形拟杆菌、厚壁菌的丰度变化常出现于肥胖、糖尿病、肝病等代谢相关疾病中，提示这些菌群在代谢改变中发挥一定的作用。由此研究者们认为，来曲唑引起的雄激素水平升高改变了小鼠的肠道菌群构成，引起肥胖、糖耐量受损等多种代谢改变。肠道菌群变化是 PCOS 的表型之一，还是 PCOS 的发病因素，将需要更多深入研究。

Guo 等同样使用来曲唑构建 PCOS 大鼠模型，研究者使用 6 周龄的 SD 大鼠，每日用 1mg/kg 来曲唑或生理盐水以灌胃法饲喂，持续 21 天。之后，研究者们分别将健康大鼠的肠道菌悬液和乳酸菌悬液通过灌胃法转移到 PCOS 模型鼠体内，持续 14 天后检测表型及肠道菌群改变。可以诱导 SD 大鼠出现动情周期紊乱、雄激素升高以及卵巢多囊等 PCOS 相关表型；DGGE 分析法、Real-time PCR 检测特定菌种含量后发现，PCOS

模型鼠的肠道菌群组成相比对照组出现了明显改变，乳酸杆菌、瘤胃球菌及梭状芽胞杆菌减少，普氏菌含量增多；移植了正常大鼠肠道菌群的 PCOS 模型组中，所有大鼠动情周期均接近正常（n=8），移植了乳酸杆菌组中有 6 只在移植后第 14 天出现了角化上皮细胞。两组移植后大鼠的卵巢形态情况均有好转，卵泡周围颗粒细胞增多、黄体生成增加。在激素合成方面，健康菌悬液移植组和乳酸杆菌移植组大鼠的雄激素水平相较 PCOS 模型鼠均显著减低。两组移植后大鼠的肠道菌群中，乳酸杆菌、梭菌含量均有所增加，普氏菌含量降低。因此，可以认为，肠道菌群失衡在 PCOS 发病过程中发挥了一定的作用，移植健康组肠道菌群或乳酸杆菌可部分逆转 PCOS 大鼠高雄激素血症、多囊样卵巢等症状。高雄激素血症、卵巢多囊表现、慢性炎症状态等均为 PCOS 患者典型的病理生理表现，上述研究中研究者利用来曲唑可抑制雄激素转化为雌激素的作用，模拟 PCOS 人群发病机制中芳香化酶活性功能减弱，动物模型中复制出与 PCOS 患者类似的卵巢形态、激素水平改变。

用 DHEA 处理大鼠模拟高雄激素血症，使用 16S-rRNA 测序技术检测大鼠肠道菌群变化，初步结果显示，DHEA 处理组与对照组相比，前者大鼠的卵巢组织出现较多早期小卵泡，呈囊状扩张，黄体数量减少。对照组与 DHEA 处理组大鼠的肠道菌群丰度随着时间的推移均逐渐增加，其中普氏菌所占比例逐渐增加，拟杆菌所占比例逐渐减少。功能分析显示，DHEA 处理组大鼠的肠道菌群更多地与氨基糖及核苷酸糖代谢、果糖及甘露糖代谢有关。

以上研究均发现 PCOS 模型鼠的肠道菌群与对照组存在显著差异，在移植"有益"菌群后，大鼠的动情周期、激素水平、卵巢多囊形态均得到了显著改善。这提示我们，肠道菌群紊乱不仅是 PCOS 患者的临床表现之一，而且确实在 PCOS 的发生发展中起到了重要的作用。同时，乳酸杆菌、双歧菌等"有益菌"的移植可能会逆转 PCOS 相关病理生理改变，这为 PCOS 患者的临床诊治提供了新的思路。

第三节 多囊卵巢综合征相关临床表现与肠道菌群

一、高雄激素血症与肠道菌群的相关性

高雄激素血症是 PCOS 的重要临床表现之一。过高的雄激素会促使睾酮和雄烯二酮在外周组织中转化为双氢睾酮和雌酮，引发痤疮和多毛，并加剧性腺轴激素分泌紊乱，导致卵泡生长发育异常，诱发卵泡闭锁和排卵障碍。

动物实验发现，肠道菌群可以影响血液中的睾酮含量。给小鼠喂食罗伊氏乳杆菌可使其血液中的睾酮水平升高。另有研究发现，在无菌环境中的非肥胖型糖尿病小鼠的睾酮水平低于有菌环境中的小鼠。而将成年雄性小鼠的肠道菌群移植到幼年雌性小鼠后，可使后者的睾酮水平增加，这表明肠道菌群可以改变睾酮水平。还有研究对幼年雌性大鼠进行高雄激素处理，发现其肠道菌群谱发生了显著改变。这进一步提示了雄激素与肠道菌群的重要相关性。

二、高胰岛素血症、胰岛素抵抗、肥胖患者的肠道菌群改变

胰岛素抵抗也是 PCOS 的重要临床特性之一。许多研究表明，胰岛素抵抗的发生发展与肠道菌群的改变有相当重要的关联。Karlsson 等人通过宏基因组测序，鉴定发现糖耐量异常、2 型糖尿病患者与对照组间存在着显著的肠道菌群谱差异。Brahe 等人也找到了与 BMI、体脂比、血糖、胰岛素水平，各种血脂因子、炎症因子等多个代谢指标呈显著相关性的一系列肠道菌群。

此外，Vrieze 等人通过肠道菌群移植试验发现，正常健康人群的肠道菌群可改善代谢综合征患者的胰岛素敏感性，这进一步证明了肠道菌群的构成差异与胰岛素抵抗的发生有着密切的关系。血清中增多的胰岛素，亦可与胰岛素样生长因子共同作用于卵巢中的卵泡膜细胞，增加游离睾酮的产生，进一步加重高雄激素血症。

PCOS 长期病程的患者中胰岛素抵抗和慢性炎症可能是引发糖尿病、代谢综合征和心血管疾病的病因之一。已有多项研究表明，肠道菌群可以影响肥胖、糖尿病的发生发展。Cani 等人发现，肠道菌群产生的脂多糖（LPS）会改变肠道渗透性，进而引起慢性系统性炎症，并最终导致肥胖的发生。在给予无菌小鼠高脂饮食后，并不会发生肥胖、代谢功能障碍和葡萄糖耐受。而从肥胖小鼠中采集肠道菌群移植到无菌健康小鼠后，小鼠的身体脂肪含量则会明显增加，出现胰岛素抵抗。这些研究表明，肠道菌群的改变，可以增强代谢吸收率，引发肥胖和糖尿病的发生。

二甲双胍是广泛用于治疗 2 型糖尿病的药物，动物实验表明，二甲双胍可显著改变糖尿病小鼠的肠道菌群。而将二甲双胍治疗组的肠道菌群，移植到无菌糖尿病小鼠体内，可明显改善其糖耐量水平。这进一步显示了糖尿病及其药物干预与肠道菌群的相关性。

三、代谢综合征与肠道菌群的相关性

代谢综合征是指人体的蛋白质、脂肪、碳水化合物等物质发生代谢紊乱的病理状态，是一组复杂的代谢紊乱症候群。其临床表现包括肥胖、高血糖、高血压和血脂紊乱等。

PCOS 患者较易发生代谢综合征。有研究对 PCOS 的遗传背景进行了大规模分析，找到了一系列候选基因，主要与碳水化合物的代谢和类固醇合成途径有关。有研究发现中国香港地区的 PCOS 患者中有 24.9% 患有代谢综合征（metabolic syndrome，MetS），而对照组中仅有 3.1% 患有代谢综合征。这提示我们，代谢性因素在 PCOS 的发病机制中较为重要。

微生物种群类别的改变，会引起内环境生态失调，进而引发代谢综合征等多种疾病。近年来，肠道菌群被认为是诱发代谢性疾病的重要环境因素。它甚至被看做是一种独立的内分泌器官，通过分子相互作用维持宿主的能量稳态，激发宿主免疫。无菌小鼠与普通饲养条件小鼠相比，其肠道、肝脏及脂肪组织中的能量平衡、脂质代谢、线

粒体代谢等相关基因的表达量均有显著差异。有研究通过微生物移植实验证明了肠道菌群失调对代谢综合征的影响，且代谢综合征可以通过微生物群进行传播，发现在 TLR-5 缺陷型小鼠中，代谢状态的变化与肠道菌群组分的改变直接相关。将 TLR-5 缺陷型小鼠的肠道菌群移植到野生型无菌小鼠后，后者也会出现代谢综合征的相关临床表现。

代谢综合征与胰岛素抵抗、肥胖、血脂紊乱有着密切的关系，肠道菌群可能通过影响代谢综合征的发生，在多个生理病理过程中间接影响 PCOS 的发生发展。

四、肠道通透性改变与肠道菌群的相关性

肠道屏障可以保护肠道免受肠内细菌和毒素的损伤。然而，长期摄入高糖高脂饮食会引起肠道菌群组成结构紊乱，损伤肠壁黏膜，增加肠道通透性，导致病原菌及其内毒素向肠腔外组织扩散感染。

Cani 等人发现，念珠菌、链球菌、葡萄球菌等致病性肠道菌群可产生脂多糖（LPS），使肠道通透性增加，进而通过血液循环激活免疫系统，引起慢性系统性炎症，最终导致肥胖的发生。有研究发现不孕症妇女的血清脂多糖结合蛋白（LBP）水平与 C- 反应蛋白（CRP）水平、卵泡液中 IL-6 水平呈正相关，与孕酮生成量则呈负相关。提示在高肠道通透性状态下，脂多糖会引起卵巢炎症，进而抑制孕激素的生成。LPS 亦会引发胰岛素抵抗。有研究发现，PCOS 患者存在肠道通透性的改变，其血清连蛋白含量显著高于对照组，且该含量的改变与胰岛素抵抗、月经周期失调存在相关性。因此，通过损伤肠道黏膜，致病性肠道菌群及其内毒素可损伤胰岛素受体，引起卵巢炎症，降低性激素合成，从多个方面影响 PCOS 的发生发展。

有研究对小鼠喂食高脂、高糖饮食，发现其肠道菌群结构及肠道屏障功能均发生了改变。另有研究发现，在高强度应激环境下，个体的多种炎症因子水平发生变化，肠道菌群的多样性和相对丰度均增加，肠道通透性也增加。肠道通透性、肠道微生物和微生物群代谢物之间存在的关联性，提示可以在生理应激状态下，通过调节肠道菌群来保护肠道通透性，进而减少内毒素水平及炎症反应。

五、慢性炎症与肠道菌群的相关性

慢性炎症反应是 PCOS 的重要临床特性之一，也是代谢综合征的主要临床特征。其发生与肠道菌群的改变亦有一定的关联。有研究发现，PCOS 患者中，可见多个氧化应激、炎症相关标志物水平增加，且这一改变与患者血清雄激素水平的升高相关。

慢性炎症将肠道菌群与肥胖、胰岛素抵抗联系在了一起。来自革兰阴性细菌的脂多糖可渗透肝脏及脂肪组织，引发先天免疫反应。脂多糖结合蛋白 LBP 还能激活位于巨噬细胞表面的受体蛋白 CD14，从而产生 Toll 样受体 4（toll-like receptor 4，TLR4），激活转导信号，诱发 NF-κB、AP-1 等炎症效应物的基因表达。

脂多糖在健康人群体内浓度较低，而在肥胖人群中浓度较高，其机制可能是，在分解高脂肪饮食时，肠道微生物的组成发生变化，使得肠道通透性增加，脂多糖进入血液循环，从而引发代谢性内毒素血症。血液循环中的内毒素水平也与脂肪细胞中的 TNF-α、IL-6 水平有关。另外，与富含纤维、水果的饮食相比，高脂肪或高碳水化合物饮食会更多地激活全身性脂多糖分泌，以及 TLR4、NF-κB 和细胞因子信号转导抑制因子（suppressor of cytokine signaling，SOCS）的表达，这些炎症因子也同样参与了胰岛素分泌相关调节通路。

现有的研究已表明，多囊卵巢综合征与肠道菌群关系密切，肠道菌群可能通过以上多种途径、多种因素影响 PCOS 的发生发展。通过解析 PCOS 患者的肠道菌谱结构和特点，从代谢、炎症等角度继续深入阐明 PCOS 的发病机制，可为临床诊治提供新的思路，有助于临床指导用药及生活干预，更好地改善 PCOS 临床症状，提高女性生殖健康。

（赵君利　杜艳芝）

参 考 文 献

1. Bäckhed F. Host-bacterial mutualism in the human intestine. Science, 2005, 5717 (307): 1915-1920.

2. Maloy K. Intestinal homeostasis and its breakdown in inflammatory bowel disease. Nature, 2011, 7351 (474): 298-306.

3. Markle J. Sex differences in the gut microbiome drive hormone-dependent regulation of autoimmunity. Science, 2013, 6123 (339): 1084-1088.

4. Leonid Yurkovetskiy M. Gender bias in autoimmunity is influenced by microbiota. Immunity, 2013, 2 (39): 400-412.

5. Wang Z. Gut flora metabolism of phosphatidylcholine promotes cardiovascular disease. Nature, 2011, 7341 (472): 57-63.

6. Ley R. Obesity alters gut microbial ecology. Proc Natl Acad Sci U S A, 2005, 31 (2): 11070-11075.

7. Le Chatelier E, MetaHIT Consortium B. Richness of human gut microbiome correlates with metabolic markers. Nature, 2013, 7464 (500): 541-546.

8. Emoto T. Analysis of gut microbiota in coronary artery disease patients: a possible link between gut microbiota and coronary artery disease. J Atheroscler Thromb, 2016, 8 (23): 908-921.

9. Chacón MR. The gut mycobiome composition is linked to carotid atherosclerosis. Benef Microbes, 2017, 10 (Nov): 1-14.

10. Fu J. The Gut Microbiome Contributes to a Substantial Proportion of the Variation in Blood Lipids. Circ Res, 2015, 9 (117): 817-824.

11. Nakaya K. Microbiota and HDL metabolism. Curr Opin Lipidol, 2017, 11 (Nov).

12. Bozdag G, Mumusoglu S, Zengin D, et al. The prevalence and phenotypic features of polycystic ovary syndrome: a systematic review and meta-analysis. Hum Reprod, 2016, 31 (12): 2841-2855.

13. Azziz R, Carmina E, Dewailly D, et al. Positions statement: criteria for defining polycystic ovary syndrome as a predominantly hyperandrogenic syndrome: an Androgen Excess Society guideline. J Clin Endocrinol Metab, 2006, 91 (11): 4237-4245.

14. Revised 2003 consensus on diagnostic criteria and long-term health risks related to polycystic ovary syndrome. Fertility and Sterility, 2004, 81 (1): 19-25.

15. Norman RJ, Dewailly D, Legro RS, et al. Polycystic ovary syndrome. Lancet, 2007, 370 (9588): 685-697.

16. Ehrmann DA, Liljenquist DR, Kasza K, et al. Prevalence and predictors of the metabolic syndrome in women with polycystic ovary syndrome. J Clin Endocrinol Metab, 2006, 91 (1): 48-53.

17. Vink JM, Sadrzadeh S, Lambalk CB, et al. Heritability of polycystic ovary syndrome in a Dutch twin-family study. J Clin Endocrinol Metab, 2006, 91 (6): 2100-2104.

18. Naderpoor N, Shorakae S, de Courten B, et al. Metformin and lifestyle modification in polycystic ovary syndrome: systematic review and meta-analysis. Hum Reprod Update, 2015, 21 (5): 560-574.

19. 徐洁颖, 陈子江, 杜艳芝. 肠道菌群与多囊卵巢综合征发病关系的研究进展. 上海交通大学学报 (医学版), 2016, 36 (08): 1250.

20. Tremellen K, Pearce K. Dysbiosis of Gut Microbiota (DOGMA)—a novel theory for the development of Polycystic Ovarian Syndrome. Med Hypotheses, 2012, 79 (1): 104-112.

21. Gambineri A, Pelusi C, Vicennati V, et al. Obesity and the polycystic ovary syndrome. Int J Obes Relat Metab Disord, 2002, 26 (7): 883-896.

22. Gonzalez F. Inflammation in Polycystic Ovary Syndrome: underpinning of insulin resistance and ovarian dysfunction. Steroids, 2012, 77 (4):

300–305.

23. Park JS, Seo JH, Youn HS. Gut microbiota and clinical disease: obesity and nonalcoholic Fatty liver disease. Pediatr Gastroenterol Hepatol Nutr, 2013, 16 (1): 22–27.

24. Saydam BO, Yildiz BO. Gut–Brain Axis and Metabolism in Polycystic Ovary Syndrome. Curr Pharm Des, 2016, 22 (36): 5572–5587.

25. Wu W, Fan X, Yu Y, et al. Alteration of ghrelin/obestatin ratio in adolescence with polycystic ovarian syndrome. Gynecol Endocrinol, 2017.

26. Schofl C, Horn R, Schill T, et al. Circulating ghrelin levels in patients with polycystic ovary syndrome. J Clin Endocrinol Metab, 2002, 87 (10): 4607–4610.

27. Mitkov M, Pehlivanov B, Orbetzova M. Serum ghrelin level in women with polycystic ovary syndrome and its relationship with endocrine and metabolic parameters. Gynecol Endocrinol, 2008, 24 (11): 625–630.

28. Houjeghani S, Pourghassem GB, Farzadi L. Serum leptin and ghrelin levels in women with polycystic ovary syndrome: correlation with anthropometric, metabolic, and endocrine parameters. Int J Fertil Steril, 2012, 6 (2): 117–126.

29. Arusoglu G, Koksal G, Cinar N, et al. Basal and meal–stimulated ghrelin, PYY, CCK levels and satiety in lean women with polycystic ovary syndrome: effect of low–dose oral contraceptive. J Clin Endocrinol Metab, 2013, 98 (11): 4475–4482.

30. Gao T, Wu L, Chang F, et al. Low circulating ghrelin levels in women with polycystic ovary syndrome: a systematic review and meta-analysis. Endocr J, 2016, 63 (1): 93–100.

31. Barber TM, Casanueva FF, Karpe F, et al. Ghrelin levels are suppressed and show a blunted response to oral glucose in women with polycystic ovary syndrome. Eur J Endocrinol, 2008, 158 (4): 511–516.

32. Lin T, Li S, Xu H, et al. Gastrointestinal hormone secretion in women with polycystic ovary syndrome: an observational study. Hum Reprod, 2015, 30 (11): 2639–2644.

33. Aydin K, Arusoglu G, Koksal G, et al. Fasting and post–prandial glucagon like peptide 1 and oral contraception in polycystic ovary syndrome. Clin Endocrinol (Oxf), 2014, 81 (4): 588–592.

34. Zwirska–Korczala K, Sodowski K, Konturek SJ, et al. Postprandial response of ghrelin and PYY and indices of low–grade chronic inflammation in lean young women with polycystic ovary syndrome. J Physiol Pharmacol, 2008, 59 (2) 161–178.

35. Svendsen PF, Nilas L, Madsbad S, et al. Incretin hormone secretion in women with polycystic ovary syndrome: roles of obesity, insulin sensitivity, and treatment with metformin. Metabolism, 2009, 58 (5): 586–593.

36. Tsilchorozidou T, Batterham RL, Conway GS. Metformin increases fasting plasma peptide tyrosine tyrosine (PYY) in women with polycystic ovarian syndrome (PCOS). Clin Endocrinol (Oxf), 2008, 69 (6): 936–942.

37. Lindheim L, Bashir M, Munzker J, et al. Alterations in Gut Microbiome Composition and Barrier Function Are Associated with Reproductive and Metabolic Defects in Women with Polycystic Ovary Syndrome (PCOS): A Pilot Study. PLoS One, 2017, 12 (1): e168390.

38. Lim MY, You HJ, Yoon HS, et al. The effect of heritability and host genetics on the gut microbiota and metabolic syndrome. Gut, 2017, 66 (6): 1031–1038.

39. Goodrich JK, Waters JL, Poole AC, et al. Human genetics shape the gut microbiome. Cell, 2014, 159 (4): 789–799.

40. Evans CC, LePard KJ, Kwak JW, et al. Exercise prevents weight gain and alters the gut microbiota in a mouse model of high fat diet-induced

obesity. PLoS One, 2014, 9 (3): e92193.

41. Liu R, Zhang C, Shi Y, et al. Dysbiosis of Gut Microbiota Associated with Clinical Parameters in Polycystic Ovary Syndrome, 2017.

42. Scott T. Kelley D. The Gut Microbiome Is Altered in a Letrozole-Induced Mouse Model of Polycystic Ovary Syndrome. PLoS ONE, 2016, 1 (11): e146509.

43. Hakkak R. Assessment of gut microbiota populations in lean and obese Zucker rats. PLoS One, 2017, 7 (12): e181451.

44. Yanjie Guo Y. Association between Polycystic Ovary Syndrome and Gut Microbiota. PLoS ONE, 2016, 4 (11): e153196.

45. Chen J. The correlation of aromatase activity and obesity in women with or without polycystic ovary syndrome. J Ovarian Res, 2015, 8 (22): 11.

46. Huang R, Zheng J, Li S, et al. Characteristics and contributions of hyperandrogenism to insulin resistance and other metabolic profiles in polycystic ovary syndrome. Acta Obstet Gynecol Scand, 2015, 94 (5): 494-500.

47. Poutahidis T, Springer A, Levkovich T, et al. Probiotic microbes sustain youthful serum testosterone levels and testicular size in aging mice. PLoS One, 2014, 9 (1): e84877.

48. Markle JG, Frank DN, Mortin-Toth S, et al. Sex differences in the gut microbiome drive hormone-dependent regulation of autoimmunity. Science, 2013, 339 (6123): 1084-1088.

49. Moreno-Indias I, Sanchez-Alcoholado L, Sanchez-Garrido MA, et al. Neonatal Androgen Exposure Causes Persistent Gut Microbiota Dysbiosis Related to Metabolic Disease in Adult Female Rats. Endocrinology, 2016, 157 (12): 4888-4898.

50. Ben-Shlomo I. The polycystic ovary syndrome: what does insulin resistance have to do with it? Reprod Biomed Online, 2003, 6 (1): 36-42.

51. Fernandez-Real JM, Pickup JC. Innate immunity, insulin resistance and type 2 diabetes. Diabetologia, 2012, 55 (2): 273-278.

52. Shen J, Obin MS, Zhao L. The gut microbiota, obesity and insulin resistance. Mol Aspects Med, 2013, 34 (1): 39-58.

53. Karlsson FH, Tremaroli V, Nookaew I, et al. Gut metagenome in European women with normal, impaired and diabetic glucose control. Nature, 2013, 498 (7452): 99-103.

54. Brahe LK, Le Chatelier E, Prifti E, et al. Specific gut microbiota features and metabolic markers in postmenopausal women with obesity. Nutrition & Diabetes, 2015, 5 (6): e159.

55. Vrieze A, Van Nood E, Holleman F, et al. Transfer of intestinal microbiota from lean donors increases insulin sensitivity in individuals with metabolic syndrome. Gastroenterology, 2012, 143 (4): 913-916.

56. Cani PD, Possemiers S, Van de Wiele T, et al. Changes in gut microbiota control inflammation in obese mice through a mechanism involving GLP-2-driven improvement of gut permeability. Gut, 2009, 58 (8): 1091-1103.

57. Backhed F, Ding H, Wang T, et al. The gut microbiota as an environmental factor that regulates fat storage. Proc Natl Acad Sci U S A, 2004, 101 (44): 15718-15723.

58. Backhed F, Manchester JK, Semenkovich CF, et al. Mechanisms underlying the resistance to diet-induced obesity in germ-free mice. Proc Natl Acad Sci U S A, 2007, 104 (3): 979-984.

59. Turnbaugh PJ, Ley RE, Mahowald MA, et al. An obesity-associated gut microbiome with increased capacity for energy harvest. Nature, 2006, 444 (7122): 1027-1131.

60. Turnbaugh PJ, Backhed F, Fulton L, et al. Diet-induced obesity is linked to marked but reversible alterations in the mouse distal gut microbiome. Cell Host Microbe, 2008, 3 (4): 213-223.

61. Wu H, Esteve E, Tremaroli V, et al. Metformin alters the gut microbiome of individuals with treatment-naive type 2 diabetes, contributing to the therapeutic effects of the drug. Nature Medicine, 2017, 23(7): 850-858.

62. Li T, Wu K, You L, et al. Common variant rs9939609 in gene FTO confers risk to polycystic ovary syndrome. PLoS One, 2013, 8(7): e66250.

63. Cui L, Zhao H, Zhang B, et al. Genotype-phenotype correlations of PCOS susceptibility SNPs identified by GWAS in a large cohort of Han Chinese women. Hum Reprod, 2013, 28(2): 538-544.

64. Shi Y, Zhao H, Shi Y, et al. Genome-wide association study identifies eight new risk loci for polycystic ovary syndrome. Nat Genet, 2012, 44(9): 1020-1025.

65. Cheung LP, Ma RC, Lam PM, et al. Cardiovascular risks and metabolic syndrome in Hong Kong Chinese women with polycystic ovary syndrome. Hum Reprod, 2008, 23(6): 1431-1438.

66. Boulange CL, Neves AL, Chilloux J, et al. Impact of the gut microbiota on inflammation, obesity, and metabolic disease. Genome Med, 2016, 8(1): 42.

67. Clarke G, Stilling RM, Kennedy PJ, et al. Minireview: Gut microbiota: the neglected endocrine organ. Mol Endocrinol, 2014, 28(8): 1221-1238.

68. Larsson E, Tremaroli V, Lee YS, et al. Analysis of gut microbial regulation of host gene expression along the length of the gut and regulation of gut microbial ecology through MyD88. Gut, 2012, 61(8): 1124-1131.

69. Vijay-Kumar M, Aitken JD, Carvalho FA, et al. Metabolic Syndrome and Altered Gut Microbiota in Mice Lacking Toll-Like Receptor 5. Science, 2010, 328(5975): 228-231.

70. Cani PD, Neyrinck AM, Fava F, et al. Selective increases of bifidobacteria in gut microflora improve high-fat-diet-induced diabetes in mice through a mechanism associated with endotoxaemia. Diabetologia, 2007, 50(11): 2374-2383.

71. Bischoff S C, Barbara G, Buurman W, et al. Intestinal permeability——a new target for disease prevention and therapy. BMC Gastroenterol, 2014, 14: 189.

72. Tremellen K, Syedi N, Tan S, et al. Metabolic endotoxaemia——a potential novel link between ovarian inflammation and impaired progesterone production. Gynecol Endocrinol, 2015, 31(4): 309-312.

73. Cani PD, Amar J, Iglesias MA, et al. Metabolic endotoxemia initiates obesity and insulin resistance. Diabetes, 2007, 56(7): 1761-1772.

74. Zhang D, Zhang L, Yue F, et al. Serum zonulin is elevated in women with polycystic ovary syndrome and correlates with insulin resistance and severity of anovulation. European Journal of Endocrinology, 2014, 172(1): 29-36.

75. Volynets V, Louis S, Pretz D, et al. Intestinal Barrier Function and the Gut Microbiome Are Differentially Affected in Mice Fed a Western-Style Diet or Drinking Water Supplemented with Fructose. J Nutr, 2017, 147(5): 770-780.

76. Karl JP, Margolis LM, Madslien EH, et al. Changes in intestinal microbiota composition and metabolism coincide with increased intestinal permeability in young adults under prolonged physiological stress. Am J Physiol Gastrointest Liver Physiol, 2017, 312(6): G559-G571.

77. Baranova A, Tran TP, Birerdinc A, et al. Systematic review: association of polycystic ovary syndrome with metabolic syndrome and non-alcoholic fatty liver disease. Aliment Pharmacol Ther, 2011, 33(7): 801-814.

78. Gonz á lez F, Rote NS, Minium J, et al. Reactive oxygen species-induced oxidative stress in

the development of insulin resistance and hyperandrogenism in polycystic ovary syndrome. J Clin Endocrinol Metab, 2006, 91 (1): 336-340.

79. Neal MD, Leaphart C, Levy R, et al. Enterocyte TLR4 mediates phagocytosis and translocation of bacteria across the intestinal barrier. J Immunol, 2006, 176 (5): 3070-3079.

80. Ghanim H, Abuaysheh S, Sia CL, et al. Increase in plasma endotoxin concentrations and the expression of Toll-like receptors and suppressor of cytokine signaling-3 in mononuclear cells after a high-fat, high-carbohydrate meal: implications for insulin resistance. Diabetes Care, 2009, 32 (12): 2281-2287.

第三篇　多囊卵巢综合征临床特征

第十五章

多囊卵巢综合征月经异常

第一节　正常月经的几个概念

1. 月经的定义　月经（menstruation）是指有规律、周期性的子宫出血。这种出血是卵巢内卵泡成熟、排卵和黄体形成，卵巢分泌雌、孕激素的周期性变化，子宫内膜从增生到分泌期变化，所引起的周期性子宫出血。规律月经的建立是生殖功能成熟的主要标志。

2. 月经初潮　月经第一次来潮称为月经初潮。根据1978~1980年我国13万余人群调查（其中包括9千余少数民族），我国城市妇女中月经初潮的年龄77%在13~17岁，农村妇女则80%在14~18岁。体质强壮及营养好者，月经初潮可提早。

3. 月经周期　正常月经具有周期性，出血的第1天为月经周期的开始，相邻两次月经第1天的间隔时间称为一个月经周期（menstrual cycle），一般间隔为21~35天。周期长短因人而异，每个妇女的月经周期有自己的规律性。

4. 月经持续时间及出血量　正常月经持续时间为2~7天，少数为3~5天。经量为一次月经的总失血量，月经开始的最初12个小时月经量一般较少，第2~3天出血量最多，第3天后经量迅速减少。正常月经量为5~80ml，通常为20~60ml。

月经量多于80ml为月经过多，月经量少于5ml为月经过少，月经量的多少很难统计，临床上常通过每天换多少次月经垫粗略估计量的多少，月经过多、月经过少的诊断很大程度上依赖患者自己的主观评价。

第二节　正常月经周期的发生机制

正常的排卵性月经是在下丘脑—垂体—卵巢内分泌系统促进优势卵泡发育，序贯性雌、孕激素刺激和撤退，并引起生殖道的靶组织周期改变最终出现子宫出血。正常的排卵性月经周期是规律的、稳定的和可预见的。

月经是一个十分复杂与精密调节的周期过程，人类女性生殖期典型的月经周期特征为规律的28天，28天的周期中每天都在变化与复杂的调节过程中。

初潮是女性成熟的开始，但这并不意味着已建立稳定的下丘脑—垂体—卵巢轴的功能。青春期内分泌成熟的最终标志是雌激素对垂体和下丘脑形成正反馈，促进月经中期LH高峰形成，从而引起排卵。因此，初潮后多为无排卵月经，月经不规律，有时月经量较多，很容易出现无排卵的功能性子宫出血。随着青春期进展，排卵性月经频率增加，月经初潮后无排卵月经持续时间各家报道不一，有报道为 12~18 个月；Taylor 等报道大部分女孩约需 5 年时间建立成熟的排卵月经，初潮后 5 年时间是女性生殖功能逐渐成熟的过渡期，需要注意保护；也有报道说初潮后月经稀发的女孩 60% 需要 8 年恢复正常月经，只有 35% 女孩在 2 年后恢复正常月经。下丘脑 - 垂体轴对雌激素正反馈作用的反应性建立较晚，这也是月经初潮后相当一段时间内表现为无排卵性月经的原因。

月经周期的长短取决于卵泡生长发育的速率和质量，而每个妇女正常月经周期的长短也不尽相同，一般为 21~35 天；通常情况下，月经周期的延长是卵泡期延长的反映。体重指数过高或过低均可引起月经周期的变化，超重和肥胖妇女平均周期时间延长。

女性生殖的周期性，其重要特征是卵巢周期性排卵和支持生殖的激素成周期性变化。现已明确下丘脑—垂体—卵巢激素的相互作用与女性生殖周期性的动态关系，涉及下丘脑—垂体—卵巢（HPO）的内分泌调节轴。

卵巢合成的性激素主要是雌激素、孕激素和雄激素。其原料为来自血液循环或局部合成的胆固醇。在 5 种细胞色素 P450 酶（cytochrome P450 enzyme）的催化下，胆固醇首先转变为孕烯醇酮；然后通过 $\Delta 5$ 及 $\Delta 4$ 两条途径，先后转变为孕激素及雄激素；最后芳香化而形成雌激素。卵巢性激素合成的细胞定位已比较肯定。内泡膜细胞（theca interna）及间质细胞（stromal cell）在 LH 刺激下合成分泌雄激素，主要是雄烯二酮。颗粒细胞（granulose cell），主要是优势卵泡的颗粒细胞在 FSH 诱导下，使 P450 芳香化酶激活，从而将内泡膜细胞合成的雄激素转变为雌激素，主要是雌二醇（estrodiol，E_2），这便是"两种促性腺激素两种细胞的理论"。排卵后，黄素化的颗粒细胞及内泡膜细胞是合成雌、孕激素的主要部位。卵巢门处还有与 Leydig 细胞形态相似的门细胞（hilar cell），有合成睾酮的能力。正常卵巢周期的卵泡期，雌激素分泌增加，最初增加缓慢，而后明显增加，同时伴有优势卵泡形成和成熟。除性激素外，卵巢还能合成分泌抑制素（inhibin）、激活素（activin）、胰岛素样生长因子 - Ⅰ（insulin-like growth factor Ⅰ）等多种肽类激素。

第三节　月经异常的几个概念

月经异常类型，包括月经周期、经期持续时间、月经量及月经周期规律性，任何偏移均可能导致异常子宫出血，而非正常月经。

1. 月经稀发　月经周期大于 35 天为月经稀发。

2. 月经频发　月经周期小于 21 天为月经频发。

3. 月经过多　月经周期正常，月经量大于 80ml，为月经过多。

4. 月经过少　月经周期正常，月经量小于 5ml，为月经过少。

5. 经期长度　月经期大于 7 天为经期延长；月经期小于 3 天为月经过短。

6. 相邻月经周期　长度变化小于 7 天，为月经周期规律；相邻月经周期长度变化大于等于 7 天为月经周期不规律。

7. 子宫不规则出血　月经周期不规则，经量增多或经期延长。

8. 闭经　女性 18 岁尚无月经来潮，称为原发闭经，曾有月经而停经 6 个月或停经超过 3 个以上以往月经周期者，称为继发性闭经。也有观点认为停经 3 个以往月经周期者尚不能称为闭经，因为这些患者可能与月经稀发者相混淆（如原来月经周期为 25 天，3 个月经周期为 75 天），同时也有大于 6 个月的月经稀发者。

第四节　多囊卵巢综合征月经异常的临床表现形式

1935 年，Stein 和 Leventhal 首次描述了闭经、多毛和双侧卵巢多囊性增大的无排卵相关综合征（S-L 征）。1990 年 NIH 制订了多囊卵巢综合征的诊断标准：月经异常和无排卵；临床或生化显示高雄激素血症;除外其他引起高雄激素血症的疾病。2003年欧洲人类生殖和胚胎与美国生殖医学学会(ESHRE/ASRM)的鹿特丹专家会议推荐的标准,是目前全球较为公认的PCOS的诊断标准,囊括了最多患者。稀发排卵或无排卵;高雄激素的临床表现和(或)高雄激素血症;超声表现为多囊卵巢[一侧或双侧卵巢有12个以上直径为2~9mm的卵泡,和(或)卵巢体积大于10ml];上述3条中符合2条,并排除其他疾病如先天性肾上腺皮质增生、库兴综合征、分泌雄激素的肿瘤。无论PCOS诊断标准怎样发展变化,稀发排卵或无排卵都是PCOS重要的诊断条件。

PCOS长期以来被公认为是异质性综合征。PCOS的异质性也体现在月经的表现上。PCOS月经不规律可以表现为月经周期不规律(不规律月经的出血量经常不多,但在内膜增生的患者中可以大量出血)、月经稀发、量少或闭经(绝大多数表现为继发性闭经,闭经前常有月经稀发或过少,偶见闭经与月经过多相间出现)、原发闭经者较少见,还有一些出血是不可预测的。值得注意的是PCOS患者偶尔也可以有规律月经,规律月经的病史并不能排除PCOS的诊断,识别有无排卵很重要,无排卵或稀发排卵是月经异常的原因,5%~10%的PCOS患者可以有规律的排卵功能,虽然已婚PCOS患者多表现有不孕,但是也偶有排卵和流产的患者。PCOS是女性从青春期过渡到生育年龄发生高雄激素性无排卵的最常见原因,有报道PCOS约占月经稀发患者的90%、占闭经患者的20%~50%、占不规则出血妇女的30%。女性不育患者中排卵功能障碍占20%,而PCOS患者占排卵功能障碍的90%。

孕激素试验采用肌内注射黄体酮20~40mg/d,3~5天,停药后一般在3~5天内有撤退性出血,为孕激素试验阳性,但有些患者刚好在注射黄体酮时发生排卵,因此可最多等待14天,如未出现撤退性子宫出血,为孕激素试验阴性,必要时可重复试验。口服微粒化黄体酮和醋酸甲羟孕酮可作为维持月经定期撤退出血之用,而作为孕激素试验不够准确和可靠,口服药物有肝脏首过效应,血药浓度不稳定,因此不作为孕激素试验使用。孕

激素试验阳性说明,下生殖道通畅、子宫对内源性刺激反应性良好、存在内源性雌激素分泌,闭经的原因是无排卵性引起。孕激素试验目的是检测内源性雌激素水平和生殖道的功能状态。口服避孕药,由于不能产生单纯性孕激素作用,因此不能用于孕激素试验。孕激素试验仅有子宫少量点滴出血时,提示内源性雌激素水平处于临界水平,可逐渐发展为孕激素试验阴性反应,这类患者应进行定期严密随访。PCOS的闭经是由于无排卵造成,体内雌激素水平高低表现不一,孕激素试验可以为阳性,也可以为阴性。尽管有内源性雌激素分泌,多囊卵巢患者由于无排卵和高雄激素血症,子宫内膜可出现蜕膜化反应,孕激素试验表现为阴性。

PCOS患者的无排卵性子宫出血可以是雌激素突破性出血,由于长期雌激素刺激,过度增殖和结构脆弱的子宫内膜局灶性脱落,患者的出血表现不规则并且难以预期;PCOS患者的无排卵性子宫出血也可以是雌激素撤退性出血,雌激素刺激强度和子宫内膜增殖程度,随新生卵泡生长或闭锁,雌激素水平的上升和下降而变化,始终处于不稳定状态,最终由于卵泡闭锁和雌激素的突然降低而引起大量子宫出血。无排卵性子宫出血的临床表现呈现多样性,青春期少女无排卵性出血可持续数周,以致引起严重的贫血,面色苍白和心理恐惧。

PCOS可能最早在青春期表现出来,但PCOS的发生可能在更早就发生了。PCOS典型的出血模式是初潮后即不规律、从未建立规律的月经周期,是初潮不规则月经的继续,多数为长期无排卵,有时可有偶发排卵或流产史。研究显示欧美妇女80%月经异常起自青春期,日本妇女92%月经异常起自青春期;也有一些女性在青春期以后才出现慢性无排卵、月经异常,但并不常见。

青春期无排卵功血的发病机制是下丘脑—垂体—卵巢轴尚未完全成熟到规律的排卵周期。青春期月经初潮说明下丘脑—垂体—卵巢轴已成功建立了功能关系,但仍需一段时间建立牢固的排卵周期的相互关系。Lemarchand-Beraud等对90例健康少女在初潮后5年内测定E_2、P、LH、

FSH 基础值，以及 LH、FSH 对垂体促性腺激素释放激素（GnRH）的反应，说明初潮后第 1 年内 E_2、P、LH、FSH 基础值和对 GnRH 的反应性尚未达到成年水平，初潮后第 2 年，随着 E_2 的升高，LH、FSH 基础值和对 GnRH 反应两者均有升高，与成年妇女正常月经周期的卵泡期和黄体期相似，但 P 水平仍低。自初潮后第 3~5 年，黄体期 LH、FSH 对 GnRH 的反应持续升高，甚至明显高于成年对照组。初潮后 5 年内虽性激素持续增多，但排卵周期发生率仍低，为 0~63%。Apter 报道 200 例青春期少女初潮后第 1 年内 80% 的周期是无排卵的；第 3 年内为 50%；第 6 年内为 10%。Widholm 报道，初潮后第 5 年尚有 20% 的周期是无排卵的。因此初潮并不意味发育成熟。下丘脑—垂体—卵巢轴从初潮至发育成熟往往需要几年的时间。

在发育成熟过程中，下丘脑—垂体—卵巢轴是不稳定的，容易发生功能失调。北京协和医院 1983 年报道的 200 例功血中初潮时即发病占 66.5%；初潮后 3 年内发病占 89.6%，为绝大多数；初潮后 4 年以上发病者仅占 10.4%。与 Lemarchand-Beraud 等所报道的结果相符合。

Apter 用放射免疫法测定了 200 例初潮前后少女的孕烯醇酮、孕酮、17- 羟孕酮、去氢表雄酮、雄烯二酮、睾酮、5α- 双氢睾酮、雄酮、雌二醇和皮质醇，同时也测了 ACTH、FSH、LH 和 PRL，并与骨龄、乳房和阴毛的不同发育阶段进行比较，其中最早开始增加的是去氢表雄酮和孕烯醇酮。青春期无排卵周期中睾酮、雄烯二酮和 LH 的水平高于有排卵周期。认为这种生理的激素类型，与 PCOS 中所见到的相似。Aksel 提出初潮后功血有可能是 PCOS。协和医院报道 200 例中 38 例测定了 LH、FSH。结果证明 30 例（78.9%）属 PCOS。4 例除 LH 与 LH/FSH 符合外，从腹腔镜检查亦证明为多囊卵巢。临床有多毛者占 84.5%，说明多数无排卵功血患者属 PCOS。根据 Apter 的测定，青春期生理性的无排卵周期的激素改变，与 PCOS 类似，进一步为多数无排卵功血患者属 PCOS 提供了客观依据。

Mariet 等对于曾经患过 PCOS 合并月经稀发或闭经、LH 水平升高的 346 位 30 岁及 30 岁以上的妇女进行调查，在排除了 141 位服用口服避孕药的患者后，对余下的 205 例 PCOS 患者调查研究结果显示：随着年龄增加患者的月经周期长度呈线性缩短，月经规律的患者比例增加（将持续月经周期少于 6 周的称为规律月经，月经周期大于 6 周的称为不规律月经）。其中 30~35 岁患者中 40.6% 月经规律，51~55 岁的患者中 100% 月经规律。研究显示：月经周期的长度和患者的年龄成反比，这是由于随着年龄增长，卵巢的卵泡丢失，使 PCOS 达到新的平衡。事实上卵巢的衰退是在女孩出生前就已经发生的卵泡丢失过程，研究发现女性出生后卵泡数逐渐减少，37 岁后剩余的卵泡衰减速度加快。Welt 等纵向研究发现抑制素 B 的下降先于抑制素 A，是最早的预示卵泡群 减少的标记物。Logistic 回归分析发现：年龄增加对于月经周期的调节作用，不受体重指数（BMI）、体重下降、多毛、氯米芬（CC）治疗史、促性腺激素释放激素（gonadotropin-releasing hormone，GnRH）治疗史、妊娠史、种族及吸烟的影响。由于 McKeigue 等研究发现口服避孕药可能增加 PCOS 患者患心血管病、糖尿病等的风险，而随着年龄增加 PCOS 患者月经恢复规律的比例增加，因此 Mariet 指出对于年长的 PCOS 妇女不必应用 OC 治疗。但这一问题也有争议，如 Gulekli 的研究显示随着年龄增加患者月经周期并没有恢复。

第五节　月经异常的危害

多囊卵巢综合征是妇科内分泌临床中最常见的疾病，持续无排卵可导致异常子宫出血、不孕、子宫内膜不典型增生或子宫内膜癌、乳腺癌。

一、异常子宫出血

不规律月经的出血量经常不多，但在内膜增生的患者中出血可以大量，而导致一过性的体位性低血压，出现严重贫血、头晕、乏力等，另外持续大量的出血也提示内膜增生甚至内膜癌的可能性。

二、无排卵性不孕

月经失调和无排卵不育是 PCOS 最常见的表现,其发生率在生育年龄妇女中约占 5%~10%,是无排卵不育的主要原因。典型的 PCOS 妇女表现为无排卵、月经失调,孕激素试验可有撤退性出血。长期无排卵妇女应进行子宫内膜活检,以明确诊断并及时治疗。

三、子宫内膜不典型增生或子宫内膜癌

慢性无排卵与子宫内膜异常变化密切相关,子宫内膜呈增生期或增生过长,无分泌期变化,而发生子宫内膜癌。需要强调的是子宫内膜癌并不是仅局限于老年妇女,长期无排卵的年轻妇女也可能发生子宫内膜癌。子宫内膜活检不应受患者年龄的限制,而长期单一雌激素刺激更重要,子宫内膜暴露于雌激素刺激的时间最重要。有作者建议年龄 39 岁的无排卵 PCOS 患者应常规行诊断性刮宫,以早期发现子宫内膜不典型增生或子宫内膜癌。所有无排卵妇女均需要治疗,由于正常子宫内膜组织可在短时间内发展为不典型增生或子宫内膜癌,在通过系统诊断后,立即开始治疗。

四、乳腺癌

Coulam 报道年轻时无排卵妇女,绝经后乳腺癌发生率增加,这说明,长期非对抗雌激素作用、不孕、生育期未曾妊娠均为乳腺癌高危因素。

五、精神沮丧

Susanne Hahn 等对 120 名 PCOS 妇女与 50 名健康妇女进行代谢、激素、临床表现和社会心理的比较,以研究肥胖、痤疮、多毛、月经失调、不育对患者生活质量评分的影响。结果显示,由于月经是女性角色主要组成部分,月经规律性丧失或不育导致 PCOS 患者精神沮丧,月经稀发或闭经患者生活质量评分无明显差异,显然闭经和月经稀发作为不规律月经,同样令人讨厌。和预测相反的是参加研究的患者并没有生育的渴望及对于没有孩子的担心。Trent 研究发现对于不育问题的担心更多见于青少年,不论他们现在是否有生育要求,青春期 PCOS 女孩对于不育问题的关心导致她们生活质量的下降。

(郁 琦 金利娜)

参 考 文 献

1. 葛秦生. 临床生殖内分泌学——女性与男性. 北京:科学技术文献出版社,2001.

2. MHA van Hooff, FJ Voorhorst, MBH Kaptein, et al. Predictive value of menstrual cycle pattern, body mass index, hormone levels and polycystic ovaries at age 15 years for oligo-amenorrhoea at age 18 years. Human Reproduction, 2004, 19: 383-392.

3. Mariet W Elting, Ted JM Korsen, Lyset TM, et al. Women with polycystic ovary syndrome gain regular menstrual cycles when ageing. Human Reproduction, 2000, 15: 24-28.

4. Rowland AS, Baird DD, Long S, et al. Influence of medical conditions and lifestyle factors on the menstrual cycle, Epidemiology, 2000, 13: 668-674.

5. Susanne Hahn, Onno E Janssen, Susanne Tan, et al. Clinical and psychological correlates of quality-of-life in polycystic ovary syndrome. European Journal of Endocrinology, 2005, 153: 853-860.

6. Trent ME, Rich M, Austin SB, et al. Fertility concerns and sexual behavior in adolescent girls with polycystic ovary syndrome: implications for quality of life. Journal of Pediatrics and Adolescent Gynecology, 2003, 16: 33-37.

第十六章

多囊卵巢综合征高雄激素特征

雄激素是女性体内的性激素之一,对维持女性正常的生殖功能很重要。阴毛和腋毛的生长依赖雄激素,另外雄激素还参与女性性欲的调节。雄激素分泌过多是多囊卵巢综合征重要的临床特征,高雄激素会影响卵泡的发育,导致排卵障碍,临床上表现为多毛、痤疮和月经失调等。

一、雄激素来源

女性体内的雄激素有 3 个来源,即卵巢、肾上腺皮质和周围组织转化。

(一)卵巢雄激素分泌

卵巢能分泌多种雄激素,如雄烯二酮、睾酮、脱氢表雄酮等。正常情况下,卵巢每天分泌睾酮 0.1mg,雄烯二酮 1~2mg,DHEA<1mg。它们主要由卵泡膜细胞合成,少部分由间质细胞合成。卵泡膜细胞合成的雄激素是颗粒细胞合成雌激素的原料,在颗粒细胞内芳香化酶把雄激素转化成雌激素。卵巢雌激素的合成需要卵泡膜细胞和颗粒细胞两种细胞,以及 LH 和 FSH 两种促性腺激素的参与,该理论即为双细胞双促性腺激素学说。根据双细胞双促性腺激素学说,卵巢分泌雄激素主要受 LH 调节,LH 促进卵泡膜细胞雄激素的合成;FSH 主要调节颗粒细胞的功能,能激活芳香化酶,促进卵巢雌激素的合成。

双细胞双促性腺激素学说可以部分解释 LH/FSH 比值升高和雄激素分泌过多的关系。较高水平的 LH 促使卵巢分泌较多的雄激素,FSH 水平偏低使得颗粒细胞内芳香化酶活性相对不足,转化成雌激素的雄激素的量相对偏少,因此患者会出现雄激素过多的表现。

(二)肾上腺皮质雄激素分泌

肾上腺分泌的雄激素有雄烯二酮、脱氢表雄酮(DHEA)、硫酸脱氢表雄酮(DHEA-S)和睾酮等。正常情况下,肾上腺皮质每天分泌的雄烯二酮、DHEA 与卵巢相似;分泌的睾酮量很少;分泌的 DHEAS 量很多,为 6~24mg。肾上腺皮质分泌的 DHEA-S、DHEA 和雄烯二酮分别占体内总量的 90%、50% 和 50%。肾上腺皮质分泌雄激素受 ACTH 调控,ACTH 不仅促进肾上腺皮质醇的分泌,还促进肾上腺皮质雄激素的分泌,FSH 对肾上腺皮质雄激素的分泌无调节作用。醛固酮的分泌不受 ACTH 调节,而受肾素—血管紧张素调节。

(三)周围组织转化

雄激素在周围组织(又称腺外组织)主要是皮肤组织的相互转化称为周围组织转化。雄烯二酮可以在周围组织转化成睾酮,睾酮在周围组织的 5α- 还原酶的作用下转化成双氢睾酮,双氢睾酮是体内活性最高的雄激素。即使卵巢和肾上腺皮质分泌的雄激素没有增加,但皮肤组织的 5α- 还原酶活性增强,患者也会出现多毛和痤疮。

二、雄激素的作用和雄激素受体

雄激素要通过与受体结合才能发挥作用。雄激素受体和雌孕激素受体一样,也是类固醇核受体的家族成员。人雄激素受体基因位于 X 染色体的长臂上,人体内只有一种雄激素受体。雄激素受体主要由 3 部分组成:N 末端、DNA 结合区和雄激素结合区。雄激素与受体结合后,受体构象发生改变,经过一系列变化后最终形成激素—受体复合体二聚体,二聚体与雄激素反应元件(androgen response element, ARE)结合,调节靶基因的转录。

雄烯二酮和DHEA不与雄激素受体结合,睾酮和双氢睾酮可以与雄激素受体结合,但是它们的亲和力不同,双氢睾酮的亲和力约为睾酮的4倍,这就是双氢睾酮的雄激素活性比睾酮高的原因。虽然雄烯二酮和DHEA不与雄激素受体结合,但它们可以在周围组织中转化成睾酮,从而发挥雄激素活性。体内大约5%的雄烯二酮最终被转化成睾酮,DHEA的转化率比雄烯二酮低。女性体内每天产生0.35mg睾酮,其中0.2mg来自于雄烯二酮腺外转化,0.05mg来自于DHEA腺外转化。

三、高雄激素的发生机制

PCOS高雄激素血症发生机制非常复杂,目前有许多解释。

(一)促性腺激素分泌失调和性激素分泌失调

卵巢合成雄激素受促性腺激素调节,LH刺激泡膜细胞分泌雄激素。20世纪70年代发现PCOS患者体内的LH水平异常升高,FSH水平相对偏低,当时认为PCOS患者体内过多的雄激素是促性腺激素分泌紊乱的结果。

PCOS患者体内过多的雄激素在周围组织的芳香化酶作用下转化成雌酮。与排卵正常的妇女相比,PCOS患者体内的雌酮/雌二醇比值偏高。雌激素对促性腺激素的分泌有反馈调节作用,过去认为雌酮/雌二醇比值的不同,反馈作用也有差异。当雌酮/雌二醇比值偏高时可促使LH分泌增加,从而加重PCOS的促性腺激素分泌紊乱。

(二)胰岛素抵抗

胰岛素抵抗指胰岛素介导的糖利用减少,在正常人群中的发生率为10%~25%,在PCOS妇女中的发生率为50%以上。在胰岛素抵抗时,机体为代偿糖代谢紊乱会分泌大量的胰岛素,从而导致高胰岛素血症。PCOS患者往往同时存在高胰岛素血症和高雄激素血症,目前认为高胰岛素血症和高雄激素血症之间存在因果关系。

1. 在PCOS中高胰岛素血症引起高雄激素血症　由于人们观察到有胰岛素抵抗和高胰岛素血症的妇女常有男性化表现,因此考虑胰岛素可

能影响雄激素代谢。Tayior第一次提出有胰岛素抵抗的PCOS者体内过多的睾酮是高胰岛素血症直接作用于卵巢的结果。以后又有许多临床观察结果支持这一假说,部分或全部切除卵巢或用长效GnRH-a抑制卵巢雄激素合成后,胰岛素抵抗依然存在,没有得到改善。黑棘皮症患者在青春期就存在胰岛素抵抗和高胰岛素血症,可是在若干年后才能观察到血雄激素水平升高。因此,如果说高胰岛素血症和高雄激素血症之间存在因果关系,很可能是高胰岛素血症引起高雄激素血症。

近年来许多实验证实胰岛素对血雄激素水平具有一定的调节作用。这些实验一般采用高胰岛素—正常血糖钳夹技术或口服葡萄糖方法,使胰岛素水平在短期内迅速提高,结果发现无论是胰岛素水平正常的妇女还是高胰岛素血症患者的血雄激素水平都有不同程度的升高。作者也发现高胰岛素血症患者体内的雄激素水平明显高于胰岛素水平正常的妇女,尽管她们体内的LH水平及LH/FSH差别无统计学意义,这提示胰岛素能刺激卵巢合成更多的睾酮,胰岛素水平升高可能会引起高雄激素血症。

为研究慢性高胰岛素血症对雄激素合成的影响,一些实验用二甲双胍改善胰岛素抵抗降低胰岛素水平,结果发现睾酮水平也相应降低。口服二甲双胍并不影响血LH的脉冲频率和振幅、LH/FSH值、LH对LHRH的反应和体内性类固醇激素合成。因此这些研究的结果从反面进一步证实,胰岛素能增加卵巢雄激素的合成。

2. 高胰岛素血症引起高雄激素血症的机制　胰岛素增强细胞色素P450c17α的活性,从而刺激卵巢雄激素的合成。细胞色素P450c17α是双功能酶,同时有17a-羟化酶和17,20-裂解酶活性,是性类固醇激素合成的关键酶。在许多PCOS者的卵巢内,细胞色素P450c17α的活性显著增强。二甲双胍能抑制肝糖原的合成,提高周围组织对胰岛素的敏感性,从而减少胰岛素的分泌,降低胰岛素水平。伴有高胰岛素血症的PCOS者口服二甲双胍4~8周后,血胰岛素水平降低,细胞色素P450c17α的活性也显著降低,睾酮的合成受到抑制。用控制饮食方法改善肥胖型PCOS者的胰

岛素抵抗,做类似实验得到同样的结果。这表明 PCOS 者卵巢中细胞色素 P450c17α 活性增强可能是高胰岛素直接刺激的结果。

高胰岛素能增强胰岛素样生长因子 –1 的生物活性。胰岛素样生长因子 –1(IGF–1)是一种能促进合成代谢的多肽,其结构类似于胰岛素。IGF–1 的作用是由 IGF–1 受体介导的,该受体在结构和功能上类似于胰岛素受体,与胰岛素也有一定的亲和力。另外体内还存在胰岛素和 IGF–1 的杂交受体,其两条链中一条来自于胰岛素受体,另一条来自于 IGF–1 受体,同胰岛素和 IGF–1 均有较高的亲和力。体内大多数 IGF–1 与 IGF 结合球蛋白(IGFBP)结合,只有少部分是游离的,具有生物活性。体内共有 6 种 IGFBP,其中 IGFBP–1 是由肝脏合成的,在调节 IGF–1 活性方面最重要。

IGF–1 能直接刺激卵泡膜细胞合成雄激素,也能协同 LH 的促雄激素合成作用。许多研究证明胰岛素能通过影响 IGF–1 系统促进卵巢雄激素的生物合成,这可能是高胰岛素诱发高雄激素的机制之一。体内升高的胰岛素则竞争性地结合于 IGF–1 受体或杂交受体,发挥类似 IGF–1 的生物学效应,从而促进卵巢雄激素的合成。

更多的研究表明胰岛素主要通过影响 IGFBP–1 的合成来促进卵巢雄激素的合成,胰岛素能抑制肝脏 IGFBP–1 的合成,提高卵巢组织 IGF–1 的生物活性,促进雄激素的合成。PCOS 患者血胰岛素水平升高时,血 IGFBP–1 浓度明显降低。PCOS 患者的胰岛素抵抗得到改善,胰岛素水平降低后,血 IGFBP–1 会相应升高。

LH 主要作用于已分化的卵泡膜细胞,促进其合成雄激素。LH 是促进雄激素合成的最重要的因子,它能增强细胞色素 P450c17α 的活性,促进雄激素的生物合成。体外实验发现胰岛素能协同 LH 促进卵巢雄激素的合成,这可能是高胰岛素血症引起高雄激素血症的又一机制。另外有作者认为胰岛素可能在垂体水平调节 LH 的分泌,从而增强卵巢雄激素的合成。

近年来的研究还表明,高胰岛素对雄激素代谢的调控不仅与直接参与卵巢雄激素的合成有关,而且还可能与影响性激素结合球蛋白

(SHBG)合成有关。SHBG 是由肝脏合成的,与睾酮有很高的亲和力,而与其他性类固醇激素的亲和力则较低。体内大多数睾酮都与 SHBG 结合,只有小部分是游离的。被组织直接利用的只是游离的睾酮,而不是与 SHBG 结合的部分。因此,SHBG 能调节雄激素的生物利用度。

胰岛素能抑制肝细胞 SHBG 的生物合成,SHBG 降低能增加游离睾酮浓度,诱发高雄激素血症。青春期性成熟过程中常伴有胰岛素抵抗和高胰岛素血症,此时女孩体内 SHBG 水平偏低。生育年龄妇女中也发现血胰岛素水平与 SHBG 水平呈负相关,高胰岛素血症患者的血 SHBG 显著低于胰岛素正常的正常妇女。当高胰岛素血症患者的胰岛素抵抗改善后,胰岛素水平下降,SHBG 水平也明显升高。离体培养肝脏细胞发现,胰岛素能直接抑制 SHBG 的生物合成。

高胰岛素血症引起高雄激素血症临床表现的机制非常复杂,一些脂肪细胞分泌的激素或因子也可能参与其中,如瘦素(leptin)、脂联素(adiponectin)和抵抗素(resistin)等。

(三)肾上腺皮质与 PCOS

肾上腺皮质是雄激素的又一重要来源,由于 95% 以上的硫酸脱氢表雄酮(DHEAS)来自于肾上腺皮质,因此临床上把 DHEAS 水平作为衡量肾上腺皮质雄激素分泌的指标。研究发现一半以上的 PCOS 患者伴有 DHEAS 的分泌增加,这提示肾上腺皮质可能在 PCOS 的发病机制中起一定的作用。

有作者认为肾上腺皮质功能早现(premature adrenarche)与 PCOS 的发生有关。作为第二性征的阴毛和腋毛是肾上腺皮质分泌的雄激素作用的结果,正常女孩在 8 岁后,肾上腺皮质分泌的雄激素开始增加,临床上主要表现为血脱氢表雄酮和硫酸脱氢表雄酮水平升高及阴毛出现,这被称为肾上腺皮质功能初现(adrenarche)。另外,青春期阴毛的出现称为阴毛初现(pubarche)。8 岁前发生肾上腺皮质功能启动称为肾上腺皮质功能早现,许多研究发现肾上腺功能早现在 PCOS 的发病机制中可能扮演一定的角色。

(四)遗传因素

PCOS 具有家族集聚性。与普通人群相比,

多囊卵巢（PCO）患者的姐妹更容易发生月经紊乱、高雄激素血症和多囊卵巢；PCOS 患者的姐妹发生 PCOS 的概率是普通人群的 4 倍左右；早秃是男性雄激素过多的临床表现，PCOS 患者的一级男性亲属有较高的早秃发病风险。目前许多学者认为遗传因素在 PCOS 的高雄激素血症发病机制中起重要作用，但是 PCOS 的高度异质性却提示 PCOS 的遗传模式可能非常复杂。

目前国内外学者已经对相关基因做了大量研究，其中包括类固醇激素代谢相关基因、糖代谢和能量平衡基因、与下丘脑及垂体激素活动有关的基因等。目前对调节类固醇激素合成和代谢的酶的基因研究较多。文献表明 PCOS 患者的 CYP11A、CYP17、CYP11B2、SHBG、雄激素受体、GnRH、LH、INSR、IGF 和 Leptin 基因都可以发生表达水平或单核苷酸多态性变化。虽然遗传学研究很多，可是迄今仍未发现能导致 PCOS 高雄激素血症的特异基因。目前发现的有关基因，只是对临床表现的严重程度有所修饰，而对 PCOS 的发生没有决定作用。疾病基因连锁分析（linkage analysis）和关联分析（association analysis）均不能证明这些基因与 PCOS 存在特异的遗传学关系。

四、高雄激素血症的临床特征

高雄激素血症的临床体征主要有 4 个：多毛、雄激素性脱发（androgenetic alopecia）、反复发作的痤疮和男性化，患者出现其中任何一个体征，就可诊断为高雄激素血症。对 PCOS 者来说，最常见的雄激素过多体征是多毛，其次是反复发作的痤疮和雄激素性脱发，男性化非常少见。

（一）多毛和脱发

根据形态和结构，人的毛发分为恒毛和毫毛两种。毫毛细软，无髓且色淡；恒毛粗，有髓且色深。毛发的生长周期可分为 3 个阶段：生长期（初期）、退化期（中期）和静止期（终末期）。不同部位毛发的生长期长短不一，头发的生长期为 2~6 年，体毛为 3~6 个月。各个部位毛发的退化期和静止期大致相同，前者为 2~3 周，后者为 3~4 个月。

毛囊上有雄激素受体，雄激素影响毛发的生长。不同部位的毛发对过多雄激素的反应不同。

上唇、下唇、腋下、胸中线、腹中线和外阴等部位的毛发对雄激素敏感，雄激素水平过高时这些部位的毫毛就会变成恒毛，临床上就表现为多毛。四肢和躯干的毛发生长受雄激素的影响较少，它们主要与体质和遗传有关，这些部位的毛发增多不一定与高雄激素血症有关。目前尚无统一的多毛诊断标准，临床上多用 Ferriman-Gallway 半定量评分法来评判多毛的严重程度。Ferriman-Gallway 把对雄激素敏感的毛发分为 9 个区，根据性毛生长情况，分别评 0~4 分。对每个区进行评分，最后把 9 个区的评分相加作为总的评分。如果评分 ≥7 分，则诊断为多毛。如果被诊断为多毛，就可以认为患者有高雄激素血症。

头皮毛发对雄激素也敏感，雄激素性脱发的病理特点是生长期毛囊与休止期毛囊的比例下降，毛囊逐渐缩小及毛囊密度减少，临床上表现为脱发。雄激素性脱发为进行性的头发密度减少，男女均可发生，其中女性症状较轻，多为头顶部毛发变为稀疏，脱发的进程一般很慢，其程度因人而异。

约 2/3 的 PCOS 患者有多毛，并且在合并腹型肥胖患者中更为突出。而在正常人群中仅 5%~25% 有多毛。多毛与临床上测定的雄激素水平不具有线性关系，多毛反映的是毛囊局部双氢睾酮的水平和 5α- 还原酶的活性。国外报道约 40% 的 PCOS 患者有脱发，目前国内没有这方面的资料。雄激素性脱发出现较少且较晚，有研究表明其与代谢综合征以及胰岛素抵抗存在关联。

（二）痤疮

痤疮是一种常见的毛囊、皮脂腺慢性炎症性疾病，其发病机制复杂，目前认为许多因素牵涉其中，如免疫、遗传、内分泌、感染、饮食和环境等，其中较重要的有雄激素分泌增加和厌氧菌感染。雄激素分使皮脂腺肿大，皮脂腺分泌增多及毛囊、皮脂腺导管角化栓塞。以后发生继发性感染，引起毛囊周围炎。

痤疮主要分布于面部，部分患者的背部和胸部也可有较多的痤疮。痤疮是高雄激素血症的一个重要体征，不少患者因面部痤疮过多而就诊。与多毛一样，痤疮反映的也是毛囊局部双氢睾酮的水平和 5α- 还原酶的活性。无论是睾酮还是

DHEAS,最终都能在皮脂腺中转化成双氢睾酮,因此卵巢雄激素分泌过多和肾上腺皮质雄激素分泌过多均可引起痤疮。

相对多毛,痤疮与雄激素过多的联系较少。因为临床发现,许多痤疮患者体内的雄激素水平并不升高。反复出现的痤疮被视为高雄激素血症存在的证据。

(三)男性化体征

男性化体征是高水平雄激素(血睾酮 >1.5ng/ml)长期作用(>1 年)的结果,这些体征包括男性体态、声音低沉、有喉结、乳房缩小和阴蒂增大等。阴蒂增大的标准是阴蒂根部横径 >1cm 或阴蒂指数 >35mm^2,阴蒂指数的计算公式为阴蒂头部最大纵径(mm)× 阴蒂头部最大横径(mm)。男性化体征见表 16-1。由于引起多毛的雄激素阈值低于引起男性化的雄激素阈值,因此有男性化体征的女性也有多毛。男性化是诊断高雄激素血症的可靠指标。PCOS 患者的血睾酮水平很少超过 5.2nmol/L,因此 PCOS 很少有男性化体征。如果患者出现男性化,需排除分泌雄激素的肿瘤、先天性肾上腺皮质增生症等疾病。男性化的鉴别诊断见表 16-2。

表 16-1　男性化体征

1. 阴蒂增大
2. 声音嘶哑
3. 肌肉发达,男性体格
4. 乳房变小
5. 有喉结

表 16-2　男性化的鉴别诊断

引起男性化的疾病	鉴别方法
分泌雄激素的肿瘤	
卵巢泡膜细胞瘤	影像学检查和组织学检查
卵巢支持—间质细胞肿瘤	影像学检查和组织学检查
卵巢类固醇细胞肿瘤	影像学检查和组织学检查
肾上腺分泌雄激素的肿瘤	影像学检查和组织学检查

续表

引起男性化的疾病	鉴别方法
先天性肾上腺皮质增生症	
21- 羟化酶缺陷	17- 羟孕酮测定和 ACTH 试验
11β- 羟化酶缺陷	17- 羟孕酮、去氧皮质酮的测定和高血压
男性假两性畸形	影像学检查和染色体分析
混合性性腺发育不全	影像学检查和染色体分析
多囊卵巢综合征	排除各种器质性疾病后方可诊断

五、高雄激素的生化特征

女性体内雄激素有 3 个来源:卵巢、肾上腺皮质和周围组织转化。人体内的雄激素有雄烯二酮、睾酮、双氢睾酮、DHEA 和 DHEAS 等,雄激素在体内主要以结合形式存在,只有少部分是游离的。约 97% 的睾酮与性激素结合球蛋白(sex hormone binding globulin,SHBG)结合。任何一种雄激素水平的异常升高都可以引起高雄激素血症的临床表现。

(一)雄激素

大多数 PCOS 者的血睾酮水平升高,过多的雄激素主要来自于卵巢,约 50% 的 PCOS 者存在肾上腺皮质雄激素分泌过多。正常女性血睾酮 ≤1.9nmol/L,PCOS 者的血睾酮水平轻度升高,一般不超过 5.2nmol/L(表 16-3)。如果血睾酮 >5.2nmol/L,应做卵巢和肾上腺影像学检查,以排除卵巢和肾上腺皮质来源的肿瘤。部分 PCOS 者的血睾酮水平在正常范围,但这并不意味着患者不存在高雄激素血症。

表 16-3　不同原因高雄激素血症者的血雄激素水平

	总睾酮(nmol/L)	DHEAS(μmol/L)	17- 羟孕酮(nmol/L)
非典型肾上腺皮质增生症	3.89 ± 1.04	8.32 ± 3.64	45.75 ± 27.27
典型的 PCOS	2.88 ± 1.21	7.8 ± 3.64	4.24 ± 2.42
排卵型 PCOS	2.53 ± 0.59	6.76 ± 2.6	3.94 ± 2.73

目前临床上能常规测定的雄激素是睾酮，少数医院可以测定雄烯二酮和 DHEAS。DHEAS 反映的是肾上腺皮质雄激素的分泌，血 DHEAS 水平升高（>8.8μmol/L）提示肾上腺皮质雄激素分泌过多。血雄烯二酮水平升高既可能与卵巢有关，也可能与肾上腺皮质有关。正常女性的血雄烯二酮水平为 2.4~10.76nmol/L。由于雄烯二酮只有转化成睾酮，才能发挥生物学效应，所以临床测定意义有限。PCOS 者的血雄烯二酮和 DHEAS 水平一般轻度升高，明显升高时应考虑器质性疾病。

（二）SHBG 和游离睾酮

体内的睾酮主要与 SHBG 结合，少部分未与 SHBG 结合的睾酮被称为游离睾酮。游离睾酮发挥生物学效应，与 SHBG 结合的睾酮不能发挥生物学效应。因此，高雄激素血症的最佳诊断指标是血游离睾酮水平的升高。由于直接测定血游离睾酮水平技术较复杂，所以临床上常通过测定 SHBG 来间接了解血游离睾酮水平。血 SHBG 水平降低意味着游离睾酮水平升高。临床上一般用游离雄激素指数（free androgen index，FAI）间接反映血游离睾酮水平，计算公式为血睾酮水平（ng/ml）/ 血 SHBG 水平（nmol/L）×100。

目前雄激素测定广泛应用于临床，但各种测定方法存在差异和不足，需要提高睾酮测定的精确性和可靠性，以满足临床诊疗需要，同时还要提高睾酮测定技术的标准及其性价比。

（石玉华　陈子江）

参 考 文 献

1. Azziz R, Carmina E, Dewailly D, et al. Criteria for defining polycystic ovary syndrome as a predominantly hyperandrogenic syndrome: an Androgen Excess Society Guideline. J Clin Endocrinol Metab, 2006, 91: 4237-4245.

2. Azziz R. The evaluation and management of hirsutism. Obstet Gynecol, 2003, 101: 995-1007.

3. Chen W, Thiboutot D, Zouboulis CC. Cutaneous androgen metabolism: basic research and clinical perspectives. J Invest Dermatol, 2002, 119: 992-1007.

4. Falsetti L, Gambera A, Andrico S, et al. Acne and hirsutism in polycystic ovary syndrome: clinical, endocrine-metabolic and ultrasonographic differences. Gynecol Endocrinol, 2002, 16: 275-284.

5. Fraser IS, Kovacs G. Current recommendations for the diagnostic evaluation and follow-up of patients presenting with symptomatic polycystic ovary syndrome. Best Pract Res Clin Obstet Gynaecol, 2004, 18（5）: 813-823.

6. Jonard S, Robert Y, Cortet-Rudelli C, et al. Ultrasound examination of polycystic ovaries: is it worth counting the follicles? Hum Reprod, 2003, 18（3）: 598-603.

7. Legro RS, Castracane VD, Kauffman RP. Detecting insulin resistance in polycystic ovary syndrome: purposes and pitfalls. Obstet Gynecol Surv, 2004, 59（2）: 141-154.

8. Schroeder BM. ACOG releases guidelines on diagnosis and management of polycystic ovary syndrome. Am Fam Physician, 2003, 67（7）: 1619-1620.

9. The Rotterdam ESHRE/ASRM-Sponsored PCOS Work shop Group. Revised 2003 consensus on diagnostic criteria and long term health risks related to polycystic ovary syndrome. Fertil Steril, 2004, 81（1）: 19-25.

10. Dewailly D, Lujan ME, Carmina E, et al. Definition and significance of polycystic ovarian morphology: a task force report from the Androgen Excess and Polycystic Ovary Syndrome Society. Hum Reprod Update. Hum Reprod Update, 2014, 20: 334-352.

11. McCartney CR, Marshall JC. CLINICAL PRACTICE. Polycystic Ovary Syndrome. N Engl J Med, 2016, 375（1）: 54-64.

12. Rotterdam ESHRE/ASRM-Sponsored PCOS Consensus Workshop Group. Revised 2003 consensus on diagnostic criteria and long-term health risks related to polycystic ovary syndrome.

Fertil Steril, 2004, 81（1）：19-25.

13. Bart CJ. M Fauser, Basil C Tarlatzis, Robert W Rebar, et al. Consensus on women's health aspects of polycystic ovary syndrome（PCOS）: the Amsterdam ESHRE/ASRM-Sponsored 3rd PCOS Consensus Workshop Group. Fertil Steril, 2012, 97：0015-0282.

14. Laura G Cooney, Iris Lee, Mary D Sammel, et al. High prevalence of moderate and severe depressive and anxiety symptoms in polycystic ovary syndrome: a systematic review and meta-analysis. Hum Reprod, 2017, 32（5）：1-17.

第十七章

多囊卵巢综合征胰岛素抵抗

胰岛素抵抗（insulin resistance，IR）是指胰岛素效应器官或部位对其转运和利用葡萄糖作用不敏感的一种病理生理状态。传统观点认为胰岛素抵抗导致葡萄糖不能有效进入靶细胞导致其循环浓度升高，从而刺激胰岛β细胞产生更多胰岛素，代偿性高胰岛素血症可维持血糖在正常水平。近年有学者认为高胰岛素血症是胰岛素抵抗的主要原因，环境因素诱导并提高了胰岛素的背景水平，使胰岛β细胞高分泌引起高胰岛素血症再导致胰岛素抵抗。胰岛素抵抗表现为脂肪组织的脂解作用增强，肌肉组织的葡萄糖摄取障碍，糖原异生增强。临床表现为内脏脂肪增多、黑棘皮症、痤疮、多毛和肝脂肪变性。多囊卵巢综合征患者中有50%~70%存在胰岛素抵抗，使糖耐量降低、心血管疾病的风险增高。

第一节　胰岛素抵抗的
临床表现

胰岛素抵抗主要表现为胰岛素作用的靶组织对糖代谢的调节作用减弱，血葡萄糖利用不足导致空腹及餐后血糖升高，引起胰岛素分泌代偿性增加及高胰岛素血症，由此导致的相应的代谢相关疾病发生显著增加，如血脂紊乱、糖调节异常、腹型肥胖、非酒精性脂肪性肝病等。PCOS患者的胰岛素抵抗主要表现在：①代谢改变，主要表现在糖脂代谢紊乱、代谢综合征及心血管事件的发病率增高；②性激素分泌异常，由于胰岛素刺激卵巢和肾上腺的雄激素合成，引起高雄激素血症及卵泡发育障碍的临床表现。

一、代谢紊乱的临床表现

1. 糖代谢异常　胰岛素抵抗是PCOS患者发生糖代谢异常的主要原因。糖代谢异常包括空腹血糖异常（IFG）、糖耐量异常（IGT及T2DM）。PCOS患者的糖代谢异常以餐后血糖升高为主，IGT的风险显著高于年龄和BMI匹配的女性。在一项纳入13项研究（其中PCOS患者835例，正常对照568例）的荟萃分析中发现，PCOS患者IGT发生相对风险较健康对照增高2.48倍。流行病学调查显示，PCOS患者中IGT发生率约为35%，T2DM发生率约为10%。在伴有肥胖的PCOS患者中，IGT发生率可达40%。与BMI匹配的对照组相比，非肥胖PCOS患者的糖代谢异常发生率亦显著升高，这不仅是由于患者的胰岛素抵抗，还跟其胰岛β细胞功能受损有关。因此，PCOS患者常需要经过口服75g葡萄糖糖耐量试验（OGTT）来筛查糖耐量受损，否则将有30%的糖耐量受损甚至糖尿病患者被漏诊。

2. 肥胖　PCOS患者中肥胖的发生率因种族、饮食习惯和地理环境不同而不同。总体来说，PCOS患者肥胖的患病率为30%~60%，我国有34.1%~43.3%的PCOS患者合并肥胖。PCOS患者以腹部脂肪积聚导致的腹型肥胖为主，即使是体重正常的患者也可能在腹部、上臂、腰部呈现脂肪的过度蓄积现象。肥胖PCOS患者的脂肪分布呈现"男性型"脂肪分布特点，即躯干脂肪层增厚，而大腿脂肪层变薄。而非肥胖型PCOS患者的脂肪分布持续处于"孩童样"特点（类似7~11岁的孩子，在性别特征还没有出现前的脂肪分布特点），而没有向正常女性型脂肪分布发展。内脏脂肪存储增多,脂解增强,引起代谢紊乱的出现。与体重匹配的妇女相比,腹型肥胖的 PCOS 患者存在更高的游离雄激素,且常合并雌激素的升高。肥胖可以加重 PCOS 患者的胰岛素抵抗程度和糖代谢异常。肥胖除了对 PCOS 的表型有显著影响外,还与患者的不孕相关,也增加了 PCOS 患者发生代谢综合征及心血管疾病的风险。

3. 黑棘皮症　多见于肥胖型 PCOS 患者,是高胰岛素血症在皮肤的表现,是高代谢风险的临床标志之一。多发生于颈部、腋窝、腹股沟以及乳腺下方,皮肤表面呈现绒毛状灰棕色色素沉着。黑棘皮症的诊断与分类标准为:0 度,无黑棘皮症;1 度,颈部和腋窝有细小的疣状斑块,伴有或不伴有受累皮肤的色素沉着;2 度,颈部和腋窝有粗糙的疣状斑块,伴有或不伴有受累皮肤的色素沉着。

4. 脂代谢异常　PCOS 患者血脂异常的发生率为正常人的 2.5~3 倍。约 70% 的 PCOS 患者存在脂代谢异常,主要表现为甘油三酯(TG)、低密度脂蛋白(LDL)及非高密度脂蛋白(nHDL)升高;与年龄、BMI 匹配的对照相比,非肥胖型 PCOS 患者也存在低 HDL、高极低密度脂蛋白(VLDL)和高 LDL 的特征。多数伴有血脂异常的 PCOS 患者无任何特殊症状和异常体征,常于进行血液生化检查时被发现。随着其脂代谢紊乱的恶化,PCOS 患者体内胰岛素抵抗、糖代谢异常和高雄激素血症的程度亦会加重。脂质代谢异常还增加 PCOS 患者发生动脉粥样硬化等心血管疾病的风险。

5. 非酒精性脂肪肝(NAFLD)　与年龄和体重匹配的正常妇女相比,PCOS 患者更易患 NAFLD,更易进展为非酒精性脂肪性肝炎(NASH),且出现明显纤维化病变。高雄激素的 PCOS 患者较非高雄激素的 PCOS 患者更易发生 NAFLD。合并 NAFLD 的 PCOS 患者较无 NAFLD 的 PCOS 患者具有更明显的代谢综合征的特征,且随着肝脂肪含量的增加,PCOS 患者的胰岛素敏感性下降,即 NAFLD 会进一步促进 PCOS 患者体内糖代谢的紊乱。

6. 高血压　PCOS 患者高血压的患病率为 5.5%,PCOS 患者常以收缩压升高为主,30 岁以后其发病率开始增加,30~45 岁达到正常同龄人的 3~5 倍,绝经后期亦是正常人群的 3 倍。血压的升高和胰岛素抵抗、糖代谢障碍的严重程度呈正比。超过 50% 合并高血压的 PCOS 患者,其生理性睡眠时血压降低的现象消失。合并血压升高的 PCOS 患者远期发生心脑血管疾病等的风险显著增加。

7. 代谢综合征　在一项纳入 16 项研究(其中 PCOS 患者 2256 例,正常对照 4130 例)的荟萃分析中发现,PCOS 患者发生代谢综合征(metabolic syndrome, MS)的相对风险增高 2.88 倍。根据 IDF MS 诊断标准,我国社区 PCOS 人群调查结果显示,肥胖 PCOS 患者代谢综合征的发生率约为 34.09%,明显高于非 PCOS 的肥胖人群。不同表型的 PCOS 患者 MS 发生率并不相同,高雄激素的 PCOS 患者的 MS 发生率显著高于非高雄激素的 PCOS 患者。

8. 心血管疾病风险　一项前瞻性的队列研究,观察了 2566 名住院的 PCOS 患者和 25 660 名年龄匹配的非 PCOS 女性,发现 PCOS 组诊断为糖尿病的累计比例为 12.5%,非 PCOS 组仅为 3.8%,而诊断为高血压的累计比例 PCOS 组为 3.8%,非 PCOS 组仅为 0.7%,提示 PCOS 患者具有更明显的心血管代谢异常的特征。与年龄和 BMI 匹配的非 PCOS 患者相比,PCOS 患者中颈动脉内膜中层增厚、冠状动脉钙化以及轻度主动脉钙化更为显著。随着年龄的增长,PCOS 患者 CVD 风险显著升高。PCOS 患者血管功能不良与肥胖相关。

二、性激素分泌异常的临床表现

高胰岛素血症可以加重高雄激素血症,不仅会增加雄激素相关的临床表现,如复发性痤疮、多毛(面部、背部、腹部、大腿内侧及胸部)、秃头、脂溢性皮炎等,还会导致生殖功能异常的临床表现,包括卵巢增大呈多囊状、月经稀发、闭经或不孕。

高胰岛素血症可以加重高雄激素血症,增高的雄激素可在外周组织转变为雌酮,降低的 SHBG 也可使游离雌二醇水平相对增高,加之卵巢中的小卵泡分泌一定量的雌激素,形成高雌激素血症。高雌激素对下丘脑垂体产生异常反馈调节,导致 LH 持续增高但不形成月经中期 LH 峰,故无排卵。由于缺乏排卵后的孕激素对抗,子宫内膜长期受雌激素影响,可表现为不同程度的增生性改变,如单纯性增生、复杂性增生,甚至不典型增生,发生子宫内膜癌的危险增加。

第二节 胰岛素抵抗的评估方法

胰岛素抵抗是 PCOS 发生和发展的重要的病理生理机制之一,是导致 PCOS 患者发生、心脑血管疾病等的最重要的因素。PCOS 中 50%~70% 的患者合并胰岛素抵抗。因此,评估 PCOS 患者的胰岛素抵抗水平对其病情的判断、代谢综合征的风险预测及治疗方案的制订具有非常重要的意义。

一、临床评分法

根据一些临床特征进行评分,从而判断患者是否存在胰岛素抵抗。具体评分方法,见表 17-1。

表 17-1 胰岛素抵抗临床特征评分

临床表现	分值
有	2分
有高血压、心肌梗死家族史	2分
脂肪分布呈现男性型	1分
有高血压	1分
有高脂血症	1分
有高尿酸血症	1分
有脂肪肝	1分

总分值 <3 分可以不考虑胰岛素抵抗,总分值 ≥3 分为胰岛素抵抗可疑患者,可做 OGTT,若 OGTT 结果为糖耐量受损或糖尿病,则可判定为胰岛素抵抗。此外,伴严重的胰岛素抵抗的 PCOS 患者常存在明显的黑棘皮症,若患者有黑棘皮症,应考虑胰岛素抵抗。

二、实验室测定法

1. 稳态模型评估 稳态模型评估(homeostatic

model assessment, HOMA)是临床上广泛用于评估胰岛素敏感性的方法,操作简单,取血少,在正常糖耐量及糖耐量受损患者中,其与金标准——钳夹试验有很好的相关性。

2. 胰岛素抵抗的稳态模型(HOMA-IR):空腹胰岛素(uU/ml)× 空腹血糖(mmol/L)/22.5,或量化胰岛素敏感指数(QUICKI)1/[Log 空腹胰岛素(uU/ml)× 空腹血糖(mg/dl)]。WHO 规定正常值的 75% 位点为切割点,参考范围依据当地人群的测定值。

3. 高胰岛素 - 正常血糖钳夹试验 高胰岛素 - 正常血糖钳夹试验(hyperinsulinemic euglycemic clamp technique)是目前公认的评估胰岛素抵抗的金标准,通过测定胰岛素介导的葡萄糖代谢率[M/I,M 为外源性葡萄糖输入率,单位为 mg/(kg·min),I 是稳态状况下平均胰岛素浓度]来评价胰岛素的敏感性。葡萄糖的输入率越小,胰岛素抵抗程度越严重。但此法操作复杂,需要多次抽血,患者依从性较差,因此只适用于小样本的科研研究,不适用于临床。

4. 胰岛素耐量试验 胰岛素耐量试验(insulin tolerance test, ITT)是通过注射外源性胰岛素抑制肝糖输出,测定葡萄糖下降速率来判断判断外周组织的胰岛素抵抗。ITT 在某种程度上纠正了胰岛素缺乏对胰岛素敏感性的影响,但其无法反映胰岛素水平的正常生理变化和 β 细胞的功能变化。

5. 空腹胰岛素 在非糖尿病人群中,空腹胰岛素(FINS)是很好的胰岛素抵抗指标。FINS 与高糖钳夹技术测定的 M 值密切相关。由于检测方法和人群的差异,建议将高于当地正常参考值 2~5 倍者判定为胰岛素抵抗和高胰岛素血症。空腹胰岛素正常或轻度升高不能排除胰岛素抵抗。但需注意,FINS 不能用于 β 细胞分泌胰岛素缺陷人群的胰岛素抵抗的判断,因 FINS 会将胰岛素缺乏错误判断为胰岛素敏感。

6. 口服糖耐量试验及胰岛素激发试验 建议采用 5 点法。75g 糖负荷后胰岛素分泌曲线明显升高(高峰值超过基础值的 10 倍以上),胰岛素曲线下面积增大,或胰岛素分泌延迟、高峰后移至 120 分钟,或胰岛素水平 180 分钟时仍不能回落至空腹水平可作为胰岛素敏感性的评价标准。此法适用于大规模人群调查,可以了解 β 细胞分泌和外周胰岛素作用的情况。但需注意的是此指标不适用于 β 细胞分泌功能有缺陷的人群。

7. 微小模型　微小模型(minimal model)是指静脉给受试者连续输注 10% 葡萄糖,多次取血测定血糖和胰岛素,通过数学模型计算相应指数,评估胰岛素抵抗。此方法与钳夹一样复杂且昂贵,准确性受 β 细胞功能的影响,在胰岛素分泌功能障碍的人群中会高估胰岛素的敏感性。

总之,多囊卵巢综合征常并存胰岛素抵抗,导致糖脂代谢障碍及雄、雌性激素合成增多,从而引起相应的临床表现。其病因目前尚未明了,临床常采用 75g 糖耐量试验检测胰岛素敏感性,但目前 PCOS 胰岛素抵抗的诊断标准尚不明确。

(刘伟　陶弢)

参考文献

1. 乔杰,李蓉,李莉,等多囊卵巢综合征流行病学研究. 中国实用妇科与产科杂志,2013,(11):849-852.

2. Li R,Q Zhang,D Yang,et al. Prevalence of polycystic ovary syndrome in women in China:a large community-based study. Hum Reprod,2013,28(9):2562-2569.

3. Brzozowska MM,G Ostapowicz,MD Weltman. An association between non-alcoholic fatty liver disease and polycystic ovarian syndrome. J Gastroenterol Hepatol,2009,24(2):243-247.

4. Cai J,CH Wu,Y Zhang,et al. High-free androgen index is associated with increased risk of non-alcoholic fatty liver disease in women with polycystic ovary syndrome,independent of obesity and insulin resistance. Int J Obes(Lond),2017.

5. 陈建明. 实用不孕不育诊断与治疗. 广州:广东科技出版社,2013.

6. Moran LJ,ML Misso,RA Wild,et al. Impaired glucose tolerance,type 2 diabetes and metabolic syndrome in polycystic ovary syndrome:a systematic review and meta-analysis. Hum Reprod Update,2010,16(4):347-363.

7. Yang R,S Yang,R Li,et al. Effects of hyperandrogenism on metabolic abnormalities in patients with polycystic ovary syndrome:a meta-analysis. Reprod Biol Endocrinol,2016,14(1):67.

8. Hart R,DA Doherty. The potential implications of a PCOS diagnosis on a woman's long-term health using data linkage. J Clin Endocrinol Metab,2015,100(3):911-919.

9. Christian RC,DA Dumesic,T Behrenbeck,et al. Prevalence and predictors of coronary artery calcification in women with polycystic ovary syndrome.J Clin Endocrinol Metab,2003,88(6):2562-2568.

10. Talbott EO,JV Zborowski,JR Rager,et al. Evidence for an association between metabolic cardiovascular syndrome and coronary and aortic calcification among women with polycystic ovary syndrome. J Clin Endocrinol Metab,2004,89(11):5454-5461.

11. Vryonidou A,A Papatheodorou,A Tavridou,et al. Association of hyperandrogenemic and metabolic phenotype with carotid intima-media thickness in young women with polycystic ovary syndrome. J Clin Endocrinol Metab,2005,90(5):2740-2741.

12. Armeni E,K Stamatelopoulos,D Rizos,et al. Arterial stiffness is increased in asymptomatic nondiabetic postmenopausal women with a polycystic ovary syndrome phenotype. J Hypertens,2013,31(10):1998-2004.

13. 林金芳,李昕,苏椿淋. 多囊卵巢综合征患者胰岛素抵抗的诊断方法及治疗策略. 中国实用妇科与产科杂志,2007,(09):663-667.

14. DeUgarte CM,AA Bartolucci,R Azziz. Prevalence of insulin resistance in the polycystic ovary syndrome using the homeostasis model assessment. Fertil Steril,2005,83(5):1454-

1460.

15. Katz A, SS Nambi, K. Mather, et al. Quantitative insulin sensitivity check index: a simple, accurate method for assessing insulin sensitivity in humans. J Clin Endocrinol Metab, 2000, 85 (7): 2402-2410.

16. Tohidi M, A Ghasemi, F Hadaegh, et al. Age- and sex-specific reference values for fasting serum insulin levels and insulin resistance/ sensitivity indices in healthy Iranian adults: Tehran Lipid and Glucose Study. Clin Biochem, 2014, 47 (6): 432-438.

17. Lunger F, L Wildt, B Seeber. Accurate screening for insulin resistance in PCOS women using fasting insulin concentrations. Gynecol Endocrinol, 2013, 29 (6): 541-544.

18. 胡仁明. 内分泌代谢病临床新技术. 北京: 人民军医出版社, 2002.

第十八章

多囊卵巢综合征与肥胖

第一节　肥　　胖

肥胖（obesity）是指体内脂肪细胞数目增多或体积增大，脂肪（主要是甘油三酯）在脂肪细胞内堆积过多。肥胖与超重不同，肥胖是身体脂肪组织过多，超重是体重超过某种标准或标准体重。随着社会经济的发展，人们生活方式发生变化，如饮食结构的改变（摄取高热量的食物）、交通工具的发达、坐式工作，越来越多的人正加入肥胖的行列。早在 1948 年，肥胖就被定义为一种疾病，但直到 1980 年才引起医学界的重视。肥胖是现代人类多种慢性疾病的危险因素，包括高血压、血脂代谢异常、冠心病、胆道疾病、睡眠窒息、呼吸困难、骨关节炎等，对于女性肥胖者还可引起生殖激素异常、无排卵、月经失调、不育等，甚至引起肿瘤，如子宫内膜癌等。肥胖严重影响患者的生活质量，威胁患者的生命健康，因此越来越受到人们的重视。

一、肥胖的诊断和流行病学

对于肥胖的诊断尚缺乏世界统一规范的诊断标准。目前的诊断方法分为两大类：体脂测定法和体重测定法。

（一）体脂测定法

仪器测量人体脂肪含量是判断肥胖最准确的指标，体脂测定法包括：水下称重法、生物电阻抗分析法、双能 X 线吸收法（DEXA）、整体电传导法（TOBEL）、超声波检查法、计算机 X 线断层摄影术（CT）或磁共振显像法（MRI）等多种方法。体脂测定法准确，但测量困难，多应用于临床基础研究中。

用仪器测量人体脂肪量是判定肥胖的最确切的指标，为人体脂肪的绝对含量（kg）或可表示为脂肪占体重百分率（Fat%）。Fat% 的正常范围：18 岁男性为 15%~18%，女性为 20%~25%；肥胖的标准是男性 >20%，女性 >30%。

（二）体重测定法

1. 体重指数　体重指数（body mass index, BMI），即克托莱指数（The Quetelet index）= 体重（kg）/ 身高（m）^{2}。BMI 简便、实用，与作为金标准的水下称重法所测得的结果有较好的相关性，故临床上最常用来评价体重和进行肥胖程度分类。BMI 的切点是人为制订的，应用 BMI 对于超重和肥胖的诊断，依人种不同标准不尽相同。世界卫生组织（WHO, 1998）肥胖顾问委员会对肥胖进行了系列分类（表 18-1），但这种基于欧洲白人的标准并不适用于亚太地区。

表 18-1　WHO 根据 BMI 对体重的分类

分类	BMI（kg/m^2）	相关疾病的危险性[*]
体重过低	<18.5	低（但其他疾病危险性增加）
正常范围	18.5~24.9	平均水平
超重	≥25	
肥胖前期	25~29.9	增加
Ⅰ度肥胖	30~34.9	中度增加
Ⅱ度肥胖	35~39.9	重度增加
Ⅲ度肥胖	≥40	极度增加

[*] 疾病危险：糖尿病，高血压，CAD

115

2000 年 WHO 西太平洋地区官员、国际肥胖研究协会（IASO）和国际肥胖工作组（IOTF）共同制订了"对亚太地区肥胖及防治的重新定义"，提出了该地区肥胖与超重的诊断标准，见表 18-2。

表 18-2 亚洲成人根据 BMI 对体重的分类

分类	BMI（kg/m²）	相关疾病的危险性*
体重过低	<18.5	低（但其他疾病危险性增加）
正常范围	18.5~22.9	平均水平
超重	≥23	
肥胖前期	23~24.9	增加
Ⅰ度肥胖	25~29.9	中度增加
Ⅱ度肥胖	≥30	重度增加

* 疾病危险：糖尿病，高血压，CAD

我国专家认为中国虽属于亚洲人种，但体重指数的正常范围上限却应低于亚洲标准，中国 BMI 最佳值为 20~22，BMI 23~27.9 为超重，BMI ≥28 为肥胖，BMI ≥30 为重度肥胖。但目前比较公认的 BMI 为 18.5~24。

2. 标准体重计算法

（1）身高 <165cm 者，标准体重（kg）= 身高（cm）-100；

（2）身高为 166~175cm 者，标准体重（kg）= 身高（cm）-105；

（3）身高为 176~185cm 者，标准体重（kg）= 身高（cm）-110；

（4）标准体重（kg）=［身高（cm）-100］×0.9。

正常人体重波动在 ±10% 左右。标准体重的 120% 为肥胖，其中 ≥120% 为轻度肥胖，≥150% 为重度肥胖。

（三）肥胖的流行病学及发生

在发达国家和部分发展中国家，肥胖正在成为一个越来越令人关注的流行病。世界上有超过 10 亿的成人和 10% 儿童属于超重和肥胖。在美国，有超过 65% 的成人属于超重和肥胖。我国 2002 年开展的"中国居民营养与健康现状"调查结果显示，成人超重率为 22.8%，肥胖率为 7.1%，估计人数分别为 2 亿和 6000 多万。与 1992 年全国营养调查资料相比，成人超重率上升 39%，肥胖率上升 97%。其中，大城市中成人超重率与肥胖现患率分别高达 30.0% 和 12.3%，儿童肥胖率达 8.1%。一项对于 97 位青春期女孩的研究中，肥胖占 54%，肥胖在青春期女孩中的发病率与在成人中相似。预计今后肥胖患病率还会有大幅度增长。

脂肪细胞是脂肪组织的功能实体，脂肪组织中脂肪的动员和储存，受胰岛素、儿茶酚胺的调控，某种程度上还受甾体激素的调节。脂肪细胞可以产生很多细胞因子，他们具有激素样作用，可以作用于局部或远处部位，而且本身还是很多激素的靶细胞。全身各处脂代谢不同，大腿皮下脂代谢率最低，内脏的脂代谢率最高。肥胖为躯体脂肪组织含量增加，普遍观点认为肥胖是遗传易感性和环境因素相互作用的结果，长期的能量摄入大于能量消耗导致肥胖。

二、肥胖的分类

除了体脂含量之外，脂肪分布也决定肥胖相关的危险性。BMI 不能反映躯体脂肪分布，同样 BMI 的肥胖妇女身体脂肪含量可能相差很多；因此根据脂肪分布的不同，临床上提出了男性型肥胖和女性型肥胖的概念。

女性型肥胖患者脂肪主要分布于臀部和大腿，又称为"梨型"、"非向心性"、"臀型"肥胖。男性型肥胖患者的脂肪组织主要分布于腹部皮下和腹腔内，也称为"苹果型"、"向心性"、"腹型"肥胖，这类肥胖更易表现为脂代谢紊乱、糖代谢紊乱及心血管疾病，对于女性患者来说生殖功能更易受到影响，患乳腺癌及子宫内膜癌的危险也会增加。Hartz 等研究发现，腰围臀围比（WHR）>0.8 的腹型肥胖妇女较 WHR ≤0.8 的下半身肥胖妇女，月经不规律及闭经的相对危险分别为 1.56 和 2.29。

WHO（1995）推荐的测量腰围（WC）、臀围（HC）方法如下：穿薄内衣，测量腰围时，被测量者的双脚分开 25~30cm，体重均匀分布在双腿上，测量位置在水平为髂前上棘与第 12 肋下缘连线的中点。测量者坐在被测者一旁，将皮尺紧贴身体，但不能压迫软组织。臀围则通过环绕臀部最突出点测量周径而得到。

腰围及臀围比（腰围 cm/ 臀围 cm）可作为测量腹部肥胖的方法，欧美白人中 WHR 在男性 >1.0，女性 >0.85 视为腹型肥胖。国内以中国预防医学科学院等对 11 个省市城乡 4 万余人抽样调查后，建议腹型肥胖的切点为 WHR 在男性 ≥0.9，女性 ≥0.8。WHR 除受腰围及臀围影响外，还与体形及身高有关。因此，WHO（1998）认为，腰围较 WHR 更适合于测量腹型肥胖。

腰围表示腹型肥胖的切点如下：欧美人群中男性腰围 ≥102cm、女性腰围 ≥88cm 为腹型肥胖；亚洲人群中男性腰围 ≥90cm、女性腰围 ≥80cm 为腹型肥胖；中国肥胖问题工作组建议采用男性腰围 ≥85cm、女性腰围 ≥80cm 为腹型肥胖的切点。

第二节　肥胖对生殖功能的影响

正常月经和生殖功能的维持需要临界的脂肪储存量和足够的营养环境，体重对生殖功能的影响呈倒 U 形，即体重极高和极低时生育能力下降。该学说提出下丘脑接受一个与代谢率或摄食有关的信号以启动青春发育，并认为机体需要临界或适当的脂肪量才能排卵和承担耗能 5000kcal 的妊娠。

尽管一定的脂肪含量是女性生殖功能发育的前提，但研究发现有相当一部分不育或生殖功能下降的患者表现为肥胖或超重，流行病学资料显示肥胖对生育能力影响很大，可以导致月经失调、无排卵、不育、流产、妊娠结局不良等。肥胖妇女无排卵和多囊卵巢发生率为 35% ~60%。肥胖妇女与正常体重的妇女相比，在自然周期和不育治疗周期中的妊娠率均低，诱导排卵率和 IVF 成功率亦低。Al-Azemi M 等对 270 名 PCOS 妇女根据 BMI 将患者分为四组：正常体重组，BMI 为 18~24；超重组，BMI 为 25~29；肥胖组，BMI 为 30~34；极度肥胖组，BMI ≥35。对所有患者进行克罗米酚（CC）和促性腺激素（Gn）促排卵，

在 6 个月内 BMI 为 18~24 的女性中 79% 排卵，而 BMI 为 30~34 的女性中 15.3% 排卵（$P<0.001$），BMI ≥35 的女性中 11.8% 排卵（$P<0.001$）。这一结果说明肥胖对不育的治疗结局有负面影响。年轻时 BMI 过高的患者，日后生殖功能异常的可能性大。Rich-Edwards 等对 18 岁少女研究发现 BMI 为 28~33 的少女较 BMI 为 18~22 的少女今后无排卵性不育的危险高 2.7 倍。

第三节　肥胖对代谢的影响

肥胖成为日益严重危害人们身心健康的公共卫生问题，并成为糖尿病、心血管病的重要诱因。每年大约 300 000 次死亡与肥胖直接有关，包括心脏疾病、糖尿病、癌症、哮喘、关节炎、睡眠呼吸暂停和心理问题。肥胖与高血压密切相关，65% ~ 75% 的原发高血压被认为是由肥胖所致，动物实验表明静脉滴注瘦素，可通过肾上腺素能的作用使动脉血压和心率增加，这可能有助于解释高血压发病机制。胰岛素抵抗、胰岛素第 1 时相分泌功能减弱及肥胖（尤其是腹型肥胖）等均可导致机体糖耐量的恶化。葡萄糖耐量受损（IGT）是自然病程中从正常糖代谢发展至糖尿病的一个重要而必经阶段。目前已有大量的临床前瞻性研究揭示，IGT 不仅是发生糖尿病的高危因素，同时也增加了心血管疾病的风险，且独立于传统的心血管疾病危险因子，如高血压、吸烟和高胆固醇血症。

Reaven 于 1988 年提出"X 综合征"，包括高血压、肥胖、高脂血症等。1999 年 WHO 将与胰岛素抵抗相关疾病如高血压、糖尿病、脂代谢紊乱等统称为代谢综合征（metabolic syndrome，MS）。

2005 年国际糖尿病联盟在柏林达成了全球代谢综合征的诊断标准共识：

（1）必须条件：中心性肥胖：腰围：①欧裔人：男性 ≥94cm，女性 ≥80cm；②中国人：男性 ≥90cm，女性 ≥80cm；③其他人种：采用种族特异性的腰围切点。（2）另加下列 4 项中的任意两项：① TG 升高（>1.7mmol/L 或 >150mg/dl）或已经接受针对此脂质异常的特殊治疗；② HDL-C 降

低（男 <1.03mmol/L 或 <40mg/dl，女 <1.29mmol/L 或 <50mg/dl 或已经接受针对此脂质异常的特殊治疗）；③血压增高，收缩压 ≥130mmHg 或舒张压 ≥85mmH，或已经被确诊为高血压接受治疗者；④空腹血糖增高：FPG ≥5.6mmol/L（100mg/dl），或已经被确诊为糖尿病。如果空腹血糖 ≥5.6mmol/L（100mg/dl），强烈推荐口服葡萄糖耐量试验，但口服葡萄糖耐量试验并非为诊断代谢综合征所必需的。

MS 的发病基础为 IR 和腹型肥胖，肥胖可使冠心病、MS 及其组分的患病率明显增加。美国超重或肥胖者约占 61%，MS 的患病率为 20%~25%，而在肥胖人群中 MS 约占 2/3，MS 已经成为一种临床和公共健康共同面临的危机。无论采用何种工作定义，诊断为 MS 都意味着患者发生心脑血管疾病的风险较高，适用于包括儿童、妇女等所有人群。

肥胖者的雄激素可以在脂肪组织中通过芳香化作用转化为循环中的雌激素，且肥胖患者的 IR 抑制 SHBG 的生成，SHBG 水平下降，长期无孕激素拮抗的雌激素刺激导致肥胖者患子宫内膜癌和乳腺癌的危险增加。肥胖患者麻醉和手术也有问题，需要特殊的关注以预防并发症。激素替代治疗也要考虑具体的几个指标来确定其意义和生存率，肥胖不是 HRT 的禁忌证，但通常是非适应证。研究表明瘦素可引起骨质疏松。

第四节　肥胖与多囊卵巢综合征的关系

一、PCOS 对生殖及代谢功能的影响

PCOS 是生育年龄妇女常见的内分泌疾病，发病率为 5%~10%，PCOS 诊断标准中没有包括胰岛素抵抗（IR），但 IR 及代偿性高胰岛素血症（HI）是 PCOS 患者代谢异常的基本特征，其中肥胖患者 HI 发生率约为 75%，而非肥胖者也达 30% 以上。北京协和医院对自 2003 年 6 月到 2006 年 9 月期间妇科内分泌肥胖门诊就诊的

PCOS 患者共 194 例进行研究，结果显示育龄期 PCOS 患者 139 例，其中 82 例（59%）患者肥胖，10 例（7.2%）患者超重；青春期 PCOS 患者 55 例，其中肥胖患者 43 例（78.2%），超重患者 4 例（7.3%）。研究表明，IR 与 HI 可能在 PCOS 的发病中起着早期和中心的作用。IR 在多个水平影响 PCOS 的发生、发展，与其临床表现以及远期后果密切相关，不仅是生殖问题，导致持续无排卵、异常子宫出血（可能引起 PCOS 女性贫血）、不育、流产率增加，大约 1/3 PCOS 妇女妊娠后流产。高胰岛素浓度导致卵巢雄激素产生增多，尤其是睾酮增多，增多的睾酮导致痤疮、多毛和脱发。PCOS 与一系列的健康问题相关，很多 PCOS 妇女将来还可能会发展为 2 型糖尿病（type 2 diabetes mellitus，DM Ⅱ），PCOS 妇女患 DM Ⅱ 的危险是非 PCOS 妇女的 5~10 倍，PCOS 妇女 40 岁时，40% PCOS 妇女患 DMII 或 IGT，不光是肥胖妇女，非肥胖妇女的 IGT 的危险均增加。在年轻的 DM 女性中大部分有 PCOS 的表现。Conn 对 38 名绝经前 Ⅱ 型 DM 患者进行调查发现，82% 患者超声显示 PCO，52% 有临床高雄激素和（或）月经异常，Ⅱ 型 DM 妇女 PCOS 发生率高。对于 PCOS 妇女，尤其正常血糖的 PCOS 妇女，因为糖耐量会逐渐受损，应该间断进行血糖筛查。PCOS 妇女患心脏病、高血压、生殖系统肿瘤的危险增加，例如 PCOS 妇女发生子宫内膜癌及乳腺癌风险增加，发生卵巢癌的危险是健康妇女的 2.5 倍。

肾上腺功能的启动与 BMI 密切相关，BMI 越大肾上腺功能启动越早，一些研究发现肾上腺功能过早启动是发生 PCOS 的先兆。有证据表明 PCOS 可能导致患者终生内分泌功能紊乱，研究发现 6 岁的女孩就可以有卵巢多囊性改变，据推测一些女孩可能在出生时就有多囊卵巢，PCOS 患者虽有某些终生具有的特征，但在青春期前诊断 PCOS 还是非常困难的，因为患者往往在青春期后出现月经紊乱或痤疮等症状就诊时才得到诊断。

二、肥胖对 PCOS 患者生殖及代谢功能的影响

肥胖是 PCOS 常见的特征表现，虽然肥胖不

是诊断 PCOS 的要求,但将近 50% 的 PCOS 患者肥胖,有报道甚至高达 70%,PCOS 患者肥胖发病率的变化由于生活方式和遗传因素而不同。

PCOS 的肥胖可能与遗传、环境因素(饮食、生活习惯等)及患者激素内环境相关,PCOS 的激素特征是遗传确定的,即循环中雄激素、高胰岛素及皮质醇升高可能与腹型肥胖的形成有关。肥胖又加重 PCOS 患者的 IR 状态,脂肪组织特别是内脏脂肪组织的一些代谢产物,如游离脂肪酸(free fatty acid,FFA)及乳酸等增加,这些代谢产物能影响胰岛素的分泌、代谢及其外周作用。肥胖的 IR 还与脂肪分泌的许多细胞因子(adipocytokine)有关,如肿瘤坏死因子(TNF-α)、瘦素(leptin)、血管紧张素原、脂联素(adiponectin)、纤溶酶原激活物抑制物 -I(plasminogen activator inhibitor-I,PAI-I)和炎症因子 IL-6、CRP 等,其中许多细胞因子均与组织胰岛素拮抗的加重相关。因此 PCOS 患者一旦肥胖,特别是腹型肥胖可使 IR 向纵深发展。由于肥胖型 PCOS IR 加重,使胰岛 β 细胞通过分泌更多的胰岛素以代偿 IR,因此肥胖型 PCOS 的高胰岛素血症明显重于非肥胖型。

很多 PCOS 患者促性腺激素异常,肥胖可以改变患者雄激素和促性腺激素的分泌,与瘦的 PCOS 妇女相比 LH 脉冲振幅下降,24 小时 LH 浓度下降,肥胖降低了 LH/FSH 比值,但 BMI 不影响 PCOS 患者的 LH 分泌频率,肥胖引起的性激素改变反过来影响 PCOS 的临床特征表现,肥胖的 PCOS 患者胰岛素抵抗程度较瘦的 PCOS 患者更严重;肥胖的 PCOS 妇女几乎全部存在胰岛素抵抗,血浆胰岛素水平显著增高,而 LH、SHBG 和 IGFBP-1 水平降低。临床上多将 PCOS 患者分为两组:一组患者表现为肥胖、胰岛素抵抗、高胰岛素血症、LH 正常或轻度升高,循环中 LH/FSH 比值多无明显增加;另一组患者表现为 LH 升高、无胰岛素抵抗及胰岛素水平升高。这表明肥胖型 PCOS 的雄激素过多主要是由于高胰岛素血症而非高 LH 所致。

研究发现,瘦的 PCOS 患者也存在胰岛素抵抗,虽然肥胖 PCOS 患者的高胰岛素血症不能仅用肥胖和腹型肥胖来解释,但肥胖尤其是腹部型

肥胖加重了胰岛素抵抗的代谢和临床特征。男性型肥胖妇女的脂肪组织对儿茶酚胺十分敏感,而对胰岛素不敏感,与胰岛素抵抗密切相关;高水平胰岛素导致卵巢、肾上腺产生更多的雄激素;胰岛素同时抵抗抑制 SHBG 的生成,使循环中的游离睾酮水平升高,肥胖的 PCOS 妇女游离睾酮较非肥胖的 PCOS 水平升高。PCOS 的病因尚不明确,据推测与遗传和环境因素相互作用有关,肥胖、中心性肥胖、胰岛素抵抗与 PCOS 病因关系密切。Cresswell 研究发现肥胖和 PCO 都加重胰岛素抵抗,但 PCO 比肥胖更易加重胰岛素抵抗。

肥胖的 PCOS 患者较同样 BMI 的非 PCOS 患者胰岛素抵抗更严重,腹部脂肪组织对于无排卵和多囊卵巢状态具有重要意义。肥胖不但影响 PCOS 患者的生殖功能,导致不育、月经失常,还影响 PCOS 患者的妊娠结局,增加了妊娠糖尿病、妊娠高血压、早产、巨大儿和死产的危险。肥胖加重了子宫内膜癌的发病危险,这可能是由于持续无排卵及外周脂肪组织中芳香化酶将雄激素转化为雌激素从而导致无对抗的雌激素持续作用的结果。肥胖加重了 PCOS 患者的代谢和内分泌特征异常,心血管病的危险增高。PCOS 的存在也增加了体重的作用,30 岁肥胖的 PCOS 妇女与体重相当的非 PCOS 妇女相比总胆固醇及甘油三酯升高,而且 PCOS 妇女动脉硬度增加,舒张压下降,肥胖和 PCOS 妇女较对照组胰岛素抵抗增加,据推测胰岛素抵抗是心血管危险因素的调节因素,与瘦的 PCOS 患者比肥胖的患者表现为血脂障碍。年轻、肥胖的 PCOS 妇女更易发生 IGT、DM,肥胖降低了 PCOS 患者对治疗的反应性,PCOS 患者的体征对于女性的自信心也是有害的。青春期前肥胖的女孩较正常体重者血浆雄激素浓度升高;肥胖对于青春期女孩的血浆雄激素的影响更明显,肥胖的青春期女孩血浆睾酮是瘦的女孩的近 2 倍,所以青少年肥胖越来越引起人们的重视,青春期的 PCOS 患者中肥胖的发病率不清。早期对于 PCOS 的诊断和治疗对于确保成人期的健康和恢复患者的自信心很有必要。

PCOS 已经超出了妇科内分泌的范畴,是一

组涉及多系统的慢性内分泌紊乱,存在许多慢性疾病的发病危险,患者发生 2 型糖尿病、心血管疾病和不育的健康风险增加,必须重视 PCOS 对代谢及心血管疾病潜在的、长期的影响,对患者进行长期、严密的干预、监测,改善不良的健康结局,提高生活质量。青春期早发现、治疗 PCOS 可以推迟甚至阻止很多疾病在成人期的发生。

(金利娜　郁　琦)

参 考 文 献

1. 陈名道. 脂肪细胞产物与肥胖和代谢综合征. 中华内分泌代谢杂志, 2003, 19: 161-163.

2. 裴海成, 等. 实用肥胖病治疗学. 北京: 人民军医出版社, 2006.

3. 张蕙芬, 迟家敏, 王瑞萍. 实用糖尿病学. 第 2 版. 北京: 人民卫生出版社, 2002.

4. 王陇德. 中国居民营养与健康调查: 2002 年综合报告. 北京: 人民卫生出版社, 2005.

5. Abbott DH, Dumesic DA, Franks S. Developmental origin of polycystic ovary syndrome—a hypothesis. J Endocrinol, 2002, 174: 1-5.

6. Al-Azemi M, Omu FE, Omu AE. The effect of obesity on the outcome of infertility management in women with polycystic ovary syndrome. Archives of Gynecology and Obstetrics, 2004, 270(4): 205-210.

7. Arterburn D, Noel PH. Obesity. British Medical Journal, 2001, 322: 1406-1409.

8. Azziz R, Woods KS, Reyna R, et al. The prevalence and features of the polycystic ovary syndrome in an unselected population. J Clin Endocrinol Metab, 2004, 89: 2745-2749.

9. Darren J Salmi, Howard C Zisser, Lois Jovanovic. Screening for and Treatment of Polycystic Ovary Syndrome in Teenagers. Experimental Biology and Medicine, 2004, 229: 369-377.

10. Diamanti Kandarakis E, Bergiele A. The influence of obesity on hyperandrogenism and infertility in the female. Obes Rev, 2001, 2: 231-238.

11. Folsom AR, Kushi LH, Anderson KE, et al. Association of general and abdominal obesity with multiple health outcomes in older women: the Iowa Women's Health Study. Arch Inter Med, 2000, 160: 2117-2128.

12. Greenfield JR, Campbell LV. Insulin resistance and obesity. Clinical Dermatology, 2004, 22: 289-295.

13. Haslam DW, James WP. Obesity. Lancet, 2005, 366: 1197-1209.

14. Kadowaki T, Hara K, Yamauchi T, et al. Molecular mechanism of insulin resistance and obesity. Exp Biol Med, 2003, 228: 1111-1117.

15. LJ Moran, BSc(Hons). The Obese Patient with Infertility: A Practical Approch to Diagnosis and Treatment. Nutrition in Clinical Care, 2002: 290-297.

16. Obesity and lifestyle management in polycystic ovary syndrome. Clin Obstet Gynecol, 2007, 50: 277-294.

17. Pasquali R, Gambineri A, Biscotti D, et al. Effect of long-term treatment with metformin added to hypocaloric diet on body composition, fat distribution, and androgen and insulin levels in abdominally obese women with and without the polycystic ovary syndrome. The Journal of Clinical Endocrinology and Metabolism, 2000, 85: 2767-2774.

18. Samaha FF, Iqbal N, Seshadri P, et al. A low-carbohydrate as compared with a low-fat diet in severe obesity. N Engl J Med, 2003, 348: 2074-2081.

19. Sondike SB, Copperman N, Jacobson MS. Effects of a low-carbohydrate diet on weight loss and cardiovascular risk factor in overweight adolescents. J Pediatr, 2003, 142: 225-227.

20. Spritzer PM, Poy M, Wiltgen D, et al. Leptin concentrations in hirsute women with polycystic ovary syndrome or idiopathic hirsutism: influence on LH and relationship with hormonal,

metabolic, and anthropometric measurements. Hum Reprod, 2001, 16（7）: 1340-1346.

21. Tommaselli GA, Di Caro C, Pellicano M, et al. Changes of Leptin in menopause. Minerva Ginecol, 2001, 53（3）: 193-198.

22. Xu WH, Xiang YB, Zheng W, et al. Weight history and risk of endometrial cancer among Chinese women. Int J Epidemiol, 2006, 35: 159-166.

23. Yildiz BO, Yarali H, Oguz H, et al. Glucose intolerance, insulin resistance, and hyperandrogenism in first degree relatives of women with polycystic ovary syndrome. J Clin Endocrinol Metab, 2003, 88: 2031-2036.

第十九章

多囊卵巢综合征的皮肤表现

多囊卵巢综合征临床主要表现为月经稀发或闭经、不孕、卵巢多囊性变、肥胖、高雄激素血症和胰岛素抵抗以及由此引起的高胰岛素血症等。其中，高雄激素血症可引起多毛、痤疮、皮脂溢出、脱发、黑棘皮症等一系列皮肤表现。

第一节　女性多毛症

女性多毛症（hirsutism）是指女性身体雄激素敏感区的毳毛生长并转化为终毛，产生男性型毛发分布。主要表现为上唇部多毛似胡须，胸部、乳房部甚至背部多毛，阴毛粗、黑，较长。四肢伸侧尤其是前臂和小腿有许多体毛，有些女性患者第一指骨背面有非常明显的粗黑毳毛。

妇女多毛症本身并不是一种疾病，但提示机体可能存在雄激素生成过多的疾病。大多数妇女多毛症的发生是由于雄激素水平升高，有些患者是由于毛囊对雄激素的敏感性升高。引起多毛症的原因有多囊卵巢综合征、卵巢肿瘤、肾上腺过度增生、肾上腺肿瘤、Cushing 综合征、催乳素腺瘤、接受雄激素治疗和特发性多毛症。而 PCOS 在诸多病因中占第一位，约 78% 的女性多毛症为 PCOS 患者，而约 20% 的女性多毛为特发性多毛症，即找不到导致多毛的病因，雄激素水平为正常。

女性体内的雄激素主要包括双氢睾酮（dihydrotestosterone，DHT）、睾酮（testosterone，T）、雄烯二酮（androstenedione）、脱氢表雄酮（dehydroepiandrosterone，DHEA）、硫酸脱氢表雄酮（dehydroepiandrosterone sulfate，DHEAS），其活

性依次递减，对毛囊最具有生物活性的雄激素是 DHT。在未孕妇女中，雄激素由卵巢、肾上腺和外周组织转化合成，大部分与血清白蛋白和性激素结合球蛋白（SHBG）相结合，仅 1% 以游离形式发挥生物效能。

毛囊皮脂腺单位是雄激素敏感靶组织，游离睾酮、雄烯二酮、DHEA 与受体结合后进入靶细胞，在 5α- 还原酶作用下转换为活性更强的 DHT，进而与胞质受体蛋白结合，进入细胞核与 DNA 结合后作用于毛囊，导致毛发生长。当体内雄激素升高时，DHT 转化增强，导致多毛。

毛发对雄激素的反应性除了取决于 DHT 的活性外，还取决于 5α- 还原酶活性。5α- 还原酶可将睾酮转变为 DHT，是雄激素作用的关键酶。5α- 还原酶有两个亚型，SRD5A1 及 SRD5A2，SRD5A1 和多毛的程度有关。5α- 还原酶活性增强为正常雄激素水平的多毛女性发病的主要机制，这部分女性多毛的程度与血雄激素水平并不平行。即使雄激素水平正常，由于 5α- 还原酶的活性增高，将体内正常水平雄激素转化为 DHT 的效率升高，亦会导致多毛。

多囊卵巢综合征合并血雄激素水平升高，性激素结合蛋白降低，产生更高的游离雄激素，另外部分 PCOS 患者的 5α- 还原酶活性也会增加，使 DHT 的水平增高，从而使患者表现为多毛。但并非所有高雄激素的患者均表现为多毛，许多高雄激素血症的女性无多毛表现，可能是毛囊皮脂腺对雄激素的反应性有个体差异所致。

女性多毛症表现为两个方面：

1. 阴毛发育提早　女阴阴阜处阴毛提早发育，可以在 10 岁左右开始出现阴毛生长。在雄激

素的作用下,无色素、细的毳毛,变成有色素、粗的终毛。在阴毛增多的同时下肢的毳毛也变粗、变黑、变长。

2. 体表毛发增多症　在年轻女孩子的面颊部、上唇处和鬓角处长出毛发,最严重者满唇均为长胡须,四肢均有长的毳毛,甚至于两手指背上也长出长长的毳毛。

PCOS 患者多毛现象多不严重,以性毛增多为主,如阴毛分布常延及肛周、腹股沟或上伸至腹中线,但多属女性型分布;尚有眉浓及腋毛较浓密,前臂及小腿毛发增多,上唇细须等。尤其需注意男性型黑粗毛,乳晕、脐部周围可见粗毛亦可诊断多毛。

女性多毛症的评分一般沿用 1961 年 Ferriman-Gallwey(F-G)的多毛评分方法(表 19-1)。

表 19-1　Ferriman-Gallwey 的毛发评分级标准

部位	评分	标准
上唇	1	外侧毛少许
	2	外侧小胡须
	3	胡须从外侧向内延伸未达中线
	4	胡须延伸至中线
下颌	1	少许散在的毛
	2	分散的毛有小积聚
	3 和 4	完全覆盖,少而重
胸	1	乳晕周围的毛
	2	另加中线的毛
	3	这些区域融合覆盖 3/4
	4	完全覆盖
背上部	1	少许散在的毛
	2	较多但仍分散
	3 和 4	完全覆盖,少而重
背下部	1	背部一簇毛
	2	一些横向延伸
	3	覆盖 3/4
	4	完全覆盖
上腹部	1	少许中线毛
	2	较多但仍在中线
	3 和 4	一半和完全覆盖

续表

部位	评分	标准
下腹部	1	少许中线毛
	2	一条中线毛
	3	一条带状中线毛
	4	倒 V 型生长
臂	1	生长稀疏未超过表面 1/4
	2	较多但仍未完全覆盖
	3 和 4	完全覆盖,少而重
腿	1、2、3、4	如臂

毛发的多少和分布因性别和种族的不同而有差异,汉族人群常见于上唇、下腹部、大腿内侧等。临床上评定多毛的方法很多,被广泛认可的是 WHO 推荐的评定方法——Ferriman-Gallwey 毛发评分标准,记录上唇、下颏、胸、背上部、背下部、上腹部、下腹部、臂、腿 9 个部位毛发特征,并对每一部位作 1~4 级评分。Gallwey 分析,430 位正常妇女的 F-G 评分为:>10 分者占 1.2%,7~9.9 分者占 4.3%,5~6.9 分者占 9.9%,F-G 评分 <7 分为正常,>9 分为多毛。

Ferriman-Gallwey 评分标准尚有某些缺陷,它没有包括某些部位,比如颈部、双鬓、臀部及阴部等对于女性比较有意义的部位,但包括了前臂及小腿对雄激素不太敏感的部位;同时忽略了女性年龄的因素,在青少年及年龄大的女性中作用不明显。因此有人提出应对原标准做修改,例如上臂、上背、上腹部在评分中意义较小,有些小样本的研究建议将这 3 个部位从评分标准中剔除,同时建议评分系统中应加入颈部、双鬓、臀部及阴部等对于女性更有意义的部位。乳晕、脐部周围可见粗毛亦被视为可诊断多毛的依据。

女性多毛症需与多毛症(hypertrichosis)进行鉴别。女性多毛症是指男性型的毛发生长,在雄激素敏感部位出现终毛的生长,如上唇、颏和颊、胸和上背部等,这些毛发的毛干较粗。而多毛症则表现为在无毛区(即仅有毳毛生长的部位)出现均匀分布的毛发生长,毛干细长而均一。女性多毛症源于雄激素刺激,而多毛症的原因尚不清楚,可能与遗传和种族有关。

第二节 痤　　疮

痤疮（acne）是一种累及毛囊皮脂腺单元的慢性炎症性皮肤病，多发生于青春期，有时也见于中老年人和新生儿。痤疮是由皮脂、角化细胞、角化不全细胞及微生物等，充塞在扩大的毛囊口内形成的，好发于面部、胸部、背部等皮脂腺丰富的部位。

痤疮好发于青春期女性及育龄期妇女，其在PCOS中的发生率报道不一，Balen 等报道 1741例 PCOS 患者中 34.7% 有痤疮；Carmina 报道的240 例 PCOS 患者中 11.2% 有痤疮。而 Eden 的研究发现 90 例女性痤疮患者中 67 例患有多囊卵巢综合征，占 74%。因此青春期和生育期女性患者以痤疮就诊时，应进一步除外 PCOS。

皮脂腺位于靠近毛囊的真皮内。除手掌和足跖外分布于全身，尤以头皮、面部、胸部、肩胛间、阴阜等处较多。唇红部、乳头、龟头和小阴唇等处的皮脂腺直接开口于皮肤表面，其余开口于毛囊的上 1/3 处。皮脂腺可分泌皮脂，借以润滑皮肤、毛发和防止皮肤干燥。皮脂腺自青春期后分泌旺盛，青年男性较女性分泌多，至老年期逐渐减少。皮脂腺分泌皮脂过多，则可能诱发皮肤疾病。

多囊卵巢综合征的高雄激素血症，使皮脂分泌增加，导致患者头面部油脂过多，毛孔粗大，鼻唇沟两侧皮肤稍发红、油腻、头皮鳞屑多、头皮痒，胸、背部皮脂分泌也增多。由于过多的雄激素刺激了毛囊皮脂腺单元，使多囊卵巢综合征的女性表现有油性皮肤。此外，雄激素还可促使表皮角质形成，增强毛囊壁的角化，增加皮脂腺功能的活跃程度。如此，毛囊壁上脱落的上皮细胞与皮脂混合，皮脂排出受阻，阻塞毛囊壁，形成痤疮。

大多数研究提示痤疮的发生与血清雄激素水平升高有关。然而，另一些研究结果并未提示痤疮患者血清中有任何雄激素异常。而其中，Bunker 等对有卵巢囊肿的 61 例痤疮患者的检测结果提示，其血清雄激素水平正常。

痤疮的组织病理学特点：皮脂、角化细胞、角化不全细胞及微生物等充塞在扩大的毛囊口内，黑头粉刺可见黑色物。毛囊性丘疹，其毛囊周围血管扩张，有以淋巴细胞为主的细胞浸润，部分毛囊壁发生碎裂。在脓疱性损害中，主要为中性粒细胞，有时可发现葡萄球菌。结节性损害多发生于毛囊破裂部位，系由皮脂、游离脂肪酸、细菌、角化细胞等自毛囊进入真皮所致。囊肿损害中含有大量中性粒细胞，此外还有单核细胞、浆细胞和异物巨细胞。

（一）痤疮的临床表现和分类

根据其发病原因及临床表现形式，大致可分为 3 类。

1. 内源性痤疮　主要指寻常痤疮，常伴有皮脂溢出和毛孔增大。按其皮损的性质可分为炎症性和非炎症性痤疮。非炎症性痤疮主要指粉刺性痤疮，而炎症性痤疮包括丘疹性痤疮、脓疱性痤疮、萎缩性痤疮、结节性痤疮、瘢痕性痤疮及囊肿性痤疮等。

痤疮初期损害为与毛囊口一致的、淡黄色或正常皮色的圆锥形丘疹，毛囊口充塞着小的栓塞，顶端常因氧化而变黑，挤压时可有乳白色脂栓排出，称黑头粉刺。若皮脂腺口完全闭塞，可形成非炎症性丘疹；如有感染，则为炎症性丘疹，两者均称丘疹性痤疮。感染形成脓疱者，称脓疱性痤疮。若破溃或自然吸收，遗留色素沉着，并凹陷而成萎缩性瘢痕，称萎缩性痤疮。如为大小不等的结节，位于皮下或高出皮面，呈淡红或暗红色，称结节性痤疮。此结节可较长时间存在，或自然吸收，或破溃，愈合形成肥厚性瘢痕，称瘢痕性痤疮。有的形成囊肿，为正常皮色或暗红色，大小不等，按压时有波动感，顶端可有黑头，或挤压扩大的毛囊口时有血清性或胶状分泌物排出，称囊肿性痤疮。囊肿性痤疮可经久不愈或形成脓肿。以上各种形态的皮疹，常数种同时存在。多数患者伴有皮脂溢出症。自觉症状可有痒感，病程长，青春期发病，30 岁以后病情逐渐减轻而自愈。

2. 外源性痤疮　主要由外部因素引起的

痤疮,包括药物性痤疮、职业性痤疮、美容性痤疮、机械性痤疮、去污剂痤疮、热带痤疮和夏季痤疮等。

3. 痤疮相关综合征　最典型的是 Apert 综合征,即尖头并指(趾)综合征,患者有多指(趾)、并指(趾)、面部扁平,常有重度痤疮,对常规疗法相对不敏感,多需使用异维 A 酸治疗。其次为多囊卵巢综合征,患者有月经不调、多毛、痤疮、女性皮肤男性化,肥胖者可伴有黑棘皮症。

(二)PCOS 患者的高雄激素性痤疮的特点

1. 发病年龄小　一般为 9~13 岁。

2. 痤疮病情重　除皮肤油腻、毛孔粗大外,有许多炎症性丘疹、脓疱和囊肿,属于重度痤疮。

3. 好发于颜面下 1/3 处　特别是鼻部及其周围皮肤。

4. 持续时间长　因为不能及时地诊断出多囊卵巢综合征,所以病程很长。

5. 治疗抵抗　因引起痤疮的原因是高雄激素血症,故口服或外用传统治疗痤疮的药物效果不好。由此,在多囊卵巢综合征患者伴有痤疮时,应早期诊断、及时治疗,而青春期女性患有痤疮时,也应结合月经的临床表现注意筛查雄激素水平,利于早期确诊和治疗。

(三)痤疮的分级

痤疮严重程度分级有 20 多种方法,从技术上看大致可分为皮损计数、分级法和摄影法等三大类。每类方法因其侧重点不同,有不同的优缺点和适用范围。

1. Pillsbury 分级法(表 19-2)

表 19-2　Pillsbury 分级法

病情分级	症状
Ⅰ度(轻度)	黑头粉刺:散发至多发;炎症性皮疹:散发
Ⅱ度(中度)	Ⅰ度 + 浅在性脓疱; 炎症性皮疹数目增加,限局于颜面
Ⅲ度(重度)	Ⅱ度 + 深在性炎症性皮疹, 发生于颜面、颈部、胸背部
Ⅳ度(重度、集簇性)	Ⅲ度 + 囊肿,易形成瘢痕,发生于上半身

2. Gollnick 法(表 19-3)

表 19-3　Gollnick 法

严重度	粉刺	丘疹脓疱	结节	囊肿窦道	炎症	瘢痕
轻度	<20	<10	-	-	-	-
中度	>20	10~20	-/+	-	+	-
重度	>20	>20	>10	-/<5	++	+
很严重	粉刺融合	>30	>20	>5	+++	+

+++:很重,++:重,+:中度,-:无;数目为皮损个数

第三节　女性雄激素性脱发

女性雄激素性脱发(female androgenetic alopecia,FAGA)是 PCOS 中的一种较少见的皮肤表现,由于其往往表现为弥漫性脱发,发辫逐渐变细,而不会出现男性脱发中的秃顶等表现,故通常不被重视。

有报道称 50% 以上的中国 PCOS 患者有高雄激素血症,高雄激素的皮肤表现最多见的为多毛(60%~83%),其次为痤疮(11%~43%),较少见的为雄激素性脱发和黑棘皮症。但也有文献报道,PCOS 患者 FAGA 的发生率为 35% 以上。

雄激素性脱发是一种雄激素依赖性的遗传性毛发脱落,1942 年,Hamilton 首次提出本病的发生与遗传素质和雄激素有关,以后的研究表明本病为常染色体显性遗传,其外显率是可变的,也不能排除多基因遗传,是男、女性最常见的脱发,男性多见。故在 PCOS 患者的家系中,常有男性脱发者。

在 PCOS 患者中,高雄激素血症是导致脱发的主要原因。雄激素对毛囊有巨大的影响,如睾酮、双氢睾酮对毛发生长有兴奋和抑制的双重作用,其刺激腋窝、耻骨和须区的毛囊生长,而使头皮中的毛囊退化。当雄激素与受体结合时,受体发生复杂的酶促反应如磷酸化等作用形成雄激素—受体复合物,后者进入细胞核,结合到其基因位点特异的激素反应元件上,对真皮乳头与毛囊细胞之间的信号传导产生修饰作用,导致终末毛

囊向微型毛囊转变从而引起脱发。

近年的研究发现，5α–还原酶Ⅰ型主要分布在皮脂腺、肝、肾、胸背部皮肤和肾上腺；Ⅱ型主要分布在性腺和头皮毛囊中。头皮毛囊中的Ⅱ型5α–还原酶可使睾酮转变为双氢睾酮，从而使头皮局部较弱的雄激素转变为较强的雄激素，而双氢睾酮与雄激素受体的亲和力比睾酮大5倍以上，进一步促进头皮中毛囊的退化。

脱发最早期的变化是生长期毛囊结构结缔组织鞘的下1/3出现局灶性血管周围嗜碱性变性，而毛囊的其他方面正常。随后在皮脂腺管水平发生毛囊周围淋巴组织细胞浸润。约在1/3的活检标本中，毛发碎片周围可见到多核巨细胞。立毛肌变小晚于毛囊的变化。Beek和Venning等在脱发区域行头皮活检发现毛囊缩小，位置变浅，休止期毛干增多。

女性脱发的高发年龄有两个阶段，一个为30~40岁，另一个为40岁到绝经期，也有些可在青春期即开始脱发。青春期即开始的脱发多与雄激素增高有关，研究发现一些在青春期发生脱发的女性在青春期过后可自然恢复正常。主要为全头顶弥漫性毛发脱落，毛发变稀少、变细，很少出现完全秃顶，表现不突出。而绝经后女性脱发主要发生在额顶部，与男性脱发的谢顶头相似。

1977年，Ledwig提出了女性雄激素性脱发的分型：第1型为头顶部毛发弥漫性稀少，毛发变细，稍有头皮暴露；第2型为头顶部及前头部毛发稀少，毛发变纤细，看起来有些像圣诞树样分布，裸露的头皮稍加明显；第3型为前头部、头顶部弥漫性脱发，头发明显稀疏，头发纤细，但发际线仍存留，不会向上退缩，虽然头皮裸露明显，但不会像男性脱发那样发生全光头和谢顶头。

由于病因不同，脱发有不同的类型，雄激素性脱发与几种较常见的脱发的鉴别，见表19-4。

表 19-4　脱发的鉴别诊断

疾病	病因	临床特征	组织病理	其他
雄激素性脱发	雄激素增高	牵拉试验常阳性，休止期毛发。可合并痤疮、多毛等雄激素过多表现	终止期、毫毛囊增多，生长期、终毛囊减少，休止期生发单位增多，晚期毛囊密度减少	可有阳性家族史
斑秃	病因未明，可能涉及遗传因素、非特异性免疫及器官特异性自身免疫反应和情绪应激	斑状或弥漫性，毛发如感叹号形，牵拉试验常阳性，休止期毛发常见。脱发斑大而数目少，发展快，头发可再生长	毛囊变小，毛球周围及毛球内炎症	
假性斑秃	病因不明，可能涉及一种局限性自身免疫机制	25~45岁发病，女性多见。边界不规则和融合的脱发斑，斑块小且数目多，发展缓慢，可发展为全秃。脱发为永久性	缺乏明显的炎症、广泛的瘢痕和明显的毛囊栓，皮脂腺减少，表皮正常	
休止期脱发	在许多应激因素下，生长期毛囊过早的进入休止期而导致正常的杵状发脱落，产后脱发是常见类型	一般表现为头发暂时性稀疏，但很少累及50%以上头发。休止期毛发计数>25%为诊断标准。一般在6~12个月可自发再生	脱发期活检示休止期毛囊减少	可有营养缺乏、生理或心理应激、药物、毒物等相关病史
生长期头发松动综合征	为一种头发发育不良	发病一般在2~5岁，斑状或弥漫性脱发，毛发牵拉试验阳性，生长期头发，拔出时无痛	毛发显示营养不良性毛根	头发密度和长度随年龄增长而有改善，但头发松动终生存在

第四节　黑棘皮症

黑棘皮症为PCOS患者的另一种皮肤表现，最近报道幼儿的顽固肥胖合并黑棘皮症是成人多囊卵巢综合征的一个危险因素，该病在肥胖患者中越来越多见。黑棘皮症是一种皮肤疾病，特点是以皮肤表面有绒毛状的灰棕色的色素沉着，中央增厚，边缘较薄，常发生于皮肤弯曲处，包括颈部、腋窝、腹股沟以及乳腺下方。

Kong AS等报道黑棘皮症在儿童中的发病率为13%，在成人中的发病率为12%。Urrutia-Rojas X等报道黑棘皮症儿童的发病率为15.3%。在西班牙及非洲籍美国人的儿童中发病率分别为17%和21.8%。最近的一次对1133个黑棘皮症患者调查中发现危险因素重叠，其中69%有家族史，12%的成年患者及13%的儿童患者（7~19岁）合并高血压，43%的儿童及73%的成年人体重超重或肥胖。

虽然一些遗传性综合征以及类肿瘤综合征的情况会导致黑棘皮症，但是最常见的引起该病的疾病是胰岛素抵抗和肥胖，这些都经常高发于PCOS患者。黑棘皮症在PCOS合并肥胖患者的发病率是50%，PCOS不肥胖的患者发病率是5%~10%。而高雄激素—胰岛素抵抗—黑棘皮症综合征（hyperandrogenic-insulin resistant-acanthosis nigricans，HAIRAN）的患者往往有更严重的胰岛素抵抗。

黑棘皮症的诊断较容易，皮肤表现易鉴别，在皮肤弯曲处，包括颈部、腋窝、腹股沟以及乳腺下方，有表面呈绒毛状的灰棕色色素沉着、中央增厚、边缘较薄的皮疹，即可诊断。诊断后应仔细询问病史，是否合并有胰岛素抵抗相关疾病。

（石玉华　陈子江）

参考文献

1. Mark 0 Goodarzi, Nissar A Shah, Heath J. Antoine. Variants in the 5a-Reductase Type 1 and Type 2 Genes Are Associated with Polycystic Ovary Syndrome and the Severity of Hirsutism in Affected Women. J Clin Endocrinol Metab, 2006, 91: 4085-4091.

2. Massimo Tartagni, Luca Maria Schonauer, Maria Antonietta De Salvia, et al. Comparison of Diane 35 and Diane 35 plus finasteride in the treatment of hirsutism. Fertil Sterilt, 2000, 73: 718-723.

3. Hikmet Hassa, H Mete Tanir, Atilla Yildirim. The hirsutism scoring system should be population specific Fertil Steril, 2005, 84: 778-780.

4. Karl S. Oláh, The modern management of hirsutism. Reviews in Gynaecological Practice 4, 2004.

5. RoopalA V, Anthony JM, Amy SP. Primary Generalized and Localized Hypertrichosis in Children. A rch Dermato l, 2001, 137: 877.

6. Falsetti L, Gambera A, Andrico S, et al. Acne and hirsutism in polycystic ovary syndrome: clinical, endocrine-metabolic and ultrasonographic differences. Gynecol Endocrinol, 2002, 16 (4): 275-84.

7. Blazej Meczekalski, Radoslaw Slopien, Alina Warenik-Szymankiewicz. Serum levels of 3a-androstanediol glucuronide in young women with polycystic ovary syndrome, idiopathic hirsutism and in normal subjects. Eur J Obstet Gynecol Reprod Biol, 2007, 132 (1): 88-92.

8. Ciotta L, Cianci A, Calogero AE, et al. Clinical and endocrine effects of finasteride, a 5-reductase inhibitor, in women with idiopathic hirsutism. Fertil Steril, 1995, 64: 299-306.

9. 杨海平. 皮肤性病科临床释疑. 上海：第二军医大学出版社，2004.

10. 姚泰. 生理学. 第5版. 北京：人民卫生出版社，2001.

11. Falsetti L. Acne and hirsutism in polycystic ovary syndrome clinical, endocrine-metabolic and ultrasonographic differences. Gynecol Endocrinol, 2002, 16 (4): 275.

12. 乔杰，等. PCOS高雄激素血症的特征及鉴别诊断. 实用妇产科杂志, 2005, 21（9）: 524-526.

13. Harborne L, Fleming R, Lyall H, et al. Metforminor or antiandrogen in the treatment of hirsutism in polycystic ovary syndrome. J Clin Endocrinol Metab, 2003, 88: 4116-4123.

14. Falsetti L, Gambera A, Andrico S, et al. Acne and hirsutismin polycystic ovary syndrome: clinical, endocrine-metabolic and ultrasonographic differences. Gynecol Endocrinol, 2002, 16: 275-284.

15. 虞瑞尧. 多囊卵巢综合征的皮肤表现及其诊治. 岭南皮肤性病科杂志, 2005, 12（3）: 276-278.

16. 吴志华. 现代皮肤性病学. 广州: 广东人民出版社, 2000.

17. 李静. 男性脱发的发病机制研究进展. 重庆医学, 2003, 32（1）: 117-118.

18. Shum KW, Cullen DR, Messenger AG. Hair loss in women with hyperandrogenism: Four cases responding to finasteride. J Am Acad Der, 2002, 47: 733.

19. Bulun SE, Adashi EY. The physiology and pathology of the female reproductive system. In: P. R. Larsen, H. M. Kronenberg, S. Melmed and K. S. Polonsky, Editors, Williams textbook of endocrinology. 10th ed. Saunders, Philadelphia, 2002.

20. Kerem N, Guttmann H, Hochberg Z. The autosomal dominant trait of obesity, acanthosis nigricans, hypertension, ischemic heart disease and diabetes type 2. Horm Res, 2001, 55（6）: 298-304.

21. Kong AS, Williams RL, Smith M, et al. RIOS Net Clinicians. Acanthosis nigricans and diabetes risk factors: prevalence in young persons seen in southwestern US primary care practices. Ann Fam Med, 2007, 5（3）: 202-208.

22. Urrutia-Rojas X, Egbuchunam CU, Bae S, et al. High blood pressure in school children: prevalence and risk factors. BMC Pediatr, 2006, 16（6）: 32.

23. Torley D, Bellus GA, Munro CS. Genes, growth factors and acanthosis nigricans. Br J Dermatol, 2002, 147（6）: 1096-1101.

24. Panidis D, Balaris C, Farmakiotis D, et al. Serum parathyroid hormone concentrations are increased in women with polycystic ovary syndrome. Clin Chem, 2005, 51: 1691-1697.

25. Falsetti L, Gambera A, Platto C, et al. Management of hirsutism. Am J Clin Dermatol, 2000, 1: 89-99.

26. Sawaya M. Antiandrogens and androgen inhibitors. In: Se W, ed. Comprehensive dermatologic drug therapy. Philadelphia: W. B. Saunders Co, 2001.

27. Sawaya M. Antiandrogens and androgen inhibitors. In: Se W, ed. Comprehensive dermatologic drug therapy. Philadelphia: W. B. Saunders Co, 2001.

28. Hoeger KM, Kochman L, Wixom N, et al. A randomized, 48-week, placebo-controlled trial of intensive lifestyle modification and/or metformin therapy in overweight women with polycystic ovary syndrome: a pilot study. Fertil Steri, 2004, 82: 421-429.

29. Manco M, Castagneto M, Nanni G, et al. Biliopancreatic diversion as a novel approach to the HAIR-AN syndrome. Obes Surg, 2005, 15: 286-289.

30. Moran L, Norman RJ. Understanding and managing disturbances in insulin metabolism and body weight in women with polycystic ovary syndrome. Best Pract Res Clin Obstet Gynaecol, 2004, 18: 719-736.

31. Homburg R. Should patients with polycystic ovary syndrome be treated with metformin? A note of cautious optimism. Hum Reprod, 2002, 17: 853-856.

32. Fleming R, Hopkinson ZE, Wallace M, et al. Ovarian function and metabolic factors in women with oligomenorrhea treated with metformin in a randomised, double-blinded, placebo-controlled trial. J Clin Endocrinol Metab, 2002, 87: 1-6.

33. Harborne L, Fleming R, Lyall H, et al. Metformin and anti-androgen in the treatment of hirsutism in polycystic ovary syndrome. J Clin Endocrinol Metab, 2003, 88: 4116-4123.

34. Ortega-Gonzalez C, Luna S, Hernandez L, et al. Response of serum androgen and insulin resistance to metformin and pioglitazone in obese, insulin-resistant women with polycystic ovary syndrome. J Clin Endocrinol Metab, 2005, 90: 1360-1365.

35. Omar HA, Logsdon S, Richards J. Clinical profiles, occurrence, and management of adolescent patients with HAIR-AN syndrome. Scientific World J, 2004, 8: 507-511.

36. Hermanns-Le T, Scheen A, Pierard GE. Acanthosis nigricans associated insulin resistance: pathophysiology and management. Am J Clin Dermatol, 2004, 5: 199-203.

37. Rosenbach A, Ram R. Treatment of acanthosis nigricans of the axillae using long-pulsed (5msec) alexandrite laser. Dermatol Surg, 2004, 30: 1158-1160.

第二十章

多囊卵巢综合征卵巢特征

多囊卵巢综合征是一种累及多系统的生殖—代谢紊乱综合征,病理机制复杂,表型异质性较高,其中卵巢改变是最早被认识到的表型。1844年 Chereau 首次将多囊卵巢(polycystic ovary, PCO)描述为一个增大的、多囊的、周围由一个光滑囊包绕的卵巢。随后,Stein 和 Leventhal 于1935 年归纳为包括闭经、多毛和双侧卵巢多囊性增大等特征的无排卵相关综合征(S-L 征),其后随着研究的深入,更名为现在大家所熟知的多囊卵巢综合征,此后国际和国内提出多个诊断共识,包括 NIH(1990)、Rotterdam(2003)、AES(2006)、日本共识,以及中国 PCOS 诊断标准。自 2003 年 Rotterdam 共识中正式定义卵巢多囊样改变这一表型后,近年 PCOS 相关研究也均将卵巢的形态学改变纳入范畴。本章将从病理学及影像学两方面深入探讨 PCOS 的卵巢特征。

一、病理学改变

1935 年 Stein 首先报道的卵巢楔形切除术为 PCOS 的病理研究提供了宝贵的材料。资料显示:①多囊卵巢患者卵巢截面积达正常卵巢的2 倍;②原始卵泡数与正常卵巢大致相同,但生长卵泡与闭锁卵泡数达正常卵巢的 2 倍;③卵巢包膜较正常增厚,厚薄不均,且有纤维化;④卵巢皮质、间质的厚度、血管与神经均有所增加,皮质下有发育至不同程度的卵泡,卵泡内膜细胞增生及黄素化,缺乏或偶见黄体或白体。该描述指出 PCOS 卵巢增大、窦卵泡数增多、成熟卵泡减少等重要病理特征。Hughesdon 进一步证实 PCOS 患者的窦前卵泡的数目是正常的 2~3 倍。Webber及 Dewaily 等人于 2003 年对 PCOS 患者早期窦卵泡发育的数据重新进行确认,将这一倍数提高至6 倍,并指出卵泡发育多停止在直径 4~7mm 时,尽管有大量的卵泡被募集和选择,但不能优势化。

此外,近期一项研究还提出了 PCOS 患者卵巢局部炎症浸润的病理证据。Wu R 等人比较了 PCOS 与非 PCOS 女性卵泡期卵巢中的白细胞亚型,检测到活化/记忆 T 淋巴细胞在 PCOS 妇女的囊泡中减少了 60%,巨噬细胞和中性粒细胞的相对丰度则没有改变。提示 T 淋巴细胞有可能在 PCOS 的局部病理机制中发挥作用。

二、影像学改变

(一)超声特征

PCOS 卵巢典型的声像图特征包括:①双侧卵巢均匀性增大:原因在于卵泡增多以及间质细胞(卵泡膜细胞)的增生和间质充血水肿,表现为卵巢体积的增大,常呈球形,双侧对称。②包膜增厚:超声下卵巢边界清晰,呈高回声,包膜明显增厚。③皮质内大量小卵泡存在:卵巢皮质内存在大量无回声小囊性结构,直径一般为 2~8mm,多规律排列在包膜下方,呈项圈征或栅栏状的低回声带,从而与高回声的包膜形成鲜明对比;偶见小卵泡分散在卵巢皮质内。④卵巢间质回声增强:间质部分因充血水肿和间质细胞增生而回声增强。

1. 卵巢的面积和体积　PCOS 卵巢增大是公认的表现,但诊断界值一直存在争议。2003 年 Rotterdam 会议首次给出 PCO 的定义:卵巢体积≥10ml 或任一侧卵巢内小窦卵泡数≥12 个。会议推荐的卵巢体积计算公式为:0.5×最大的纵径×前后径×横径。2005 年 Jonard 等的前瞻性研究对 154 例 PCOS 患者和 57 例正常妇女进行了卵巢超声检测，发现卵巢面积 ≥5.0cm² 时诊断多囊卵巢的特异性和敏感性是 77.6% 和 94.7%，卵巢体积 ≥7cm³ 诊断多囊卵巢的特异性和敏感性分别为 91.2% 和 67.5%，如果取卵巢体积 ≥10cm³，则特异性和敏感性分别为 98.2% 和 45%，建议诊断多囊卵巢的卵巢体积界值应为 7cm³；在测量困难时卵巢面积可替代体积作为诊断标准。但 2015 年美国临床内分泌协会与 AE-PCOS 协会联合发布的指南仍建议正常卵巢与增大卵巢的体积分界为 10ml。

由于卵巢结构存在显著的年龄依赖性改变，也有学者提出对于不同年龄段的女性应有其年龄特异性的诊断界值。2017 年 Kim HJ 等人基于病例对照研究提出从 30 岁开始 PCO 分界值应随年龄段增加而递减，根据卵巢形态诊断 PCO 最准确的年龄是 30~39 岁。年龄 ≤24 岁的诊断界值应为卵巢体积 >12 ml 或单侧卵巢卵泡数 >13 个；25~29 岁的界值则为 10 ml、14 个；30~34 岁为 9 ml、10 个；35~39 岁为 8 ml、10 个；40~44 岁为 10 ml、9 个。分龄诊断给 PCOS 精准诊疗提供了新的思路，但仍需大样本研究证实。

2. 卵泡　超声下卵泡大小和数目是诊断 PCO 的重要指标之一。1977 年，Sample 等报道超声下 PCOS 卵泡直径均 <8mm，稍后 Swanson 等又将范围缩小至 2~6mm。1985 年，Adams 等又对卵泡数据加以描述，指出 PCO 为一个平面至少 10 个卵泡，直径 2~8mm，多分布在周边；而当卵泡散在分布于间质时，卵泡直径则为 2~4mm。1991 年，Fox 等又提出经阴道超声定义 PCO 应为一个平面至少 15 个直径 2~10mm 卵泡。2003 年鹿特丹共识关于 PCO 卵泡数目的定义是单侧卵巢有直径 2~9mm 的卵泡 12 个以上。但部分学者认为该标准过于宽泛，Johnstone 等人的研究发现，如按该标准，将有超过 50% 的正常女性符合 PCO 的超声诊断。

卵巢超声检查有赖于超声的灵敏度，随着技术进步，对小卵泡数目的分辨率已显著提高。Lujan ME 等人对 87 名 PCOS 患者及 70 名志愿者进行了经阴彩超检查，使用新超声技术以及可靠

的电网系统测量方法来计数卵泡，结论认为应提高超声卵泡计数诊断 PCOS 的界值。2015 年美国临床内分泌学家学会及 AE-PCOS 协会联合发布的指南认为使用 8 mHz 自动计数卵泡的超声设备是目前评估卵巢形态的最佳方法。基于新超声技术，单侧卵巢 25 个以上直径为 2~9mm 的卵泡才可诊断为 PCO。

对于青春期女孩，卵巢体积大、多囊样改变为生理现象，成人 PCO 诊断标准不适用于青春期女性。而且青春期女性卵巢形态个体差异很大，诊断 PCO 的卵泡数值很难判定。因此，对于青春期女性来说，超声并不是诊断多囊卵巢的首选方法。

3. 卵巢间质　间质回声增强是多囊卵巢一个主要的组织学特征，正常卵巢间质回声应该低于子宫肌层回声。1991 年 Pache 等应用半定量的方法，将间质回声分为正常、中等增强和显著增强，结果发现，卵巢间质回声增强与窦卵泡计数增加显著相关。进一步的研究比较 PCOS 妇女与对照组，发现卵巢间质回声诊断 PCOS 的敏感性和特异性为 94% 和 90%。不过 Buckett 等的研究表明，与正常卵巢相比，PCOS 患者虽然总卵巢体积、间质体积和间质血流峰值增加，但平均间质回声并无差异。作者认为既往对 PCOS 患者间质回声增强的主观印象源于两方面：一是间质体积增加，二是多卵泡造成的卵巢回声下降。Dewailly 等的研究甚至认为在对 PCO 的分析中卵巢间质体积优于卵泡数目。Kyei-Mensah 等比较了正常卵巢组、单纯 PCO 组和 PCOS 组，发现后两组卵巢和间质的体积类似，均大于正常卵巢组，但仅在 PCOS 组发现间质体积和血清睾酮的正相关，三组的卵泡平均体积相似。提示在 PCO 中，卵巢间质体积的增加是卵巢增大的主要原因。

但 2003 年 Rotterdam 共识却认为在定义 PCO 时不应额外考虑卵泡的特征性分布、卵巢间质回声增强和（或）间质体积增加。无论是定性或定量测量卵巢间质均不是必需的，不过间质面积/体积增大和间质回声增强仍可作为研究多囊卵巢的一项指标。2013 年 AE-PCO 协会的专题报告也提出间质体积与卵巢体积的比值仍需要更

多的研究。

4. 血流 正常人卵巢间质内血管显影随月经周期呈周期性改变,而 PCOS 患者则无此变化。PCOS 患者卵巢间质内血管显影清晰,数量丰富,多有一支纵向贯穿卵巢间质的较粗血管。早卵泡期 PCOS 卵巢间质血管显影率 88%,而正常对照组仅有 50%,而且前者间质血管血流增加,后者仅显示血流信号很弱的点状或棒状血管。基于血流频谱分析,多数学者发现 PCOS 患者卵巢间质内动脉阻力指数(RI)降低,子宫动脉搏动指数(PI)显著升高,提示其间质内动脉的阻力降低,血供增加,而子宫动脉阻力增加,血供较少。这种子宫卵巢的血流频谱变化与内分泌改变有一定的相关性,研究发现子宫动脉 PI 与睾酮、雄烯二酮、LH/FSH 呈正相关,而卵巢间质内动脉 RI 与 LH/FSH 呈负相关,提示 PCOS 患者卵巢间质血管增生可能与 LH 升高有关。

(二)MRI 特征

PCOS 的磁共振成像(nuclear magnetic resonance imaging, MRI)典型表现为卵巢多发卵泡,呈 T_1 低信号,T_2 高信号的水样信号特点,卵巢间质则呈现 T_1 低信号,一般在 T_2 加权图上更加清晰。卵泡的分布分为 2 种类型:周围型和弥散型。周围型即卵泡位于卵巢的外表面;弥散型则是卵泡随机分布于整个卵巢包括间质区域。Brown M 等发现 MRI 下 PCOS 卵巢体积、单个卵巢卵泡数目及大小与对照组存在显著差异。Kimura 等对 1074 例患者进行回顾性研究发现有 12 例(1.1%)MRI 提示 PCO 改变,其中 5 例确诊为 PCOS。

考虑到超声检查的便利性、普及性以及更为经济,MRI 并不作为卵巢检查的首选方式,仅用于合并中心性肥胖、无性生活及拒绝经阴超声的患者。不过,也有部分研究提出 MRI 检查在准确性上具有一定优势。Kenigsberg LE 等人使用三维 MRI 对 39 名青春期 PCOS 患者与 22 名年龄及 BMI 匹配的志愿者进行评估,同时对 MRI 及经腹或经阴超声的结果进行了比较。发现超声测量的卵巢体积较 MRI 小,且不能准确检测卵泡数目,因而提出对疑似 PCOS 的青春期女性而言,除临床症状及实验室检验,MRI 也可作为诊断的

辅助手段。Zuhal 等使用动态对比增强 MR 成像(DCE-MRI)对 PCOS 患者研究,发现 PCOS 患者增强造影呈现快进快出特性,即时间密度曲线呈现速升速降型。因此,还可以利用此方法进一步提高诊断的准确性。但目前还没有关于 MRI 诊断 PCOS 的灵敏度和特异性的前瞻性对照研究,也没有其与 B 超检查的大规模对照试验。

(三)CT 特征

电子计算机 X 射线断层扫描技术(computed tomography, CT)因其放射性而不能为有生育要求的患者所接受,除有其他 CT 检查指征,如合并其他器官系统病变,临床应用相对较少。

CT 下 PCOS 卵巢典型特征为:双侧卵巢明显增大,包膜增厚,含多个囊肿,大小不一,部分囊肿很小,CT 不易发现。绝大多数囊肿呈单房或多房,水样密度,囊壁菲薄、光滑而无分隔。增强扫描可见病灶间质见轻中度强化,其低密度区无强化。

需注意,上述病理及影像学改变并不是 PCOS 患者所特有,在青春期女性、部分健康育龄期女性中也有相似表现,因此综合征的诊断仍需结合内分泌改变及临床症状。

(刘超 陈子江)

参 考 文 献

1. C Zuhal Erdem, Ulku Bayar, L OktayErdem, et al. Polycystic ovary syndrome: dynamic contrast-enhanced ovary MR imaging. European Journal of Radiology, 2004, 51: 48-53.

2. Jonard S, Robert Y, Dewailly D. Revisiting the ovarian volume as a diagnostic criterion for polycystic ovaries. Human Reproduction, 2005, 20: 2893-2898.

3. Allemand MC, Tummon IS, Phy LJ, et al. Diagnosis of polycystic ovaries by three-dimensional transvaginal ultrasound. Fertility and Sterility, 2006, 85: 214-219.

4. Wu R1, Fujii S, Ryan NK, et al. Ovarian leukocyte distribution and cytokine/chemokine mRNA expression in follicular fluid cells in women with polycystic ovary syndrome. Hum

Reprod, 2007, 22（2）: 527-535.

5. Dewailly D, Gronier H, Poncelet E, et al. Diagnosis of polycystic ovary syndrome（PCOS）: revisiting the threshold values of follicle count on ultrasound and of the serum AMH level for the definition of polycystic ovaries. Hum Reprod, 2011, 26（11）: 3123-3129.

6. Lujan ME, Jarrett BY, Brooks ED, et al. Updated ultrasound criteria for polycystic ovary syndrome: reliable thresholds for elevated follicle population and ovarian volume. Hum Reprod, 2013, 28（5）: 1361-1368.

7. Brown M, Park AS, Shayya RF, et al. Ovarian imaging by magnetic resonance in adolescent girls with polycystic ovary syndrome and age-matched controls. J Magn Reson Imaging, 2013, 38（3）: 689-693.

8. Dewailly D1, Lujan ME, Carmina E, et al. Definition and significance of polycystic ovarian morphology: a task force report from the Androgen Excess and Polycystic Ovary Syndrome Society. Hum Reprod Update, 2014, 20（3）: 334-352.

9. Christ JP, Vanden Brink H, Brooks ED, et al. Ultrasound features of polycystic ovaries relate to degree of reproductive and metabolic disturbance in polycystic ovary syndrome. Fertil Steril, 2015, 103（3）: 787-794.

10. Goodman NF, Cobin RH, Futterweit W, et al. American Association of Clinical Endocrinologists, American College of Endocrinology, and Androgen Excess and PCOS Society disease state clinical review: guide to the best practices in the evaluation and treatment of polycystic ovary syndrome. Endocr Pract, 2015, 21（11）: 1291-1300.

11. Kenigsberg LE, Agarwal C, Sin S, et al. Clinical utility of magnetic resonance imaging and ultrasonography for diagnosis of polycystic ovary syndrome in adolescent girls. Fertil Steril, 2015, 104（5）: 1302-1309. e1-4.

12. Kim HJ, Adams JM, Gudmundsson JA, et al. Polycystic ovary morphology: age-based ultrasound criteria. Fertil Steril, 2017, 108（3）: 548-553.

13. Fondin M, Rachas A, Huynh V, et al. Polycystic Ovary Syndrome in Adolescents: Which MR Imaging-based Diagnostic Criteria? Radiology, 2017, 285（3）: 961-970.

第四篇 多囊卵巢综合征诊断

第二十一章

多囊卵巢综合征流行病学

自1935年Stein和Leventhal首先描述了多囊卵巢综合征以来，人们逐渐认识其为一种女性常见的内分泌紊乱性疾病，此病不仅影响女性排卵功能而致不孕，还严重影响女性一生的生活质量。现在认为PCOS是一种多基因相关疾病，表现为一种复杂的遗传方式，其基本特征包括雄激素过多、排卵功能异常和（或）卵巢多囊样改变，病因尚不清楚，临床表现具有高度异质性，这给PCOS统一诊断标准的制订带来很大困难，而PCOS流行病学与疾病的诊断标准和定义密切相关。

第一节 多囊卵巢综合征患病率相关研究

大多数PCOS患病率相关研究中PCOS诊断标准采用的是1990年NIH的诊断标准进行的。其中一项研究调查了美国东南部227名在一所大学就业前体检的妇女，应用1990年NIH的诊断标准PCOS的患病率为4.0%，黑种人和白种人的患病率无统计学差异。在之后的440名无选择性的18~45岁妇女（223名黑种人，166名白种人，11名其他人种），PCOS的患病率为6.6%，白种人和黑种人的患病率仍没有差异（分别为8.0%和6.8%）。其他的研究得到相似的PCOS患病率，一般在6%~8%，因此，有报道显示美国大约有

62 000 000名15~44岁的生育年龄妇女，可以估计至少有400万~500万生育年龄妇女受到PCOS影响。

至今为止，根据2003年鹿特丹诊断标准调查PCOS患病率的研究较少，比较两个诊断标准后，可以估计按2003年诊断标准，以上各项研究中得到按2003年诊断标准诊断的PCOS患病率可能高于6%~8%。2013年我国发表十省市流行病学调查研究，包含16 886名社区育龄期妇女的调查，发现群体中PCOS患病率为5.61%，PCOS高雄激素症临床标准选择多毛评分（F-G≥5），高雄激素症及高雄激素血症占PCOS患者的88%。在Michelmore和同事的研究中，纳入了超声卵巢多囊样改变和以下几项中的任一项后（包括月经不规律、痤疮、多毛、BMI>25kg/m²、血清睾酮升高或LH>10IU/L），则诊断为PCOS。根据这一诊断标准，224名妇女均经腹部超声检查存在卵巢多囊样改变，其中26%被诊断为PCOS，而采用1990年NIH诊断标准，患病率仅为8%。然而，这些PCOS相关的临床表现也常见于卵巢无多囊样改变的妇女中，150名正常卵巢的妇女中75%（112名）存在以上临床表现中的一种或几种。所以，很多条件可能增加PCOS的患病率。

PCOS的患病率随人种不同也不相同，目前的大多数研究是在白种人中进行的，其他人种中患病情况的报告较少。我国PCOS患病率相关研究很少，山东大学附属省立医院的非随机抽样

的调查,按 2003 年 PCOS 诊断标准诊断,发现调查群体中 PCOS 患病率为 6.46%,检出的 PCOS 中稀发排卵、卵巢多囊样改变(PCO)、高睾酮血症、临床高雄激素(F-G ≥6、多毛和痤疮)分别占 89.4%、72.94%、57.65%、38.8%(1.18% 和 38.8%),不孕占 7.06%,肥胖占 8.23%。所以,为了更好地了解 PCOS 在人群中的患病率,还需要更多的大样本、多中心的流行病学研究结果来说明。对中国汉族育龄 PCOS 女性(19~45 岁)大规模横向流行病学调查,结果显示代谢综合征(MetS)发生率明显高于非 PCOS 人群(18.2% $vs.$ 14.7%)。胰岛素抵抗发生率为 14.2%,显著高于非 PCOS 人群(9.3%)。调整年龄因素后,向心性肥胖、高血压、空腹胰岛素水平、性激素结合球蛋白水平(SHBG)和血脂异常在 PCOS 人群显著高于非 PCOS 人群。向心性肥胖和游离睾酮指数升高是影响代谢的显著因素,血清 SHBG 是代谢综合征和胰岛素抵抗的保护性因素(OR:1.132、1.105、0.995)。

第二节　多囊卵巢综合征相关临床表现的流行病学调查

1935 年 Stein 和 Leventhal 就将 PCOS 描述为月经稀发、多毛、肥胖和不孕为主要临床表现,后来的研究显示引起这些临床表现的主要病理生理基础是高雄激素,之后又发现胰岛素抵抗也发挥着重要作用,在 PCOS 的诊断中主要要考虑到:①排卵功能异常,经常伴有月经异常,此项见于 80%~100% 的患者中;②高雄激素血症和(或)高雄激素症;③卵巢多囊样改变,通常在超声检查时可以发现,存在于 70%~95% 的 PCOS 妇女中。诊断还要除外其他引起雄激素过多或排卵异常的病因,包括 21- 羟化酶缺乏、非典型肾上腺皮质增生、各种疾病导致的库欣综合征、卵巢或肾上腺分泌雄激素肿瘤、应用外源性合成代谢药物。另外,虽然尚有争论,还是有许多调查者除外高雄激素性胰岛素抵抗性黑棘皮症(hyperandrogenic insulin-resistant acanthosis nigricans

syndrome, HAIRAN syndrome),因为这些患者有不同程度的高胰岛素血症和胰岛素抵抗,且较一般 PCOS 患者明显得多,常伴有脂肪营养障碍。此外 PCOS 患者还有一些临床特征,包括肥胖、胰岛素抵抗和高胰岛素血症、LH/FSH 比值 >2 或 3 等。然而,这些特征目前没有包括在诊断标准中,因为这些特征在人群中的患病率也很高(如肥胖和胰岛素抵抗)或常规实验室结果易受干扰(如 LH/FSH 比值升高,当肥胖时 LH 水平降低)。

一、稀发排卵和(或)无排卵

稀发排卵和无排卵经常伴有月经不规律,月经周期是临床评价月经不规律的主要指标,稀发排卵被定义为每年少于 8 次(包括 8 次)的排卵,而且月经周期要超过 35 天;无排卵定义为无月经来潮超过 6 个月或 183 天;功能性子宫出血为不规则或不可预知的出血,月经周期 <21 天或 >35 天,一般认为都是异常的。目前尚缺乏设计良好的排卵周期的研究,月经稀发与闭经妇女的排卵率和妊娠率均明显不同,一些月经稀发的妇女随着年龄增长月经周期趋向正常。

二、临床和(或)生化表现为高雄激素症

高雄激素症的主要临床表现为多毛,特别是黑粗毛的男性型过度生长,经过治疗或亚洲或青春期的 PCOS 女性中,多毛多不明显。在我国大规模的流行病学调查中,发现 95.5% 的女性改良 Ferriman-Gallwey 评分 <5 分,故女性改良 Ferriman-Gallwey 评分 ≥5 分考虑多毛及高雄激素症。在 9 个评分部位中,上唇、大腿和下腹部的多毛情况较显著,若将改三个部位设为主要检查部位,并将界值设为 2 分,判断多毛的敏感性和特异性分别达到 98.7% 和 91.0%。这为简化临床多毛评分提供了理论依据。痤疮也是高雄激素血症的一个敏感的临床表现,但研究起来很复杂。相较于青春期痤疮,PCOS 患者痤疮主要是炎症性皮损,主要累及面颊下部、颈部、前胸和上背部。相似的,早秃的存在也可作为高雄激素血症的一个不太敏感的

表现。雄激素性秃发比例波动性较大,报道其占到 PCOS 人群的 3.2%~34.8%。

高雄激素症又称为高雄激素血症,但有些高雄激素血症并不表明患者雄激素水平升高。高雄激素血症的生化指标主要依靠游离睾酮(free testosterone, T)或游离雄激素指数(free androgen index, FAI=T×100/SHBG)的测定,以及其他雄激素的测定,如脱氢表雄酮、硫酸脱氢表雄酮、雄烯二酮。游离睾酮的测定方法包括平衡渗透法、应用 SHBG 和总睾酮进行计算或硫酸胺盐沉淀法。由于正常人群中雄激素水平变异大,雄激素测定缺乏正常参考值,特别是青春期妇女中的数据;雄激素水平易受其他因素的影响,如年龄、体重指数。外源性激素类药物治疗可以很快对自身雄激素产生抑制作用,例如口服避孕药可使雄激素水平降低。Pekka Pinola 等学者的一项针对北欧人群的研究指出,多囊患者的雄激素水平在整个育龄期、甚至是绝经后,与健康的正常排卵的女性相比都是偏高的;随着年龄增长其雄激素水平降低(18~49 岁组),但是在绝经后(>49 岁组)反而有升高,且变异增大。而我国多囊女性中的横断面分析提示,19~40 岁患者雄激素的水平随年龄增长逐渐下降,但在 40~45 岁组就已经观察到略有升高。在控制了 BMI 以后,这种升高的趋势不再显著,提示其与 BMI 的相关性,以及多囊女性长期控制体重的重要性。

三、卵巢多囊样改变

根据 2003 年诊断标准中,卵巢多囊样改变是每侧卵巢内有 ≥12 个直径 2~9mm 的小卵泡,小于 10mm 的卵泡大小,应测量卵泡的两个径线后取平均直径;和(或)卵巢体积 >10ml,卵巢体积的测量一般采用公式:0.5×长×宽×厚,与小卵泡的分布、间质回声增强和间质体积无关。测量不能在服用口服避孕药期间进行。检查推荐在早卵泡期(月经周期的 3~5 天),经阴道超声检查后进行诊断,因为卵巢形态可随着月经周期改变,月经不规律的妇女可以在黄体酮撤退出血后进行检查,而卵泡记数要对卵巢进行垂直和横扫后才能记数完成。

四、除外其他病因

作为诊断的一部分,还需要排除 21- 羟化酶缺乏、非典型性先天性肾上腺增生(一种常染色体隐性遗传病,继发于 CYP21 基因的变异或缺陷,占多毛妇女的 1%~10%,患病率与种族相关)、高泌乳素血症、库欣综合征(具有高雄激素症状,如肾上腺癌、库欣病,患病率为 1%)、肢端肥大症、肾上腺或卵巢产生雄激素性的肿瘤(存在于 1∶300~1∶1000 的男性化妇女中)、应用外源性合成代谢药物(患病率尚不清楚,一般仅引起轻度男性化表现)。在多数病例中,经过问诊和体检即可作出诊断。如果有必要,应该测量清晨 17- 羟孕酮(17-OHP)、泌乳素、24 小时尿皮质醇、胰岛素样生长因子 −1 和血浆雄激素水平。

五、PCOS 的其他特征

未被包括在综合征的诊断标准中。

(一)黄体生成素增加

PCOS 患者的血清 FSH 通常正常,而 LH 水平升高,占 PCOS 患者的 30%~50%。血清 LH 水平高于 95 个百分数者占 PCOS 患者的 60%,反之,FSH/LH 比值升高则占 95%。单纯 LH 测定很难评估,主要是因为自然 LH 呈脉冲式释放,很难掌握取血的时点。另外,LH 水平可能因自发性或黄体酮撤退性出血造成垂体负反馈调节而降低。而对 WHO Ⅱ 型不孕妇女的调查数据显示血清 LH 浓度与测量月经稀发周期的时间无关。

虽然直接刺激促性腺细胞,LH 过多分泌可能导致高胰岛素血症。然而,由于肥胖的高胰岛素血症的妇女与高雄激素血症和 LH 水平降低有关,所以雄激素分泌可能与 LH 过多分泌有关。最近的研究证实 LH 分泌的卵巢内调节异常与下丘脑缺陷可能是导致 LH 分泌增加的原因。虽然血清 LH 增加可能导致流产率增加,而对卵子和胚胎质量或 IVF 着床率和妊娠率的影响尚有争议。有文献显示 LH 浓度既不能改变枸橼酸氯米芬(clomiphene citrate, CC)诱发排卵的效果,也不影响妊娠结局。与这项研究相似,应用 GnRH 拮抗剂和 GnRH 脉冲释放来模拟正常 LH 分泌,但仍不能诱发排卵,这种诱发排卵失败提示 PCOS 妇女还存在内因性卵巢功能紊乱。最近的一项大样本复发性流产的临床研究显示这些妇女的 LH 水平正常也很有力地说明了 LH 升高与流产率高无关。

总之,LH 水平升高可能是一种与 PCOS 相关的现象,因此,LH 水平升高不构成 PCOS 患者的亚群,所以不需要将 LH 升高纳入 PCOS 的诊断标准中。

(二)胰岛素抵抗

胰岛素抵抗与 PCOS 直接相关,即使是体重正常的 PCOS 患者也有一定程度的高胰岛素血症和餐后血糖异常或糖耐量受损,有 50%~70% 的 PCOS 患者存在胰岛素抵抗,说明胰岛素抵抗与 PCOS 患者生殖功能异常关系密切。文献报道其患病率与评估胰岛素抵抗方法的敏感性有关,改善生活方式和药物治疗可以改善胰岛素抵抗的状态。

胰岛素抵抗通常采用空腹血糖胰岛素比值进行测定,其与胰岛素动态试验相关性较好。然而,此法也有不足,主要是因 β 细胞功能的差异、生理胰岛素水平的波动及标准胰岛素分析的缺乏使这种方法的临床广泛应用受到限制。口服糖耐量试验是一种评估糖耐量更好的方法,但这种方法耗时且昂贵。

尽管 PCOS 协作组认为 PCOS 患者存在糖耐量受损和高患病风险,但目前尚无可靠的胰岛素抵抗的预测值,另外代谢综合征的诊断标准已经发展,包括胰岛素抵抗、向心性肥胖、高血压、空腹血糖升高和脂代谢异常。现在还需要更多的研究以便了解胰岛素抵抗、代谢综合征与 PCOS 间的关系、治疗结局和健康风险。

(三)肥胖

PCOS 妇女中肥胖的发生率与国家和种族有关,占 PCOS 患者的 30%~60%。在美国,有 50% 的 PCOS 妇女有超重或肥胖,而其他国家的报道中要少得多。其他国家的 PCOS 妇女也表现为肥胖增多,但没有美国 PCOS 妇女中比例高。PCOS 的肥胖表现为向心性肥胖(腹型),甚至非肥胖的 PCOS 患者也表现为血管周围或网膜脂肪分布

增加。

(四)糖耐量受损和糖代谢异常

糖耐量受损和糖代谢异常是 PCOS 超重患者的主要并发症。虽然空腹血糖通常正常,但服糖后胰岛素释放增加,且糖代谢异常。英国一项流行病学研究显示卵巢楔形切除术后的 PCOS 病史的妇女,其糖尿病的发病率明显增加。其他美国和欧洲的研究结果也证实这点。肥胖的 PCOS 妇女较非 PCOS 妇女从血糖正常到发展为糖耐量受损或糖尿病的进程明显快。还有文献报道 PCOS 妇女 IGT 的患病率为 31%~35%,糖代谢异常的患病率为 7.5%~10%。一项初步的研究显示 PCOS 糖耐量正常者只有 10% 在 2~3 年内发展为糖尿病,而 IGT PCOS 患者则有 30%,明显高于一般人群中 5% 左右的妇女死亡患病率。

(五)脂代谢异常

高甘油三酯血症、低密度胆固醇脂蛋白浓度增高和高密度胆固醇脂蛋白降低在 PCOS 患者中非常常见,特别是肥胖的 PCOS 患者。

(六)心血管疾病

一项流行病学调查发现应用血管造影的方法进行检查,PCOS 的年轻妇女冠状动脉狭窄发生率明显高于同龄女性。PCOS 妇女超声检查中发现其他大血管阻塞发生也较早。然而,一项根据英国的医疗记录和死亡证明进行的调查,结果显示有 PCOS 病史的妇女心肌梗死或其他心脏疾患的发生率并不增加。

(七)不孕

由于排卵功能障碍使 PCOS 患者不易受孕,但 PCOS 患者的流产率是否增加或流产是否为超重的结果目前尚不清楚。

(八)其他

包括妊娠期糖尿病、妊娠期高血压疾病的发生率显著高于正常对照组,由于长期无排卵和持续雌激素作用(缺乏孕激素拮抗),子宫内膜癌的发病风险增加等。

综上所述,PCOS 的主要特征是高雄激素血症和卵巢多囊样改变(PCO),直到 2003 年对于 PCOS 的诊断达成世界范围的统一意见,但这一诊断标准更多地依靠了主观意见而不是临床试验

的证据,所以需要更多的循证医学的研究来了解PCOS 的流行病学特点。

（李蓉）

参 考 文 献

1. Revised 2003 consensus on diagnostic criteria and long-term health risks related to polycystic ovary syndrome（PCOS）. The Rotterdam ESHRE/ASRM-Sponsored PCOS consensus workshop group, Hum. Reprod, 2004, 19（1）: 41-47.

2. Azziz R, Woods KS, Reyna R, et al. The prevalence and features of the polycystic ovary syndrome in an unselected population. The Journal of Clinical Endocrinology and Metabolism, 2004, 89: 2745-2749.

3. Goodarzi M, Azziz R. Diagnosis, epidemiology, and genetics of the polycystic ovary syndrome. Best Practice & Research Clinical Endocrinology & Metabolism, 2006, 20: 193-205.

4. 陈子江,赵君利,周凤荣,等. 济南市汉族育龄妇女 PCOS 患病状况的初步调查. 现代妇产科进展, 2005, 14（6）: 442-444.

5. Speroff L, Fritz MA. Clinical gynecologic endocrinology and infertility. 7th ed. Philadelphia（PA）. Lippincott Williams and Wilkins, 2005.

6. Laven JS, et al. New approach to polycystic ovary syndrome and other forms of anovulatory infertility. Obstet Gynecol Surv, 2002, 57（11）: 755-767.

7. Bili H, et al. Age-related differences in features associated with polycystic ovary syndrome in normogonadotropic oligo-amenorrheic infertile women of reproductive years, Eur J Endocrinol, 2001, 145（6）: 749-755.

8. Norman RJ, Wu R, Stankiewicz MT. Polycystic ovary syndrome. Med J, 2004, 180（3）: 132-137.

9. Yildirim B, Kaleli B. Relation of intra-abdominal fat distribu-Availation to metabolic disorders in nonobese patients with polycystic ovary syndrome. Fertil Steril, 2003, 79: 1358-1364.

10. Imani B, et al. Free androgen index and leptin are the most prominent endocrine predictors of ovarian response during clomiphene citrate induction of ovulation in normogonadotropic oligo amenorrheic infertility, J Clin Endocrinol Metab, 2000, 85（2）: 676-682.

11. Carmina E, Lobo RA. Use of fasting blood to assess the prevalence of insulin resistance in women with polycystic ovary syndrome. Fertility and Sterility, 2004, 82: 661-665.

12. Expert panel on detection, evaluation, and treatment of high blood cholesterol in adults. Executive summary of the third report of The National Cholesterol Education Program（NCEP）Expert panel on detection, evaluation, and treatment of high blood cholesterol in adults（Adult Treatment Panel III）. JAMA, 2001, 285（19）: 2486-2497.

13. Azziz R, Sanchez LA, Knochenhauer ES, et al. Androgen excess in women: experience with over 1000 consecutive patients. J Clin Endocrinol Metab, 2004, 89: 453-462.

14. Vgontzas AN, Legro RS, Bixler EO, et al. Polycystic ovary syndrome is associated with obstructive sleep apnea and day-time sleepiness: role of insulin resistance. J Clin Endocrinol Metab, 2001, 86: 517-520.

15. Li R, Zhang Q, Yang D, et al. Prevalence of polycystic ovary syndrome in women in China: a large community-based study. Hum Reprod, 2013, 7: 1-8.

16. Li R, Qiao J, Yang D, et al. Epidemiology of hirsutism among women of reproductive age in the community: a simplified scoring system. European Journal of Obstetrics & Gynecology and Reproductive Biology, 2012, 163（8）: 165-169.

17. Li R, Yu G, Yang D, et al. Prevalence and predictors of metabolic abnormalities in Chinese women with PCOS: a cross-sectional study. BMC Endocr Disord, 2014, 16; 14: 76.

18. Li R, Qiao J, Yang D, et al. Epidemiology of hirsutism among women of reproductive age in

the community：a simplified scoring system. Eur J Obstet Gynecol Reprod Biol, 2012, 163（2）: 165-169.

19. Ozdemir S, Ozdemir M, Gorkemli H, et al. Specific dermatologic features of the polycystic ovary syndrome and its association with biochemical markers of the metabolic syndrome and hyperandrogenism. Acta Obstet Gynecol Scand, 2010, 89: 199-204.

20. Ricardo Azziz, Enrico Carmina, Didier Dewailly, et al. ask Force on the Phenotype of the Polycystic Ovary Syndrome of The Androgen Excess and PCOS Society. The Androgen Excess and PCOS Society criteria for the polycystic ovary syndrome：the complete task force report. Fertility and Sterility, February, 2009, 91: 456-488.

21. Pinola P, Piltonen TT, Puurunen J, et al. Androgen profile through life in women with polycystic ovary syndrome：a nordic multicenter collaboration study. J.Clin.Endocrinol. Metab, 2015, 100, 3400-3407.

第二十二章

多囊卵巢综合征诊断标准

多囊卵巢综合征作为一种常见的临床内分泌紊乱疾病而备受关注。早在 1844 年,巴黎医生 Chereau 和 Rokifansk 就提及了与 PCOS 相似的临床表现。1935 年,英国的 Stein 和 Leventhal 两位医生首次在《美国妇产科杂志》报道了 7 例有卵巢多囊样增大的患者,当时根据卵巢的特征而命名为"多囊卵巢病"或"Stein-Leventhal 综合征"。7 例患者中有 3 例肥胖(obesity)、4 例多毛(hirsute),其中 1 例合并有肥胖,另 1 例有痤疮(acne)。在之后的几十年里,对该病的认识逐渐加深,对其临床特征的报道也日趋增加。随着 20 世纪 70 年代放射免疫技术用于临床激素测定,以及 80 年代 B 超技术的运用,人们对 PCOS 诊断也逐步细化。虽然距离世界上第一篇描述 PCOS 的文献发表已 100 多年,但 PCOS 的临床异质性(heterogeneous presentation)使得该病的病因难以明确,给其诊断造成了困难。目前为止,国际上先后提出了 3 个诊断共识,即美国国立卫生研究院提出的 NIH 标准、欧洲生殖和胚胎医学会与美国生殖医学会提出的鹿特丹标准、美国雄激素学会提出的 AES 标准。不过,哪一项标准更适于临床应用还存在争议。

一、1990 年美国国立卫生研究院的 NIH 诊断标准

在放射免疫测定激素临床应用 20 余年后的 1990 年 4 月 1 日,美国国立卫生研究院(National Institutes of Health, NIH)资助的专家委员会在国际上首次制订了 PCOS 临床诊断标准(NIH,1990 年标准):①稀发排卵(oligoovulation)或无排卵;②高雄激素临床征象(hyperandrogenism)和(或)高雄激素血症(hyperandrogenemia);③排除已知的可引起高雄激素或排卵障碍的其他疾病,如库欣综合征(Cushing syndrome)、高泌乳素血症(hyperprolactinemia)以及先天性肾上腺皮质增生(congenital adrenal hyperplasia, CAH)等。这一诊断标准主要关注卵巢源性的雄激素分泌过多及其对排卵的影响,而关于 B 超下多囊卵巢改变由于备受争论并未列入该诊断标准。

二、2003 年欧洲生殖和胚胎医学会与美国生殖医学会的鹿特丹诊断标准

其后的十余年间,NIH 诊断标准得到了广泛的应用,但在临床实践中仍存在相当多的问题:

1. 具有月经稀发和(或)排卵障碍的临床表现,但完全无高雄激素的临床症状或雄激素测定值正常,是否可诊断为 PCOS。

2. 实验室对总睾酮的测定不能准确反映体内真实的生物学活性也引起了人们极大的关注。

3. 大量 meta 分析的资料结果显示,PCOS 与代谢相关疾病关系密切,PCOS 是一个综合征,存在复杂的发病机制和临床异质性,进而影响不同类型患者的疾病转归,专家们认识到有必要对 PCOS 诊断标准进行修正。

2003 年 5 月,欧洲生殖和胚胎医学会与美国生殖医学会的专家们在 Rotterdam 举行会议,对 NIH 诊断标准进行了新的定义。会议指出,PCOS 是一种卵巢功能异常性疾病,其核心特点为高雄激素和卵巢多囊样改变——多囊卵巢。PCOS 的主要临床表现包括月经失调、雄激素过量和肥胖,而且与风险增加关系密切。NIH 标准中对 PCOS 临床特征的描述不够全面,对于卵巢功能障碍和

高雄激素两者只占其一而同时伴有 PCO 表现的患者也应涵盖在 PCOS 的范畴之内。因此在排除其他引起高雄激素的疾病之后，PCOS 的临床诊断符合下列标准中的两条即可诊断：①稀发排卵或无排卵；②临床症状和（或）生化指标显示雄激素过多症（hyperandrogenism）；③B 超下卵巢多囊改变。

鹿特丹标准是对 NIH 标准的扩充，在原有表型上增加 B 超下卵巢多囊改变这一指标。这就使得可诊断为 PCOS 的群体大大增加，涵盖了 PCOS 的不同临床类型：

1. B 超下卵巢多囊改变 + 临床雄激素过多表现或生化测定高雄激素血症，但无排卵障碍；

2. B 超下卵巢多囊改变 + 排卵障碍，但无高雄激素的临床症状及生化表现；

3. 排卵障碍 + 高雄激素的临床症状或生化表现，但无 B 超下卵巢多囊改变。这使我们前面提到的在用 NIH 诊断时碰到的一些问题得到了解决。但鹿特丹诊断标准也带来了新的问题。具有多囊样卵巢及高雄激素表现的排卵正常的妇女诊断为 PCOS，在实践过程中增加了 PCOS 的表现型遗传（phenotypic hetergeneity）的分量，而降低了 PCOS 的遗传分子生物学角度普遍存在的异常情况。同时临床采用该标准进行诊断会使医生们过度强调 B 超下卵巢多囊改变的重要性。这样在缺乏大样本、长期资料调查的基础上，许多妇女被过度诊断为 PCOS，在排卵正常的情况下就给予不适当的促排卵治疗，造成过度治疗。

三、2006 年美国雄激素学会提出的 AES 诊断标准

鹿特丹标准提出后，有学者认为该标准过于宽泛，在临床应用过程中可能使部分无生育障碍或内分泌异常的女性被诊断为 PCOS 而接受了不恰当的治疗。有 PCO 和高雄激素表现的女性即使排卵正常，其代谢方面也与正常对照人群存在显著差异。鹿特丹标准较之 NIH 标准所增加的患者群，是更准确地反映了该病的真实发病率还是仅仅是一种过高的估计还存在争议。基于此，美国雄激素学会通过查询 MEDLINE 数据库，对

已发表的相关医疗文献进行系统性回顾，找出有关 PCOS 流行病学或表型方面的研究，并根据调查结果进行统计分析后做出了报告。

AES 标准强调了雄激素的临床 / 生化表现、排卵异常，同时把排除诊断作为诊断标准之一：①多毛和高雄激素血症；②稀发排卵或无排卵和（或）多囊卵巢；③排除其他雄激素过多的相关疾病，如 CAH、库欣综合征、高泌乳素血症、严重的胰岛素抵抗综合征、分泌雄激素的肿瘤、生长激素肿瘤及甲状腺功能异常等。

该报告的原则性结论为 PCOS 应首先是一种雄激素过量性疾病或雄激素过多症。如不存在临床或生化雄激素过多症（未经过治疗），不管是否存在排卵功能障碍、月经失调或 PCO，都不足以诊断为 PCOS。即高雄激素是诊断的必要条件，只要满足月经失调和 PCO 其中一条并排除其他引起高雄激素的疾病即可诊断。工作组认为尽管不排除可能存在无高雄激素证据的 PCOS，但仍需更多的数据来验证这一假设。

四、中国 PCOS 临床诊断标准的演进和行业诊断标准的制订

20 世纪 80 年代早期，王淑贞就提出 PCOS 主要是下丘脑—垂体—卵巢轴功能紊乱，临床诊断主要依靠多毛、不孕及手术直视下卵巢的多囊样变等临床表现及卵巢病理来诊断。对不典型的临床病例，强调做相关的激素兴奋试验来排除肾上腺疾病，如 ACTH 兴奋试验、地塞米松试验及绒毛膜促性腺激素试验等协助诊断。随着对 PCOS 发病机制的深入认识及研究，WHO 在 1989 年将 PCOS 的不排卵定义为 WHO Ⅱ类无排卵。我国的教科书在 20 世纪 80 年代后期及 90 年代强调了 PCOS 的临床诊断，如月经失调、多毛、痤疮、肥胖等，及同时进行实验室检查：双侧卵巢多囊样变伴有雄激素异常上升（雄烯二酮、睾酮），促性腺激素的比率失调（LH/FSH>2~3），LH 异常增高。

到 20 世纪 90 年代后期，随着对 PCOS 发病机制的进一步深入研究，张以文提出：①临床症状加生化参数或临床症状加 B 超表现 PCO 征象；②生化参数包括 LH 升高和（或）任一项雄激素

的升高,或胰岛素的升高;③必须排除其他原因的高雄激素血症,如迟发型先天性肾上腺皮质增生(congenital adrenal hyperplasia, CAH)、库欣综合征、分泌雄激素的卵巢及肾上腺肿瘤和高催乳素血症等。

我国在 2003 年 Rotterdam 标准确定后,中华医学会妇产科内分泌学组专家在 2006 年 11 月重庆会议上经过讨论获得共识后确定,因目前国内仍缺乏大型的人群普查结果,暂推荐采用 2003 年 Rotterdam 标准。

中华医学会妇产科内分泌学组专家们一致认为国际上 3 个 PCOS 诊断标准都是由欧美国家制订的,其依据也是针对欧美人种。大量证据表明,亚洲人种与欧美人种存在明显的种族差异,如血清雄激素水平、临床高雄激素表现、代谢情况等。因此急需通过大量临床研究及 meta 分析得到 PCOS 患者的共性,并最终提炼出可以确定诊断的表型,制订适合中国人群的诊断标准。2008 年,"多囊卵巢综合征诊断标准"在原卫生部正式立项,其后中国学者进行了大量针对中国人群的流行病学研究。大样本(2100 例)PCOS 患者的临床调查和分析结果显示,按鹿特丹标准诊断的中国汉族 PCOS 患者中月经周期异常的发生率最高,占 97%;而在人群流行病学调查中,PCOS 月经异常略低于 90%。大量研究也证实,对于中国汉族女性来说,不管是 PCOS 患者还是一般人群,其雄激素水平、雄激素升高程度和代谢异常发生率均显著低于西方人群,表明在 3 种决定诊断的表型中,卵巢功能占有更大的比重。

中国 PCOS 诊断标准基于相关文献以及针对中国人群的循证医学研究,对 PCOS 的危险因素、临床表现进行了定义,并规范了辅助检查和实验室检查。PCOS 的诊断需经过病史询问、体格检查、辅助检查和实验室检查后才能确定。该标准首次提出"疑似 PCOS"这一概念。该标准提出,月经稀发、闭经或不规则子宫出血是诊断的必要条件。另外,再符合下列 2 项中的 1 项,即可诊断为疑似 PCOS:①高雄激素的临床表现或高雄激素血症;②超声表现为多囊卵巢。具备上述疑似 PCOS 诊断条件后还必须逐一排除其他可能引起高雄激素的疾病和引起排卵异常的疾病才能确定诊断。此外,在进行 PCOS 诊断时还要考虑其分型,以便进一步采取相应的临床干预手段。PCOS 分型主要包括 3 方面:①要注意患者是否为肥胖及中心性肥胖;②要判断患者有无糖耐量受损、糖尿病、代谢综合征;③根据患者的表型特点,PCOS 可分为经典型(月经异常和高雄激素,有或无 PCO)及无高雄激素 PCOS(只有月经异常和 PCO)。经典 PCOS 患者代谢障碍表现较重,无高雄激素 PCOS 则表现较轻。

中国 2011 年"多囊卵巢综合征诊断标准"是由原卫生部发布的规范性文件,2011 年 7 月 1 日获得批准发布,并于 2011 年 12 月实施,适用于中国各级医疗行业,具有权威性,而且此标准基于中国人群,并广泛征求全国范围内各省市临床工作者的意见,具有实用性和重要的临床指导意义。

(刘嘉茵 刁飞扬)

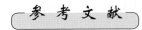

1. Rotterdam ESHRE/ASRM-Sponsored PCOS Consensus Workshop Group. Revised 2003 consensus on diagnostic criteria and long-term health risks related to polycystic ovary syndrome. Fertil Steril, 2004, 81(1): 19-25.

2. Rotterdam ESHRE/ASRM-Sponsored PCOS Consensus Workshop Group. Revised 2003 consensus on diagnostic criteria and long-term health risks related to poly cystic ovary syndrome (PCOS). Hum Reprod, 2004, 19(1): 41-47.

3. Ricardo Azziz. Controversy in clinical endocrinology diagnosis of polycystic ovarian syndrome the Rotterdam critera are premature. Clin Endociool Metab, 2006, 91(3): 781-785.

4. Azziz R, Carmina E, Dewailly D, et al. The Androgen Excessand PCOS Society criteria for the polycystic ovary syndrome: thecomplete task force report. Fertil Steril, 2009, 91(2): 456-488.

5. 徐兴华,谭迎春,石玉华,等. 基于鹿特丹标准诊断的多囊卵巢综合征患者月经类型及其意义. 中华医学杂志, 2009, 89(37): 2604-2606.

第二十三章

多囊卵巢综合征诊断和鉴别诊断

第一节　多囊卵巢综合征排卵异常诊断和鉴别诊断

排卵异常是中国多囊卵巢综合征诊断标准的

必要条件。

（一）排卵异常的 WHO 分类

WHO 分类系统（表 23-1）采用 3 个参数对患者分类：①内源性泌乳素水平；②内源性促性腺激素（LH 和 FSH）水平；③内源性雌激素水平。约 97% 的排卵异常患者为 WHO 分类的第 Ⅱ 类。

表 23-1　排卵异常的 WHO 分类系统

分类	诊断	描述
Ⅰ	下丘脑—垂体衰竭	闭经妇女,没有生成内源性雌激素的迹象;泌乳素水平不高;FSH 水平低(低促性腺激素性性腺功能减退),及未见下丘脑—垂体区域有占位性病变
Ⅱ	下丘脑—垂体功能障碍	各种月经周期失调妇女(如黄体功能不足、周期无排卵、无排卵性多囊卵巢综合征及闭经)有内源性雌激素生成的迹象,泌乳素和 FSH 水平正常
Ⅲ	卵巢衰竭	闭经妇女无卵巢生长的迹象,伴 FSH 水平升高,但泌乳素水平不升高
Ⅳ	先天性或获得性生殖系统疾病	反复雌激素给药治疗没有撤退性出血的闭经妇女
Ⅴ	下丘脑垂体区域有占位性病变的高泌乳素血症不育妇女	各种月经周期紊乱妇女(如黄体功能不足、周期性无排卵或闭经),伴泌乳素水平升高和下丘脑垂体区域占位性病变的证据
Ⅵ	未见下丘脑垂体区域有占位性病变的高泌乳素血症不育妇女	除没有占位性病变的证据外,与第 Ⅴ 类相同
Ⅶ	泌乳素水平不升高且有下丘脑—垂体区域占位性病变证据的闭经妇女	内源性雌激素水平低,而泌乳素和 FSH 水平正常或降低

（二）PCOS 排卵异常的诊断

1. 排卵异常的临床特征　PCOS 持续无排卵的临床表现主要是月经失调和不孕。月经失调的主要表现是月经不规律,稀发或者闭经,绝大多数为继发闭经,闭经前常有月经稀发或过少。偶见闭经与月经过多相间出现。大约 20% 的 PCOS 的妇女会出现闭经,5%~10% 的妇女可以有规律的排卵功能,识别 PCOS 是否有正常排卵是很重要的,月经规律和正常排卵并不相同。

PCOS 患者基础体温多为单相,月经周期后半期体温无升高。常在婚后伴有不孕,主要是由于月经失调和无排卵所致。

2. 排卵异常的内分泌特征

（1）血清 FSH 值偏低而 LH 值升高,LH/FSH>

2~3。

（2）血清睾酮、双氢睾酮、雄烯二酮浓度升高，睾酮水平通常不超过正常范围上限的2倍。脱氢表雄酮（DHEA）和脱氢表雄酮硫酸盐（DHEA-S）浓度正常或轻度升高。

（3）尿17-酮皮质类固醇正常或轻度升高，正常时提示雄激素来源于卵巢，升高时提示肾上腺功能亢进，17-羟皮质类固醇反映皮质醇的水平。

（4）血清雌激素测定为正常值或稍高，其水平恒定，无周期性变化，$E_1/E_2 > 1$。

3. 排卵异常的超声特征　1986年Adams等首先报道了PCOS患者卵巢的超声特征为：增大的双侧卵巢内有10个以上直径8~10mm的卵泡，沿周边排列，伴有中央间质区增大，回声增强。至今这仍是二维超声诊断PCOS的标准。根据临床经验，在月经周期的第8~16天动态观察B超，可判断有无优势卵泡及排卵。PCOS患者卵巢B超图像可见无优势卵泡的多个同等大小的卵泡呈串珠样排列，且间质回声增强。PCOS患者在整个月经周期中，B超多次检查均未发现优势卵泡。

近年来使用高分辨率的阴道B超来检查多囊卵巢，无创伤又方便，已成为诊断PCOS不可缺少的方法。B超观察卵巢体积增大2~3倍，每侧卵泡数 >10个，直径2~10mm，分布于卵巢周边或散在于基质中，基质回声增强。彩色多普勒研究发现卵巢动脉血流变化与正常人相比明显减少，搏动指数（pulsatility index，PI）、阻力指数（resistent index，RI）升高。卵巢血液循环减少可能与雌激素的减少有关。

4. 排卵异常的其他特征

（1）基础体温测定：在月经来潮第1天开始每天早晨起床活动前将体温表放在舌下试表5分钟并记录下来，一直测定到下次月经来潮。正常在月经第14天左右排卵，排卵后体温上升0.3~0.5℃，持续12天左右，如果体温没有上升或上升慢、持续的时间短或上升不到0.3℃，说明没有排卵或黄体功能不足。

（2）子宫内膜活检：在月经前或月经来潮12小时之内作一个小手术，取一些子宫内膜检查，如果有分泌改变说明有排卵，如果是增生改变说明没有排卵，还可以检查有没有内膜结核等其他病变。

（三）多囊卵巢综合征排卵异常的鉴别诊断

凡干扰下丘脑—垂体—卵巢轴的某一个环节，引起其功能性障碍或器质性损害的疾病均可引起排卵异常。由于造成排卵异常的病因相当复杂，其临床表现不一，除下丘脑、垂体、卵巢直接与其有关外，甲状腺、肾上腺等脏器的功能状态也参与了无排卵的发病。

1. 下丘脑性无排卵

（1）器质性因素所致的功能衰竭

1）Frohlich综合征：即肥胖性生殖无能症，由颅咽管肿瘤压迫所致，占颅内肿瘤的3%。主要症状为视力障碍合并垂体功能低下，如性腺发育不良、闭经、肥胖等，促性腺激素、甾体激素、甲状腺素及肾上腺素均分泌不足。另外，有时伴有偏盲、头痛等颅内肿瘤压迫症状。

2）Kallman综合征：即低促性腺激素性性腺功能减退症，由于下丘脑神经核先天发育不良，临床表现除性腺发育不良外，尚有嗅觉缺如等症状。

3）Laurence-Moon Biedl综合征：为染色体畸变所致，表现为卵巢不发育、智力低下、肥胖等，还可伴有肢体畸形。

4）外伤、颅内严重感染等因素也可引起下丘脑功能障碍。

（2）功能性因素

1）精神疾病或过度紧张：严重精神疾患或过度恐惧、忧郁等均可引起下丘脑GnRH脉冲式分泌功能障碍，导致垂体分泌Gn异常、FSH与LH平衡失调、LH峰消失，表现为继发性闭经及无排卵等。其机制可能是应激状态下，下丘脑功能抑制性调节神经介质β-内啡肽和多巴胺分泌增多、活性增高，或由于下丘脑—垂体—卵巢轴功能异常引起高皮质醇血症等。

长久不孕的妇女产生的焦虑情绪和精神压抑，常通过大脑皮质影响性腺相关器官，来影响卵巢功能亦可引起无排卵而致不孕。

2）体重过轻或过重：女性过度消瘦或过度肥胖均可引起下丘脑功能紊乱而引起无排卵。体重减轻 10%~15% 或身体脂肪消耗 1/3,可引起无排卵及闭经。若禁食 2 周,即可抑制下丘脑 GnRH 的分泌,体重低于标准体重的 85% 时,下丘脑功能紊乱而致无排卵性不孕可增加 4.7 倍。反之,当体重达到标准体重的 120%,无排卵性不孕也明显增加,待体重下降 15% 后,月经可自行恢复,并有 77% 可自然受孕。

3)剧烈运动:剧烈运动(如芭蕾舞演员、马拉松运动员等)可干扰下丘脑 GnRH 的脉冲式分泌,引起下丘脑—垂体—肾上腺功能增强,使血中 β– 内啡肽、皮质醇、雄激素、儿茶酚胺、GH、PRL 及 LH 增高,而 GnRH 降低,下丘脑—垂体—卵巢轴功能抑制,导致可逆性排卵障碍及闭经,剧烈运动停止即可恢复;运动还可引起体重降低、耗氧量增加和脂肪/肌肉比值降低,使血中儿茶酚胺增加,降低垂体对 GnRH 的敏感性。

4)神经性厌食(anorexia nervosa):多见于 25 岁以下的年轻女性,其进食中枢抑制,自我强迫性厌食或拒食等,体重下降可达 25% 以上。因下丘脑功能受抑制可导致闭经,伴畏寒、低血压、便秘等,还可伴有甲状腺功能低下等症状。

5)药物性因素:长期服用氯丙嗪、避孕药等药物,可抑制下丘脑分泌 GnRH,引起无排卵、月经紊乱及闭经,并可伴有血清 PRL 升高等,停药后可自行恢复。避孕药一般不会引起不孕,大多数妇女的月经于停药后 6~10 周恢复,绝大多数的妇女,于 3 个月内即可恢复原来的月经情况。但如患者没服避孕药前就有月经不调(特别是稀发性月经),再加上服药后药物对下丘脑—垂体—卵巢轴抑制过度,则可引起卵巢排卵功能障碍,而导致月经失调、停经,甚至闭经、不孕。

2. 垂体功能障碍引起无排卵 因肿瘤压迫、手术或放射治疗引起垂体组织破坏,或由于炎症、血管梗死所致组织坏死等,均可引起垂体器质性损害及功能障碍。

(1)垂体肿瘤:主要为腺垂体腺瘤,占颅内肿瘤 7%~10%,若包括尸检时发现的微腺瘤(直径≤10mm),发生率可达 22.5%。组织学上主要为无功能性腺瘤及催乳素腺瘤。当肿瘤增大时可因压迫、侵蚀及破坏,导致腺垂体分泌功能障碍,

如 Gn 分泌减少,引起无排卵及继发闭经、第二性征减退、生殖器官萎缩等。除此之外,部分患者可有头痛、视力障碍等压迫症状。

若为 PRL 腺瘤,则表现为血 PRL 升高、泌乳素过高,可导致形成正常月经生理的机制被抑制、被阻滞,于是生殖相关器官组织细胞皆呈现萎缩提早老年化的改变,可以导致卵巢中的卵泡发育不良,分泌雌激素不足,无法排卵,导致不孕、闭经、溢乳等。

(2)垂体损伤:由于缺血、炎症、放射线及手术等破坏了腺垂体的功能。常见的为希恩综合征(Sheehan syndrome),是由于产后大出血合并休克时导致腺垂体组织缺血性坏死,神经垂体因有动脉直接供血,不依靠门脉血管,所以一般不受累及。妊娠期垂体增生肥大,需氧量大,对缺氧特别敏感;分娩后垂体迅速复旧,血供减少,若此时发生循环衰竭,垂体血供急剧减少,易发生缺血性坏死;失血性休克时,交感神经反射性兴奋引起动脉痉挛甚至闭塞,使垂体门脉血液供应显著减少,垂体发生缺血性坏死。腺垂体组织破坏程度直接影响垂体功能及临床表现,破坏 50% 以上开始出现临床症状,75% 时症状明显,破坏 95% 时则腺垂体功能完全衰竭。本征的表现主要为因 Gn 分泌不足及无排卵所致闭经、性欲及性征消退、生殖器萎缩等。另外,还可出现 PRL、TSH、GH 及 ACTH 分泌不足所致的综合征。

(3)空蝶鞍综合征(empty-sella syndrome):是由于蝶鞍隔先天性发育不良,或继发于垂体手术或放疗后引起的隔孔过大,使蛛网膜下腔部分随隔孔进入蝶鞍,其内充满脑积液。由于脑积液的压力作用,压迫垂体及蝶鞍,造成腺垂体功能低下及蝶鞍扩大等症状。该征在尸检中占 5%,其中 85% 为妇女,且多为肥胖妇女。另外,在患有闭经或溢乳症妇女中的发病率高达 4%~16%。由于此征常与溢乳症及高 PRL 血症同时存在,有人推测它可能就是垂体腺瘤发生梗死后的表现。其主要临床表现为闭经,常伴头痛、视力障碍等,部分患者可出现 Gn 及 TSH 功能低下综合征。

3. 卵巢性无排卵

(1)先天性卵巢发育异常:包括性腺发育不

全、嵌合型性腺发育不全及单纯性性腺发育不全等,常伴有染色体异常,卵巢多为幼稚型,或仅有一痕迹,卵巢皮质内无卵泡存在,多表现为原发性闭经,并伴有其他遗传性疾病典型征象。

（2）卵巢对 Gn 不敏感综合征（resistant ovary syndrome,ROS）:病因不明,特点为卵巢内有卵泡存在,Gn 水平升高,可能与自身免疫有关。也有人认为可能与卵泡上缺乏 Gn 受体或受体后信号缺陷有关。即使用高剂量外源性 Gn 刺激,卵泡仍不能发育。

（3）卵巢早衰（premature ovarian failure,POF）:是指 40 岁以前自然绝经者,占所有妇女的 1%,但原发性闭经妇女中 POF 发生率达 10%~28%。病因尚不明确,可能与自身免疫、病毒感染有关,部分患者可有染色体异常,其血 FSH>40IU/L,卵巢萎缩,缺乏卵泡。基础性激素水平测定可初步鉴别 PCOS 和卵巢早衰。卵巢早衰患者 FSH、FSH/LH 升高,GnRH 兴奋试验时 FSH 对 GnRH 的反应性亢进,而 PCOS 患者 LH 呈过度反应。

（4）未破裂卵泡黄素化综合征（luteinized unruptured follicle syndrome,LUFS）:是指卵泡发育未成熟或成熟后,卵泡未破裂而颗粒细胞即发生黄素化。临床上多种监测排卵方法均为有排卵结果,仅通过连续 B 超监测及腹腔镜检查看不到排卵的特征即可诊断。LUFS 发病机制可能与卵泡内 PG 合成酶及其他酶类缺乏有关。正常妇女有 5%~7% 的周期可出现 LUFS,在不孕妇女中则高达 30%。

4. 其他内分泌腺的影响

（1）甲状腺功能异常:甲状腺功能异常时,导致 T_3、T_4 分泌异常,反馈性干扰 TRH-TSH 的正常分泌平衡,进而干扰垂体 Gn 释放及 Gn-PRL 平衡,并降低卵巢对 Gn 的敏感性,抑制排卵及性激素合成。部分患者可出现血清睾酮水平升高及腺外雌激素合成增多,并可出现高 PRL 血症。此类患者除无排卵及闭经外,并有甲状腺功能异常的表现,少数患者受孕后,也容易发生流产及死胎。

（2）肾上腺功能异常:肾上腺受垂体分泌 ACTH 调控分泌糖皮质激素。若肾上腺功能失常,可通过反馈机制引起 ACTH 分泌异常,干扰垂体 Gn 分泌,同时还可使糖皮质激素及雄激素分泌异常,从而抑制 Gn 的分泌功能导致无排卵。临床上主要表现为雄激素水平过高所致的男性化及无排卵,并可出现电解质代谢紊乱。

5. 其他

（1）流产后引起排卵障碍:体质不好或者流产创伤后的复原能力差,流产后又没有适当的中医中药调理,可以导致性腺相关的器官的提早衰老,卵巢功能提早衰老,导致卵巢内孕育的卵泡发育不良甚至不排卵。

（2）子宫内膜异位症引起排卵障碍:子宫内膜异位的细胞如果是种植在卵巢,会形成巧克力囊肿而引起卵巢的破坏,严重的可造成卵巢破坏而无法排卵;某些子宫内膜异位症患者的血清中有抗卵巢抗体,可以抑制排卵,子宫内膜异位症患者,由于有经血留在骨盆腔中无法排出,产生抗原抗体反应,导致卵巢功能受损影响排卵。

第二节　多囊卵巢综合征雄激素过多诊断和鉴别诊断

雄激素过多是多囊卵巢综合征重要的临床特征。根据 2003 年 Rotterdam 诊断标准和中国 PCOS 诊断标准,有 3 种情况可以诊断为 PCOS,其中 2 种情况包含高雄激素。2006 年 Androgen Excess Society 制订了一个 PCOS 诊断标准,该标准最突出的特点是进一步强调了高雄激素,把雄激素过多列为诊断 PCOS 的必需条件（表 23-2）。高雄激素有多种表现形式,诊断较为复杂,本节将对高雄激素的诊断做一探讨。

表 23-2　2006 年 Androgen Excess Society PCOS 诊断标准

1. 高雄激素血症	多毛和（或）雄激素过多
	和
2. 卵巢功能失调	排卵稀发—无排卵和（或）多囊卵巢
	和
3. 排除其他雄激素过多或相关疾病	

（一）雄激素过多的临床诊断标准

高雄激素血症的临床体征主要有 4 个：多毛、雄激素性脱发（androgenetic alopecia）、反复发作的痤疮和男性化，患者出现其中任何一个体征，就可诊断为高雄激素血症。对 PCOS 者来说，最常见的雄激素过多体征是多毛，其次是反复发作的痤疮和雄激素性脱发，男性化非常少见。

1. 多毛　临床上根据 Ferriman 和 Gallway 评分标准诊断多毛。Ferriman 和 Gallway 把对雄激素敏感的毛发分为 9 个区，根据性毛生长情况，分别评 0~4 分。对每个区进行评分，最后把 9 个区的评分相加作为总的评分。如果评分 ≥7 分，则诊断为多毛。如果被诊断为多毛，就可以认为患者有高雄激素血症。

2. 雄激素性脱发　雄激素性脱发是由雄激素过多引起，因此可以用来诊断高雄激素血症。雄激素性脱发为进行性的头发密度减少，男女均可发生，其中女性症状较轻，多为头顶部毛发变为稀疏，脱发的进程一般很慢，其程度因人而异。雄激素性脱发的病理特点是生长期毛囊与休止期毛囊的比例下降，毛囊逐渐缩小及毛囊密度减少。Lu DWing 将女性雄激素性脱发分为轻度、中度和重度 3 型。

3. 痤疮　痤疮病因复杂，除了与雄激素有关，还与遗传、感染、精神、营养等因素有关。多数痤疮患者可能不存在雄激素过多，因此依靠痤疮诊断高雄激素血症需要一定的条件。反复出现的中、重度痤疮可以被视为高雄激素血症的体征；另外，如果痤疮患者同时有多毛或月经失调，也可以诊断为雄激素过多。根据痤疮诊断雄激素过多的标准见表 23-3。

表 23-3　根据痤疮诊断雄激素过多的标准

出现以下 2 条中的任何一条都可以诊断为高雄激素血症：

1. 反复发作的中、重度痤疮

2. 痤疮（轻、中或重度）伴有多毛或月经失调

痤疮严重程度分级有 20 多种方法，从技术上看大致可分为皮损计数、分级法和摄影法等三大类。每类方法因其侧重点不同，有不同的优缺点

和适用范围。表 23-4 为其中一种方法，该法被称为三度四级分类法。

表 23-4　三度四级分类法

组别	临床表现
轻度（Ⅰ级）	粉刺为主要皮损，可有少量丘疹和脓疱，总病灶数少于 30 个
中度（Ⅱ级）	粉刺，并有中等数量的丘疹和脓疱，总病灶数在 31~50 个
中度（Ⅲ级）	大量丘疹和脓疱，偶见大的炎性皮损，分布广泛，总病灶数在 51~100 个，结节小于 3 个
重度（Ⅳ级）	结节/囊肿性或聚合性痤疮，多数有疼痛并形成囊肿，病灶数在 100 个以上，结节/囊肿在 3 个以上

4. 男性化　男性化体征是高水平雄激素（血睾酮 >1.5ng/ml）长期作用的结果，这些体征包括男性体态、声音低沉、有喉结、乳房缩小和阴蒂增大等。阴蒂增大的标准是阴蒂根部横径 >1cm 或阴蒂指数 >35mm²，阴蒂指数的计算公式为阴蒂头部最大纵径（mm）× 阴蒂头部最大横径（mm）。

由于引起多毛的雄激素阈值低于引起男性化的雄激素阈值，因此有男性化体征的女性也有多毛。男性化是诊断高雄激素血症的可靠指标。PCOS 者的血睾酮水平往往是轻度升高（血睾酮 ≤1.5ng/ml），因此患者较少出现男性化。如果患者出现男性化，需排除分泌雄激素的肿瘤、先天性肾上腺皮质增生症等疾病。

（二）雄激素过多的生化诊断标准

诊断高雄激素血症最直接的证据是内分泌测定，根据雄激素在女性体内的分泌、代谢及作用，多个生化指标可以作为诊断高雄激素血症的依据（表 23-5）。

表 23-5　高雄激素血症的诊断标准

测定项目	诊断标准
总睾酮	升高
雄烯二酮	升高
硫酸脱氢表雄酮	升高
游离睾酮	升高
双氢睾酮	升高
性激素结合球蛋白	降低

1. 睾酮 女性体内的睾酮有 3 个来源：卵巢、肾上腺皮质和腺外组织转化，PCOS 者体内过多的睾酮主要来自于卵巢。正常绝经前女性的血睾酮水平为 0.15~0.55ng/ml，与月经周期无关，因此单独测定血睾酮水平时，不一定选择月经周期的第 3~5 天。当血睾酮水平 >0.55ng/ml 时，诊断为高雄激素血症。

大多数 PCOS 者的血睾酮水平轻度升高，一般不超过 1.5ng/ml。如果血睾酮水平 >1.5ng/ml，应考虑分泌雄激素的肿瘤和 21- 羟化酶缺陷等器质性疾病。

2. 雄烯二酮 女性体内的雄烯二酮一半来自于卵巢，另一半来自于肾上腺皮质。正常女性的血雄烯二酮水平为 2.4~10.76nmol/L。由于雄烯二酮只有转化成睾酮，才能发挥生物学效应，所以临床测定意义有限。

3. 硫酸脱氢表雄酮（DHEAS） 女性体内的 DHEAS 主要来自于肾上腺皮质，因此它被视为肾上腺皮质雄激素分泌的生化指标，血 DHEAS 水平升高意味着肾上腺皮质分泌过多的雄激素。

女性血 DHEAS 水平为 2.1~8.8μmol/L，血 DHEAS 水平 >8.8μmol/L 提示肾上腺皮质来源的雄激素过多，治疗时可能需要糖皮质激素。

4. 性激素结合球蛋白和游离睾酮 性激素结合球蛋白（SHBG）是由肝脏合成的一种球蛋白，体内的睾酮主要与 SHBG 结合，少部分未与 SHBG 结合的睾酮被称为游离睾酮。游离睾酮发挥生物学效应，与 SHBG 结合的睾酮不能发挥生物学效应。因此，高雄激素血症的最佳诊断指标是血游离睾酮水平的升高。

由于直接测定血游离睾酮水平技术较复杂，所以临床上常通过测定 SHBG 来间接了解血游离睾酮水平。血 SHBG 水平降低意味着游离睾酮水平升高。临床上一般用游离雄激素指数（free androgen index, FAI）反映血游离睾酮水平，计算公式为血睾酮水平（ng/ml）/ 血 SHBG 水平（nmol/L）× 100。

5. 双氢睾酮 双氢睾酮反映的是雄激素的生物学效应和周围组织的雄激素活性，目前临床上尚未普及双氢睾酮的测定。

（三）雄激素过多的鉴别诊断

临床上引起雄激素过多的疾病很多，在诊断 PCOS 的高雄激素血症时，需要排除这些疾病。

1. 先天性肾上腺皮质增生症 引起雄激素过多的先天性肾上腺皮质增生症（CAH）有 2 种：21- 羟化酶缺陷和 11β- 羟化酶缺陷。21- 羟化酶缺陷是最常见的先天性肾上腺皮质增生症，占 CAH 总数的 90%~95%；11β- 羟化酶缺陷较罕见，本节不作过多介绍。

根据临床表现 21- 羟化酶缺陷可分为 3 种：失盐性肾上腺皮质增生症、单纯男性化型和非典型肾上腺皮质增生症，后者又称为迟发性肾上腺皮质增生症；其中容易与 PCOS 相混淆的是非典型肾上腺皮质增生症。

临床上诊断非典型肾上腺皮质增生症依靠内分泌测定，其中最重要的是血 17- 羟孕酮水平的测定。非典型肾上腺皮质增生症者的血 17- 羟孕酮水平升高、FSH 水平正常、LH 水平升高、睾酮水平轻度升高、DHEAS 水平升高。如果血 17- 羟孕酮水平 <6nmol/L，则可排除非典型肾上腺皮质增生症；如果 >30nmol/L，则可诊断为非典型肾上腺皮质增生症；如果血 17- 羟孕酮水平为 6~30nmol/L，则需要做 ACTH 试验。静脉注射 ACTH 60 分钟后，测定血 17- 羟孕酮水平，如果 >30nmol/L，则可诊断为非典型肾上腺皮质增生症，否则排除该诊断。

2. 分泌雄激素的肿瘤 分泌雄激素的肿瘤有卵巢泡膜细胞瘤、卵巢支持—间质细胞肿瘤、卵巢类固醇细胞肿瘤和肾上腺分泌雄激素的肿瘤。如果存在分泌雄激素的肿瘤，患者体内的雄激素水平会异常升高，通常血睾酮水平超过 3ng/ml。影像学检查可协助诊断，通常会发现肾上腺或卵巢的包块，确诊依赖手术病理检查。

3. 库欣综合征 库欣综合征患者也有高雄激素血症，但患者最突出的临床表现是由皮质醇过多引起的，如满月脸、向心型肥胖等。血皮质醇和 ACTH 水平升高可资鉴别。

4. 药物性 患者服用有雄激素活性的药物时也可出现雄激素过多的临床表现，如长期使用醋酸炔诺酮、达那唑和孕三烯酮等。询问药物使用情况即可诊断。

第三节 多囊卵巢综合征多囊卵巢超声诊断和鉴别诊断

一、卵巢经阴道超声检查方法

经阴道超声是一种腔内超声,是将特殊的阴道探头放入阴道内进行超声探查,对卵巢及卵泡的监测比经腹部超声图像更清晰,提高了超声的诊断率,因而成为目前生殖内分泌领域的最常用检查方法之一。

经阴道超声检查前需排空膀胱,患者取膀胱截石位,阴道探头外套上加入少量耦合剂的消毒避孕套,将阴道探头轻缓插入阴道,探头顶端到达阴道穹隆或宫颈部。

1. 卵巢的位置、大小和声像 卵巢位于子宫体两侧外上方,但位置多变。经阴道扫查在髂内动脉前方容易找到卵巢。因为乙状结肠的覆盖,尤其肠胀气时,左侧卵巢可能更加难以测量。卵巢最大切面大小约为 4cm×3cm×1cm,月经周期中卵巢的大小可有变化,主要由于活动侧卵巢内卵泡发育和排卵所致。卵巢声像呈扁椭圆形,边界稍有凹凸,中央部回声略高,周围为皮质,呈低回声,可显示大小不等、边清壁薄的圆形液性暗区,为卵泡声像。

2. 测量卵巢的体积和面积 应该依次检查每个卵巢,测量三个平面的最大直径(纵径、前后径和横径)。卵巢的声像呈扁椭圆形,但形状往往不规则,因而无论按球体或椭圆体的体积公式计算卵巢体积只是估计值。

(1)计算卵巢体积的方法

1)最常用的公式:应用长椭圆体体积公式计算卵巢体积:π/6× 最大的纵径 × 前后径 × 横径。因为 π/6=0.5233,椭圆体的计算简化公式为:0.5× 最大的纵径 × 前后径 × 横径。这个公式简单易行而且有实用价值,在 2003 年欧洲人类生殖和胚胎与美国生殖医学学会的鹿特丹会议

上被推荐作为卵巢体积的计算公式。

2)其他常用公式:应用长球体计算公式:π/6× 前后径 ^{2}× 横径;或球体体积计算公式:$[π/6×(横径 + 前后径 + 纵径)/3]^3$。Nardo 等报道应用以上公式计算卵巢体积与三维超声测量卵巢体积有很好的相关性。

3)现代超声可以直接使用测径器围绕卵巢画出轮廓,应用超声计算软件可准确地计算卵巢体积。

(2)计算卵巢面积的公式

1)应用椭圆形计算公式,长 × 宽 ×π/4。因为 π/4=0.78,简化公式为,0.8× 长 × 宽。

2)应用超声的标记在卵巢边缘拟和成椭圆形,该椭圆形区域的面积由超声自动计算得出。

3)应用超声的标记沿卵巢边缘手动画出卵巢的轮廓,由超声自动计算得出面积。

如果该卵巢不是椭圆形状,建议应用最后一种方法计算卵巢面积。

3. 测量卵泡的大小和数目 卵巢的检查应具有系统性,每个卵巢均应进行横面和纵面的扫描,从内缘到外缘,以计数总囊泡 / 卵泡数目。应该在卵巢的纵径、横径和前后径计数卵泡的数目,以估计卵泡大小和位置。卵泡的直径应测量三个径线的平均值(纵径、横径和前后径)。

4. 测量卵巢的血流动力学测定 进行血流频谱分析时,常采用搏动指数(pulsatility index,PI)、阻力指数(resistance index,RI)、收缩期峰值流速(peak systolic velocity,PSV)等作为血流动力学指标。阻力指数和搏动指数反映的是血管内血流阻力大小。PI=[收缩期峰值流速(S)– 舒张末期流速(D)]/ 平均流速。PI 值高时,说明血管阻力高,还反映了整个周期的平均流速降低。RI=[收缩期峰值流速(S)– 舒张末期流速(D)]/ 收缩期峰值流速(S)。RI 值高时,除反映血管阻力高外,还反映了舒张末期血流的情况,当 RI 大于 1 时,说明舒张末期出现反向血流。收缩期峰值血流速度(PSV)则反映了组织血管充盈和血流供应强度,而舒张末期血流速度峰值反映远侧组织的血流灌注状态,前者越大,后者越小,说明血管内血流供应充足,组织灌注状态越好。

二、多囊卵巢综合征多囊卵巢超声诊断

B超下的卵巢多囊改变（PCO）是2003年鹿特丹诊断标准和中国PCOS诊断标准的重要条件之一，但需要注意PCO不等于PCOS。

（一）多囊卵巢超声成像的历史发展

1. 经腹超声　近年来，经腹部和（或）经阴道超声检查成为多囊卵巢最常用的诊断方法。超声诊断多囊卵巢和在楔形切除卵巢标本中的组织病理学证据有很好的关联性。尽管超声证据一直没有统一，但其特征被普遍接受，与正常卵巢相比，多囊卵巢卵泡数目增多，间质体积增加，卵巢体积增大。

1981年，Swanson等首先应用高分辨率实时经腹超声（static B-scanner, 3.5MHz）观察多囊卵巢：卵泡直径2~6mm，但卵泡的数目既没有记录也没有定义，也没有描述间质的特征。

1985年，Adams应用经腹超声定义多囊卵巢：在一个平面，至少10个卵泡（直径2~8mm）分布于卵巢外周，同时中央为致密的卵巢间质；或散在分布于增大的间质中。Adams的诊断标准被后来许多的研究所接受。

患者无性生活或拒绝经阴道超声检查时需进行经腹超声检查。经腹超声检查可以提供盆腔的整体图像，尤其对较大的超出盆腔的子宫肌瘤、因卵巢过度刺激而增大的卵巢等，能够显示全貌。应该注意的是，尽管经腹超声需要膀胱充盈，但过度充盈的膀胱会压迫卵巢造成其长度增加。因此经腹超声测量卵巢体积或面积时，应在部分排尿后重复测量。

2. 经阴道超声　现在，经腹部超声已绝大多数被经阴道超声所取代，因为阴道超声有更好的分辨率，同时避免了膀胱充盈的过程，使患者节省了时间并容易接受。经阴道超声能更准确地观察卵巢内部结构，尤其是肥胖患者。其高频探头（>6MHz）有更好的空间分辨率，但检查深度较小。因为卵巢更接近阴道和（或）子宫，两者之间的脂肪组织对成像影响很小（除非很大量的脂肪），因而使得阴道超声能够广泛应用。

1994年，Farquhar的研究表明无论是经腹还是经阴道超声，在多囊卵巢的诊断率和计数卵泡数目方面，两者没有显著性差异。另一组研究比较经腹和经阴道超声发现后者能更好地诊断多囊卵巢；同时发现经阴道超声检查卵巢间质回声增强和PCOS相关，但间质回声增强并非定量数据而是主观表现。因而提出，经阴道超声可能对于检查多囊卵巢敏感性更高。1991年Fox等的研究发现有30%的PCOS患者经腹超声（3.5MHz）检查未发现多囊卵巢，而经阴道探头（7.5MHz）则更为可靠。

2003年鹿特丹会议推荐多囊卵巢超声诊断标准：一侧或双侧卵巢有12个以上直径为2~9mm的卵泡，和（或）卵巢体积大于10ml。建议尽可能使用经阴道途径，尤其是肥胖患者。

3. 三维超声和血流　随着科学技术的进步，20世纪90年代中期三维超声应用于多囊卵巢的检测。研究发现三维和二维超声测量卵巢体积和多囊卵巢的形态有很好的一致性。但是三维超声需要更长的时间存储与分析数据，需要更加长时间的培训，而且更加昂贵，很难成为常规的临床应用。但用于多囊卵巢的研究，三维超声能够更准确地测量卵巢和间质的体积，从而进一步加强对多囊卵巢的观察和检测。

多普勒超声的引入大大增强了超声的诊断能力，而且还提供了新的形态学以及女性盆腔血流动力学的病生理信息。卵巢间质血流的测定不仅可作为PCOS的诊断指标，而且对卵巢过度刺激具有预测价值。

（二）多囊卵巢综合征的超声表现

1. 多囊卵巢的声像图特征　典型的声像图特征包括：①双侧卵巢均匀性增大：由于PCOS患者卵巢内大量小卵泡的存在、间质细胞（卵泡膜细胞）的增生和间质充血水肿，可造成卵巢体积的增大，常呈球形，双侧对称；②包膜增厚：超声下卵巢边界清晰，呈高回声，包膜明显增厚；③皮质内大量小卵泡存在：卵巢皮质内存在大量无回声小囊性结构，直径一般为2~8mm，小卵泡的分布常见为规律地排列在卵巢的包膜下方，呈项圈征/栅栏状，形成低回声带，从而与高回声的包膜

形成鲜明对比,偶尔见小卵泡分散在卵巢皮质内;④卵巢间质回声增强:间质部分因充血水肿和间质细胞增生而回声增强。

2. 多囊卵巢的面积和体积　1985年Adams报道,多囊卵巢体积[(14.6±1.1)cm³]比正常卵巢[(6.4±0.4)cm³]增大。作为对雌激素化程度的反应,PCOS组子宫横断面积也比正常卵巢组增大。

2001年Fulghesu等对80例月经稀发/闭经的PCOS妇女与30例对照组的超声结果进行了比较(6.5MHz经阴道超声探头),以大于对照组的平均值+2倍标准差作为PCO的诊断标准,分别为:卵巢体积>13.21cm³,卵巢总面积>7.00cm²,卵巢间质面积>1.95cm²和间质/面积比>0.34。应用这些参数诊断PCOS的灵敏度分别是21%、4%、62%和100%,提示间质/面积比>0.34是PCOS的诊断标准。然而,这些数据在研究中可能有用,但是在常规操作中卵巢间质面积比不易测量。

2005年Jonard等前瞻性研究154例PCOS患者(NIH诊断标准)和57例正常妇女(应用7MHz经阴道超声),发现平均卵巢体积、面积和卵泡数在PCOS组显著增加。卵巢面积≥5.0cm²时诊断多囊卵巢的特异性和敏感性是77.6%和94.7%。当卵巢体积≥7cm³诊断多囊卵巢的特异性和敏感性分别为91.2%和67.5%,如果卵巢体积≥10cm³,则特异性和敏感性分别为98.2%和45%,建议诊断多囊卵巢的卵巢体积界值应为7cm³;在测量困难时卵巢面积可替代体积作为诊断标准;同时认为卵泡数大于12个是诊断多囊卵巢的最好的标准。

2003年鹿特丹会议关于多囊卵巢的定义包括卵巢体积>10cm³。会议推荐的卵巢体积计算公式为:0.5×最大的纵径×前后径×横径。

子宫大小以及子宫和卵巢大小的关系:PCOS患者因为雌激素水平增加,子宫体积亦增大。Parisi提出PCOS卵巢与子宫体积比不高于1.0。但其他人报道卵巢子宫体积比范围很大,因而,这个诊断指标后来被取消了。

3. 多囊卵巢的卵泡大小和数目　1977年,Sample等描述多囊卵巢的卵泡直径<8mm,1981年Swanson等提出卵泡直径为2~6mm,但是没有记录或定义诊断多囊卵巢所必须具备的卵泡数目。通常PCOS患者卵泡直径为4~10mm,偶尔发现有大于15mm的卵泡,推测有优势卵泡的生长。1985年,Adams等描述多囊卵巢为一个平面至少10个卵泡(通常2~8mm直径),卵泡通常分布在周边,但当卵泡散在分布于间质时,卵泡直径则为2~4mm。1991年,Fox等主张经阴道超声定义多囊卵巢需要在一个平面至少15个卵泡存在(2~10mm直径)。2006年,Allemand等应用三维超声测量,认为每个卵巢平均卵泡数≥20个作为多囊卵巢的诊断标准能减少假阳性。

Jonard等研究214例PCOS患者与112例正常卵巢者相比[PCOS诊断标准为月经稀发/闭经,LH升高和(或)睾酮升高,和(或)卵巢面积>5.5cm²],应用7MHz经阴道超声扫描,分别分析三种不同大小的卵泡(直径2~5mm、6~9mm和2~9mm)。在直径6~9mm的卵泡范围,平均每个卵巢的卵泡数目在正常组和多囊卵巢组相似,但是在2~5mm组和2~9mm组,多囊卵巢平均每个卵巢的卵泡数目明显增加。同时发现单个卵巢的卵泡数目>12个(直径2~9mm),诊断PCOS的敏感性为75%、特异性为99%。推测因为卵巢内过多的雄激素促进过度的早期卵泡生长至2~5mm,从而使更多的卵泡能进入生长卵泡池,继而在6~9mm时停止生长。

2003年鹿特丹会议关于多囊卵巢卵泡数目的定义是单侧卵巢有直径2~9mm的卵泡12个以上。这有助于鉴别多囊卵巢(PCO)与其他原因引起的多泡状卵巢(multifollicular ovary, MFO)。

多泡状卵巢和多囊卵巢:多泡状卵巢(MFO)是指含有多个(≥6个)卵泡,卵泡直径通常4~10mm,间质回声正常,卵巢体积正常或轻度增大。关于多泡状卵巢几乎没有组织学证据。多泡状卵巢见于青春期,或从下丘脑闭经恢复后的妇女,以上两种状态均与多个卵泡募集但没有优势卵泡生长有关。在缺乏经验的超声检查者、放射科医生和妇科医生,可能发生混淆,因而需要认真分析临床的图像和内分泌学证据。

4. 卵巢间质

（1）卵巢间质回声：间质回声增强是多囊卵巢一个主要的组织学特征，1991年Ardaens等认为卵巢间质回声增强是唯一与PCOS相关的指标。但间质回声增强是一个主观的评价，依赖于超声仪的设定和患者的体型。

正常卵巢间质回声应该低于子宫肌层回声。1991年Pache等应用半定量的方法，将间质回声分为正常、中等增强和显著增强，结果发现，卵巢间质回声增强与两个卵巢的卵泡总数增加显著相关。进一步的研究比较PCOS妇女与对照组，发现卵巢间质回声诊断PCOS的敏感性和特异性为94%和90%。

1999年Buckett等的研究表明，与正常卵巢相比，PCOS患者总卵巢体积、间质体积和间质血流峰值增加，平均间质回声相似。作者认为PCOS患者间质指数增加的原因在于整个卵巢回声下降，间质回声增加的主观印象源于两个方面：一方面是间质体积增加，另一方面是多个卵泡回声下降。

（2）间质面积和体积：1994年，Dewailly等设计了一个计算机辅助的方法，从而使评价卵巢间质的方法标准化。研究发现间质面积与雄烯二酮和17-羟孕酮显著相关，但与睾酮、LH和胰岛素无关；而卵泡面积与内分泌参数无关。因而，Dewailly等认为对多囊卵巢的妇女分析卵巢间质面积优于对卵泡数目的分析。

三维超声已被证实是评估卵巢体积的良好工具，比二维超声更加准确。1998年Kyei-Mensah等研究比较正常卵巢组、无症状多囊卵巢组和PCOS组，发现在无症状多囊卵巢组和PCOS组卵巢及间质的体积类似，且都比正常卵巢组大，但仅在PCOS组发现间质体积和血清睾酮正相关。三组的卵泡平均体积类似，提示在多囊卵巢患者中，卵巢间质体积增加是卵巢增大的主要原因。

2003年鹿特丹标准认为卵泡的特征性分布、卵巢间质回声增强和（或）间质体积增加在定义多囊卵巢时应忽略。尽管间质体积增加是PCO的一个表现，但在临床实践中已发现卵巢体积测定能很好地替代间质体积测定。无论是定性或定量测量卵巢间质均不是必需的，但如果作为研究方面的一项测量指标，间质面积/体积增大和间质回声增强仍可作为研究多囊卵巢的一项指标。

5. 血流　正常人卵巢间质内血管的显示伴随月经周期呈周期性改变，在月经期难以记录到血流频谱，卵泡期血流信号逐渐增多，在排卵前间质内血管的显示率为83%，表现为一支清晰血管围绕一个优势卵泡；在黄体期血管显示率高达100%，且血管丰富，而PCOS患者则无周期性改变。PCOS患者卵巢间质内血管的显示具有特征性：血管显示清晰，数量丰富，多有一支纵向贯穿卵巢间质的较粗血管显示；PCOS患者早卵泡期卵巢间质血管显示率88%，而正常对照组仅有50%，而且PCOS患者卵巢间质血管血流增加，正常人仅显示血流信号很弱的点状或棒状血管。

通过血流频谱分析，多数学者发现PCOS患者卵巢间质内动脉RI降低，子宫动脉PI显著升高，提示PCOS患者卵巢间质内动脉的阻力降低，血供增加，而子宫动脉阻力增加，血供较少。1996年Aleem等研究发现PCOS患者卵巢间质内动脉RI、PI比正常对照组均显著降低，PSV显著增加，提示卵巢血供增加；同时发现PSV与LH水平呈正相关，而与卵泡数目和卵巢体积无关。而Zaidi等研究则未发现PCOS组PI与正常对照组有差别，但PCOS患者卵巢间质血流增加（PSV增加）。

研究发现PCOS患者子宫卵巢的血流频谱与内分泌改变有一定的相关性，如子宫动脉PI与睾酮、雄烯二酮、LH/FSH呈正相关。有研究证实雄烯二酮有直接的血管收缩效果：作用于血管壁的特殊受体引起直接的缩血管作用，胶原纤维蛋白沉着于平滑肌细胞，雄激素依赖性纤维蛋白介导着一种纤维化的过程，导致血管弹性降低，这可能是造成子宫动脉PI显著升高的原因。Ajossa等的研究证实了以上雄激素的收缩血管作用，他们发现氟他胺（flutamide，一种非甾体抗雄激素药物，可阻断中枢和外周靶器官的雄激素受体，而不影响其他激素和月经周期）可使子宫动脉PI显著降低,子宫血流灌注增加。子宫动脉阻抗增加减少子宫灌注,可能不利于囊胚的植入,从而增加PCOS患者流产的风险。

而卵巢间质内动脉RI与LH/FSH呈负相关,PCOS患者LH升高与卵巢间质血管增生有关,可能通过以下独立的或多种因素起作用:促进卵巢间质内新血管形成,其中儿茶酚胺、白细胞和细胞因子可能是重要的介质。也有学者认为超声图像上所显示的卵巢间质内血管增生是卵巢间质内原有血管在LH等因素调节下的扩张充血所致。

Battaglia等研究发现,把卵巢间质内丰富高速低阻动脉的显示作为诊断PCOS的指标,对于每个患者的敏感性、特异性、阳性预测值、阴性预测值和一致性分别为95.4%、96.1%、95.4%、96.1%、95.8%,而对于每个卵巢则分别为95.4%、98.0%、97.6%、96.1%、95.8%。

研究发现多普勒超声测量卵巢血流对卵巢过度刺激具有预测价值。与卵巢或间质的体积相比较,卵巢间质血流增多更可以预测卵巢对促进排出的反应性。Pinkas等发现未发展为OHSS的患者,子宫动脉及卵巢间质内动脉的PI、RI与正常人卵巢无明显区别,而发展为OHSS的患者子宫动脉及卵巢间质内动脉的PI、RI与正常人之间有显著差别。因此,子宫动脉及卵巢间质内动脉血流动力学的变化可以用来监测PCOS的治疗及评价各种治疗方法。

总之,PCOS患者间质动脉的多普勒分析,有助于提高诊断,提供进一步的信息。然而血流测定需要特殊的专业人员和仪器,目前对于PCOS的诊断不是必需的。

三、多囊卵巢(PCO)和多囊卵巢综合征(PCOS)

2003年欧洲人类生殖和胚胎与美国生殖医学学会的鹿特丹专家会议推荐的标准是目前全球公认的PCOS诊断标准。共识小组成员认为现在应把PCO作为PCOS的可能诊断标准之一,即:每侧卵巢至少有12个以上直径为2~9mm的卵泡,和(或)卵巢体积增大(>10ml)。仅仅主观认为有PCO不能代替该定义,应详细测量卵泡的大小和数目。该标准忽略了卵泡的分布。尽管间质体积的增加是PCO的一个表现,可是在临床实践中已发现卵巢体积测定能代替卵巢间质体积测定,因而该标准忽略了卵巢间质回声增强和间质体积的增加。该定义不适用于正在口服避孕药的妇女,因为避孕药能改变正常妇女和PCOS妇女的卵巢形态。只有一侧卵巢满足定义足以诊断PCO。如果有存在优势卵泡(>10mm)或黄体的证据,需在下个周期再次做超声。

仅有PCO但没有排卵障碍或高雄激素的妇女(无症状PCO)不应诊断为PCOS。PCOS是一个综合征,需要满足鹿特丹标准三条中的两条方可诊断。对于一个PCOS患者,可能具有PCO或超声完全是正常的卵巢。

在正常排卵妇女中有16%~25%的人存在超声下的PCO;Ehrmann等报道在不伴有高雄激素的青少年中27%~39%存在超声下的PCO。Michelmore等研究表明超声下的PCO患者比正常卵巢表现者伴不规律月经的概率增加。Carmina等证实伴PCO的正常排卵妇女中有33%存在雄激素分泌增加和轻度胰岛素抵抗导致胰岛素样生长因子结合蛋白-1产物下降。

同时,有研究表明有排卵的PCO患者更容易流产。与正常卵巢的有排卵妇女相比,其卵泡期更长,成熟卵泡更大,卵泡内LH、FSH和雄激素浓度更高,从而导致老化卵子排出。在控制性超排卵中,月经正常的PCO患者比正常卵巢者对促性腺激素的反应增强,产生更多的雌激素,从而发生卵巢过度刺激综合征的风险增加。

因此要重视临床患者的超声表现,如存在PCO应进一步检查内分泌并结合病史综合判断。

总之,尽管PCOS病因复杂,临床表现多样,经阴道超声检查可以直接观察卵巢的形态学变化,有助于PCOS的诊断。三维超声能更精确地测量卵巢体积和间质的体积,彩色多普勒用于评价卵巢血流,在PCOS的临床诊治和研究中成为必不可少的工具。

第四节　多囊卵巢综合征排除诊断

多囊卵巢综合征（PCOS）是一组临床综合征，在诊断上一直有较多的异议。既往的诊断从1935年的描述，到1990年代欧美各国的标准，直到2003年鹿特丹标准至今，诊断的争议和不够严格的定义，使得对PCOS的临床研究非常困难。但是无论怎样的争议，有一点是共同的观点，即PCOS是一组功能紊乱性的症候而非一个独立的疾病，必须排除一些器质性的类似疾病，才能确诊。2003年鹿特丹标准明确PCOS的诊断必须排除先天性肾上腺皮质增生、库欣综合征、分泌雄激素的肿瘤等疾病，强调"排除其他病因"为PCOS诊断标准的一项内容。2006年高雄激素协会（Androgen Excess Society, AES）也提出排除诊断产生雄激素的肿瘤、高泌乳素血症、严重的胰岛素抵抗综合征、甲状腺功能异常等器质性疾病。因此，PCOS是一个排除性诊断的功能性综合征，病因并不十分明确。

临床上对PCOS的排除诊断，必须建立一个系统而实用的诊断程序和临床路径，完成病史的采集和基本体检，制订一套包括诊断和排除诊断的实验室检查流程，争取在初筛的程序中鉴别非PCOS的持续性无排卵、高雄激素血症，以及卵巢多囊性改变的其他疾病。

一、排除伴高雄激素血症的疾病

（一）先天性肾上腺皮质增生症

先天性肾上腺皮质增生症（congenital adrenal hyperplasia, CAH）是一组常染色体隐性遗传性疾病，发病率较低，典型的CAH发生率约为1/10 000。主要病因在于肾上腺激素生物合成过程中某种关键酶的缺乏，致正常的皮质激素合成不足，在大多数病例由于皮质醇的合成减少，导致：①酶的前体的雄激素产物堆积升高；②垂体ACTH分泌反馈性增加，引起肾上腺皮质增生。在此组疾病中肾上腺源性的雄激素过度产生，同

时伴有肾上腺激素的合成障碍。

本病的临床表现取决于酶缺陷的类型、酶基因突变的位点和缺陷的严重程度。各型之间临床表现有相同之处，但又存在着一些不同的特殊症状。

1. 21- 羟化酶缺陷型

（1）临床类型：本型占先天性肾上腺增生症患者中的大多数，在临床上可分为三个亚型：

1）单纯男性化型：本型占本病患者总数的50%以上。因为肾上腺源性的过量的雄激素，在宫内就可影响女性外生殖器始基的正常分化发育，使阴唇阴囊皱襞产生程度不同的融合。女性患儿在出生时可已有阴蒂肥大，类似男性的尿道下裂。如果男性化程度轻，此种融合可不发生，尿道和阴道分别向外开口；如有部分融合，则尿生殖窦部分地被融合的阴唇阴囊皱襞遮盖，尿道与阴道均开口于尿生殖窦中；如果雄激素对胚胎期性发育影响早而严重，阴唇阴囊皱襞可前伸直达阴蒂的基底部，外观有阴囊结构形成，很像男性的尿道下裂，实际上在这种类似阴囊结构的后面是狭长的尿生殖窦。少数病例尿道甚至可完全通过增大的阴蒂，与正常的男性阴茎结构完全相似。

尽管女性外生殖器在发育上有不同程度的畸形，内生殖器的发育则仍为女性型，有卵巢、输卵管、子宫及阴道，中肾管在发育过程中退化消失，这类患者称之为"女性假两性畸形"。因为在胚胎的第21周以后，生殖道的分化已基本完成，过多的雄激素环境对外生殖器的分化发育不会带来明显影响。而女性患儿在出生后由于雄激素继续大量分泌，阴毛提早出现，最早者在出生后6个月即有阴毛出现，继之腋毛也可产生，阴蒂增大，并可有勃起。患儿生长速度比正常人快，骨骼融合也比正常儿童提前。患儿皮肤粗厚，肌肉发达，到4~5岁时身高可达到正常人8岁水平，骨龄可相当于11岁。在青春期，女性性征不出现，乳房不发育，月经不来潮，嗓音低沉。由于骨骼融合发生早，故患者体态多显得矮小而粗壮。

由于皮质醇相对不足，少数患儿容易出现低

血糖反应。此外,这类患儿尿道异常的发生率较高,易发生尿路感染。因 ACTH 和促黑素细胞激素分泌增多,患者常表现出皮肤和黏膜色素沉着。在新生儿色素加深只表现在乳晕发黑,外生殖器黏膜和皮肤较黑,较大儿童有时在手指掌侧纹理处及指节的伸侧皮肤有色素增多,颊黏膜的色素沉着多不明显。患儿如果在出生后不加治疗,则色素增深可迅速发展。

2)男性化伴失盐型:主要以皮质激素分泌异常低下的症状为主,约占本病患者总数的 1/3 左右,除上述男性化表现外,患儿生后即可有拒食、不安、呕吐、脱水等症状,有时反复发生呕吐、腹泻、体重迅速下降,出现明显脱水和高血钾、低血钠等严重电解质紊乱,二氧化碳结合力减低,出现代谢性酸中毒,如不及时治疗,可因循环衰竭而死亡。某些病例原先并无明显脱水现象或外周循环衰竭症状,突然发生死亡,这种猝死可能是由于高血钾引起的心脏停搏。

3)不典型病例:此类病例应为杂合基因类型的患者。因为雄激素增高的情况不很严重,出生后并无明显的外生殖器异常表现。直到儿童期或青春期后,才开始出现男性化现象。女性患者可以有多毛、痤疮、乳房小、阴蒂增大、男性型阴毛分布、月经不规则或停经,部分病例月经可正常来潮。女性性征方面的改变与雄激素产生的水平有关,如增多仅限于轻度或中度,可能只限于抑制促黄体生成激素,影响排卵,引起不育。在临床上最容易与 PCOS 混淆。如果雄激素明显增多,则垂体两种促性腺激素(LH、FSH)的分泌均可被抑

制,卵巢完全无排卵功能,男性化表现也有减轻。部分患者可有类似多囊卵巢综合征表现。少数患者无任何卵巢表现,仅有生化异常,称为"隐匿型"21- 羟化酶缺乏症。

本型生化改变的特点基本上和其他两型相同,有血 17- 羟孕酮、尿 17- 酮类固醇升高,而四氢皮质醇和四氢皮质素可低于正常。孕三醇可正常或低于正常,孕三醇可正常或升高,还可有 11- 酮孕三醇的增多,后者一般不见于正常人及其他疾病的患者。

(2)诊断方法:本病的诊断主要依赖基础状态下及 ACTH 兴奋后 17- 羟孕酮的测定:正常基础值:17-OHP<200ng/dl。如果正常,就可以排除,无需其他测试。如果基础值 17-OHP>500ng/dl,建立诊断,无需其他测试。基础值 17-OHP>200ng/dl,<500ng/dl,需要进行 ACTH 刺激试验。ACTH 刺激:静脉给予人工合成的 ACTH,剂量在新生儿为 100μg,2 岁以下儿童为 150μg,2 岁以上儿童及成人为 250μg,给药前及给药后 60 分钟分别测定血浆 17- 羟孕酮和皮质醇。正常值见表 23-6。患者的 17- 羟孕酮基础值及兴奋后值均较正常人明显升高。基础值可达到 2000μg/dl,兴奋后可达到 5000~10 000μg/dl。轻型或隐匿型患者基础值可正常或轻度升高,但 ACTH 兴奋后明显高于正常人,可达到 1500μg/dl,甚至 10 000μg/dl。本病血皮质醇对 ACTH 反应缺乏或较微弱,在轻型或隐匿型患者反应可正常;血浆 ACTH 基础值在典型患者可明显升高,在轻型患者可正常。

表 23-6　正常人不同时期肾上腺类固醇激素对 ACTH 的反应

	婴儿		青春期前		青春期	
	基础值	兴奋后	基础值	兴奋后	基础值	兴奋后
17- 羟孕酮(μg/dl)	25	190	50	190	60	160
皮质醇(μg/dl)	10	30	13	30	10	25

另外,本病患者尿 17- 酮类固醇排泄增加,但该试验主要用于治疗效果的评估。血浆肾素活性测定亦是一个有用的指标,大部分单纯男性化型患者血浆基础肾素活性升高,限钠后更高,表示这些患者有部分性盐皮质激素不足,但能通过刺

激小球带而使血钠维持在正常范围。这些患者用盐皮质激素治疗以后能一直因血容量降低引起的 ACTH 分泌增加,故可减少糖皮质激素的用量。

2. 11β- 羟化酶缺陷型　本型发病率较低,约占本组疾病患者总数中的 5% 左右。一些 11-

羟化酶缺陷较轻的患者血压可以正常,其临床表现同于21-羟化酶缺陷的单纯男性化型,但男性化程度相对较轻。11-羟化酶缺陷严重者,除男性化表现外,去氧皮质酮产生过多,引起特征性的高血压,一些患者可有低血钾。通常血压升高为中等度,但少数患者也可升至很高,多数为持续性,有时也可为波动性。此种高血压的特点是使用糖皮质激素后可使之下降,而停用糖皮质激素后又可复升。如患者除男性化症状外,尿中有特征性的去氧皮质酮增多,17-酮类固醇增加(程度上可能不如21-羟化酶缺陷者那样显著),尿脱氧皮质醇明显升高,而应用糖皮质激素后上述不正常的类固醇代谢产物明显减少,高血压下降,则诊断基本上可以确定。

有些患者为醛固酮合成酶活性缺乏,皮质醇合成不受影响,故患者17-羟皮质类固醇和17-酮类固醇排量均可正常,外生殖器正常,无男性化表现。由于不能合成醛固酮,因此有失盐、脱水、呕吐等症状,类似21-羟化酶缺陷的失盐患者。但本型患儿尿17-羟皮质类固醇及孕三醇排量正常,只用去氧皮质酮治疗即可奏效;而21-羟化酶缺陷者17-羟皮质类固醇排量低,孕三醇高,需要应用氢皮质素才能得到纠正。

3. 17α-羟化酶缺陷型　本症多为女性,由于患者雌激素合成缺乏,因此有原发性闭经,多数病例无阴毛和腋毛生长,在治疗开始前乳房不发育。因为性激素分泌缺乏,故患者的骨龄皆停顿于12~13岁。患者皮质酮及去氧皮质酮分泌均增多,这些化合物都可促进排钾,低血钾,碱中毒,临床上可出现肌无力或周期性瘫痪发作。这些化合物又都有潴钠作用,因而可引起明显的高血压。实验室检查可见血、尿孕酮、皮质酮、去氧皮质酮增多,尿雌激素、17-酮类固醇、17-羟皮质类固醇以及醛固酮均明显减少。

4. Δ5-3β 羟类固醇脱氢酶缺陷　此酶缺陷可导致皮质醇、醛固酮等的排量减少,活性强的雄激素不能形成,唯脱氢表雄酮有增多。不过后者的雄激素活性仅为睾酮的1/7。本症重型患者可有糖皮质激素和盐皮质激素缺乏症状,可发生失钠和循环衰竭,轻型或部分型患者可无肾上腺皮质功能不足表现,仅有女性月经初潮年龄提前或多毛、月经偏少、男性化等表现。

(二)分泌雄激素的肿瘤

该类肿瘤多来源于肾上腺和卵巢。总睾酮水平 >200ng/dl 或高于正常值上界的 2.5 倍,是典型的卵巢雄激素肿瘤的特征。DHEAS>800μg/dl,是典型的肾上腺肿瘤。血清 DHEAS 和尿 17-酮类固醇水平在正常基础值之内者,地塞米松抑制后血清皮质醇 <3.3μg/dl,肾上腺肿瘤可以排除。其他睾酮抑制试验、刺激试验都不太可靠。

1. 肾上腺肿瘤　肾上腺肿瘤患者,高皮质醇血症所致的临床症状多逐渐出现,多毛及高雄激素症状少见,一般无色素沉着;腺癌患者病情发展较快,雄激素过多症状明显,患者可有腹部、腰部、背部疼痛,较大体积的癌肿甚至可在体表扪及,其实验室检查结果特点如下:

(1)血 ACTH 降低,甚至测不到,地塞米松试验提示皮质醇分泌不被大剂量地塞米松抑制。

(2)腺瘤患者的血、尿硫酸脱氢表雄酮(DHEAS)和尿 17-酮正常或略升高,腺癌患者的两者均可升高。

(3)甲吡酮试验:在所有腺癌及大部分腺瘤患者,17-羟明显下降,由于肿瘤以外的肾上腺组织萎缩,在血皮质醇浓度降低的情况下无法使皮质醇的合成代偿性增加。

(4)CRH 及 AVP 兴奋试验:多数患者无反应,少数早期患者由于皮质醇浓度升高不显著,升高时间不长,垂体的反应性尚未被完全抑制,可对 CRH 或 AVP 反应。

(5)ACTH 兴奋试验:腺癌患者无反应,腺瘤患者约半数可对 ACTH 反应。

(6)影像学检查:大多数肾上腺肿瘤可被高分辨率的 CT 或 MRI 显示出来。腺瘤多呈圆形,边界清,直径多小于3cm,质地均匀,对侧肾上腺及同侧瘤外肾上腺组织多萎缩;腺癌往往体积更大,形状不规则,质地不均匀,可见低密度影及钙化灶。造影后,有时可见坏死灶。放射性碘化胆固醇扫描敏感性不如 CT 及 MRI,腺瘤多数显影,腺癌组织往往不能有效摄取胆固醇,故常不显影。

2. 卵巢肿瘤　分泌雄激素的卵巢肿瘤主要属于卵巢性索间质肿瘤,包括卵巢支持—间质细胞瘤、卵巢颗粒细胞瘤、卵巢卵泡膜细胞瘤。

（1）卵巢支持—间质细胞瘤:是一种少见的卵巢肿瘤,占卵巢肿瘤的 0.2%~0.5%,形态学显示它是一种向睾丸组织分化的卵巢性索间质肿瘤,瘤细胞类似睾丸的间质细胞、支持细胞的形态及生长方式,与睾丸组织的不同发育时期相关,并以不同比例、不同分化程度的细胞混合构成肿瘤。

卵巢支持—间质细胞瘤平均发病年龄为28 岁,大约 3/4 肿瘤产生雄激素,临床上 25%~77%的患者会出现一系列去女性化及男性化的症状。男性化的临床症状表现为:性成熟期前发病会出现异性性早熟,主要表现为身材短、肌肉发达、多毛、阴毛男性分布、阴蒂肥大等纯男性变化。性成熟期后发病,首先会出现月经稀少、闭经、乳房萎缩等去女性化表现,随即逐渐出现多毛、嗓音嘶哑、痤疮、喉结增大、阴蒂肥大等一系列男性化表现。

实验室检查:由于肿瘤细胞分泌雄激素的功能,多数患者体内激素水平检测均有变化,最明显的变化是血清中睾酮及雄烯二酮浓度的明显升高。Haruyame（1987）应用选择性卵巢静脉插管的方法,分别对患侧和健侧卵巢静脉的血清进行了检测,其睾酮水平患侧明显高于健侧。

（2）卵巢颗粒细胞瘤和卵泡膜细胞瘤:是一种具有内分泌功能的卵巢肿瘤,分泌的激素以雌激素为主,但也分泌较高的雄激素,患者有可能出现高雄激素血症的表现和男性化改变。一般的诊断除了血清激素的测定、影像学的检查,还要对子宫内膜进行病理学诊断,防止长期雌激素的刺激造成的内膜病变。

（三）Cushing 综合征

皮质醇增多症（hypercortisolism）又称 Cushing 综合征,是肾上腺皮质分泌过量的糖皮质激素（主要是皮质醇）所致。主要临床表现为满月面、多血质外貌、向心性肥胖、皮肤紫纹、痤疮、高血压和骨质疏松等。在育龄期常表现为月经稀发、闭经及不孕。病因主要有以下三种:①垂体分泌 ACTH 过多;②异位 ACTH 综合征;③肾上腺肿瘤。

1. 临床表现　主要由于皮质醇分泌过多,引起代谢障碍和对感染抵抗力降低所致。

（1）脂代谢障碍:面部和躯干脂肪堆积（向心性肥胖）为本病的特征。患者面如满月,胸、腹、颈、背部脂肪甚厚。

（2）蛋白质代谢障碍:大量皮质醇促进蛋白质分解,抑制蛋白质合成。出现蛋白质过度消耗的现象:皮肤变薄,毛细血管脆性增加,腹下侧、臀部、大腿等处因肥胖造成皮下毛细血管破裂,形成典型的紫纹。病程长久者肌肉萎缩,骨质疏松,脊椎可发生压缩畸形,身材变矮,有时呈佝偻、骨折。

（3）糖代谢障碍:大量皮质醇抑制糖利用而促进肝糖异生,临床可出现葡萄糖耐量减低,部分患者出现类固醇性糖尿病。

（4）电解质紊乱:大量皮质醇有潴钠、排钾作用,低血钾使患者乏力加重,肾脏浓缩功能障碍,潴钠使患者轻度水肿,但明显的低血钾性碱中毒主要见于肾上腺皮质癌和异位 ACTH 综合征。

（5）高血压:大量皮质醇、去氧皮质酮等增多及血浆肾素浓度增高引起血压升高。患者常伴有动脉粥样硬化和肾小动脉硬化,长期高血压可并发左心室肥大、心力衰竭和脑血管意外。

（6）对感染抵抗力减弱:长期皮质醇分泌增多使免疫功能减弱,抑制单核细胞、巨噬细胞、中性粒细胞向血管外炎症区域的移行及吞噬作用,且抗体的形成也受到阻抑。临床表现为患者对感染抵抗力减弱,皮肤和阴道真菌感染多见,且较严重。化脓性细菌感染不容易局限化,可发展成蜂窝织炎、菌血症、败血症。

（7）造血系统及血液改变:皮质醇刺激骨髓,使红细胞和血红蛋白含量偏高,加以患者皮肤变薄,故面容呈多血质。大量皮质醇使白细胞总数及中性粒细胞增多,但使淋巴组织萎缩,淋巴细胞和嗜酸性粒细胞再分布,这两种细胞的绝对值和白细胞分类中的百分率减少。

（8）性功能障碍:女患者由于肾上腺雄激素产生过多以及雄激素和皮质醇对垂体促性腺激素的抑制作用,可发生卵巢多囊性改变的持续性无排卵。出现月经减少、不规则或闭经、轻度脱发、痤疮,明显男性化者少见。

（9）神经、精神障碍:患者常有不同程度的精神、情绪变化,如情绪不稳定、烦躁、失眠,严重者精神变态,个别可发生类偏狂。

（10）皮肤色素沉着:异位 ACTH 综合征患者,因肿瘤产生大量 ACTH,含有促黑素细胞活性的肽段,故皮肤色素明显加深,具有诊断意义。

（11）其他:由于脂代谢紊乱和凝血功能异常,患者易发生动静脉血栓,使心血管并发症发生率增加。垂体部位的巨大肿瘤,可引起肿瘤局部占位的临床表现如头痛、视力障碍等。

2. 诊断

（1）临床表现:有典型症状体征者,从外观即可作出诊断,但早期的以及不典型病例,可无明显特征性变化,而以某一系统症状,如神经症状为主要表现。在青春期和育龄期的女性,常因为月经不调和不孕来就诊。容易和 PCOS 混淆。

（2）一般生化检查:糖耐量受损常见,多伴有高胰岛素血症和胰岛素抵抗,但明显的糖尿病较少见,血胆固醇、甘油三酯轻度升高,电解质多正常。

（3）激素分泌异常:主要表现为皮质醇分泌增多,失去昼夜分泌节律,且不能被小剂量地塞米松抑制。

（4）Cushing 综合征诊断流程:①筛查的过夜地塞米松抑制试验:地塞米松 1mg,晚 11:00 口服,次日上午 8:00 测定肌酐校正的 24 小时尿游离皮质醇（正常值 30~80μg/d）,或测血皮质醇（正常值 <2μg/dl）;②确诊的低剂量地塞米松抑制试验:地塞米松 0.5mg,每 6 小时一次,共 2 天,次日 24 小时尿收集,测尿 17-羟皮质醇（<3mg/24h 排除诊断）,血浆皮质醇（<4μg/d 排除诊断）,尿游离皮质醇（<25μg/24h 排除诊断）。

（5）其他试验:①大剂量地塞米松抑制试验:当外源糖皮质激素剂量加大后（如 8mg/d）,大部分患者垂体 ACTH 的分泌受到抑制。但在异位 ACTH 综合征,皮质醇分泌不被大剂量地塞米松抑制,在某些胸腺类癌和支气管类癌中可被抑制。②ACTH 兴奋试验:在有双侧肾上腺增生者,对

ACTH 反应性增加。少数 ACTH 浓度特别高的患者,因其对肾上腺皮质的刺激已达最大限度,故再注射外源 ACTH 后无反应。

（6）影像学检查:①垂体肿瘤:蝶鞍摄片常无异常发现,仅少数大腺瘤可见蝶鞍扩大。ACTH 瘤呈近似圆形的低密度影,有时仅有间接征象如鞍隔膨隆、垂体柄偏移等。MRI 对 ACTH 瘤的敏感性较高,ACTH 瘤为低回声信号,增强后肿瘤显影更清晰,且对侵及两侧静脉窦的肿瘤分辨更佳。②肾上腺:在 CT 或 MRI 上可见双侧肾上腺正常或轻度增大,肾上腺形态可发生变化,边缘膨隆,部分患者可有双侧大结节,有时大结节以一侧为主,致两侧肾上腺不对称,如对侧肾上腺萎缩,则支持腺瘤诊断。此外,肾上腺碘化胆固醇扫描也有助于鉴别腺瘤和伴大结节的 Cushing 病。③异位 ACTH 症:在多数患者,胸部 X 线片或 CT 扫描可发现肿瘤影,肾上腺在 CT 或 MRI 上呈双侧弥漫性增生。大结节样改变少见。支气管类癌有时肿瘤甚小,即使用高分辨率的 CT 也较难发现。近年发现类癌及胰腺内分泌肿瘤细胞表面可异常表达生长抑素受体,因此,用同位素标记的生长抑素类似物奥曲肽（octreotide）进行扫描,对这些肿瘤的定位有一定帮助。

3. 病因诊断 不同病因所致的皮质醇增多症,其临床表现及实验室检查结果各不相同,对 Cushing 综合征病因的诊断甚为重要。但是在对 PCOS 的排除诊断,一般在妇产科筛查之后,转至内分泌科进行进一步的病因诊断。

二、排除伴持续性无排卵的疾病

（一）低 Gn 低性腺激素性性腺功能不良

低 Gn 低性腺激素性性腺功能不良是一种常见的腺垂体功能减退症的类型。腺垂体功能减退症是由不同病因引起腺垂体全部或大部受损,导致一种或多种垂体激素分泌不足引起的临床综合征。

主要病因有垂体下丘脑附近肿瘤、产后腺垂体坏死及萎缩、手术、创伤或放射性损伤、感染和炎症、遗传性腺垂体功能减退症等。成人腺垂体功能减退症又称为西蒙病;生育期妇女

因产后腺垂体缺血性坏死所致者，称为席汉综合征。

1. 临床表现　腺垂体功能减退症临床表现主要为腺垂体分泌相关激素不足所引起的症状，促性腺激素分泌不足引起的性腺功能减退最为常见，女性表现为闭经、性欲减退或消失、生殖器和乳房萎缩、阴毛、腋毛脱落、乳晕色淡，轻者仍能生育，重者低 Gn 低性腺激素失调导致持续性无排卵，可失去生育能力。其他的垂体激素，如促甲状腺、催乳素、促肾上腺皮质激素、生长激素分泌减少都会引起相应的临床症状。

2. 实验室检查

（1）下丘脑—垂体—性腺轴功能检查：血 FSH、LH 及雌二醇：如果 FSH、LH、E_2 水平均低下，则提示低促性腺激素的状态存在。LHRH 兴奋试验（垂体兴奋试验）：可协助定位诊断，判断低促性腺激素的病因是在下丘脑水平，还是在垂体水平。方法为：静脉注射 LHRH 100~200μg 后于 0（注射前）、30、45、60、120 分钟抽血测 FSH、LH，正常多在 30~45 分钟时出现高峰。一般因为 LHRH 的刺激，LH 反应较敏感，可以单测血 LH 反应水平。如垂体反应正常，LH 升高，或有时反应较弱或延迟提示病变在下丘脑；如果 LH 无反应，提示为腺垂体功能衰竭或减退。

（2）下丘脑—垂体—甲状腺轴功能检查：血清 T_3、T_4、FT_3、FT_4、TSH 检测，如果各甲状腺素值均低于正常，而 TSH 高于正常者，提示甲状腺功能低下，疑为下丘脑病变，需作 TRH 兴奋试验。

（3）下丘脑—垂体—肾上腺皮质轴功能检查：24 小时尿 17- 羟皮质类固醇、游离皮质醇和血皮质醇均低于正常，血 ACTH 可降低，提示肾上腺功能低下。CRH 兴奋试验有助于确定病变部位，垂体分泌 ACTH 正常者，静脉注射 CRH 1μg/kg 后，15 分钟 ACTH 可达高峰，ACTH 分泌功能减退的患者的反应减退或无反应。

（4）下丘脑—垂体—生长激素轴功能检查：80%~100% 患者 GH 储备降低。正常人 GH 分泌呈脉冲式，故一次性测定血清 GH 水平并不能反映 GH 的储备能力。必要时可作 24 小时尿 GH 测定（优于一次性血清 GH 测定）。GHRH 兴奋试验可进一步明确病变部位。

（二）甲状腺疾病

1. 甲状腺功能亢进症　甲状腺功能亢进症系指多种病因导致甲状腺激素分泌过多，引起神经、循环、消化等系统兴奋性增高和代谢亢进为主要表现的一种临床综合征。引起甲亢的病因很多，临床上以毒性弥漫性甲状腺肿（Graves 病）最常见，约占甲亢患者的 85%。其次为结节性甲状腺肿伴甲亢和亚急性甲状腺炎伴甲亢。

（1）具有诊断意义的临床表现：特别注意怕热、多汗、激动、食欲亢进伴消瘦、静息时心率过速、特殊眼征、甲状腺肿大等。如在甲状腺上发现血管杂音、震颤，则更具有诊断意义。

典型病例经详细询问病史，依靠临床表现即可诊断，不典型病例易被误诊或漏诊。临床上，遇有不明原因的体重下降、低热、腹泻、手抖、心动过速、心房纤颤、肌无力、月经紊乱、闭经等均应考虑甲亢可能。不典型甲亢的确诊有赖于甲状腺功能检查和其他必要的特殊检查。

（2）实验室检查：血 FT_3、FT_4（或 TT_3、TT_4）增高及 sTSH 降低（<0.1mU/L）者符合甲亢；仅 FT_3 或 TT_3 增高，而 FT_4、TT_4 正常可考虑为 T_3 型甲亢；仅 FT_4 或 TT_4 增高，而 FT_3、TT_3 正常可考虑为 T_4 型甲亢；血 TSH 降低，FT_3、FT_4 正常符合亚临床甲亢。

（3）毒性弥漫性甲状腺肿：又称 Graves 病，是一种自身免疫性疾病，临床表现并不限于甲状腺，而是一种多系统的综合征，包括：高代谢症群，弥漫性甲状腺肿，眼征，皮损和甲状腺肢端病。

2. 甲状腺功能减退症　甲状腺功能减退症（简称甲减）是由于多种原因引起的甲状腺激素合成、分泌和生物效应不足所致的一种临床综合征。按其病因分为原发性或假甲状腺性甲减、继发性或垂体性甲减、散发性或下丘脑性甲减、甲状腺激素抵抗综合征。

甲减的病因较复杂，以原发性者多见，其次为垂体性者，其他均属少见。原发性甲减中以慢性淋巴细胞性甲状腺炎（桥本甲状腺炎）最常见。

（1）临床表现：甲减的临床表现缺乏特异性，轻型甲减易被漏诊，有时临床型甲减也常被误诊为其他疾病。凡有下列情况之一者,要想到甲减可能:①无法解释的乏力、虚弱和易疲劳;②反应迟钝、记忆力和听力下降;③不明原因的水肿和体重增加,诊断"特发性水肿"前必须先排除甲减可能;④不耐寒;⑤甲状腺肿大而无甲亢表现者,应排除亚临床甲减的可能;⑥血脂异常,尤其是总胆固醇、LDL-C 增高,伴血同型半胱氨酸和血肌酸激酶升高者;⑦无法解释的心脏扩大和心肌收缩力下降;⑧女性 PRL 升高、性欲减退、无排卵、闭经。

（2）实验室检查:血 T_3、T_4 降低外,原发性甲减者 TSH 增高,而继发性和散发性者 TSH 正常或降低。TRH 兴奋,血 TSH 有正常升高反应,提示病变在下丘脑,反之病变在垂体。

原发性甲减的病因诊断主要根据病史、体查、抗甲状腺自身抗体来确定,慢性淋巴细胞性甲状腺炎者的血清 TgAb 和 TPOAb 明显升高。必要时可取甲状腺组织作病理检查或基因突变分析。

（三）高泌乳素血症

高泌乳素血症是一种常见的生殖内分泌疾病,其外周血中泌乳素（prolactin, PRL）水平达到或高于 880mIU/L（30μg/L）。病因主要是下丘脑分泌的泌乳素抑制因子——多巴胺的分泌不足,或垂体生长分泌泌乳素的肿瘤或细胞,导致泌乳素的水平升高。临床上常见的类型有特发性高泌乳素血症、垂体微腺瘤和巨大腺瘤、空蝶鞍综合征、继发于多囊卵巢综合征或子宫内膜异位症的高泌乳素血症。

高泌乳素血症的临床表现主要为闭经、泌乳、月经不调、不孕等。如果伴有垂体的巨大腺瘤（>1cm 直径）,可能有头痛、视野缺损等神经压迫症状。诊断主要根据临床表现,实验室检查提示血清泌乳素增高,在泌乳素反复持续较高时,应进行垂体 MRI 的检查,观察是否有垂体的占位,或蛛网膜从颅底垂体窝疝出和嵌顿造成的空蝶鞍综合征。排卵检测提示持续性的无排卵,因而雌激素水平较低。

实验室检查血清的泌乳素水平和临床的无排卵和月经症状有时并不一致。因为泌乳素分子在血中的结构如果为单体形式,则具有较高的生物活性;如果为多聚体的大分子结构,则不容易和受体结合。虽然血清泌乳素水平较高,但不一定引起典型的高泌乳素血症的临床表现。

三、多囊卵巢综合征的排除诊断方案

因为 PCOS 的排除诊断是临床诊断和治疗的基础,因此,需要一个简易而实用的鉴别诊断程序,使诊断更加规范和准确。根据其各个排除诊断疾病的筛查方案,我们设计出一个初筛的流程在临床使用,大大提高了诊断的效率和准确性。

（一）病史的采集

根据患者提供的闭经或月经不调、不孕、痤疮、肥胖等临床表现,记录基础体温的测定。进行全身的体检,特别注意体重指数、腰围、脂肪的分布、第二性征的发育、皮肤的痤疮或黑棘皮病、毛发特征、皮脂溢等体征。同时记录有关的糖尿病或代谢综合征的家族史。

（二）辅助检查

1. 超声的检查　测量子宫的大小、双侧卵巢的体积,详细描写优势卵泡和小窦卵泡的数目和直径,子宫内膜的厚度和分型。

2. 排卵有关的生殖激素测定　检测周期第 2~3 天血清 FSH、LH、E_2、PRL、T 的水平。如果在闭经期间检测,需要加上 P 水平的测定。

3. 胰岛素抵抗的有关检查　测量空腹血清胰岛素和血糖,必要时测定 2 小时 OGTT。测量 SHBG 供参考。

4. 肾上腺来源雄激素的检查　包括任一天的血清 DHEAS、17-羟孕酮,以及早晨 8 时和下午 4 时的血清皮质醇。

（三）结果分析

1. 如果血清雄激素水平高于本实验室正常高界的 2 倍以上,伴有临床上典型或不典型的男性化表现,进行肾上腺或卵巢的超声或 MRI 影像学检查,排除来源于卵巢和肾上腺的肿瘤。如果结果不确定,可以分别在两侧肾上腺静脉和两侧卵巢静脉置入导管采集血标本,如果某一侧的雄激素水平高于其他部位血样的 5 倍以上,高度提

示该处可能有分泌雄激素的肿瘤。手术摘除后，雄激素水平可降至正常，恢复排卵。

2. 如果 DHEAS、血清皮质醇的水平升高，可以进一步进行地塞米松抑制试验，如果异常，则提示肾上腺功能亢进，转入内分泌专科进行 Cushing 综合征的确诊检查和诊断，以及相应的治疗。

3. 如果 17- 羟孕酮水平升高，血清皮质醇水平降低，可以进一步进行 ACTH 刺激试验，如果17- 羟孕酮异常升高，提示先天性肾上腺皮质增生症可能。需要进一步的遗传学诊断确诊。

4. 如果血清 FSH、LH、E_2 的水平均低下，考虑低促性腺激素性的性腺功能不良，可以进一步进行垂体兴奋试验，鉴别病因。制订雌孕激素的序贯治疗和促排卵方案。PRL 反复检查持续升高，则提示高泌乳素血症。

5. 如果排除了上述的指标异常的诊断，患者表现为血清 LH、T 的升高，SHBG 的降低，提示高雄激素血症的存在，PCOS 的诊断可以成立；如果伴有胰岛素水平升高，以及 OGTT 异常、SHBG 的降低，提示 PCOS 合并胰岛素抵抗的情况，需要提供有关的治疗。

对 PCOS 的准确诊断，将会使我们对 PCOS 的研究更加标准化，对患者采取的治疗方案更加合理而有效。目前在临床上因为诊断和排除诊断的流程没有普及，许多排除的检查没有进行，对 PCOS 的诊断缺少严谨的依据，给研究和治疗带来一定的困难。需要我们重视这方面的知识和工作。

第五节　多囊卵巢综合征诊断流程

多囊卵巢综合征（PCOS）是青春期少女和育龄期妇女最常见的妇科内分泌疾病之一，据估计其在育龄期妇女中的发生率约为 5%~10%。临床上，根据病史、体格检查、内分泌测定和超声等进行诊断。

一、病史

注意患者的年龄，PCOS 者多为年轻女性，40 岁以上的妇女很少被诊断为 PCOS。仔细询问月经史，PCOS 者往往从初潮后不久就出现月经稀发或闭经。了解患者的生育史及有无生育要求，PCOS 是引起女性不孕的常见病因之一。了解患者有无分泌雄激素肿瘤、高催乳素血症、甲状腺功能减退等病史，在诊断 PCOS 前需排除这些疾病。

在采集病史时，获得详细的月经史最关键，绝大多数 PCOS 者表现为月经稀发或继发闭经；少数患者表现为月经规则。月经稀发和继发闭经反映了排卵障碍，估计每年的自发月经次数，如果估计每年的自发月经次数 <8 次，可诊断为排卵稀发；如有继发闭经，可诊断为无排卵。对月经规则者，需要测定基础体温，目的是了解月经究竟是排卵性周期还是无排卵性周期。既往报道的多囊卵巢综合征患者的月经情况见表 23-7。

表 23-7　多囊卵巢综合征患者的月经情况

研究者	PCOS 总例数	有月经稀发的 PCOS		月经正常的 PCOS	
		例数	百分比（%）	例数	百分比（%）
Ferriman 和 Purdie	280	237	84.6	43	15.6
Conway 等	556	395	71	139	25
Kiddy 等	263	203	77.2	60	22.8
Ardaens 等	144	105	72.9	39	27.1
Balen 等	1741	1043	59.9	517	29.7
Falsetti 和 Eleftheriou	240	207	86.3	24	10
Khoury 等	112	112	100	0	0

续表

研究者	PCOS 总例数	有月经稀发的 PCOS		月经正常的 PCOS	
		例数	百分比（%）	例数	百分比（%）
Talbott 等	244	229	93.9	15	6.1
Carmina	332	290	87.3	42	12.7
Alborzi 等	371	371	100	0	0
Haddad 等	146	120	82.2	26	17.8
Amer 等	161	149	92.5	12	7.5
Glueck 等	138	138	100	0	0
Orio 等	100	100	100	0	0
Chang 等	316	265	83.9	51	16.1
Hahn 等	200	200	100	0	0

二、体格检查

（一）肥胖

一半以上的 PCOS 者有肥胖表现。体重指数（BMI）= 体重（kg）/ 身高（m²），是常用的衡量肥胖的指标，肥胖的标准为 BMI ≥25kg/m²（亚洲成人根据 BMI 对体重的分类标准）。

腰臀围比（waist-to-hip ratio，WHR）= 腰围 / 臀围，WHR 的大小与腹部脂肪的量正相关。中国预防医学科学院对 11 个省市城乡 4 万余人抽样调查结果，WHR 表示中心性肥胖的切点，男性 ≥0.9，女性 ≥0.8。根据 WHR 可以把肥胖分为 2 类：WHR ≥0.8 时称为男性肥胖、腹部型肥胖、上身肥胖或中心型肥胖；WHR<0.8 时称为女性肥胖、臀股肥胖、下身肥胖或外周型肥胖。

多数 PCOS 者的肥胖属男性肥胖，其脂肪主要分布于腹壁及腹部脏器周围，因为腹腔脏器周围脂肪组织往往对胰岛素不敏感，所以有人认为较高的 WHR 值与胰岛素拮抗、高胰岛素血症有关。

（二）多毛和脱发

多毛和脱发是由高雄激素血症引起的。多毛是指性毛过多，妇女的性毛主要分布于上唇、下唇、腋下、胸正中线、腹正中线和外阴，雄激素水平过高时这些部位的毛发会过多过密。四肢和躯干的毛发生长受雄激素的影响较少，它们主要与体质和遗传有关，这些部位的毛发增多不一定与高雄激素血症有关。脱发出现在头顶部，表现为头发密度或数量减少。

（三）痤疮

痤疮主要分布于面部，部分患者的背部和胸部也可有较多的痤疮。痤疮是高雄激素血症的一个重要体征，一些患者因面部痤疮过多来就诊。

（四）黑棘皮症

黑棘皮症是一种较常见的皮肤病变，受累部位皮肤增厚成乳头瘤样斑块，看上去像天鹅绒；病变皮肤常伴有色素沉着，呈灰褐色至黑色，故称黑棘皮症。黑棘皮症多发生在皮肤皱褶处，如腋部、颈部的背面及侧面、腹股沟、肛门生殖器等部位，且呈对称分布。胰岛素抵抗的患者常有黑棘皮症，因此可以把黑棘皮症视为胰岛素抵抗的体征。

（五）妇科检查

妇科检查时可发现阴毛呈男性分布，有时阴毛可延伸至肛周和腹股沟外侧；阴道、子宫、卵巢和输卵管无异常。

（六）男性化体征

男性化体征包括体格类似男性、有喉结、阴蒂增大等。导致男性化体征的雄激素水平较高，PCOS 者体内的雄激素水平往往达不到。如果出现男性化体征应考虑分泌雄激素的肿瘤、先天性肾上腺皮质增生症等疾病。

三、内分泌测定

测定血清促卵泡素（follicle stimulating hormone，FSH）、黄体生成素（luteinizing hormone，LH）、催乳素（prolactin，PRL）、睾酮、硫酸脱氢表雄酮（DHEA-S）、性激素结合球蛋白（SHBG）、17α-羟孕酮和胰岛素水平。有月经者在月经的第3~5天抽血化验，闭经者随时抽血化验。

（一）FSH 和 LH

PCOS 患者的血 FSH 水平在正常范围，卵泡早、中期为 3~10IU/L；血 FSH 水平过高或过低时需排除有关疾病。PCOS 者的血 LH 水平较正常妇女高，约 60% 患者的 LH/FSH>2.5。过去认为，在 PCOS 患者体内，促性腺激素分泌失调和性激素分泌失调相互影响形成恶性循环是 PCOS 发病的关键，因此当时把 LH/FSH 比值作为 PCOS 的诊断标准之一；目前认为，促性腺激素分泌失调和性激素分泌失调很可能只是 PCOS 的临床表现，因此新的 PCOS 诊断标准没有考虑 LH/FSH 比值。

（二）PRL

多数 PCOS 者的 PRL 水平在正常范围（<1.13nmol/L），10%~15% 的患者的血 PRL 水平可轻度升高（一般不超过 1.82nmol/L），目前推测其发生机制可能与 PCOS 者体内过多的雌酮有关。如果血 PRL 水平明显升高，应考虑各种病因引起的高催乳素血症（表 23-8）。

表 23-8　高催乳素血症的病因

下丘脑疾病	颅咽管瘤
	脑膜瘤
	其他肿瘤
	颅外伤导致的垂体柄被切断
	假孕
垂体疾病	泌乳素瘤
	其他肿瘤
	肢端肥大症
	空蝶鞍综合征
甲状腺功能异常	原发性甲状腺功能减退
药物性	抗精神病药物：氯丙嗪、奋乃静、舒必利、氟哌啶醇、阿普唑仑
	抗抑郁药：丙咪嗪、阿莫沙平、氯米帕明、阿米替林、去甲替林、帕罗西汀、氟西汀等
	其他：西咪替丁、多潘立酮、利血平、维拉帕米等
全身性疾病	慢性肾衰竭
	肝硬化
其他疾病	结节病
	组织细胞增多症
	胸壁创伤
	脊髓病变
特发性	

（三）雄激素和 SHBG

正常女性的血睾酮水平 ≤1.90nmol/L，PCOS 者的血睾酮水平为 1.90~5.20nmol/L；如果血睾酮水平 >5.20nmol/L，则考虑分泌雄激素的肿瘤，如卵巢支持—间质细胞肿瘤、类固醇细胞瘤、少数卵泡膜细胞瘤和肾上腺来源的分泌雄激素的肿瘤，先天性肾上腺皮质增生症如 21- 羟化酶缺陷等。

如伴有肾上腺皮质雄激素分泌过多时，血 DHEA-S 水平也可升高。一般说来，大多数 PCOS 者体内的睾酮水平偏高，约 50% 的患者血 DHEA-S 水平偏高。

妇女体内的大多数睾酮是与 SHBG 结合的，只有少部分是游离的。当 SHBG 水平降低时，游离睾酮会增加，此时即使总睾酮在正常范围，患者也可有多毛和痤疮等表现。PCOS 患者的 SHBG 水平往往较低。

（四）17α- 羟孕酮

PCOS 者的血 17α- 羟孕酮水平在正常范围（<6nmol/L），如果血 17α- 羟孕酮水平 ≥30.3nmol/L，则诊断为肾上腺皮质增生症。如果血 17α- 羟孕酮水平 >6nmol/L 但 <30.3nmol/L，需要做 ACTH 试验排除迟发型 21- 羟化酶缺陷。

如果静脉注射 ACTH60 分钟后，17α- 羟孕酮水平超过 30.3nmol/L 就可诊断为迟发型 21- 羟化酶缺陷。

（五）胰岛素测定

胰岛素抵抗在 PCOS 妇女中，无论是肥胖的还是不肥胖的，都很常见（高达 50%）。临床上通过测定胰岛素水平来了解有无胰岛素抵抗。

公认的评估胰岛素抵抗的最佳方法是正常血糖钳夹试验，但该方法操作复杂，患者依从性差，因此只适于小样本的科学研究，不适于临床应用。国内、外许多作者都通过计算 OGTT 试验时的胰岛素水平曲线下面积与血糖水平曲线下面积比值来评估胰岛素抵抗状况，可是该方法无法给出判断胰岛素抵抗的参考值，因此不能用于胰岛素抵抗的诊断。

目前临床上常用的诊断胰岛素抵抗的指标有胰岛素敏感指数（ISI）和 HOMA-IR，这两个指数都是根据空腹胰岛素水平和葡萄糖水平计算出来的。它们的优点是计算简便，患者依从性高；缺点是不能反映胰岛素水平的正常生理变化和 β 细胞的功能变化。目前使用的 ISI 和 HOMA-IR 的参考值不是来自于大规模的多中心研究，因此其可靠程度令人质疑。

由于胰岛素抵抗未纳入 PCOS 的诊断标准，因此在诊断 PCOS 时，不需要常规测定胰岛素水平。

四、超声检查

超声检查常规用于多囊卵巢综合征的诊断和随访。PCOS 者在做超声时常发现卵巢体积增大，皮质增厚，皮质内有多个直径在 2~9mm 的小卵泡。

五、其他

孕激素可以上调体温中枢的体温调定点，因此生育年龄妇女的基础体温随月经周期发生周期性变化。一般说来，排卵前基础体温 <36.5℃，排卵后基础体温升高 0.3~0.5℃。因此临床上可以根据基础体温来判断妇女有无排卵。如果基础体温呈双相，则视为有排卵；否则，视为无排卵。

（刘嘉茵 刁飞扬）

参 考 文 献

1. Nardo LG, Buckett WM, White D, et al. Three-dimensional assessment of ultrasound features in women with clomiphene citrate-resistant polycystic ovarian syndrome（PCOS）: ovarian stromal volume does not correlate with biochemical indices. Hum Reprod, 2002, 17（4）: 1052-1055.

2. Kaltsas GA, Isidori AM, Kola BP, et al. The value of the low-dose dexamethasone suppression test in the diferential diagnosis of hyperandrogenism in women. J Clin Endocrinol Metab, 2003, 88（6）: 2634-2643.

3. Charmandari E, Weise M, Bornstein SR, et al. Children with classic congenital adrenal hyperplasia have elevated serum leptin concentrations and insulin resistance: potential clinical implications. J Clin Endocrinol Metab, 2002, 87（5）: 2114-2120.

4. Silfen ME, Manibo AM, Ferin M, et al. Elevated free IGF-I levels prepubertal hispanic girls with premature adrenarche: relationship with hyperandrogenism and insulin sensitivity. J Clin Endocrinol Metab,

2002, 87（1）: 398-403.

5. Skjoldebrand sparre L, Kollind M, Carlstrom K. Ovarian ultrasoundand ovarian and adrenal hormones before and after treat-hyperthyroidism. Gynecol Obstet Invest, 2002, 54（1）: 50-55.

6. Koivunen RM, Juutinen J, Vauhkonen I, et al. Metabolic and steroidogenic alterations related to increased frequency of polycystic ovaries in women with a history of gestational diabetes. J Clin Endocrinol Metab, 2001, 86（6）: 2591-2599.

7. Stanciu IN, Pitale S, Prinz RA, et al. Insulinoma presenting with hyperandrogenism: a case report and a literature review. J Intern Med, 2003, 253（4）: 484-489.

8. El-Khayat HA, Abd El-Basset FZ, Tomoum HY, et al. Physical growth and endocrinal disorder during pubertal maturation in girls with epilepsy. Epilepsia, 2004, 45（9）: 1106-1115.

9. Moran C, Reyna R, Boots LS, et al. Adrenocortical hyperresponsiveness to corticotropin in polycystic ovary syndrome patients with adrenal androgen excess. Fertil Steril, 2004, 81（1）: 126-131.

10. Kamel N, Tonyukuk V, Emral R, et al. Role of ovary and adrenal glands in hyperandrogenemia in patients with polycystic ovary syndrome. Exp Clin Endocrinol Diabetes, 2005, 113（2）: 115-121.

11. Kaltsas GA, Mukherjee JJ, Kola B, et al. Is ovarian and adrenal venous catheterization and sampling helpful in the investigation of hyperandrogenic women?Clin Endocrinol（Oxf）, 2003, 59（1）: 34-43.

12. Putignano P, Bertolini M, Losa M, et al. Screening for Cushing's syndrome in obese women with and without polycystic ovary syndrome. J Endocrinol Invest, 2003, 26（6）: 539-544.

13. Belosi C, Giuliani M, Suriano R, et al. Diagnosis of polycystic ovary syndrome. Minerva Ginecol, 2004, 56（1）: 7-13.

14. Azziz R, Carmina E, Dewailly D, et al. Criteria for defining polycystic ovary syndrome as a predominantly hyperandrogenic syndrome: an Androgen Excess Society Guideline. J Clin Endocrinol Metab, 2006, 91: 4237-4245.

15. Carmina E, Rosato F, Janni A, et al. Relative prevalence of different androgen excess disorders in 950 women referred because of clinical hyperandrogenism. J Clin Endocrinol Metab, 2006, 91（1）: 2-6.

16. O'Driscoll JB, Mamtora H, Higginson J, et al. A prospective study of the prevalence of clear-cut endocrine disorders and polycystic ovaries in 350 patients presenting with hirsutism or androgenic alopecia. Clinical Endocrinology, 1994, 41（2）: 231-236.

17. Borgia F, Cannavo S, Guarneri F, et al. Correlation between endocrinological parameters and acne severity in adult women. Acta Dermato-Venereologica, 2004, 84（3）: 201-204.

18. Imperato-McGinley J, Gautier T, Cai LQ, et al. The androgen control of sebum production. Studies of subjects with dihydrotestosterone deficiency and complete androgen insensitivity. J Clin Endocrinol Metab, 1993, 76（2）: 524-528.

19. Oberemok SS, Shalita AR. Acne vulgaris, I: pathogenesis and diagnosis.Cutis, 2002, 70（2）: 101-105.

20. Witkowski JA, Parish LC. The assessment of acne: an evaluation of grading and lesion counting in the measurement of acne. Clinical Dermatology, 2004, 22（5）: 394-397.

21. Slayden SM, Moran C, Sams WM, et al. Hyperandrogenemia in patients presenting with acne. Fertility and Sterility, 2001, 75（5）: 889-892.

22. Miller KK, RosnerW, Lee H, et al. Measurement of free testosterone in normal women and women with androgen deficiency: comparison

of methods.J Clin Endocrinol Metab, 2004, 89: 525–533.

23. Morley JE, Patrick P & Perry III.HM. Evaluation of assays available to measure free testosterone. Metabolism, 2002, 51: 554–559.

24. Lobo RA, Paul WL, Gentzschein E, et al. Production of 3a–androstanediol glucuronide in human genital skin. J Clin Endocrinol Metab, 1987, 65: 711–714.

25. Serafini P, Ablan F, Lobo RA. 5a–Reductase activity in the genital skin of hirsute women. J Clin Endocrinol Metab, 1985, 60: 349–355.

26. Paulson RJ, Serafini PC, Catalino JA, et al. Measurement of 3a, 17b–androstanediol glucuronide in serum and urine and the correlation with skin 5a–reductase activity. Fertility and Sterility, 1986, 46: 222–226.

27. 谢红宁. 妇产科超声诊断学. 北京: 人民卫生出版社, 2005.

28. Fulghesu AM, Ciampelli M, Belosi C, et al. A new ultrasound criterion for the diagnosis of polycystic ovary syndrome: the ovarian stroma: total area ratio. Fertil Steril, 2001, 76: 326–331.

29. The Rotterdam ESHRE/ASRM sponsored PCOS consensus workshop. Revised 2003 consensus on diagnostic criteria and long–term health risks related to Polycystic Ovary Syndrome（PCOS）. Hum Reprod, 2004, 19: 41–47.

30. Nardo LG, Buckett WM, Khullar V. Determination of the best–fitting ultrasound formulaic method for ovarian volume measurement in women with polycystic ovary syndrome. Fertil Steril, 2003, 79: 632–633.

31. Balen AH, Laven JS, Tan SL, et al. Ultrasound assessment of the polycystic ovary: international consensus definitions. Hum Reprod, 2003, 9: 505–514.

32. Homburg R. What is polycystic ovary syndrome? A proposal for a consensus on the definition and diagnosis of polycystic ovary syndrome. Hum Reprod, 2002, 17: 2495–2499.

33. Balen AH, Michelmore K. What is polycystic ovary syndrome? Are national views important? （Debate）. Hum Reprod, 2002, 17: 2219–2227.

34. Azziz R, Carmina E, Dewailly D, et al. Positions statement: criteria for defining polycystic ovary syndrome as a predominantly hyperandrogenic syndrome: an Androgen Excess Society guideline. J Clin Endocrinol Metab, 2006, 91（11）: 4237–4245.

35. 张建民. 卵巢病理学. 南昌: 江西科学技术出版社, 2004.

36. Jonard S, Robert Y, Dewailly D. Revisiting the ovarian volume as a diagnostic criterion for polycystic ovaries. Human Reproduction, 2005, 20: 2893–2898.

37. Allemand MC, Tummon IS, Phy LJ, et al. Diagnosis of polycystic ovaries by three–dimensional transvaginal ultrasound. Fertility and Sterility, 2006, 85: 214–219.

38. Jonard S, Robert Y, Cortet–Rudelli C, et al. Ultrasound examination of polycystic ovaries: is it worth counting the follicles? Hum Reprod, 2003, 18: 598–603.

39. Ajossa S, Guerriero S, Paoletti AM. The Antiandrogenic effect of flutamide improves uterine perfusion in women with polycytic ovary syndrome. Fertil Steril, 2002, 77: 1136–1140.

40. 谢敬霞, 杜湘柯. 医学影像学. 北京: 北京大学医学出版社, 2005.

41. Asuncion M, Calvo RM, San Millan JL, et al. A prospective study of the prevalence of the polycystic ovary syndrome in unselected Caucasian women from Spain. J Clin Endocrinol Metab, 2000, 85: 2434–2438.

42. The Rotterdam ESHRE/ASRM–Sponsored PCOS Consensus Work–shop Group. Revised 2003 consensus on diagnostic criteria and long–term health risks related to polycystic ovary syndrome（PCOS）. Hum Reprod, 2004, 19: 41–47.

43. Yoo RY, Sirlin CB, Gottschalk M, et al. Ovarian imaging by magnetic resonance in obese adolescent girls with polycystic ovary syndrome: a pilot study. Fertility and Sterility, 2005, 84 (4): 985-995.

44. Szklaruk J, Tamm EP, Choi H, et al. MR imaging of common and uncommon large pelvic masses. Radiographics, 2003, 23: 403-424.

45. Siegel MJ. Magnetic resonance imaging of the adolescent female pelvis. Magn Reson Imaging Clin N Am, 2002, 10: 303-324.

46. C Zuhal Erdem, Ulku Bayar, L OktayErdem, et al. Polycystic ovary syndrome: dynamic contrast-enhanced ovary MR imaging. European Journal of Radiology, 2004, 51: 48-53.

第二十四章

多囊卵巢综合征临床诊断分型

多囊卵巢综合征的临床表现多样且高度异质,特异性的分类诊断对患者的治疗及长期管理均有重要意义。

一、国外诊断标准下的 PCOS 分型

目前为止,国际上先后提出了 3 个诊断共识,即 1990 年美国国立卫生研究院提出的 NIH 标准、2003 年欧洲生殖胚胎学会及美国生殖医学学会共同提出的的鹿特丹标准和 2006 年美国雄激素学会提出的 AES 标准。3 个标准是基于稀发排卵/无排卵(oligo-ovulation, OA)、高雄激素(hyperandregenism, HA)、卵巢多囊样改变(polycystic ovary, PCO)的不同组合,并排除其他已知疾病(图 24-1)。其中 NIH 标准最为严格,包含表现为高雄无排卵的 2 种亚型(A 型: OA+HA+PCO;B 型: OA+PCO),亦被称为经典型。鹿特丹共识引入了 PCO 表型,明显扩展了疾病范畴,新增了 2 个亚型,即 C 型(HA+PCO)和 D 型(OA+PCO)。继之美国 AES 标准出台,强调了高加索人高雄高发的特点,认为高雄激素是 PCOS 诊断的必要条件,而 OA 和 PCO 只需满足其中之一即可,故该标准又将诊断分型缩小为 A、B、C 三种。

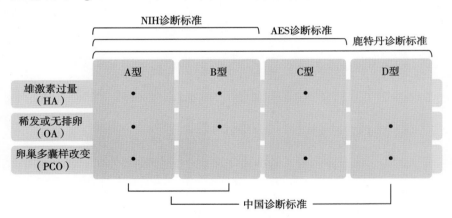

图 24-1 PCOS 诊断分型

不同的种族 PCOS 各亚型的发生率不同。部分研究显示,欧美人群中以 A 型 PCOS 最常见,其次为 C 型,B、D 两型相对较少。而在东亚情况则不尽相同。Zhang 等人的研究表明,在 719 例中国 PCOS 女性中,ABCD 四个表型所占比例大致为 26.8%、7.6%、13.4%、52.2%,以 A 型和 D 型居多。由此可见,与欧美女性相比,东亚女性以排卵障碍为主要表现,反之高雄激素发生率较低,D 型 PCOS 比例远高于欧美女性。

不同亚型 PCOS 临床表现严重程度及远期代谢并发症发生风险有所不同。大量研究表明,经典型 PCOS 代谢性疾病的发生风险远高于非经典型 PCOS,这可能与患者体内的雄激素水平相关。Welt 等人发现,血清总睾酮及游离睾酮水平在 ABCD 四型 PCOS 患者中依次递减,性激素结合球蛋白(sex hormone-binding globulin, SHBG)水平依次递增,且高雄型 PCOS(经典型及 C 型)与非高雄型 PCOS 相比胰岛素抵抗更强。相似

的雄激素水平分布在 Kauffman 等人的研究中也有发现，且仅经典型 PCOS 的游离睾酮水平与胰岛素抵抗程度相关。Zhao 等人的研究表明，A 型 PCOS 女性血清总睾酮水平最高，且多毛、脂溢性皮炎、雄激素性脱发等临床高雄的症状最为明显，而中心性肥胖的发生率在经典型 PCOS 中最高，可达 66.1%~68%，约为非高雄型患者的 2 倍。也有研究报道，高雄激素血症患者对促性腺激素的反应也更易出现两种较为极端的表现，即不敏感、获得优质卵子数较少，或过度敏感进而发生卵巢过度刺激综合征等并发症。而非高雄型 PCOS（即 Dz 型）代谢异常改变则相对较轻，与经典型 PCOS 相比，非高雄型 PCOS 患者的 BMI、腰臀比相对较低，且胰岛素抵抗的症状并不明显，其代谢综合征的发生率仅为经典型的 1/4，甚至在有些研究中，非高雄型 PCOS 的 BMI、HOMA-IR、脂代谢水平等指标与正常女性相比差别不大。因此有学者认为 D 型 PCOS 可能有不同的致病机制而应与前三种相区分。这类患者雄激素水平在正常范围内，其致病因素可能与 LH 升高及 LH/FSH 比例倒置相关。

二、中国诊断标准下的 PCOS 分型

PCOS 表型在东亚人种与欧美人种间存在明显的种族差异，东亚女性以排卵障碍为主要表现，95% 的 PCOS 女性存在月经紊乱症状。因此，针对汉族女性的患病特点，在中华医学会妇产科分会妇科内分泌学组制订的中国 PCOS 诊断标准中，将月经稀发、闭经或不规则子宫出血作为 PCOS 诊断的必要条件，即包含前述亚型中的 A、B 和 D。并且考虑到患者预后和长期管理，中国 PCOS 标准在诊断的基础上提出了临床分型，其分型依据主要包括以下三个方面：①有无肥胖及中心性肥胖；②有无糖耐量受损、糖尿病、代谢综合征；③有无高雄，即属于经典型还是无高雄型 PCOS。

与国外标准诊断分型相似的是，中国 PCOS 诊断标准也将有无高雄列为重要分型依据之一。除此之外，中国 PCOS 诊断标准更侧重于关注患者的代谢情况。

流行病学研究表明，约半数的 PCOS 患者存在超重或肥胖，且这类患者雄激素水平升高更明显，胰岛素抵抗更严重，与体重正常的 PCOS 患者相比，其代谢综合征的发生率可增加 3~4 倍。另外有研究表明，肥胖型 PCOS 患者的卵泡数也多于非肥胖型 PCOS，其卵泡数量与 LH/FSH、游离睾酮的浓度呈正相关。推测机制可能在于肥胖型 PCOS 体内的低 FSH 水平不能充分将雄激素芳香化为雌激素，卵泡局部雄激素过多而雌激素过少，导致卵泡发育及成熟障碍，加剧了小卵泡数的堆积。

胰岛素抵抗被认为是 PCOS 代谢并发症发生的中心环节。研究表明，约 50%~70% 的 PCOS 患者存在胰岛素抵抗现象，脂代谢异常、代谢综合征和心血管疾病发生率的增加均与胰岛素抵抗关系密切。此外，高水平的胰岛素还可以通过促进下丘脑促性腺激素释放激素分泌，进而促进垂体释放 LH 来增加卵泡膜细胞内的雄激素合成，也可以直接加速雄激素的生成过程。高胰岛素水平同时会抑制肝脏合成 SHBG，导致血游离睾酮水平升高，进而导致多卵泡发育和卵泡闭锁。而且高雄激素水平还会反过来抑制胰岛素与靶组织的结合进而加重胰岛素抵抗，形成恶性循环，加重 PCOS 病情的发展。

PCOS 表型的多样性及相互关联性给临床分型造成较大的困难，目前各型 PCOS 的内分泌和代谢特点也尚未达到共识。鉴于近年来在 PCOS 遗传背景研究以及遗传 - 表型关联性分析方面的突破，未来也应充分考虑分子遗传学证据，进行更加综合的精准的分型。

（崔琳琳　陈子江）

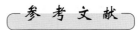

1. ESHRE T R, ASRM-Sponsored PCOS Consensus Workshop Group. Revised 2003 consensus on diagnostic criteria and long-term health. risks related to polycystic ovary syndrome. Fertility and sterility, 2004, 81（1）: 19-25.

2. Azziz R, Carmina E, Dewailly D, et al. The Androgen Excess and PCOS Society criteria for

the polycystic ovary syndrome : the complete task force report. Fertility and sterility, 2009, 91 (2): 456–488.

3. Azziz R. Diagnosis of polycystic ovarian syndrome : the Rotterdam criteria are premature. The Journal of Clinical Endocrinology & Metabolism, 2006, 91 (3): 781–785.

4. Pehlivanov B, Orbetzova M. Characteristics of different phenotypes of polycystic ovary syndrome in a Bulgarian population. Gynecological Endocrinology, 2007, 23 (10): 604–609.

5. Amato MC, Galluzzo A, Finocchiaro S, et al. The evaluation of metabolic parameters and insulin sensitivity for a more robust diagnosis of the polycystic ovary syndrome. Clinical endocrinology, 2008, 69 (1): 52–60.

6. Guastella E, Longo RA, Carmina E. Clinical and endocrine characteristics of the main polycystic ovary syndrome phenotypes. Fertility and sterility, 2010, 94 (6): 2197–2201.

7. Zhang HY, Zhu FF, Xiong J, et al. Characteristics of different phenotypes of polycystic ovary syndrome based on the Rotterdam criteria in a large-scale Chinese population. BJOG : An International Journal of Obstetrics & Gynaecology, 2009, 116 (12): 1633–1639.

8. Zhao Y, Ruan X, Mueck AO. Clinical and laboratory indicators of polycystic ovary syndrome in Chinese Han nationality with different Rotterdam criteria-based phenotypes. Gynecological Endocrinology, 2016, 32 (2): 151–156.

9. Vaggopoulos V, Trakakis E, Chrelias C, et al. Comparing classic and newer phenotypes in Greek PCOS women : the prevalence of metabolic syndrome and their association with insulin resistance. Journal of endocrinological investigation, 2013, 36 (7): 478–484.

10. Welt CK, Gudmundsson JA, Arason G, et al. Characterizing discrete subsets of polycystic ovary syndrome as defined by the Rotterdam criteria : the impact of weight on phenotype and metabolic features. The Journal of Clinical Endocrinology & Metabolism, 2006, 91 (12): 4842–4848.

11. Kauffman RP, Baker TE, Baker VM, et al. Endocrine and metabolic differences among phenotypic expressions of polycystic ovary syndrome according to the 2003 Rotterdam consensus criteria. American journal of obstetrics and gynecology, 2008, 198 (6): 670. e1–670.e10.

12. 李敏, 宋娟, 陈士岭, 等. 不同亚型多囊卵巢综合征不孕患者的临床特征及与体外受精–胚胎移植治疗结局的关系. 南方医科大学学报, 2009, 29 (2): 224–227.

13. Barber TM, Wass JAH, McCarthy MI, et al. Metabolic characteristics of women with polycystic ovaries and oligo-amenorrhoea but normal androgen levels : implications for the management of polycystic ovary syndrome. Clinical endocrinology, 2007, 66 (4): 513–517.

14. Kar S. Anthropometric, clinical, and metabolic comparisons of the four Rotterdam PCOS phenotypes : A prospective study of PCOS women. Journal of human reproductive sciences, 2013, 6 (3): 194.

15. Shroff R, Syrop CH, Davis W, et al. Risk of metabolic complications in the new PCOS phenotypes based on the Rotterdam criteria. Fertility and sterility, 2007, 88 (5): 1389–1395.

16. Xu X, Shi Y, Cui Y, et al. Endocrine and metabolic characteristics of polycystic ovary syndrome in Chinese women with different phenotypes. Clinical endocrinology, 2012, 76 (3): 425–430.

17. Yuan C, Liu X, Mao Y, et al. Polycystic ovary syndrome patients with high BMI tend to have functional disorders of androgen excess : a prospective study. Journal of biomedical research, 2016, 30 (3): 197.

18. Liou TH, Yang JH, Hsieh CH, et al. Clinical

and biochemical presentations of polycystic ovary syndrome among obese and nonobese women. Fertility and sterility, 2009, 92（6）: 1960–1965.

19. Cupisti S, Kajaia N, Dittrich R, et al. Body mass index and ovarian function are associated with endocrine and metabolic abnormalities in women with hyperandrogenic syndrome. European journal of endocrinology, 2008, 158（5）: 711–719.

20. 林金芳, 李昕, 朱铭伟. 多囊卵巢综合征的分型探讨. 中华妇产科杂志, 2006, 41（10）: 684–688.

21. 贾蜀云. 多囊卵巢综合征不同分型的临床特征及意义. 中国医药导报, 2014, 11（14）: 47–49.

22. Ovalle F, Azziz R. Insulin resistance, polycystic ovary syndrome, and type 2 diabetes mellitus. Fertility and sterility, 2002, 77（6）: 1095–1105.

23. Glueck CJ, Papanna R, Wang P, et al. Incidence and treatment of metabolic syndrome in newly referred women with confirmed polycystic ovarian syndrome. Metabolism, 2003, 52（7）: 908–915.

第二十五章

青春期多囊卵巢综合征诊断

对于成年PCOS的诊断，2003年的欧洲生殖医学协会和美国生殖医学协会的鹿特丹（Rotterdam）共识是：排卵异常、高雄激素血症、盆腔超声显示PCOM，此三项中符合任何两项，并除外其他引起高雄激素血症的疾病者，即可确诊。2006年国际雄激素过多（AES）协会，后改名为雄激素过多和PCOS协会的共识为：①多毛和（或）高雄激素血症；②稀发排卵或无排卵和（或）多囊卵巢；③排除其他雄激素过多的相关疾病等，即可诊断。

因为PCOS患者常从青春期就开始出现临床症状，为了评估和应对PCOS对患者发生心理和皮肤问题、不孕不育、代谢和心血管事件，以及子宫内膜病变方面的风险，尽早做出诊断是十分必要的。目前，青春期PCOS的诊断仍较为复杂，并存在诊断过度或诊断不足的潜在可能性。一方面，许多PCOS的主要特征，包括痤疮、月经紊乱、肥胖及高胰岛素血症，在正常的青春期少女中也经常出现，因而这部分人群难以与PCOS患者区分。另一方面，PCOS的一些诊断特征，如高雄表现，在早发型青春期女性的表现尚未被研究清楚。目前尚无统一的青春期PCOS的诊断标准。2018年多囊卵巢综合征中国诊疗指南指出：对于青春期PCOS的诊断必须同时符合以下3个指标，包括：①初潮后月经稀发持续至少2年或闭经；②高雄激素临床表现或高雄激素血症；③超声下卵巢PCOM表现。同时应排除其他疾病。具体到每一个表型的认识，分述如下：

（一）卵巢功能紊乱的判别

卵巢功能紊乱的判别是基于稀发/无排卵的临床表现或超声发现PCOM。但是在月经初潮后2~3年时间内，由于下丘脑—垂体—卵巢轴的不成熟，表现为不排卵周期及经期紊乱的月经不规律在青少年中十分常见。一个普遍接受的定义青春期卵巢功能紊乱的方法是在开始PCOS全面诊疗之前，对月经初潮后2~3年内的患者定期临床随访。因为初潮后超过2~3年的持续稀发月经（月经稀发：月经间隔42~180天；闭经：停经>180天）可用于预测将来月经不规律，且这部分患者更有可能伴有卵巢或肾上腺功能紊乱。

由于初潮时卵巢发育的自然规律，正常青春期少女超声下常可见到大而多卵泡的卵巢，超声诊断PCOM的成人标准不能很好应用于青春期女性，但初潮3年后高雄激素血症的少女的卵巢体积约为10cm³，与成人接近。此外，青春期卵巢形态有巨大的异质性，目前仍缺乏青春期的女性人群基于超声的PCOM诊断标准基线数据。因此，2015年美国临床内分泌学家、内分泌学院、雄激素过多和PCOS协会发布的最佳的临床操作指南指出：超声并不是小于17岁女性的一线诊断手段，而且青春期女性卵巢功能紊乱应基于稀发月经和（或）稀发/不排卵的生化证据。对于大于17岁的女性，随着高分辨率的超声机的应用，AES&PCOS协会（原AES协会）提出PCO的判别标准是：新的高分辨率超声检测下直径2~9mm的卵泡数≥25个，卵巢容积的阈值不变。超声检测需要具有经验的超声科医生且经阴道或直肠B超检测。

有几项研究提出，循环中的抗米勒管激素（AMH）水平可能可作为PCOM的生物学指标；如果可以把AMH作为具有PCOS高危因素少女的早期识别的潜在生物学指标,避免侵入性的超声检查,在临床上将是非常有用的。对于无条件进行高分辨的超声检查时,AMH>4.5ng/ml 可以作为替代指标,有助于判别 PCOM。但其对特定人群的划分界值尚未有定论。

(二)高雄激素血症的判别

目前,毛发过度生长的临床界值和高雄激素血症的生化指标判别都是基于成年人的标准和定义的。过去的研究发现,女性的毛发以及生化雄激素水平皆与年龄相关,有随着年龄的增长而降低的趋势。国际上共识认为定义女性临床高雄激素血症的基础是多毛,而痤疮及秃头表现也提示高雄激素血症的可能。痤疮在青少年中有很高的背景流行率,不一定与 PCOS 相关,因此不作为临床高雄激素血症的判别标准。由于血清中雄激素水平升高而引起的弥漫性多毛及异常毛发生长在青春期不一定能充分表现,mFG 评分系统评判也可能存在低估的风险。此外,目前发表的 mFG 评分系统是基于成年女性的,不能很好应用于更年轻的青春期女性组。因此,高雄激素血症的生化证据,对于青春期这一年龄段女性的评估十分重要。毛发的生长与分布具有种族特异性,血清雄激素水平也可能有差异,各种颁布的知名学术团体的指南均指出:特定人群需要制订其特定的高雄激素血症(临床或生化)的诊断界值。

1. 临床高雄激素血症的判别　关于临床高雄激素血症的评价,目前主要用 modified Ferriman-Gallwey(mFG)毛发评分系统来诊断。人体有两种类型的毛发:终毛(长度 >0.5cm,粗糙并且通常有色素)和毫毛或汗毛(柔软、纤细并且颜色浅)。终毛经历了多个时期,包括生长期、回旋期和静息期,生长的启动受激素因素的影响。对于相同水平的激素,患者的毛囊皮脂腺单位具有不同的终器官敏感性,不同种族有不同的敏感性。临床医生可能在确定毛发量是否过多的时候遇到困难,因为"正常"的范围是不清楚的。现今很多临床医生采用 Ferriman-Gallwey 毛发评分系统来判断多毛,记录上唇、下颏、胸、背上部、背下部、上腹部、下腹部、臂、大腿 9 个部位毛发特征,并对每一部位作 1~4 级评分。根据一项大型的多

中心流行病学研究的结果显示,中国女性的 mFG 评分≥5 为育龄期妇女的临床高雄激素血症—多毛的诊断界值;按照年龄段来划分,在年龄 20~25 岁、26~30 岁和大于 30 岁,mFG 评分界值分别为 6 分、5 分、4 分。一项对 1095 名中学生的流行病学调查研究(未发表数据),显示初潮后两年以上~18 岁少女的多毛评分界值为 mFG ≥6 分。为了进一步优化和简化多毛部位对高雄激素血症的贡献度,进一步的前瞻性研究显示育龄期女性的上唇、下背、大腿和下腹共三个部位的总分≥3 诊断多毛的特异度(96.4%)和敏感度(97.6%)高,与 PCOS 患者的血清中高效液相—串联质谱法(LC-MS/MS)测定的总睾酮的相关性达到 0.780。值得注意的是,F-G 毛发评分系统评价的是终毛的分布范围,而不是长短,所有部位的 0 级是指没有终毛。因为睾酮能够诱导毛囊内酶的产生,所以一旦一根终毛开始生长,仅需要少量的雄激素就能够刺激它的继续生长。同样原理,判断高雄激素血症的治疗效果则是以生化雄激素指标衡量。

2. 生化高雄激素血症的判别　循环中睾酮的水平随着生育年龄女性卵巢周期的变化而变化,在周期中间的水平最高。睾酮的分泌具有明显昼夜节律性,清晨时达到最高峰,夜间最低;随着年龄增长,这种节律性逐渐消失。因此,抽血取样的时间应保持相对固定,特别是对于青年患者来说,建议在中午以前,以上午 8~10 时为宜。女性雄激素和雄激素前体在 20~30 岁之间达到峰值,随之稳步下降。21~40 岁,T 和 DHEAS 下降了约 50%;42~50 岁,又有 25% 的进一步下降。血浆 DHEA 和 DHEAS 也随着女性年龄的增加明显减少。

目前包括中国在内的大多数发展中国家以及少数发达国家,都是用基于抗原抗体反应的酶联免疫法(ELISA)或化学发光法(CLIA)检测雄激素。CLIA 将化学发光技术与免疫反应结合起来,由于血清含杂质多,其检验结果特异度不高,另外女性雄激素大约是男性雄激素水平的十分之一,其雄激素水平在标准曲线以外,检测灵敏度不高。近十余年来,越来越多的学者关注低睾酮水平的

女性群体雄激素的准确测定,寻求同时具备高敏感性、准确性和稳定性的女性睾酮测定方法。随着质谱法技术不断发展成熟,高效液相串联质谱法(LC-MS/MS)对复杂样品具高分离效能、高选择性和结构特异性,甚至被誉为甾体类激素检测的"金标准"。虽然如此,不同实验室之间检测仍然有差异,目前检测标准尚未统一。国际内分泌协会呼吁进一步研究验证适于检测女性、儿童和性腺功能减退的男性 TT 的质谱方法。

表 25-1 和表 25-2 的参考值范围仅供参考,每个实验室需对其检测的患者群体进行验证后方可使用该参考值。

表 25-1　LC/MSMS 法测定的女性总睾酮的参考值范围

年龄	ng/dl	nmol/L
<8 岁	<8	<0.28
1 级	<8	<0.28
2 级	<24	<0.83
3 级	<28	<0.97
4 级	<31	<1.1
5 级	<33	<1.4
14~15 岁	9~49	0.31~1.7

表 25-2　LC/MSMS 法测定的女性游离睾酮的参考值范围

年龄(岁)	pg/ml	pmol/L
<8	0.2~5.0	0.7~17.4
10~17	0.2~6.3	0.7~21.9

(三)青春期 PCOS 的胰岛素抵抗检测

目前有许多评估胰岛素敏感性的方法,其中正常血糖—高胰岛素钳夹试验是用于评估胰岛素敏感性的金标准。此外,还有多样本静脉葡萄糖耐量试验(frequently sampled IV glucose tolerance tests, FSIVGTT)、胰岛素耐量试验(insulin tolerance test, ITT)、胰岛素敏感试验(insulin sensitivity test, IST)和连续灌输葡萄糖模型评估(continuous infusion of glucose with model assessment, CIGMA)。但这些试验都需要经静脉多次采血,在实际工作中实用性不高。有许多空腹和"稳态"模型与钳夹试验也有较好的相符性。

这些试验只需在空腹状态下单次采血,患者和医生都较容易接受,包括空腹胰岛素水平(IO)、稳态模型评估(HOMA)、空腹血糖/胰岛素比值(G/I)、定量胰岛素敏感性检查指数(QUICKI)。目前,临床上常应用 HOMA 评估胰岛素抵抗。由于诊断的切割值(cut-off point)依人种、年龄、性别等因素而异,按照中华医学会糖尿病分会的共识,可以在流行病学或临床研究中用同一人种、年龄、性别的大样本人群 HOMA 指数的上四分之一位点(75%)值作为切割点,我们取广州地区 895 名非 PCOS 的汉族体检人群(同龄女性)的 HOMA 指数 75% 位点为 1.47。国外报道,白种人 HOMA>3.8 考虑胰岛素抵抗,上海林金芳等报道 HOMA ≥1.66 为胰岛素抵抗,这可能是由于各研究人群的年龄、人种的差异造成的。

近十年来,PCOS 的糖耐量改变得到了较充分研究,倾向性的结论是各种临床特征的 PCOS 患者空腹血糖浓度并不显著高于正常对照组人群,但口服糖耐量却显著低于正常对照组人群。口服葡萄糖后 2 小时内各个时点的血糖浓度均为 PCOS 患者 > 有排卵的高雄激素血症者 > 对照组人群。葡萄糖耐量减低(impaired glucose tolerance, IGT)是介于糖尿病(DM)和正常血糖之间的一种特殊代谢状态,具有潜在的可逆性,其特点为餐后高血糖,餐后 2 小时血糖 ≥7.8mmol/L,<11.0mmol/L 可诊断为 IGT。IGT 也是 DM 自然病程中从正常糖代谢发展至 DM 的一个必经阶段,可历时数年或更久。有人认为青春期 PCOS 正常葡萄糖耐量者(normal glucose tolerance, NGT)和 IGT 者之间的差异并不在于周围靶组织 IR 的程度而是胰腺 β 细胞代偿 IR 的能力,表现 IGT 的青春期 PCOS 患者其初相胰岛素分泌下降近 40%。

成年 PCOS 妇女 IGT 的发生率为 31%~35%,而 2 型 DM 的发生率为 7.5%~10%,她们从 IGT 发展至 2 型 DM 的概率比正常妇女高 5~10 倍,提示 PCOS 妇女是 IGT 和 DM 的高危人群。研究显示,正常中国人群 IGT 发生率为 5%,NIDDM 为 2.9%。正常青春期少女的生理性胰岛素抵抗不伴有糖耐量受损,青春期 PCOS 患者不仅有胰岛素抵抗,部分还存在糖耐量异常,肥胖加重胰岛素抵抗程度。陆湘报道青春期 PCOS 患者 IR 发生率达 51.7%，糖耐量受损的发生率为 24.1%，胰岛素抵抗组更高达 40%。李昕和林金芳报道青春期 PCOS 的胰岛素抵抗发生率为 33.5%。我们的研究结果发现：①PCOS 患者（18~30 岁）空腹血糖都在正常值范围内，但 OGTT 发现 20.5% 患者存在 IGT，1.9% 患者有 NIDDM；②青春期 PCOS 患者 IGT 发生率为 29.6%；③PCOS 患者高胰岛素血症发生率为 27%，胰岛素峰值后移发生率为 27.5%。本研究还发现，PCOS 组与同龄对照组相比，表现在进餐后的各时点胰岛素分泌均增加。尽管理论上正常青春期存在生理性胰岛素抵抗，本研究观察初潮后 3 年以上的青春期女性，显示正常对照组无一例达到胰岛素抵抗的诊断标准。

因此，对于青春期胰岛素抵抗伴有高危因素者，如肥胖、糖耐量减退、高脂血症等时，应及时予以足够重视，以期早期发现青春期 PCOS 患者，早期阻断其内分泌紊乱，防治与胰岛素抵抗密切相关的代谢综合征，对有如前述的高危因素的青春期 PCOS 患者应建议行定期 OGTT 检测，以便能早期发现糖耐量异常和胰岛素抵抗，早期治疗，有效预防远期并发症。

（四）青春期 PCOS 的筛查

针对青春期 PCOS 的起病特点，有人提出了对初潮 2~3 年后的青春期月经不规则的青少年，如有以下高危因素，应该进行 PCOS 的相关筛查：

1. 家族史（PCOS、男性秃顶、糖尿病、高血压、肥胖）；

2. 青春期前肥胖；

3. 胎儿时生长受限、出生后快速生长或过高出生体重；

4. 肾上腺皮质机能早现或阴毛提早出现；

5. 月经初潮提早；

6. 超重或肥胖；

7. 持续无排卵；

8. 高雄激素血症；

9. 代谢综合征；

10. 不同疾病情况下的高胰岛素血症，包括胰岛素受体的基因缺陷、先天性脂质营养失调的基因缺陷、因患糖原积累病而接受高剂量口服葡萄糖治疗和患 1 型糖尿病。

以上建议可供我们在临床工作中参考。因为各种指标和临床表现在青春期异质性较大，且随时间变化而发生变化，PCOS 在这一年龄组的诊断可能被忽视。然而，青春期是诊断的关键期，因为在这一时间框架内许多 PCOS 患者体重开始增加。因此对青春期患者应密切随访，以确认 PCOS 诊断和减少后期心血管系统及的并发症。

（杨冬梓　赵晓苗）

参 考 文 献

1. Adam HBalen. Paediatric and Adolecent Gynaecology. Cambridge University Press, 2004.

2. 杨冬梓，石一复. 小儿与青春期妇科学. 第 2 版. 北京：人民卫生出版社，2008.

3. 杜敏联. 青春期内分泌学. 北京：人民卫生出版社，2006.

4. Nisenblat V, RJ Norman. Androgens and polycystic ovary syndrome. Curr Opin Endocrinol Diabetes Obes, 2009, 16（3）：224–231.

5. Yanes CL, DG Romero, JF Reckelhoff. Cardiometabolic Features of Polycystic Ovary Syndrome：Role of Androgens. Physiology（Bethesda），2017, 32（5）：357–366.

6. Herold DA, RL Fitzgerald. Immunoassays for testosterone in women：better than a guess? Clin Chem, 2003, 49（8）：1250–1251.

7. Kathryn KA, RL Reid. Testosterone in Women：Measurement and Therapeutic Use. J Obstet Gynaecol Can, 2017, 39（3）：124–130.

8. Cawood ML, Field HP, Ford CG, et al. Testosterone measurement by isotope-dilution liquid chromatography-tandem mass spectrometry：validation of a method for routine clinical practice. Clin Chem, 2005, 51（8）：1472–1479.

9. Revised 2003 consensus on diagnostic criteria and long-term health risks related to polycystic ovary syndrome（PCOS）. Hum Reprod, 2004, 19（1）：41–47.

10. Chen X, Yang D, Li L, et al. Abnormal glucose

tolerance in Chinese women with polycystic ovary syndrome. Hum Reprod, 2006, 21（8）: 2027-2032.

11. Chen X, Ni R, Mo Y, et al. Appropriate BMI levels for PCOS patients in Southern China. Hum Reprod, 2010, 25（5）: 1295-1302.

12. Zhao X, Ni R, Li L, et al. Defining hirsutism in Chinese women: a cross-sectional study. Fertility and Sterility, 2011, 3: 792-796.

13. Yang Y, Han Y, Wang W, et al. Assessing new terminal body and facial hair growth during pregnancy: toward developing a simplified visual scoring system for hirsutism. Fertil Steril, 2016, 105: 494-500.

14. Zhao X, He Z, Mo Y, et al. Determining the normal cut-off levels for hyperandrogenemia in Chinese women of reproductive age. Eur J Obstet Gynecol Reprod Biol, 2011, 154（2）: 187-191.

15. Buttler RM, Martens F, Fanelli F, et al. Comparison of 7 Published LC-MS/MS Methods for the Simultaneous Measurement of Testosterone, Androstenedione, and Dehydroepiandrosterone in Serum. Clin Chem, 2015, 12: 1475-1483.

16. Wudy SA, Schuler G, Sanchez-Guijo A, et al. The art of measuring steroids: Principles and practice of current hormonal steroid analysis. J Steroid Biochem Mol Biol, 2017.

17. Legro RS, Schlaff WD, Diamond MP, et al. Total testosterone assays in women with polycystic ovary syndrome: precision and correlation with hirsutism. J Clin Endocrinol Metab, 2010, 95: 5305-5313.

18. Salameh WA, Redor-Goldman MM, Clarke NJ, et al. Specificity and predictive value of circulating testosterone assessed by tandem mass spectrometry for the diagnosis of polycystic ovary syndrome by the National Institutes of Health 1990 criteria. Fertil Steril, 2014, 101（4）: 1135-1141.e2.

19. Roberts WL, McMillin GA, Burtis CA. Reference information for the clinical laboratory. In: Burtis CA, Ashwood ER, Bruns DE, editors. Tietz Textbood of Clinical Chemistry and Molecular Diagnostics. 5th Dd.St.Louis（MO）: Elsevier Saunders, 2012: 2131-2188.

20. Fanelli F, Belluomo I, Di Lallo VD, et al. Serum steroid profiling by isotopic dilution-liquid chromatography-mass spectrometry: comparison with current immunoassays and reference intervals in healthy adults. Steroids, 2011, 76（30）: 244-253.

21. Burger HG, Dudley EC, Cui J, et al. A prospective longitudinal study of serum testosterone, dehydroepiandrosterone sulfate and sex hormone-binding globulin levels through the menopause transition. J Clin Endocrinol Metab, 2000, 85: 2832-2838.

22. Matsumoto A, Bremner W. Testucular disorders. In: Melmed S, Polonsky KS, Larsen PR, Kronenberg HM, editors. Williams Textbook of Endocrinology. 12th Ed. Philadelphia（PA）: Elsevier Saunders, 2011.

23. Dewailly D, Lujan ME, Carmina E, et al. Definition and significance of polycystic ovarian morphology: a task force report from the Androgen Excess and Polycystic Ovary Syndrome Society. Hum Reprod Update. Hum Reprod Update, 2014, 20: 334-352.

24. Legro RS, Arslanian SA, Ehrmann DA, et al. Diagnosis and treatment of polycystic ovary syndrome: an Endocrine Society clinical practice guideline. J Clin Endocrinol Metab, 2013, 98（12）: 4565-4592

25. Fauser BC, Tarlatzis BC, Rebar RW, et al. Consensus on women's health aspects of polycystic ovary syndrome（PCOS）: the Amsterdam ESHRE/ASRM-Sponsored 3rd PCOS Consensus Workshop Group. Fertil Steril, 2012, 97（1）: 28-38. e25.

26. Goodman NF, Cobin RH, Futterweit W, et al.

American Association of Clinical Endocrinologists（AACE）；American College of Endocrinology（ACE）；Androgen Excess and PCOS Society（AES）. Disease state clinical review：gudie to the best practices in the evaluation and treatment of polycystic ovary syndrome—part. 1 Endocr Pract，2015，21（11）：1291-300.

27. McCartney CR，Marshall JC. CLINICAL PRACTICE. Polycystic Ovary Syndrome. N Engl J Med，2016，7，375（1）：54-64.

第五篇 多囊卵巢综合征治疗

第二十六章

调整生活方式

多囊卵巢综合征（PCOS）是育龄期女性最常见的内分泌疾病之一，横跨女性一生，影响生理和心理健康，近期以慢性不排卵、不孕和高雄激素血症为特征，远期包括高血压、心血管疾病、血脂异常、肥胖、糖尿病等代谢异常疾病风险显著高于其他妇女。此外，多囊卵巢综合征还同妊娠并发症密切相关，包括妊娠期糖尿病、子痫前期和巨大儿，而胰岛素抵抗在疾病发生发展中起到了关键的负面作用。基于目前的循证医学研究证据显示，生活方式调整包括饮食、运动、行为等多方面的改进，特别是伴随超重和肥胖的 PCOS 患者，进行体重管理，能够有效地改善胰岛素抵抗，成为 PCOS 的一线治疗方案，也是预防 PCOS 远期并发症重要的策略之一。

第一节 多囊卵巢综合征患者的肥胖与减重

研究显示，大约 40%~60% 的多囊卵巢综合征患者存在超重或者肥胖，即使是瘦型 PCOS 患者，同健康女性相比，其内脏脂肪含量和中枢型肥胖也显著增高。青春期和育龄期的腹型肥胖和体重的增加，导致患者易出现月经稀发、多毛等临床表现；肥胖显著增加 PCOS 的某些临床特征，包括雄激素水平、多毛、不孕及妊娠并发症；此外，肥胖合并胰岛素抵抗增加女性心血管疾

病及 2 型糖尿病发病率，严重危害到女性的身心健康。

众多研究发现，多囊卵巢综合征患者体重减少 5%~10%，有助于改善胰岛素抵抗、代谢及内分泌指标。然而，有研究发现即使给患者低卡路里饮食，PCOS 患者减重相对困难，且难以坚持长期体重管理。在一项长达 4 个月通过控制饮食进行体重管理的研究中显示，正常人群有 9% 的退出率，而 PCOS 退出率高达 45%，可能涉及的原因有：①无论有无胰岛素抵抗，较健康女性，PCOS 患者基础代谢率较慢；②PCOS 患者调节摄食的胃饥饿素、肠促胰酶肽等分泌水平受损，而体重管理的失败可能增加 PCOS 患者的沮丧、焦虑、身体机能失衡，进一步恶化病情。

目前众多研究均证实生活方式的改善对于 PCOS 患者体重管理短期效果显著，然而缺乏生活方式与 PCOS 长期体重管理的数据。一篇 Cochrane 系统分析显示，生活方式改善使 PCOS 患者 3~12 个月平均减重（ 6.8 ± 3.8 ）kg，然而其中只有一篇研究涉及超过 12 个月的 PCOS 患者体重管理研究数据，因此，针对 PCOS 患者应该设计合理、有效的生活方式改善策略，有效对 PCOS 患者进行长期的健康管理。

PCOS 患者体重管理的生活方式调节应是多方位的调节，包括控制每日卡路里的摄入、定期规律的运动同时，减压的行为和心理治疗和社会支持。通过饮食控制减少能量的摄取；通过运动锻

炼增加能量的消耗,维持能量负平衡状态;通过行为疗法纠正不良饮食行为和生活习惯,以巩固和维持饮食疗法和运动疗法所获得的疗效,防止肥胖复发,其中饮食疗法和运动疗法是体重管理最重要、最基本的措施,行为疗法是实施这两项措施的基本保证,也是长期维持疗效、预防体重反弹的有效方法。

第二节　改善饮食方式

PCOS 患者通常伴随摄食行为改变,包括摄食过多、饮食结构不合理等不健康的饮食方式。改善多囊卵巢综合征患者的饮食方式是指通过限制能量的摄入,动员体内储存的能量释放,减少体内脂肪贮存量,使体重减轻的一种治疗方法。

一、改善饮食结构与 PCOS

无论体重是否减轻,限制能量摄入,均可以有效改善生殖指标。然而进一步分析不同能量的低碳水化合物饮食结构(40% vs. 55%)与 PCOS 关系,发现胰岛素抵抗、体重减轻、代谢 / 内分泌谱两组间未见显著差异,且发现高蛋白饮食食谱对于 PCOS 体重改善效果显著优于低碳水化合物饮食,但需注意高蛋白和低碳水化合物饮食结构对于肾脏可能的潜在不利影响且相对减少了保护性的食物,如水果、蔬菜和全麦食物等摄入,因此需要评估增加水果、蔬菜及全麦饮食时,是否可以减少高含量的动物性蛋白质摄入对机体的不利影响。

在一项短期 PCOS 饮食结构的研究中,比较低碳水化合物(43% 能量)、富含不饱和脂肪酸(17% 能量)与经典饮食结构(低脂和高碳水化合物)摄入时,发现低碳水化合物显著减少胰岛素水平,然而胰岛素敏感性及性激素水平未显著改善,而 omega-3 不饱和脂肪酸的饮食结构可以有效降低 PCOS 代谢紊乱,如高血脂、胰岛素抵抗及血管内皮的损伤。

越来越多的循证医学证据显示,低升糖指数(glycemic index, GI)的饮食结构可以显著改善 PCOS 患者的胰岛素抵抗,降低心血管疾病风险、

2 型糖尿病及肥胖,因此不同 GI 的碳水化合物摄入对于维持机体代谢健康较摄入的总量似乎更加重要。

研究显示维生素 D 参与体内不同的代谢途径,包括胰岛素代谢通路,如果维生素 D 缺乏可能通过恶化胰岛素抵抗促进 PCOS 的发生发展,尽管其具体机制还存在众多未解之谜,目前的研究认为维生素 D 可能通过:①卵巢局部的凋亡机制;②免疫调节参与炎症反应引起 PCOS 患者的胰岛素抵抗。研究显示 PCOS 患者体内维生素 D 不足,适当补充维生素 D 可能有效改善该类患者胰岛素抵抗。

基于目前现有的循证证据,建议对于 PCOS 减重饮食结构应是低碳水化合物、低饱和脂肪和适量增加的蛋白质,包括 47% 碳水化合物、38% 脂类(20% 饱和游离脂肪酸)和 15% 蛋白质(谨慎用于可能肾功能不良的易感人群),配合规律的体育锻炼,可以有效地改善胰岛素抵抗和降低血脂水平。脂类食品建议富含单不饱和脂肪酸的食物如橄榄油等,降低心血管疾病及 2 型糖尿病的风险。

PCOS 患者饮食治疗原则如下:

1. 日常饮食热能调查,了解每天能量的摄入与活动消耗情况,按照热能负平衡的原则制订饮食处方。

2. 膳食总热量应根据患者的具体情况,如年龄、劳动强度、治疗前的进食热量以及病情等,参照正常供给量,结合减肥的目标来决定。如每周减少体重 0.5~1.0kg,则每天减少热能 2301~4600J(550~1100cal)为宜;每月减少体重 0.5~1.0kg,则每天少供应热能 523~1046J(125~250cal)。

3. 限制碳水化合物类供应,占总热能的 40%~55% 为宜。碳水化合物类在体内能转变成脂肪,尤其肥胖者摄入单糖类后,更容易以脂肪的形式沉积。同时应限制酒精的摄取,酒精中含有很高的热量。

4. 限制脂肪,占总热能的 25%~30% 以下。过多的脂肪摄入可引起酮症。

5. 适量蛋白质供应,控制在总热量的 15% 左右,低热能饮食中蛋白质供给量过高会导致肝

肾功能不可逆损伤。

6. 鼓励食用新鲜低糖水果、蔬菜和粗粮，保证每天食物纤维供给量不低于 12g。

7. 适量矿物质补充，对于体内维生素 D 不足的 PCOS 患者可以适当补充维生素 D。

二、饮食治疗方法

常用的方法有饮食限制疗法、低能量疗法、超低能量疗法以及绝食疗法。

1. 饮食限制疗法 适当限制患者的总热量，一般在 5000~7500J（1200~1800cal）之间，适合于超重或轻度肥胖者。这种饮食还可以采用多种调整模式，如高蛋白（40%~50%）、低脂肪（20%）、低糖类（20%~25%）饮食，或者高糖类、低蛋白（35g/d）、低脂肪（10%）饮食。前一种方案热量低，虽然脂肪减少，却有生酮作用，可因早期酮症而引起大量水、盐从尿中排除，造成体重降低的假象。类似的方案还有高蛋白、高脂肪、低糖类生酮饮食。后一种方案强调食用水果、蔬菜、谷类，不用奶制品，不用砂糖，用低钠、铁、必需脂肪酸和脂溶性维生素，脂肪含量低、低热能而有足够的蛋白质，是医院较多采用的饮食方案之一。

2. 低热量饮食疗法 低热量饮食疗法（low calorie diet，LCD）也是肥胖患者常用的饮食控制方法，热量的摄入限制在每天 2500~5000J（600~1200cal），可照顾到常量元素和微量元素的供给。在设计上蛋白质比例适当提高（占 25%），每天 60g，且为高生物价蛋白质，糖类占 20%，脂肪占 20%。这种饮食有足够的脂溶性维生素及必需脂肪酸，又有糖类存在，故有抗生酮作用。若饮食总热量在 4200J（1000cal）以下，应供给维生素和矿物质的补充剂。这种饮食可在较长时间内达到减重效果，有较好的接受性，适合于中度肥胖

的患者。肥胖型 PCOS 患者减轻体重，建议卡路里的摄入应控制在不超过 1500kcal/d。

3. 超低热量饮食疗法 超低热量饮食疗法（very low calorie diet，VLCD）是指除补充人体所必需的蛋白质、维生素、微量元素及食物纤维外，将每天的能量摄入限制在 2510J（600cal）以内，是一种快速减肥的饮食控制方法。这种饮食治疗仅适用于重度肥胖及采用低热量饮食加运动治疗无效的肥胖患者。选食液状食品，采用胶原作为蛋白质的成分。含蛋白质 25~100g，糖类 30~80g，脂肪 3g 以下。市场上已有商品化的 VLCD 食品。但必须严格掌握禁忌证，严重心脑血管病变、造血器官障碍、肝肾功能障碍者等应禁忌使用。超低热量饮食治疗通常减肥幅度较大，初期效果好，以后逐渐减缓，停止后可发生反弹。此时配合行为治疗可以维持减肥疗效。由于超低热量饮食治疗可引起组织蛋白分解增多，而出现不良反应。因此，当体重下降到一定程度时，应逐步过渡到低热量平衡饮食。

4. 绝食疗法 绝食疗法分为间歇绝食疗法和完全绝食疗法。前者是指在原低热量饮食的基础上，每周完全禁食 24~48 小时；后者是指连续绝食 1~2 周。绝食疗法期间饮水不限。这些方法仅适用于重度肥胖患者应用超低热量饮食治疗效果不明显者。这种疗法的缺点是不仅丢失脂肪，而且蛋白质丢失过多，产生较多不良反应。有一种间歇绝食设计为"补充蛋白质"的禁食［热量 1674~2929J（400~700cal）］，采用优质蛋白，可配方食品提供，或用瘦肉、禽类、鱼肉等。这种饮食可使体重每周降低 1.5~2.5kg，有一定的危险性，使用不宜超过 16 周。因此，绝食疗法实际应用很少。

三种饮食疗法的优缺点比较见表 26-1。

表 26-1 三种饮食治疗方法的比较

	饮食限制疗法	低能量疗法（LCD）	超低能量疗法（VLCD）
热量［J/（kg·d）］	84 ~ 126	42 ~ 84	<42
每日（cal）	5000 ~ 7500	2510 ~ 5000	< 2510
体重减少效果	小,缓慢		大,迅速
长期治疗	可能	可能	困难

续表

	饮食限制疗法	低能量疗法（LCD）	超低能量疗法（VLCD）
治疗方法	门诊	以门诊为主	以病房为主
营养素的平衡	容易	稍困难	困难,确保蛋白摄取
副作用	无	几乎无	多
体重的反弹	较少	易出现	多见

第三节　运动疗法

一、PCOS 患者单纯控制饮食的局限性

PCOS 患者体重管理包括：适度减重,维持减重后的体重,防止体重增加。单纯饮食控制对多数轻度肥胖的多囊卵巢综合征患者可产生明显的减肥效果,然而基于现有的研究证据显示,严格的饮食控制不容易长期坚持,患者在进行饮食治疗时,随着摄入能量的减少、体重的减轻,机体会产生保护性代谢率降低,达到新的能量平衡状态,导致减肥的停滞,难以维持减重后的体重。此外,严格的饮食控制可引起乏力、嗜睡、直立性低血压、低血糖等不良反应。如果长期饥饿,体内糖及组织蛋白的分解代谢增加,而导致肌萎缩、贫血、酮症酸中毒、神经性厌食等不良后果。因此,单纯的饮食控制将使患者长期忍受饥饿之苦,增加心理负担,同时由于组织蛋白较多的丢失,反而对机体产生有害影响,使得减肥治疗难以持久。既往荟萃分析提示,尽管在减轻体重方面,运动配合饮食疗法并不优于单纯控制饮食,然而两者联合可控制 PCOS 患者减重后体重反弹,利于排卵率和规律月经周期的恢复,应强调运动锻炼的重要性（表 26-2）。

二、运动疗法的作用机制

多囊卵巢综合征女性进行运动锻炼将会有许多好处：改善月经周期和恢复排卵,增进心肺适应性,减少心血管危险因素,增加能量的消耗,增强自我有效感和舒适感。PCOS 患者超重或肥胖的基础是胰岛素抵抗和能量的消耗不足,因此运动

表 26-2　不同减肥方法对机体的影响

观察指标	饮食限制	饮食限制结合运动锻炼
营养状态	下降	不变
心肺功能	减弱	改善
肌肉重量	减少	增加
体脂肪丢失	少	多
高密度脂蛋白	下降	增高
产热效应	减少	增加或不变
糖耐量	降低	改善
胰岛素敏感性	降低	改善
抑郁、焦虑等精神症状	多见	少见或无
体能	下降	增强
代谢紊乱	多见	少见或无
计划实施	不易坚持	易坚持
减肥效果	不持久	持久

治疗显得尤为重要。研究显示较正常健康女性,PCOS 患者基础代谢率较低、产热不足,从而能量消耗不足,这些因素通过运动锻炼是可以加以纠正的。运动降低体重的主要机制如下：

1. 改善胰岛素受体功能,促进糖代谢　运动时,血胰岛素水平降低,而肌肉组织利用葡萄糖增加,反映了运动可增加肌肉组织对胰岛素的敏感性,减轻胰岛素的抵抗。因此,运动对并发高胰岛素血症或有胰岛素抵抗的肥胖患者有特殊的治疗作用。

2. 改善脂质代谢水平,去除危险因素　运动时,肾上腺素、去甲肾上腺素分泌增加,可提高脂蛋白酯酶的活性,促进脂肪的分解；增加肌肉细胞中脂肪的吸收、转运、利用和氧化；同时降低血中甘油三酯及低密度脂蛋白胆固醇水平,提高高

密度脂蛋白胆固醇水平,减少脂肪在心脏、血管、肝脏等器官内沉积,预防血管粥样硬化及心脑血管病变。短时间大强度的运动主要由糖提供能量,消耗多余的糖,防止其转化为脂肪,也有减肥作用。中等强度长时间的运动主要由游离脂肪酸提供能量,这种耐力性运动可大量消耗热能,是肥胖症运动治疗的主要方式。

3. 增强运动能力和运动耐力,促进健康　运动可加强心肌收缩力,增加胸廓及膈肌的活动度,加深呼吸,增加肺活量,从而改善心肺功能,提高个人整体健康水平。耐力运动改善骨骼肌血流,增加毛细血管密度、线粒体数目和功能,促进肌肉纤维增生,从而增加 PCOS 患者对于运动能力耐受性。

三、运动处方

1. 有氧运动训练

（1）运动方式:包括选择以大肌群参与的动力型、节律性的有氧运动,步行、快走、健身操、自行车和游泳等,有助于维持能量平衡,长期保持肥胖者的体重不反弹,提高心肺功能。其中自行车和游泳尤其适合肥胖者,水中运动是最有前途的减肥手段,除可增加左心室收缩和舒张末直径,改善有氧运动能力外,还可依靠浮力减轻关节负荷。此外,还可以利用水的导热性能,将运动中产生的热量排出体外。除游泳外,水中运动还包括水中行走、跑步、跳跃、踢水、球类游戏等的多种形式。结合患者的具体情况进行选择。研究证实,规律的（每周至少90分钟）、中等强度（60%~70%VO$_{2max}$）的有氧运动不仅可促进超重 PCOS 患者有效减重、改善胰岛素抵抗,还能够促进患者恢复排卵。

（2）运动强度:关系到运动处方的有效性和安全性。普遍认为有氧运动中,以50%~70%VO$_{2max}$ 或 60%~80% 的最大心率为宜。基于现有的大部分 PCOS 运动证据,建议至少热身5~10分钟;有氧运动每次20~60分钟。开始进行时,运动强度应从50%VO$_{2max}$ 或 60% 的最大心率开始,逐渐增加。高强度运动应达到70%VO$_{2max}$ 重复运动并持续10分钟;强度低、持续时间较长的运动应该达到60%~70%的最大心率,持续30~60分钟,如大肌群参与的骑自行车等。

运动中患者可以自测心率衡量运动强度,以测量桡动脉的脉搏为例:一般来说,30~39岁者,运动心率110~150次/分;40~49岁者,105~145次/分;50~60岁者,心率100~140次/分;60岁以上者,100~130次/分为合适。

（3）运动时间:有氧运动时,每次运动时间应持续30~45分钟,其中包括准备运动时间5~10分钟,放松运动时间5~10分钟。根据不同体质配合运动强度调节运动量,以不觉得疲劳为基准,体质较差者可进行运动强度较低、时间较长的运动项目,而体质较好者可进行强度较大、时间相对较短的运动。

（4）运动频率:每周5天,持续12~24周。

（5）运动进展:每2周,提高10%VO$_{2max}$ 峰值,4周后,进行运动训练新的 VO$_{2max}$ 峰值评估。

2. 力量运动训练（抵抗运动训练）

（1）运动方式:力量性练习不仅能降低体脂,还可以改善体形,增强肌力,既增进健康又增加健美;同时还可以改善胰岛素抵抗。力量性练习主要是躯干和四肢大肌群的运动,可以利用自身的体重进行仰卧、起坐、下蹲起立的方式,也可利用哑铃、拉力器等运动器械进行锻炼。

（2）运动频率:每周2~3次,持续12~24周。

（3）运动强度:力量练习时可取55%~60%VO$_{2max}$ 作为运动负荷,每次15分钟共6个循环,每隔两三周增加运动负荷;或以最大肌力的60%~70% 作为运动负荷,包括三组共8~10个阻力性运动训练。

（4）运动时间:30~45分钟,或以不觉得疲劳为基准。

（5）运动进展:重复或每组动作力量的增加基于阻力的基础上达到最大的肌力为准。

3. 恢复　健身操5~10分钟,利于机体从运动中恢复。

四、运动实施及注意事项

1. 强调运动疗法与饮食疗法平行进行,增强减肥疗效。

2. 运动实施前后要有准备运动和放松运动，主要是运动关节的活动和韧带的牵伸，避免心脑血管意外事件的发生。

3. 肥胖者因体重的原因，尤其是合并骨关节疾病者，运动中易招致膝、踝等关节损伤，运动时应穿轻便软底鞋，同时指导患者选择适当的下肢减重的运动方式。

4. 运动循序渐进，开始时运动强度较低，时间短，而后逐渐延长时间，增加强度。

5. 采用集体治疗法，有利于患者之间的相互交流，树立信心，长期坚持。

在具体设计运动处方时应参考患者每天日常生活活动的能量消耗，将其总量的 10% 定为日运动量，然后根据患者的个体情况（运动爱好、运动场所等）转换成具体的运动种类及时间，指导实施后再根据疗效及反应进行调整。

第四节　行为疗法

行为治疗可有效帮助肥胖多囊卵巢综合征患者改善其不良的生活习惯，建立健康的饮食和运动习惯，达到减轻体重，成功维持体形。行为治疗的方法包括自我监测、刺激控制、认知重塑、应激处理、社会支持等。这些干预在肥胖者短期体重减轻疗效较好，但对长期保持较低体重的效果略差。因为肥胖是一个不易治愈的慢性状态，所以行为干预一方面需要覆盖面广，包括生存质量、良好的心理素质、较低的心血管危险因素等；另一方面需要持久的干预，而非短暂的限时的治疗模式，否则很难收到长期的疗效。

（一）自我监测

指行为模式以及行为反馈的观察和记录。具体方法是观察和记录自己每天的行动，包括：①总热量、脂肪、食物类别、摄入量、摄入方法、摄入时间甚至进餐时的心情等饮食日记；②运动种类、强度、时间、频率等运动日记；③每天的体重变化日记等。记录的目的并不只是为了回顾具体的数值，而是要使肥胖者更多地注意自己的行为

与改变这些行为后所获得结果之间的关系，增强治疗的信心。自我监测是非常有效的饮食和运动的行为干预，应积极鼓励患者使用这种方法。

（二）刺激控制

指识别与不良生活方式有关的环境因素。帮助肥胖者改善这些因素有利于成功地控制体重，也称控制刺激。具体地说，如患者诉说工作忙无时间运动，就应该帮助患者寻找时间，或早起或步行上班等，养成习惯后部分患者就能坚持下去。

控制不良饮食习惯，有研究显示碳酸或其他甜饮料可增加血清三羧酸循环的浓度及降低胰岛素敏感性；每日摄入 500mg 咖啡因显著降低患者的生育力，建议 PCOS 患者应控制这些不良饮食的摄入和刺激。

（三）认知重塑

指改变患者不符合实际的目标和不正确的想法。比如有些肥胖者对减肥抱有不切实际的幻想，大多数人在治疗时对减去百分之十的体重不接受，希望减的越多越好，应该帮助患者正确认识的自己体重，主动地改变自己内心的对话，使自己的想法更接近实际。

（四）应激处理

应激主要与反弹和过多摄入有关，可触发不健康的饮食行为，应激处理是教会患者识别和应付应激和紧张。减压在治疗中是有效的，应激处理的手段包括全身放松、运动、膈肌呼吸、仔细思考等，这些方法有助于患者减轻紧张，减弱交感神经兴奋，从应激环境中转移出来。如当看到自己喜爱的食物时，可以先尝试做一些自己感兴趣的事如看书或喜爱的运动等，然后再回到餐桌旁时，食欲也许已得到了抑制。应激处理可以有效地帮助患者应付高危环境，学会避免过多摄入的方法。

（五）厌恶疗法

使肥胖者产生厌恶，避免过食。可将体态臃肿的照片挂在就餐间，每次就餐就能感受到讨厌的刺激，以抑制食欲。

（六）社会支持

个人的生活是无法脱离社会环境而独立存在的，减肥虽属个人行为，但离不了家庭成员、朋友及同事的支持，否则不易成功，即使成功也无法持久。

行为治疗可以帮助肥胖者控制体重,改善整体形象以及解决与饮食和运动有关的长期问题,正确地使用行为治疗技术是生活方式干预成功的保障。

在一项试验性研究中,通过6个月的饮食限制加上有计划的运动,参加试验的13位女性中,有12位可以恢复自发排卵,并且有5位怀孕。而此项研究后续的进一步研究中,67位女性中的60位能够自发排卵,其中达到25%的女性自己受孕。所有的临床实验都证实至少减少5%的体重可以使女性恢复月经周期,如果进行排卵监测,可以发现有规律的排卵。同时PCOS患者由于较高的雄激素水平而导致的多毛、痤疮在进行饮食和运动生活方式干预后也有一定的好转。

(马翔)

参 考 文 献

1. Norman RJ, et al. The role of lifestyle modification in polycystic ovary syndrome. Trends in Endocrinology & Metabolism Tem, 2002, 13(6): 251.

2. Moran LJ, GD Brinkworth, RJ Norman. Dietary therapy in polycystic ovary syndrome. Seminars in Reproductive Medicine, 2008, 26(01): 085-092.

3. Panidis D, et al. Obesity, weight loss, and the polycystic ovary syndrome: effect of treatment with diet and orlistat for 24 weeks on insulin resistance and androgen levels. Fertil Steril, 2008, 89(4): 899-906.

4. Hoeger K. Obesity and weight loss in polycystic ovary syndrome. Obstetrics & Gynecology Clinics of North America, 2001, 28(1): 85.

5. Beatriz Motta A. The Role of Obesity in the Development of Polycystic Ovary Syndrome. Current Pharmaceutical Design, 2012, 18(17): 2482-2491.

6. Lim SS, et al. Overweight, obesity and central obesity in women with polycystic ovary syndrome: a systematic review and meta-analysis. Human Reproduction Update, 2012, 18(6): 618-637.

7. Georgopoulos NA, et al. Basal metabolic rate is decreased in women with polycystic ovary syndrome and biochemical hyperandrogenemia and is associated with insulin resistance. Fertil Steril, 2009, 92(1): 250-255.

8. Moran LJ, et al. Ghrelin and Measures of Satiety Are Altered in Polycystic Ovary Syndrome But Not Differentially Affected by Diet Composition. The Journal of Clinical Endocrinology & Metabolism, 2004, 89(7): 3337-3344.

9. Moran LJ, et al. Dietary composition in restoring reproductive and metabolic physiology in overweight women with polycystic ovary syndrome. Journal of Clinical Endocrinology & Metabolism, 2003, 88(2): 812.

10. Stamets K, et al. A randomized trial of the effects of two types of short-term hypocaloric diets on weight loss in women with polycystic ovary syndrome. Fertility & Sterility, 2004, 81(3): 630-637.

11. Wiseman M, et al. Food, Nutrition, Physical Activity, and the Prevention of Cancer: A Global Perspective, 2007.

12. Douglas CC, et al. Role of diet in the treatment of polycystic ovary syndrome. Fertility & Sterility, 2006, 85(3): 679-688.

13. Zivkovic AM, JB German, AJ Sanyal. Comparative review of diets for the metabolic syndrome: implications for nonalcoholic fatty liver disease. American Journal of Clinical Nutrition, 2007, 86(2): 285-300.

14. Moran LJ, et al. Dietary composition in the treatment of polycystic ovary syndrome: a systematic review to inform evidence-based guidelines. J Acad Nutr Diet, 2013, 113(4): 520-545.

15. Hahn S, et al. Low serum 25-hydroxyvitamin D concentrations are associated with insulin resistance and obesity in women with polycystic ovary syndrome. Experimental and clinical endocrinology & diabetes, 2006, 114(10): 577-583.

16. Rahimi-Ardabili H, B Pourghassem Gargari, L

Farzadi. Effects of vitamin D on cardiovascular disease risk factors in polycystic ovary syndrome women with vitamin D deficiency. J Endocrinol Invest, 2013, 36（1）: 28–32.

17. Ravn P, AG Haugen, D Glintborg. Overweight in polycystic ovary syndrome. An update on evidence based advice on diet, exercise and metformin use for weight loss. Minerva Endocrinologica, 2013, 38（1）: 59–76.

18. Harrison CL, et al. Exercise therapy in polycystic ovary syndrome: a systematic review. Hum Reprod Update, 2011, 17（2）: 171–183.

19. Harrison CL, et al. The impact of intensified exercise training on insulin resistance and fitness in overweight and obese women with and without polycystic ovary syndrome. Clinical Endocrinology, 2012, 76（3）: 351–357.

20. Chandrasekaran B, et al. Exercise in polycystic ovarian syndrome: An evidence-based review. Saudi Journal of Sports Medicine, 2017, 17（3）: 123.

21. Brennan L, et al. Lifestyle and Behavioral Management of Polycystic Ovary Syndrome. J Womens Health（Larchmt）, 2017, 26（8）: 836–848.

22. Faghfoori Z, et al. Nutritional management in women with polycystic ovary syndrome: A review study. Diabetes Metab Syndr, 2017.

第二十七章

维生素和矿物质治疗多囊卵巢综合征

多囊卵巢综合征作为妇科内分泌门诊常见的疾病，它的危害越来越得到关注，如月经失调、无排卵性不育、复发性流产等，研究表明 PCOS 已经超出了妇科内分泌的范畴，是一组涉及多系统的慢性内分泌紊乱，存在许多慢性疾病的发病危险。PCOS 患者发生肥胖、高血压、缺血性心脏病、心肌梗死、脑卒中、高脂血症的风险明显增加，而糖尿病和心脑血管疾病正在成为威胁生命的第 1、2 位死因。

一系列多囊卵巢综合征的远期并发症绝大部分属于可预防但治疗困难或不可治疗的疾病，主要还是应长期采用抗雄激素和改善周围组织对胰岛素的敏感性等经典方法加以预防，已有大量文献证实这些方法已取得良好疗效。随着研究的深入，目前发现，维生素和矿物质水平在许多 PCOS 患者中有异常表现。众所周知，调整生活方式是治疗 PCOS，尤其是预防远期并发症的一个重要手段，也就是说 PCOS 患者或多或少都存在有一定的生活方式异常。但这种生活方式异常是继发于 PCOS 患者的高雄激素表现（如有多毛、痤疮等）、不育和肥胖等问题造成的自信心下降、抑郁等心理障碍，抑或先有这些生活方式异常，然后发生 PCOS，也就是说生活方式异常是 PCOS 病因的一部分，还有待于进一步研究。饮食结构作为生活方式的重要组成部分在 PCOS 患者中也存在异常，是因是果，目前尚不得而知，但由于饮食结构异常，可导致某些维生素和矿物质摄入过多或过少；肥胖也可能造成维生素和矿物质代谢发生异常；一些针对 PCOS 的药物治疗也可能导致继发性维生素和矿物质水平改变。因此，实际上 PCOS 患者维生素和矿物质水平异常是一种常见现象，但长期以来并未受到临床工作者的重视，相关文献很少。本章拟就现有的一些资料进行总结，适当补充维生素和矿物质，将可促进目前的常用治疗方法的效果，起到事半功倍之效。

第一节　叶酸及 B 族维生素

超过 50% 的 PCOS 患者表现为超重或肥胖，肥胖又进一步加重 PCOS 的内分泌及代谢异常，所产生的生殖代谢改变可能伴随着肥胖造成更多已知的危险，严重影响她们的远期健康结局。文献报道，过多的脂肪以及脂肪的分布形式都和生育能力的丧失有关；50%~70% 的 PCOS 患者存在胰岛素抵抗（IR），肥胖比非肥胖 PCOS 患者的 IR 和高胰岛素血症更严重，IR 也是代谢综合征中最重要的危险因素。识别 IR 可以用于预测 PCOS 患者胰岛素增敏治疗的必要性、反应性和将来发生并发症的可能性，PCOS 的患者可能在 30 岁左右就处于 IR 状态，在 50 岁左右发现明显高血糖时，大多数已患心脑血管疾病，所以早期治疗 IR 最终可以减少糖尿病、高脂血症、高血压、心血管疾病的发生和严重程度。

同型半胱氨酸（homocysteine，Hcy）是人类细胞和组织生长所必需的氨基酸。人类体内的 Hcy 来自饮食来源蛋白质中的甲硫氨酸，而甲硫氨酸主要来自动物性食物。Hcy 通过两条旁路进行生物转换，叶酸、维生素 B_6 及维生素 B_{12} 都参与 Hcy 的生物转换。饮食中 B 族维生素的减少，可导致血浆中 Hcy 水平下降。

Schachter 等研究发现合并胰岛素抵抗的

PCOS 不孕患者血清中 Hcy 水平升高,即使经有效的促排卵和 IVF 治疗,胚胎种植率较正常人群下降,且流产率也升高,这可能在一定程度上与 PCOS 患者 Hcy 水平升高有关。de la Calle 等研究发现 Hcy 水平升高与神经管缺陷等先天性缺陷、自然流产、IUGR、先兆子痫和胎死宫内有关。此外 Hcy 水平升高还可能是动脉粥样硬化发病的独立危险因子。Murat Yilmaz 等对 85 名(38 名肥胖、47 名非肥胖)PCOS 患者及 50 名(25 名肥胖、25 名非肥胖)健康妇女进行研究,发现 PCOS 患者的血浆 Hcy、HOMA-IR(胰岛素抵抗)水平明显高于健康妇女,而 PCOS 患者的血浆空腹总胆固醇(cholesterol total, TC)、低密度脂蛋白胆固醇(low density lipoprotein cholesterol, LDL)、甘油三酯(triglycerides, TG)、载脂蛋白 -B(apolipoprotein B, Apo B)、维生素 B_{12} 和叶酸水平与健康妇女相似;PCOS 患者的脂蛋白 -a(lipoprotein a)水平高于对照组,高密度脂蛋白胆固醇(high density lipoprotein cholesterol, HDL)和载脂蛋白 -A(apolipoprotein, Apo A)水平低于健康对照组;非肥胖的 PCOS 患者与肥胖的 PCOS 患者相比,HOMA-IR、TC、LDL-C、TG、Apo B、Lp(a)和雄激素水平降低,肥胖与非肥胖的 PCOS 患者血浆 Hcy、HDL 和 ApoA 水平相似。Murat Yilmaz 研究发现肥胖和瘦型 PCOS 患者分别与体重相当的对照组患者相比,Hcy 水平均升高。PCOS 患者与健康对照组相比 Hcy 水平升高,这可能是动脉粥样硬化(atherosclerosis)和 CVD 发生率升高的原因之一。Mudd SH 等研究显示,未经治疗的高胱氨酸尿症患者在 16 岁时发生过心血管事件的比例为 25%,29 岁时发生心血管事件的比例为 50%,而对高胱氨酸尿症的治疗是通过补充维生素 B_6、叶酸、维生素 B_{12} 从而降低 Hcy。虽然也有一些研究结论相反,如 Orio 和 Boulman 的研究发现 PCOS 与正常对照组的 Hcy 水平无明显差异,但目前大多数研究都认为,Hcy 在 PCOS 患者中是升高的,这一点构成了 PCOS 患者发生心血管疾病和糖尿病等远期并发症的基础。

对 PCOS 的治疗主要包括改善生殖功能和对代谢并发症、心血管疾病的治疗。然而 PCOS 治疗策略可能影响 Hcy 的水平,Randeva 的研究发现规律运动可以降低超重或肥胖的 PCOS 患者的 Hcy 水平;Vrbikova 则发现二甲双胍治疗升高了 PCOS 患者的 Hcy 水平。

针对 PCOS 合并 IR 的患者给予胰岛素增敏剂——二甲双胍,越来越广泛地应用于临床。1994 年 Velazquez 首次报道二甲双胍(metformin, MET)用于治疗 PCOS 患者,21/22 恢复规律月经,之后以二甲双胍为代表的胰岛素增敏剂成为治疗 PCOS 的热点。二甲双胍可以抑制肝糖原的异生,促进周围组织对葡萄糖的摄取,加强周围组织对胰岛素的敏感性,对纠正高血糖、高血脂、高血压、高胰岛素血症具有重要的意义;也可改善 PCOS 患者无排卵,恢复规律月经,甚至自然妊娠。最近的研究还提示二甲双胍可能不依赖于胰岛素的作用,对卵巢甾体激素合成有直接影响。目前二甲双胍应用的适应证主要是:①PCOS 伴胰岛素抵抗的临床特征者;②PCOS 不孕、CC 抵抗患者促性腺激素促排卵前的预治疗。

然而研究发现二甲双胍在改善 PCOS 患者胰岛素抵抗的同时,升高了 Hcy 水平,而 Hcy 可能又加重了代谢异常。到目前为止,胰岛素水平与高同型半胱氨酸血症之间的关系尚存在争议。Esra Bulgan Kilicdag 等对 60 例月经稀发或闭经、无排卵性不孕的 PCOS 患者进行随机对照研究,患者被随机分为三组,并分别给予 3 个月的不同治疗。第一组 20 例,接受二甲双胍 850mg 每天 2 次治疗;第二组 20 例,接受二甲双胍 850mg 每天 2 次和 B 族维生素(维生素 $B_1$250mg + 维生素 $B_6$250mg + 维生素 B_{12}1000mg,每天 2 次)治疗;第三组 20 例,接受二甲双胍 850mg 每天 2 次和叶酸(叶酸 174μg + 维生素 D1200μg + 钙 666.670mg,每天 2 次)治疗。最终 49 例(二甲双胍组 14 例,二甲双胍 + 叶酸组 17 例,二甲双胍 + B 族维生素组 18 例)患者完成了治疗,3 例患者妊娠(二甲双胍组 2 例,二甲双胍 + 叶酸组 1 例)。研究发现叶酸和 B 族维生素,尤其是 B 族维生素,可以降低接受二甲双胍短期治疗的 PCOS 患者升高的血浆 Hcy 水平。经过 12 周单独二甲双胍治疗后 Hcy 水平升高 26.5%，二甲双胍 + B 族维生素治疗组 Hcy 水平降低 21.17%，二甲双胍 + 叶酸治疗组 Hcy 水平降低 8.33%。因此，联合应用 B 族维生素和二甲双胍可以有效地降低 Hcy，从而改善 PCOS 不孕患者的生殖结果。

第二节 维 生 素 D

越来越多的研究发现维生素 D 的代谢也影响胰岛素和血糖的代谢。Scragg 等研究发现维生素 D 水平与糖尿病发生之间成反向关系。Chiu 等研究发现 25（OH）维生素 D 与胰岛素敏感性成正比，与 β 细胞功能成反比。Isaia 等研究发现患者维生素 D 缺乏发病率高，补充维生素 D 可以增加胰岛素敏感性。糖尿病的动物模型发现补充胆钙化醇，又称维生素 D_3，可以明显降低血糖。血浆维生素 D 水平与代谢综合征发生之间成反比。上述证据表明，低水平的维生素 D 可能是激发 IR 进而导致糖尿病的重要因素之一。美国医学研究院推荐以血 25（OH）维生素 D<20ng/ml（50nmoL/L）为维生素 D 缺乏，30~40ng/ml 为正常范围，20.0~29.9ng/ml 为维生素 D 相对不足。维生素 D 缺乏还与多发性硬化症、风湿性心脏病、心血管疾病和一些恶性肿瘤有关。近年研究显示维生素 D 水平在 PCOS 患者中普遍低于正常值，并且与 IR、多毛、不孕、心血管疾病等危险因素有相关性。

PCOS 患者中血 25（OH）维生素 D 水平与高胰岛素血症显著负相关。而临床通过补充维生素 D 治疗，结果显示胰岛素敏感性获得改善。因此 PCOS 患者 IR 可能与血清中低水平的维生素 D 相互联系，但并非一对一的直接因素，肥胖也可能参与其中。大多数 PCOS 患者超重或肥胖，研究发现 PCOS 患者维生素 D 水平偏低与 BMI 高及体脂含量高有关。有些研究者认为肥胖患者由于普遍存在心理障碍，户外活动减少，而且户外活动时不愿意暴露身体，接触日光照射较少，而这正是皮肤合成维生素 D 所必需的。此外，由于体脂可以储存维生素 D，肥胖通过将维生素 D 限制在脂肪组织中，导致血浆中维生素 D 水平下降，从而降低了维生素 D 的生物利用度。Wortsman 等研究发现同样暴露于紫外线，24 小时后肥胖患者的维生素 D_3 水平较非肥胖患者低 57%。但是考虑到维生素 D 的代谢水平及人群食物喜好可能也存在差异，因此肥胖与维生素 D 缺乏的因果关系目前尚不能明确。

研究显示维生素 D 在调节生殖功能方面有重要作用。在卵巢、子宫及胎盘等器官内均存在维生素 D 受体。在人类卵巢组织中维生素 D 可促进孕激素、雌二醇及雌酮的生成；另有研究证实维生素 D 通过促进 Ca^{2+} 在胎盘中的运输，参与胚胎植入与调节子宫内膜容受性。研究还发现维生素 D 水平与 SHBG 成正相关，给予维生素 D 治疗可缓解高雄激素状态，并改善月经周期。对于接受辅助生殖助孕的 PCOS 患者，有研究发现卵泡液中高维生素 D 水平组［（43.01 ± 10.65）ng/ml］的临床妊娠率是低维生素 D 水平组的［（16.74 ± 3.38）ng/ml］的 3.83 倍（OR=3.83，P=0.024）。

目前 PCOS 病因不明，PCOS 与维生素 D 缺失，孰因孰果不得而知。维生素 D 对 PCOS 女性的疗效、维生素 D 与 PCOS 内分泌及代谢异常的因果关系仍尚未明确。需要开展更多的高质量随机对照试验及相关机制研究来提供更权威的证据，为治疗 PCOS 提供新的思路。目前也不应忽视维生素 D 对 PCOS 的潜在防治价值，对于表现为肥胖和维生素 D 缺乏的 PCOS 患者在进行综合治疗时可考虑补充维生素 D，不仅可以改善胰岛素抵抗，促进胰岛素增敏剂的效果，还可以阻止严重威胁健康疾病的发生，对骨质疏松的预防和治疗也有一定帮助。

第三节 骨质疏松及骨量减低

众所周知，钙和维生素 D 是骨代谢中的重要角色。对一个妇女来说，一生中需要摄入足够的钙和维生素 D 以达到遗传因素所能达到的最高骨量，并维持和加强达到最高骨量后的最佳骨量。WHO 提出骨密度（bone mineral density，

BMD）与正常年轻人均值相比，减少1~2.5个标准差（standard deviation，SD）范围为骨量减少，低于2.5s为骨质疏松，低于2.5s并发生骨折为严重骨质疏松。骨质疏松症以骨量低下和骨组织微结构退化为特征，导致骨脆性和骨折危险性增加。

闭经在年轻妇女中的发病率近2%，多个研究表明闭经患者骨密度较对照组下降。闭经为PCOS患者常见的症状，研究发现PCOS所引起的闭经较其他闭经患者骨量丢失明显减少。Rigotti等研究发现下丘脑性闭经患者的骨密度较月经周期正常的对照组相比，骨密度明显下降。非闭经的PCOS患者及特发性多毛的妇女，与正常对照组相比，BMD轻度升高，但是差异无显著性，这可能是PCOS患者及特发性多毛的患者雄激素产生过多。PCOS通常在青春期表现出来，在生育年龄得到诊断，是生育年龄妇女最常见的内分泌紊乱疾病，占生育年龄妇女的4%。PCOS表现为慢性无排卵、高雄激素血症、肥胖、中心性肥胖和胰岛素抵抗，表现为一个独一无二的作为研究雄激素对于骨骼影响的自然模型。典型的PCOS患者17β-雌二醇呈非周期性分泌，与早卵泡期妇女血浆浓度相似，但是较月经周期的平均浓度低很多；PCOS患者不排卵、缺少排卵引起的雌激素波动性分泌，对骨密度有负面影响。但是PCOS患者的卵巢产生过多的睾酮和雄烯二酮，PCOS患者的肾上腺也可能产生过多的雄激素。雄激素水平的慢性升高可能对PCOS患者的骨骼产生有益的影响，通过直接作用于与骨骼有关的细胞上的雄激素受体或者通过转换为17β-雌二醇而间接地作用于外周组织。Costantino Di Carlo等研究发现，PCOS及盆腔超声提示卵巢有PCO表现的患者常BMI较高、雌激素水平较高、子宫内膜较厚、子宫的横径较大，与非PCOS闭经妇女相比骨密度较高。

北京协和医院收集了各种原因的18~51岁原发闭经患者90例，继发闭经患者260例，并以相同年龄正常月经180例为对照组。分别测定其血清雌二醇和睾酮水平，测量骨皮质和骨松质骨密度。结果：原发闭经和继发闭经患者的雌激素均低于正常对照组。21-羟化酶缺乏患者的雌激素水平稍低但雄激素远高于其他各类闭经患者和正常对照组。各类原发闭经和继发闭经患者的骨皮质和骨松质骨密度均低于同年龄正常对照组，唯独21-羟化酶缺乏患者骨密度不但未降低反而升高3.1%。多囊卵巢综合征患者的骨密度降低较少，它与21-羟化酶缺乏两者均有高雄激素的临床特征。总之，原发闭经患者骨密度低于继发闭经患者，骨松质的骨密度较骨皮质更低。结果表明雌激素和雄激素缺乏均可影响骨密度，雌、雄激素缺乏越早，骨密度越低。

高胰岛素血症对骨密度有正面的影响，胰岛素可以通过刺激成骨细胞活性而正面影响骨密度；也可以抑制SHBG的和IGFBPs产生，这些胰岛素介导的结合蛋白水平下降，导致靶组织（包括骨骼）更多的暴露于升高的游离睾酮和IGFs，从而对骨骼产生有益的影响。也有一些长期月经稀发、闭经的PCOS患者，月经周期中雌激素水平显著低下，那么这些患者有骨量减少的危险，对于这些患者要根据她们骨量减少的程度，应采取治疗，及时补充钙。

总之，对于PCOS患者来说，维生素和矿物质在其中所扮演的角色尚不甚明了，从目前的研究结果看，适量补充B族维生素、叶酸、维生素D和钙元素，对PCOS患者的整体健康是有利的，而且能够改善由于某些药物治疗（如二甲双胍）带来的副作用，对药物的长期应用，对远期并发症的预防都将起到良好的效果。此外，由于PCOS患者生活方式有一定缺陷，营养不均衡，而治疗又要求减轻体重，而控制饮食是最常采用的方法，这可能进一步加重各种营养元素摄入的不平衡状态，因此推荐PCOS患者服用全面的维生素和微量元素补充制剂。

（王泽　郁琦）

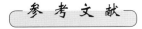

1. Borissova VM, Tankova T, Kirilov D, et al. The effect of vitamin D_3 on insulin secretion and peripheral insulin sensitivity in type 2 diabetic patients. Int J Clin Pract, 2003, 57：258-261.

2. Chiu KC, Chu A, Go VL, et al. Hypovitaminosis

D is associated with insulin resistance and beta cell dysfunction. Am J Clin Nutr, 2004, 79: 820–825.

3. de la Calle M, Usandizaga R, Sancha M, et al. Homocysteine, folic acid and B–group vitamins in obstetrics and gynaecology. Eur J Obstet Gynecol Reprod Biol, 2003.

4. Güdücü N, Görmüş U, Kutay SS, et al. 25–Hydroxyvitamin D levels are related to hyperinsulinemia in polycystic ovary syndrome. Gynecol Endocrinol, 2014, 30 (8): 557–560. DOI: 10.3109/09513590. 2014.910189.

5. Hahn S. Vitamin D in PCOS. Clin endocrinol Diabetes, 2006, 114: 577–583.

6. Isaia G, Giorgino R, Adami S. High prevalence of hypovitaminosis D in female type 2 diabetic population. Diabetes Care, 2001, 85: 2402–2410

7. Jeanne V Zborowski, Jane A Cauley, Evelyn O Talbott, et al. The Journal of Clinical Endocrinology and Metabolism, 2000, 85: 3496–3506.

8. Legro RS. Polycystic ovary syndrome and cardiovascular disease: a premature association. Endocr Rev, 2003, 24: 302–312.

9. Lerchbaum E, Obermayer–Pietsch B. Vitamin D and fertility: a systematic review. Eur J Endocrinol, 2012, 166 (5): 765–778.

10. Li M, Yang M, Zhou X, et al. Elevated circulating levels of irisin and the effect of metformin treatment in women with polycystic ovary syndrome. J Clin Endocrinol Metab, 2015, 100 (4): 1485–1493.

11. Murat Yilmaz, Aydan Biri, Neslihan Bukan, et al. Levels of lipoprotein and homocysteine in non-obese and obese patients with polycystic ovary syndrome. Gynecological Endocrinology, 2005, 20: 258–263.

12. Ozkan S, Jindal S, Greenseid K, et al. Replete vitamin D stores predict reproductive success following in vitro fertilization. Fertil Steril, 2010, 94 (4): 1314–1319.

13. Schachter M, Raziel A, Friedler S, et al. Insulin resistance in patients with polycystic ovary syndrome is associated with elevated plasma homocysteine. Hum Reprod, 2003, 18: 721–727.

14. Schachter M, Raziel A, Strassburger D, et al. Prospective, randomized trial of metformin and vitamins for the reduction of plasma homocysteine in insulin–resistant polycystic ovary syndrome. Fertil Steril, 2007, 88: 227–230.

15. Scragg R, Sowers M, Bell C, et al. Serum 25–hydroxyvitamin D, diabetes, and ethnicity in the Third National Health and Nutrition Examination Survey. Diabets Care, 2004, 27: 2813–2818.

16. Wortsman J, Matsuoka LY, Chen TC, et al. Decreased bioavailability of vitamin D in obesity. Am J Clin Nutr, 2000, 72: 690–693.

17. Zemel MB. Regulation of adiposity and obesity risk by dietary calcium: mechanisms and implications. J Am Coll Nutr, 2002, 21: 146S–151S.

第二十八章

调整月经周期治疗

月经周期紊乱（≥35天或<21天）是多囊卵巢综合征（PCOS）的主要临床特点之一，也是临床诊治过程中的重要主诉。其原因在于排卵障碍，包括稀发排卵和无排卵。调整月经周期方案多样，依患者是否有生育要求而定。

一、生活方式调整

现有国际及国内指南均推荐生活方式干预作为所有PCOS女性的一线治疗，尤其对于超重和肥胖患者。其目的一方面在于减重、改善机体代谢状态，特别是胰岛素敏感性，进而改善高雄症状。既往荟萃分析结果表明，生活方式干预可显著降低总睾酮水平和多毛评分。另一方面生活方式干预还可直接调节神经内分泌系统从而达到调整月经周期、恢复排卵、减轻多毛和痤疮的效果。指南中明确指出体重减轻达到5%以上，部分患者可恢复规律的月经周期和排卵。此外，体重控制还可改善卵巢反应和排卵，减少克罗米酚（CC）抵抗的发生。一项对RCT数据的二次分析结果显示CC促排卵治疗前对PCOS患者进行生活方式的干预可提高累计排卵率（62% vs. 44.7%）和累计活产率（25% vs. 10.2%）。

生活方式干预主要包括饮食控制、加强运动和行为疗法，其中有氧运动尤为重要。前瞻性研究表明无排卵PCOS患者每周运动150分钟，其中含90分钟有氧运动，60%可恢复月经、50%恢复自主排卵、35%可获得妊娠。随机对照临床试验（RCT）也发现与饮食干预组比较，运动干预对胰岛素抵抗状态有更好的改善作用；性激素结合球蛋白（SHBG）升高；累计排卵率也更高（65% vs. 25%）。在干预的同时，还应当注重患者（特别是PCOS伴不孕患者）的行为调整。主要包括减少心理压力；纠正不良生活习惯；鼓励患者改善自身环境以减少进食刺激并增加运动机会；鼓励患者设定减重的目标，并随访患者减重情况；阻止患者滥用"减肥药物"、"泻药"达到减肥目的。

二、无生育要求患者的月经调整

主要针对青春期及育龄期无生育要求的月经周期紊乱的患者。对于月经稀发但周期长度短于2个月的患者，如无生育或避孕要求，可观察随诊，暂无需用药。

（一）周期性孕激素治疗

PCOS女性多由于稀发排卵或无排卵而缺乏性激素的周期性变化，导致孕激素缺乏或不足，无法发生撤退出血，其子宫内膜长期受单一雌激素影响也易过度增生，增加恶变风险。周期性孕激素治疗可以作为青春期和围绝经期患者的首选，也同样适用于育龄期有生育要求的患者。推荐使用天然孕激素，包括微粒化黄体酮、地屈孕酮和肌注黄体酮等。天然孕激素对下丘脑—垂体—卵巢轴功能不抑制或抑制较轻，更适合于青春期患者；对代谢影响也较小。但孕激素无降低雄激素、治疗多毛以及避孕的作用，对于合并上述症状或有相关诉求的患者还需根据具体情况选择个体化治疗方案。

常用方案可选择口服地屈孕酮10~20mg/d、微粒化黄体酮100~200mg/d或醋酸甲羟孕酮10mg/d，应用6~10天，或肌注黄体酮20mg/d，3~5天，一般停药3~7天有撤退性出血。

（二）复方口服避孕药

复方口服避孕药（combined oral contraceptives，

191

COC）适用于有避孕要求，特别是伴有痤疮、多毛等高雄激素的临床表现，高雄激素血症以及月经过多、经量延长的PCOS患者。青春期可酌情应用，但需注意患者及其家属需充分知情并理解。围绝经期应慎用，可用于没有血栓高危因素的患者，但不作为首选。COC可以抑制LH的分泌，进而抑制卵巢合成雄激素。其雌激素成分可以增加性激素结合球蛋白的水平，减少血清中游离雄激素；孕激素成分可以竞争结合雄激素受体上的5α-还原酶，减少双氢睾酮的合成，从而改善高雄激素的临床表现及高雄激素血症。COC还可以降低肾上腺雄激素的分泌，但具体机制还不清楚，可能与肾上腺皮质激素（ACTH）的分泌减少有关。因此，COC不仅可以调整月经周期，保护子宫内膜，还可以缓解高雄激素症状。

有研究表明重度肥胖和胰岛素抵抗的患者，长期使用COC可能会加重糖耐量的损害程度。因此，其使用应在医生的指导下，对患者的代谢情况进行评估，排除使用禁忌证，必要时也可与胰岛素增敏剂（二甲双胍等）联合使用。但也有一些小型研究表示，长期COC的使用不会改变也不会增加心脏和代谢的风险指标，包括胰岛素抵抗、脂蛋白及体内脂肪分布，结果还需进一步研究证实。

（三）雌孕激素序贯治疗

此方案主要适于少数雌激素水平偏低、子宫内膜较薄，胰岛素抵抗严重的PCOS患者。该部分患者单一孕激素治疗子宫内膜无撤药出血反应，需进行雌/孕激素序贯治疗。对于青春期、围绝经期伴有低雌激素症状的PCOS患者可作为首选方案，既可以控制月经周期紊乱，又可以缓解围绝经期症状。

常用方案为口服雌二醇1~2 mg/d，应用21~28天，后10~14天加用孕激素，药物选择同周期性孕激素治疗。

（四）胰岛素增敏剂

二甲双胍是最为常用的胰岛素增敏剂，主要适用于PCOS伴胰岛素抵抗的患者。对于成年女性来说，有证据表明不论是否肥胖或超重，应用二甲双胍都可以显著降低雄激素过多的症状并改善卵巢功能。其机制在于可以减少肝脏葡萄糖的产生，刺激肝脏和骨骼肌内胰岛素介导的葡萄糖摄取，并通过降低血脂水平降低葡萄糖生成底物的可用性。一项系统性综述指出，二甲双胍联合生活方式干预比单纯的生活方式干预更能改善PCOS患者的体重指标，进而减轻肥胖介导的内分泌紊乱。同时，二甲双胍还可以直接作用于卵巢内部，改善局部胰岛素抵抗状态和高雄刺激，恢复排卵，调整月经周期。美国内分泌协会（ASRM）最新指南指出，基于现有RCT结果，二甲双胍可以增加排卵率，但并不增加临床妊娠率，因此对于单纯以调整月经周期为目的，伴糖代谢异常的患者，可选择该方案。同样在应用时需要注意禁忌证，包括心功能、肝肾功能不全、酗酒等。

三、有生育要求患者的月经调整

对于有生育要求的PCOS患者，其治疗目的在于促进排卵解决生育问题。方案包括：口服促排卵药物，如氯米芬（CC）、芳香化酶抑制剂（来曲唑）；促性腺激素（Gn）；手术治疗恢复排卵；其他辅助治疗等。

（陈子江）

参考文献

1. Fauser BC, et al. Consensus on women's health aspects of polycystic ovary syndrome（PCOS）: the Amsterdam ESHRE/ASRM-Sponsored 3rd PCOS Consensus Workshop Group. Fertil Steril, 2012, 97（1）: 28-38. e25.

2. Laven JS, et al. New approach to polycystic ovary syndrome and other forms of anovulatory infertility. Obstet Gynecol Surv, 2002, 57（11）: 755-767.

3. Elting MW, TJ Korsen, J Schoemaker. Obesity, rather than menstrual cycle pattern or follicle cohort size, determines hyperinsulinaemia, dyslipidaemia and hypertension in ageing women with polycystic ovary syndrome. Clin Endocrinol（Oxf）, 2001, 55（6）: 767-776.

4. Balen AH, et al. The management of anovulatory infertility in women with polycystic ovary syndrome: an analysis of the evidence to support

the development of global WHO guidance. Hum Reprod Update, 2016, 22（6）: 687-708.

5. Goodman NF, et al. American association of clinical endocrinologists, american college of endocrinology, and androgen excess and PCOS society diesease state clinical review: guide to the best practices in the evaluation and treatment of polycystic ovary syndrome-part 2. Endocr Pract, 2015, 21（12）: 1415-1426.

6. Goodman NF, et al. American association of clinical endocrinologists, american college of endocrinology, and androgen excess and PCOS society diesease state clinical review: guide to the best practices in the evaluation and treatment of polycystic ovary syndrome-part 1. Endocr Pract, 2015, 21（11）: 1291-1300.

7. Costello MF, et al. Metformin versus oral contraceptive pill in polycystic ovary syndrome: a Cochrane review. Hum Reprod, 2007, 22（5）: 1200-1209.

8. Yildiz BO. Oral contraceptives in polycystic ovary syndrome: risk-benefit assessment. Semin Reprod Med, 2008, 26（1）: 111-120.

9. Naderpoor N, et al. Metformin and lifestyle modification in polycystic ovary syndrome: systematic review and meta-analysis. Hum Reprod Update, 2015, 21（5）: 560-574.

10. Moran LJ, et al. Lifestyle changes in women with polycystic ovary syndrome. Cochrane Database Syst Rev, 2011, 16;（2）: CD007506.

11. Panidis D, et al. Lifestyle intervention and anti-obesity therapies in the polycystic ovary syndrome: impact on metabolism and fertility. Endocrine, 2013, 44（3）: 583-590.

12. Legro RS, et al. Benefit of Delayed Fertility Therapy With Preconception Weight Loss Over Immediate Therapy in Obese Women With PCOS. J Clin Endocrinol Metab, 2016, 101（7）: 2658-2666.

13. Harrison CL, et al. Exercise therapy in polycystic ovary syndrome: a systematic review. Hum Reprod Update, 2011, 17（2）: 171-183.

14. Practice Committee of the American Society for Reproductive Medicine. Role of metformin for ovulation induction in infertile patients with polycystic ovary syndrome（PCOS）: a guideline. Fertil Steril, 2017, 108（3）: 426-441.

第二十九章

多囊卵巢综合征胰岛素抵抗的治疗

多囊卵巢综合征是临床常见的生殖内分泌疾病,其临床表现呈多样化。尽管有关 PCOS 的发病机制和病理生理等方面尚存在争议,但是胰岛素抵抗及代偿性高胰岛素血症被公认为 PCOS 的重要生理改变,胰岛素过度刺激卵巢产生过多的雄激素,加重高雄激素血症,形成恶性循环,同时胰岛素抵抗会影响 PCOS 患者的糖脂代谢。临床上发现 PCOS 患者除月经紊乱、不孕不育及多毛症等典型症状外,相当部分患者同时伴有程度不等的糖脂代谢异常,如糖尿病前期或糖尿病、高脂血症,严重者甚至表现为代谢综合征。杨冬梓等研究发现,PCOS 患者血脂异常、糖耐量异常和代谢综合征的发生率分别高达 41.6%、19.8% 和 16.8%;在超重 PCOS 患者(BMI ≥23kg/m^2)中,胰岛素抵抗和血脂异常发生风险分别增加 6.49(3.27~12.90)倍和 2.22(1.19~4.15)倍;在超重(BMI ≥23kg/m^2)和肥胖(BMI ≥25kg/m^2)PCOS 患者中代谢综合征发生率分别为 26.08% 和 42.60%。2010 年欧洲人类生殖及胚胎学会 / 美国生殖医学会(ESHRE/ASRM)达成的共识提出:PCOS 患者发生代谢异常,如 2 型糖尿病和心血管疾病的风险较普通人群明显增高,代谢异常的风险随着年龄增长逐渐增高,是影响患者远期身心健康的重要因素。

随着对 PCOS 研究的深入,目前认为 PCOS 不仅是生殖系统疾病,还是与代谢异常关系密切的临床综合征。PCOS 患者的治疗策略从单一的药物治疗典型症状,进展为生活方式干预及药物、手术等多种措施综合治疗,同时强调对 PCOS 的诊治必须重视其代谢异常,治疗重点在疾病后期逐渐转移至对代谢异常的调整及远期并发症的预防。胰岛素抵抗是 PCOS 的重要病理生理改变,对于胰岛素抵抗的筛查和治疗,可以早期发现并且及时干预患者的代谢紊乱对其长期健康具有非常重要的临床意义。目前主要的治疗方法包括生活方式调整和药物治疗等,近年来中医药治疗也有相关研究报道。

第一节 生活方式调整

雄激素过多和胰岛素抵抗及代偿性高胰岛素血症是 PCOS 的重要生理改变,雄激素过多促进腹部脂肪沉积,再反过来加重胰岛素抵抗和代偿性高胰岛素血症,进一步加重卵巢雄激素分泌,造成恶性循环。相当部分的多囊卵巢综合征患者存在超重或者肥胖,目前已有研究证实肥胖和不良的生活习惯会加剧 PCOS 胰岛素抵抗和许多其他症状。其原因可能是脂肪组织的轻度慢性炎症产生的炎症因子干扰了胰岛素受体底物(insulin receptor substrate, IRS)的酪氨酸磷酸化和代谢,导致胰岛素信号转导途径异常;且炎症反应产生的 C- 反应蛋白也可以降低胰岛素靶细胞的敏感性。针对腹部脂肪和肥胖的治疗措施可以有效阻止上述恶性循环,不仅改善 PCOS 的代谢异常,还可以治疗雄激素过多和内分泌紊乱。

临床调查发现,这类多囊卵巢综合征患者通常有食物摄入过多、摄食行为异常(如吃饭不定时、偏好零食、吃饭太快及喜吃干食等)、运动不足等不健康的生活方式。生活方式调整(lifestyle modification),包括饮食和运动疗法、行为治疗等,被认为是超重 / 肥胖 PCOS 患者治疗的基础。在

PCOS 患者的综合治疗方案中,通过饮食控制减少能量的摄取;通过运动锻炼增加能量的消耗,维持能量负平衡状态;通过行为疗法纠正不良饮食行为和生活习惯,以巩固和维持饮食疗法和运动疗法所获得的疗效。研究显示 PCOS 患者体重减少 5%~10%,对改善胰岛素敏感性、纠正排卵障碍、提高患者怀孕概率等方面有明显的疗效。

有学者认为所有的超重或肥胖的 PCOS 患者都需要进行生活方式干预和运动治疗。Haqq 等系统述评比较了 1966~2003 年多项生活方式干预 PCOS 患者的实验结果,研究发现生活方式干预是改善 PCOS 患者胰岛素抵抗、脂代谢及 C- 反应蛋白的最佳手段,并能有效改善患者的心肺功能。相较于药物治疗,有前瞻性研究证明生活方式的改变与二甲双胍对 PCOS 患者月经状况的改善有相似疗效,且这种治疗作用与体重指数(BMI)降低呈正相关。最新的 meta 分析表明,仅 12 周的生活方式干预的单独应用即可改善多种性激素代谢指标、胰岛素抵抗及血脂水平,是 PCOS 的最佳治疗方法之一。

对于生活方式干预措施的选择,饮食控制是生活方式调整的最主要内容,特别对于肥胖患者。无论饮食结构如何,体重减轻均可以有效改善 PCOS 的临床表现,没有证据提示饮食成分对于妊娠和代谢异常治疗结局的影响。一项涉及 57 名超重 / 肥胖的随机对照试验发现,单独或联合进行饮食管理和运动,均能在 4 个月以及 3 年随访期内有效改善超重 / 肥胖 PCOS 患者的生殖功能。与此同时,结构化运动训练较之于低热量饮食,两者在累计怀孕率、BMI、胰岛素抵抗指数等代谢指标和生活质量的改变方面无明显差异。

生活方式干预虽可避免药物不良反应及手术风险,但因缺少统一的饮食、运动强度标准和管理标准,临床实施上比较困难。现暂无研究表明何种饮食或运动管理方法更有利于患者的长期坚持。饮食方面,需要患者记录饮食日志。运动方面,一般要求每周至少完成 150 分钟的有效有氧运动,运动治疗师会根据患者的喜好制订个体化的运动方式和强度方案。总之,饮食疗法、运动疗法、行为治疗等生活方式调整的综合措施是现今常采用的干预管理手段,也是 PCOS 患者胰岛素抵抗最重要的基础治疗,饮食疗法和运动疗法是治疗的基本措施,行为疗法可为治疗提供基本保证,也是长期维持疗效、预防体重反弹的有效方法,在生活方式调整的基础上配合药物治疗可以取得更佳的效果。

第二节　胰岛素增敏剂

胰岛素抵抗及其伴随的代偿性高胰岛素血症通过降低性激素结合球蛋白的肝合成来增加睾酮的生物活性,加重了高雄激素症状,形成恶性循环,被认为是抑制排卵以及增加卵巢雄激素合成的重要原因。胰岛素增敏剂可以增加胰岛素在外周组织作用的敏感性,降低胰岛素水平,降低 PCOS 患者的高雄激素水平,改善卵巢功能,提高促排卵治疗的效果,并降低相关代谢性疾病的发生风险。经典的胰岛素增敏剂主要包括二甲双胍与噻唑烷二酮类药物。

一、二甲双胍

二甲双胍(metformin)是 1957 年上市的双胍类降糖药,被 FDA 认可并已应用于临床 50 余年,能有效地降低血糖,改善外周组织(肌肉和脂肪)和肝脏的胰岛素敏感性,是一种疗效肯定的双胍类胰岛素增敏剂。在美国糖尿病学会(ADA)和欧洲糖尿病研究学会(EASD)联合发布的治疗指南中,二甲双胍被推荐为一线治疗用药。20 世纪 90 年代以来,二甲双胍被应用于 PCOS 患者的治疗,可以有效改善患者的胰岛素抵抗,同时减少胰岛素对卵巢的刺激从而减少雄激素的产生,有助于恢复排卵功能、改善妊娠结局、预防代谢异常等远期并发症,是目前治疗 PCOS 胰岛素抵抗的一线治疗药物。

(一)作用机制

二甲双胍治疗 PCOS 的机制是复杂和多环节的,目前已有大量的动物实验及临床研究的证据。二甲双胍作为胰岛素增敏剂,主要作用机制是改善外周组织的胰岛素抵抗,降低高胰岛素血症,也可以改善卵巢组织的胰岛素抵抗,直接抑制卵泡膜细胞产生雄激素,改善 PCOS 的高雄激素症状,还可能对心血管系统有保护作用。

1. 二甲双胍改善外周组织的胰岛素抵抗　近 30 年来大量研究证实 PCOS 患者的胰岛素抵抗为中等程度的胰岛素抵抗,胰岛素介导葡萄糖摄取的效能下降 35%~40%。PCOS 患者胰岛素抵抗的机制十分复杂,可能涉及胰岛素调节葡萄糖合成、运输、利用、贮存及降解等代谢过程的多个器官,如胰腺、肝脏、肌肉及脂肪等。

二甲双胍能改善肝脏、肌肉和脂肪外周组织的胰岛素抵抗,其作用机制可能有以下环节:①二甲双胍能增加肝细胞胰岛素受体的酪氨酸激酶的活性,增加胰岛素抵抗患者脂肪细胞的胰岛素受体与胰岛素的结合力,抑制肝脏糖异生并降低肝糖原输出。②二甲双胍能激活葡萄糖转运蛋白(glucose transporter, GLUT),促进葡萄糖在肝脏的跨膜运输,促进糖原合成酶的活性和 GLUT4 的转位,从而改善胰岛素的敏感性。③二甲双胍在肌肉组织可以增加胰岛素受体的数量、亲和力和酪氨酸激酶的活性,促进 GLUT4 基因表达,改善肌肉糖原合成,使胰岛素敏感性提高 20%~30%。由于肌肉是非常重要的葡萄糖代谢部位,肌肉组织胰岛素抵抗的改善后,胰岛素敏感性提高 20%~30%。④二甲双胍通过抑制肝脏的糖异生,降低肝糖原输出,促进骨骼肌、脂肪等组织摄取和利用葡萄糖,二甲双胍可以降低葡萄糖在肠道的吸收从而降低餐后血糖。二甲双胍被肝细胞的线粒体摄取,继而抑制呼吸链的第一复合物,净效益是减少糖异生。有证据表明二甲双胍还通过抑制线粒体呼吸链复合体 -21 发挥降糖作用、促进胰岛素与其受体结合,活化受体亚基的酪氨酸激酶,同时降低作为丙酮酸激酶变构抑制剂的三磷酸腺苷浓度,增加丙酮酸激酶的浓度,使肝糖产生减少。

2. 二甲双胍改善卵巢组织的胰岛素抵抗　PCOS 患者中普遍存在着高胰岛素血症,可使血中雄激素水平增高,从而对卵巢功能造成影响,其原因有:①可直接或通过升高的胰岛素样生长因子(IGF-1)水平,使垂体分泌 LH 增加,

直接作用于卵巢的卵泡膜细胞,使其产生雄激素增多;②IGF-1 在卵巢局部增强 LH 的生物效应,促进雄激素合成;③高胰岛素血症及高 LH 在一定程度上协同刺激肾上腺分泌雄激素;④高雄激素血症和高胰岛素血症抑制肝脏合成分泌性激素结合蛋白(SHBG),导致游离睾酮增加、雄激素活性增强而形成内分泌代谢的恶性循环。⑤研究证实 PCOS 患者确实存在慢性代谢性炎症,表现为多种炎性细胞因子分泌增多,如 MCP-1、IL-6、CRP、TNFα 等。炎症因子通过血液和(或)旁分泌的作用干扰胰岛素的信号转导,导致胰岛素敏感细胞(如肝细胞、肌肉细胞和脂肪细胞)内的胰岛素受体底物(insulin receptor substrates, IRS)丝氨酸磷酸化程度增加,抑制其酪氨酸磷酸化,IRS 激活其下游的磷脂酰肌醇 -3- 激酶(phosphatidylinositol-3 kinase, PI-3K)的能力减弱,最终感染胰岛素信号经 IR/IRS/PI-3K 通路下传,从而诱发 PCOS 的胰岛素抵抗。

二甲双胍能改善卵巢组织的胰岛素抵抗,其作用机制可能有以下环节:①二甲双胍在受体后水平上提高胰岛素敏感性,降低因胰岛素抵抗而导致的代偿性高胰岛素血症,解除了胰岛素对 LH 分泌的刺激作用,恢复卵巢正常功能来调节 GnRH-LH 的释放,间接降低血清 LH 和提高 FSH 水平。②胰岛素能够抑制肝脏分泌性激素结合蛋白,降低体内肝脏分泌 SHBG 水平,使体内性激素水平升高。③胰岛素通过 IGF-1 受体刺激卵巢分泌雌激素、雄激素及孕酮。二甲双胍抑制肝脏合成胰岛素样生长因子结合蛋白(IGFBP),降低体内 IGFBP 水平,使体内 IGF-1 水平升高。④二甲双胍还可直接抑制细胞色素酶 P450c17/17,20- 裂解酶对 FSH 的过强反应,减少卵巢合成雄激素并使肾上腺减少甾体激素的生成,最终达到缓解高雄激素血症,诱导卵泡发育成熟及排卵,从而打断了 PCOS 患者内分泌环境的恶性循环。⑤二甲双胍能降低 PCOS 患者的炎性因子水平,改善慢性代谢性炎症,从而增加胰岛素敏感性,纠正高胰岛素血脂和高雄激素血症,改善卵巢功能。

除了改善胰岛素抵抗外,二甲双胍对卵巢的作用机制可能尚有:①抑制 FSH 调节卵巢颗粒细

胞的功能,使雌二醇浓度下降;②直接抑制卵巢体外培养的卵泡膜细胞合成雄烯二酮和睾酮的生物合成,改善 PCOS 的高雄激素症状;③有效降低 PCOS 患者性腺轴调节中枢的 LH 脉冲幅度;④通过纤溶酶原激活抑制因子 –1(PAI–1)可抑制纤溶酶原激活物激活纤维蛋白溶酶,抑制纤维蛋白溶解,体内外研究显示 PAI–1 水平增高是早期自然流产的可逆非依赖性危险因素。

3. 二甲双胍对于心血管的保护机制　二甲双胍可以从以下作用机制保护心血管系统,具体包括:①二甲双胍增加胰岛素从毛细血管到组织的转运,促进胰岛素在组织中发挥作用,增加周围组织对胰岛素的敏感性,促进外周组织葡萄糖的吸收和利用。减轻高胰岛素血症,预防体重增加;②二甲双胍能增加胰岛素与其受体的结合,降低脂肪组织释放游离脂肪酸组织和酸性氧化产物水平,降低甘油三酯(TG)、总胆固醇(TC)和低密度脂蛋白胆固醇(LDL)水平,维持或升高高密度脂蛋白胆固醇(HDL),还可通过降低血糖来减轻氧化压力并减少脂质氧化,降低餐后高血脂;③二甲双胍降低纤溶酶原激活抑制因子 –1(PAI–1)水平,提高组织纤维蛋白溶酶原激活物活性,减轻高凝状态、促进纤维蛋白溶解,降低组织纤维蛋白溶酶原激活物抗原和血管性血友病因子(vWF)的水平,减少凝血酶原,使 PAI–1 水平正常,恢复纤溶功能,改善凝血 / 血小板功能异常;④可能对血管内皮和(或)血管平滑肌细胞有直接作用;⑤可能降低血浆中脂肪细胞因子和炎症因子而改善胰岛素抵抗。

(二)对改善卵巢功能的治疗效果

二甲双胍可以改善 PCOS 患者自发排卵及疗效。1994 年首次报道用二甲双胍纠正高胰岛素血症,PCOS 患者的月经转为规律并可有自发排卵。研究显示 1500mg/d 的剂量可以降低 PCOS 患者的血胰岛素、基础及刺激后 LH、游离睾酮、PAI–1 和内皮素 –1 水平,而体重的变化较为靠后,且相对幅度较小。目前认为二甲双胍改善 PCOS 患者排卵功能并不依赖于体重下降,主要通过增加外周组织对胰岛素的敏感性,降低高胰岛素、卵巢及肾上腺来源的雄激素水平的环

节来实现恢复规律排卵。多项研究结果表明用二甲双胍治疗 PCOS 在促使卵巢功能恢复方面有明显的优势,并且对于非肥胖 PCOS 患者的疗效更高,非肥胖型 PCOS 患者中自然排卵率可达41.6%~88%,优于肥胖型 PCOS 的 29%~35.7%。

二甲双胍是 PCOS 患者无排卵的一线治疗药物。Meta 分析显示二甲双胍治疗组的自发排卵率几乎是安慰剂组的 4 倍,有 70%~90% 在用二甲双胍治疗或随后加用氯米芬后出现排卵。在 PCOS 患者药物诱发排卵治疗中,二甲双胍可以作为辅助用药改善月经周期和诱发排卵,与氯米芬(clomiphene citrate, CC)同时使用诱发排卵,可以减少 HMG 类药物的用量,降低卵巢过度刺激综合征发生率。而在氯米芬促排卵失败的 PCOS 患者中,联合使用二甲双胍和氯米芬可以使排卵率比单独用氯米芬提高 4~9 倍。

氯米芬抵抗的 PCOS 患者约占 20%~25%,经二甲双胍预处理可以改善其对氯米芬的反应性,3~6 个月的二甲双胍治疗可以使 70% 的患者恢复规律月经,23% 患者自然妊娠。用电凝和激光进行的腹腔镜卵巢打孔术(LOD)也是氯米芬抵抗的 PCOS 患者的常用治疗方法,排卵率分别为83% 和 77.5%,与二甲双胍在促排卵和妊娠率方面同样有效,且二甲双胍还可以治疗胰岛素抵抗,改善高雄激素血症,降低冠心病的发生,不建议仅为促排卵而进行腹腔镜手术。

二甲双胍可以用于辅助生殖技术的辅助用药,特别对于 PCOS 合并有肥胖和(或)代谢异常的患者。在超排卵周期加用二甲双胍治疗,可减少促性腺激素用量和获卵数,同时不影响卵子和胚胎质量,受精率和临床妊娠率增加,减低卵巢过度刺激综合征的发生风险,还可减少早期流产率。目前二甲双胍在妊娠期用药分级中为 B 类,研究发现与未服用二甲双胍的 PCOS 患者比较,妊娠前和孕期服用二甲双胍的患者发生妊娠期糖尿病(GDM)的风险明显减低,且随诊未发现对胎儿和新生儿的致畸作用,可以在产科医师指导下合理使用。

(三)适应证与剂量

二甲双胍是治疗 PCOS 患者胰岛素抵抗的

一线用药，目前认为主要的适应证为：①PCOS 患者有胰岛素抵抗；②PCOS 患者有糖耐量异常；③单纯饮食控制欠佳的患者，尤其是肥胖和伴高胰岛素血症者；④肥胖型 PCOS 患者；⑤PCOS 患者既往有卵巢过度刺激综合征病史，拟再次行促排卵或辅助生殖技术。

二甲双胍治疗 PCOS 的常用剂量为 500mg 或 850mg，每天 2 次或 3 次，即 1000~1500mg/d，治疗 3~6 个月，于餐时或餐后口服，最佳治疗剂量是 1500~2000mg/d，在达到治疗剂量后维持用药。没有肯定的最佳治疗期限，一般 2~4 个月内产生治疗效果，如果治疗 3 个月无效，建议更换治疗方案。目前文献报道的治疗 PCOS 最长用药时间为 43 个月，治疗则达数年。

使用二甲双胍的注意事项有：①胃肠道副作用常见，用药采用小剂量递增方案：开始第 1 周每天晚餐时 500mg 口服，第 2 周加量至早、晚餐时各 500mg 口服，第 3 周为早中晚餐时各 500mg，或早餐时 500mg、晚餐 1000mg 口服，有助于减轻胃肠道反应；②进餐时服药可减轻胃肠道不良反应；③二甲双胍从胃肠道吸收，经肝脏代谢，大部分以原型从肾脏排出体外，肝肾功能减退者可引起乳酸性酸中毒，故肝肾功能不全、心力衰竭、严重感染及嗜酒者等情况禁用，在用药期间需定期检测患者肝肾功能，有禁忌证时立即停药；④注意其他药物的影响：西咪替丁能减少二甲双胍的肾排出，琼脂可以减少二甲双胍的吸收。

（四）禁忌证与副作用

二甲双胍用于糖尿病和 PCOS 的治疗已有多年，有下列情况禁止使用二甲双胍：①肾功能损害：肾衰竭如血尿素氮和肌酐高于正常者，或有引起肾功损害的疾病（如严重感染、缺氧、脱水等），易引起药物积累发生乳酸性酸中毒。②肝功能损害：因小肠产生的过多乳酸需在肝代谢，易发生乳酸性酸中毒。③严重心肺功能不全、昏迷前期或严重应激状态。④糖尿病患者存在急性并发症时，如酮症或乳酸酸中毒。⑤酗酒和酒精中毒者，因酒精能强化双胍类的降血糖和增高乳酸的作用，易发生乳酸性酸中毒。⑥维生素 B$_{12}$、叶酸和铁缺乏者禁止使用。二甲双胍可减少肠道吸收维生素 B$_{12}$，但极少引起贫血，有报道胃大部切除术后的患者，治疗后出现维生素 B$_{12}$ 缺乏、巨幼细胞性贫血。⑦既往有乳酸性酸中毒者。⑧特殊人群：高龄患者因为易影响肝肾功能慎重使用。

最常见的副作用是胃肠道反应，如腹部不适、腹泻，发生率为 5%~30%，另有恶心、呕吐、厌食、口中有金属味、腹胀等，其严重程度与剂量相关。如症状并不突出，改为餐时或餐后即服可明显减少不良反应，症状多在 2 周左右逐渐自行缓解乃至消失。在首次使用时应当用小剂量递增方案，从 500mg/d 起，根据耐受情况每周调整剂量至治疗量。约有 4%~5% 的患者不能耐受治疗。

乳酸性酸中毒被认为是二甲双胍较为严重的不良反应，但发生很罕见。FDA 报告从 1995 年 5 月到 1996 年 6 月，每 10 万例治疗者出现 5 例；早期法国、瑞典、瑞士的数据显示每年每 10 万例有 1~15 例。UKPDS 观察未出现乳酸酸中毒。^{14}C 标记乳酸显示，治疗剂量的二甲双胍不干扰乳酸代谢，不增加基础乳酸水平。实际上，所有报道的二甲双胍相关乳酸酸中毒都发生在急重症疾病时，如肾功能不全、严重组织低灌注、心源性或感染性休克、呼吸衰竭伴低氧血症及严重肝病等。FDA 报道 1995 年美国发生 47 例，64% 伴心脏疾病。由于严重疾病本身也可导致乳酸酸中毒，如严重肝病可阻断乳酸代谢，低血压增加血乳酸浓度，上述情况下很难区分乳酸酸中毒是疾病本身还是二甲双胍所致。综上所述，临床使用二甲双胍在大多数患者是安全的。

二甲双胍在 FDA 孕期用药分类为 B 类药，目前尚无致动物或人类胎儿畸形或毒性的证据。已被用于治疗妊娠中晚期的糖尿病患者且无围产儿死亡率增加，未见影响新生儿出生体重、身长、生长发育及先天畸形的报道。目前尚无证据表明孕早期服用二甲双胍会增加胎儿畸形率。

二、噻唑烷二酮类药物

噻唑烷二酮类药物（thiazolidinediones，TZDs）与过氧化体增殖激活受体 γ 结合，可调节胰岛素效应有关基因的转录，能够增加机体外周组织对胰岛素的敏感性，增加葡萄糖的利用，减轻胰岛素抵抗和高胰岛素血症,降低雄激素浓度,从而有效改善卵巢功能,有助于恢复排卵。噻唑烷二酮类药物包括曲格列酮、罗格列酮、吡格列酮等。曲格列酮可提高排卵率及减轻多毛等高雄激素症状,因其可引起严重的肝功能损害等副作用,现临床已不使用。吡格列酮和罗格列酮是目前临床上常用的噻唑烷二酮类药物,罗格列酮的常用剂量为4~8mg/d,吡格列酮的常用剂量为15~30mg/d。现在有复合制剂吡格列酮二甲双胍片,每片含盐酸吡格列酮15mg和盐酸二甲双胍500mg,常用剂量为每天1~2片,起始剂量以患者已在使用的盐酸吡格列酮和(或)盐酸二甲双胍的剂量为基础。

研究表明,噻唑烷二酮类药物能够显著降低PCOS患者空腹血糖和胰岛素水平。但此类药物不能有效降低雄激素水平,且可能引起体重增加、低血糖、心血管不良事件及骨密度降低,因此,噻唑烷二酮类药物目前不是PCOS治疗的首选药物,推荐用于存在胰岛素抵抗但二甲双胍无效或不耐受的患者。对于超重/肥胖的PCOS患者,或合并有心脏疾病、骨密度减低的患者,不推荐使用噻唑烷二酮类药物。噻唑烷二酮类属于C类药物,动物实验能使胎儿发育延迟,有生育要求的患者、妊娠期、哺乳期妇女及18岁以下患者不推荐服用。

第三节　其他药物治疗

一、阿卡波糖

阿卡波糖是α-糖苷酶抑制剂,可通过竞争性抑制α-糖苷酶而抑制小肠内多糖食物的分解,使单糖在小肠的吸收减缓,减少餐后血糖浓度升高,降低血胰岛素水平,还可能增加餐后胰高糖素样肽-1(GLP-1)水平,从而达到治疗胰岛素抵抗的作用。近年研究发现,阿卡波糖在PCOS患者改善代谢和激素水平方面的疗效与二甲双胍相类似,meta分析表明阿卡波糖可降低血清中睾酮、三酰甘油及低密度脂蛋白水平,与二甲双胍相比,其对患者排卵率和月经状况改善的作用相仿。

阿卡波糖与氯米芬合用可降低LH/FSH、睾酮、体重指数,有效改善胰岛素抵抗及排卵情况,提高氯米芬抵抗的PCOS患者的排卵率。阿卡波糖的用法为:起始剂量150mg/d,可逐渐增加至300mg/d。常见的副作用为肠胀气、肠鸣音亢进及腹痛腹泻等胃肠道反应,其严重程度明显轻于服用二甲双胍者。目前仍需大样本量的随机对照试验证实其治疗效果。

二、胰高糖素样肽-1受体激动剂

胰高糖素样肽-1(glucagon-like peptide 1,GLP-1)类似物为新型降糖药物。GLP-1是一种肠道产生的具有胰岛β细胞保护作用的多肽,可以促进胰岛素分泌,减轻炎症反应,近年来的研究发现,超重及正常体重的PCOS患者GLP-1分泌均减少,且这种肠激素的分泌不足可影响患者的糖代谢,因而GLP-1受体激动剂被认为可改善PCOS患者的胰岛素抵抗及糖代谢异常。GLP-1受体激动剂在降糖的同时可以通过抑制胃肠蠕动,降低食欲和减轻饥饿感,减少能量摄入降低体重和体脂量,可使肥胖人群体重减轻。一项研究对肥胖和排卵障碍的PCOS患者给予24周治疗,结果发现合用GLP-1受体激动剂组在排卵率、激素水平、代谢水平等方面明显优于单用二甲双胍组,通过二甲双胍治疗6个月后而体重减轻小于5%的肥胖PCOS患者,GLP-1受体激动剂组可以进一步降低体重。

在超重/肥胖的PCOS患者中,应用其受体激动剂艾塞那肽在控制体重方面明显优于二甲双胍,且两药联用相比于两种药物单独使用,可以更大程度上改善PCOS患者的月经周期、排卵率、雄激素水平、胰岛素抵抗及糖代谢紊乱。另一种受体激动剂利拉鲁肽则对服用二甲双胍减轻体重无效的PCOS患者有较好的疗效。此外,GLP-1受体激动剂可以降低体内转氨酶水平及血脂水平,促进脂肪再分配,直接减轻肝脏脂肪变性及炎症反应程度,改善脂肪肝,因而这类药物也可用于PCOS患者脂肪肝的治疗。虽然多项小样本研究证实GLP-1受体激动剂在超重/肥胖PCOS患者中改善代谢症状有显著的疗效,但仍缺乏大型的

RCT 证据,且其在正常体重及正常糖耐量 PCOS 患者中应用的研究仍不足,因而现阶段此类药物更适用于有减轻体重需要或合并糖代谢紊乱的 PCOS 患者。

三、D- 手性肌醇

D- 手性肌醇(D-chiro-inositol)为人工合成的肌醇磷脂酰聚糖,能激活非经典的胰岛素信号系统,早年治疗糖尿病时发现能提高胰岛素的敏感性。研究结果表明 D- 手性肌醇可改善肥胖型 PCOS 患者的排卵情况,减少雄激素及甘油三酯水平,但在降低胰岛素及血压方面的疗效不显著。仍需大样本量的随机对照试验证实其治疗效果。

四、小檗碱

小檗碱(berberine,BBR),又称黄连素,是一种从黄连、黄柏和白毛茛等植物中提取的季铵型异喹啉类生物碱,是传统的抗炎药物,对多种细菌以及真菌具有抑制或杀灭作用,既往常用于肠道细菌感染。1986 年陈其明等首次报道小檗碱能降低正常小鼠血糖水平。近年来研究表明小檗碱能降低患者空腹及餐后血糖和血脂水平。Zhang 等研究发现小檗碱(1.0g/d)治疗 3 个月后,空腹和餐后血糖、糖基化血红蛋白(glycosylated hemoglobin,HbA1c)水平下降,血脂水平亦下降。Yin 等对 36 名新发糖尿病随机予小檗碱(1.5g/d)或二甲双胍(1.5g/d)治疗 3 个月,空腹胰岛素、空腹和餐后血糖、HbA1c 水平降低,疗效与二甲双胍组相近,但降低血脂水平疗效优于二甲双胍组。Dong 等 meta 分析发现小檗碱治疗较安慰剂或改善生活方式明显降低患者空腹及餐后血糖、胰岛素和 HbA1c 水平,其降低空腹及餐后血糖的治疗效果与口服降糖药(如二甲双胍、格列吡嗪、罗格列酮等)相似;同时小檗碱较安慰剂或改善生活方式降低血脂水平。

近年来有学者将小檗碱应用到 PCOS 患者。Wei 等研究在 85 名 PCOS 患者中分别予小檗碱(1.5g/d)+ 炔雌醇环丙孕酮片,二甲双胍(1.5g/d)+ 炔雌醇环丙孕酮片及安慰剂 + 炔雌醇环丙孕酮片治疗 3 个月,结果示小檗碱 + 炔雌醇环丙孕酮片组治疗后空腹胰岛素、空腹血糖低于较安慰剂 + 炔雌醇环丙孕酮片组,血脂水平低于二甲双胍 + 炔雌醇环丙孕酮片组。杨冬梓等对小檗碱治疗 PCOS 进行前瞻性研究,对 98 例 PCOS 患者给予小檗碱(1.2g/d)治疗 4 个月,观察治疗前后内分泌、代谢指标以及排卵率的变化,发现治疗 4 个月后,患者胰岛素抵抗、血脂指标均有改善、自发排卵率升高至 25%,提示小檗碱对 PCOS 的代谢及内分泌紊乱均有较好的改善。目前小檗碱改善胰岛素抵抗的机制尚不明确。

(杨冬梓　李琳)

参 考 文 献

1. Diamanti-Kandarakis E. Polycystic ovarian syndrome: pathophysiology, molecularaspects and clinical implications. Expert Rev Mol Med, 2008, 10: e3.

2. The ESHRE/ASRM-Sponsored Rotterdam Consensus Meeting. Revised 2003 consensus on diagnostic criteria and long-term health risks related to polycystic ovary syndrome(PCOS). Hum Reprod, 2004, 19: 41-47.

3. Fauser BC, Tarlatzis BC, Rebar RW, et al. Consensus on women's health aspects of polycystic ovary syndrome(PCOS): the Amsterdam ESHRE/ASRM-Sponsored 3rd PCOS Consensus Workshop Group. Fertil Steril, 2012, 97: 28-38.

4. Chang RF. Chapter 20: Polycystic ovary syndrome and hyperandrognic states. In Yen & Jaffe's Reproductive Endocrinology: physiology, pathophysiology, and clinical management. 6th ed. Strauss JF, Barbieri RL. Saunders Elsevier, 2009.

5. 曹泽毅. 中华妇产科学. 第 3 版. 北京:人民卫生出版社, 2014

6. Ovalle F, Azziz R. Insulin resistance, polycystic ovary syndrome, and type 2 diabetes mellitus. Fertil Steril, 2002, 77: 1095-1105.

7. Conway G, Dewailly D, Diamanti-Kandarakis E, et al. The polycystic ovary syndrome: a position statement from the European Society of

Endocrinology. Eur J Endocrinol, 2014, 171: 1–29.

8. 中华医学会内分泌学分会. 中国成人预防的专家共识. 中华内分泌代谢杂志, 2014, 30(4): 277–283.

9. Mani H, Levy MJ, Davies MJ, et al. Diabetes and cardiovascular events in women with polycystic ovary syndrome: a 20-year retrospective cohort study. Clin Endocrinol(Oxf), 2013, 78(6): 926–934.

10. Baranova A, Tran TP, Birerdinc A, et al. Systematic review: association of polycystic ovary syndrome with metabolic syndrome and non-alcoholic fatty liver disease. Aliment Pharmacol Ther, 2011, 33(&): 810–814.

11. Ni RM, Mo Y, Chen X, et al. Low prevalence of the metabolic syndrome but high occurrence of various metabolic disorders in Chinese women with polycystic ovary syndrome. Eur J Endocrinol, 2009, 161: 411–418.

12. Chen X, Ni R, Mo Y, et al. Appropriate BMI levels for PCOS patients in Southern China. Hum Reprod, 2010, 25: 1295–1302.

13. American Diabetes Association. Executive summary: Standards of medical care in diabetes–2012. Diabetes Care, 2012, 35(Suppl 1): S4–S10.

14. Goodman NF, Cobin RH, Futterweit W, et al. American association of clinical endocrinologists, American college of endocrionology, and androgen excess and PCOS society disease state clinical review: guide to the best practice in the evaluation and treatment of polycystic ovary syndrome. Endocrine Practice, 2015, 21(11): 1291–1300.

15. Haqq L, McFarlane J, Dieberg G, et al. The effect of lifestyle intervention on body composition, glycemic control and cardiorespiratory fitness in women with polycystic ovary syndrome: a systematic review and meta-analysis. Int J Sport Nutr Exerc Metab, 2015, 25(6): 533–540.

16. Curi DD, Fonseca AM, Marcondes JA, et al. Metformin versus lifestyle changes in treating women with polycystic ovary syndrome. Gynecol Endocrinol, 2012, 28(3): 182–185.

17. Haqq L, McFarlane J, Dieberg G, et al. Effect of lifestyle intervention on the reproductive endocrine profile in women with polycystic ovarian syndrome: a systematic review and meta-analysis. Endocr Connect, 2014, 3(1): 36–46.

18. Nybacka A, Carlstrom K, Stahle A, et al. Randomized comparison of the influence of dietary management and/or physical exercise on ovarian function and metabolic parameters in overweight women with polycystic ovary syndrome. Fertil Steril, 2011, 96(6): 1508–1513.

19. Stepto NK, Cassar S, Joham AE. Women with polycystic ovary syndrome have intrinsic insulin resistance on euglycaemic-hyperinsulaemic clamp. Hum Reprod, 2013, 28(3): 777–784.

20. Wulffelé MG, KooyA, de Zeeuw D, et al. The effect of metformin on blood pressure, plasma cholesterol and triglycerides in type 2 diabetes mellitus: a systematic review. J Intern Med, 2004, 256: 1–14.

21. Tang T, Lord JM, Norman RJ, et al. Insulin-sensitising drugs(metformin, rosiglitazone, pioglitazone, D-chiro-insositol) for women with polycystic ovary syndrome, oligo-amenorrhoea and subinfertility. Cochrane Database Syst Rev, 2012, 5: CD003053.

22. Du, Yang S, Wang YJ, et al. Effects of thiazolidinediones on polycystic ovary syndrome: a meta-analysis of randomized placebo-controlled trials. Adv Ther, 2012, 29(9): 763–774.

23. Jensterle Sever M, Kocjan T, Pferfer M, et al. Short-term combined treatment with liraglutide and metformin leads to significant weight loss in obese women with polycystic ovary syndrome and previous poor response to metformin. Eur J Endocrinol, 2014, 170(3): 451–459.

24. Zheng MY, Yang JH, Shan CY et al. Effects of

24-week treatment with acarbose on glucogon-like peptide-1 in newly diagnosed type 2 diabetes patients: a preliminary report. Cardiovasc Diabetol, 2013, 12: 73.

25. Zhang YY, Hou LQ, Zhao TY. Effects of acarbose on polycystic ovary syndrome: a meta-analysis. Exp Clin Endocrinol Diabetes, 2014, 122(6): 373-378.

26. Kahal H, Abouda G, Rigby AS, et al. Glucagon-like peptide-1 analogue, liraglutide, improves liver fibrosis markers in obese women with polycystic ovary syndrome and nonalcoholic fatty liver disease. Clin Endocrinol(Oxf), 2014, 81(4): 523-528.

27. Hogan AE, Gaoatswe G, Lynch L, et al. Glucagon-like peptide 1 analogue therapy directly modulates innate immune-mediated inflammation in individuals with type 2 diabetes mellitus. Diabetologia, 2014, 57(4): 781-784.

28. Zhang Y, Li X, Zou D, et al. Treatment of type 2 diabetes and dyslipidemia with the natural plant alkaloid berberine. J Clin Endocrinol Metab, 2008, 93: 2559-2565.

29. Yin J, Xing H, Ye J. Efficacy of berberine in patients with type 2 diabetes mellitus. Metabolism, 2008, 57: 712-717.

30. An Y, Sun Z, Zhang Y, et al. The use of berberine for women with polycystic ovary syndrome undergoing IVF treatment. Clin Endocrinol(Oxf), 2014, 80(3): 425-431.

31. Li Y, Kuang H, Shen W, et al. Letrozole, berberine, or their combination for anovulatory infertility in women with polycystic ovary syndrome: study desigh of a double-blind randomized controlled trial. BMJ Open, 2013, 3(11): e003934.

32. Wei W, Zhao H, Wang A, et al. A clinical study on the short-term effect of berberine in comparison to metformin on the metabolic characteristics of women with polycystic ovary syndrome. Eur J Endocrinol, 2012, 166: 99-105.

33. Li L, Li C, Pan P, et al. A single arm pilot study of effects of berberine on the menstrual pattern, ovulation rate, hormonal and metabolic profiles in anovulatory Chinese women with polycystic ovary syndrome. Plos ONE, 2015, 10: e-144072.

第三十章

多囊卵巢综合征促排卵治疗

多囊卵巢综合征是一种内分泌及代谢异常疾病,人群中发病率高,占生育年龄妇的 6%~10%,是月经紊乱、多毛及无排卵型不孕症的主要原因之一。其临床表现多样,基于 1079 例患者的调查显示,74% 的患者表现为不孕、69% 的患者存在多毛现象、51% 的患者存在月经稀发、41% 的患者表现为肥胖、功能性出血者约为 29%、月经规律患者仅有 12%。虽然其发病机制经过多年的研究至今尚不明确,但胰岛素抵抗及代偿性高胰岛素血症被认为是其中一个主要的机制,尤其是肥胖患者。因此,目前关于 PCOS 患者的促排卵治疗,主要方法包括控制体重、使用胰岛素增敏剂及促排卵药物。

第一节　基础状态的调整

肥胖在 PCOS 患者中非常常见,2000~2002 年美国的一项研究显示 PCOS 患者中肥胖的发病率为 74%,国人肥胖者较欧美国家少,即使在 PCOS 患者中,肥胖患者也仅占小部分,但肥胖与 PCOS 症状的严重程度相关,且可能对 IVF 助孕周期有负面影响,需要更多的促性腺激素,获卵数少,更高的周期取消,甚至高 OHSS 风险等,因此仍需引起重视。2007 年 PCOS 的共识峰会提出,肥胖与排卵障碍、流产及妊娠晚期并发症如妊娠期糖尿病、子痫前期等密切相关。在 PCOS 患者助孕前的咨询时,我们必须意识到可能导致生殖失败的这些危险因素,并在治疗开始前及时纠正。如肥胖患者需进行减重、锻炼,及戒烟、戒酒等生活方式的调整。一项 meta 分析提出,生活方式的

调整(如饮食、运动等)应作为一线治疗方案,研究发现,通过生活方式的调整可以减轻血清雄激素的异常程度,改善多毛症状,减少体重及臀围,同时改善胰岛素抵抗的程度。生活方式的调整应该建立在限制能量摄入的饮食习惯、行为治疗和锻炼相结合的基础上。

（一）饮食

众所周知,能量限制是控制体重的必要条件。目前有很多关于饮食模式对排卵及生育结局的影响的研究,虽然没有 I 级证据直接表明,但仍推荐肥胖的 PCOS 患者进行低热卡限制碳水化合物的饮食(<500kcal/d),即使无法严格做到,任何形式的能量限制均可接受,期望减重目标为原来体重的 5%。

（二）锻炼

生活方式的干预联合药物治疗可改善患者的雄激素水平及月经周期,且患者的心血管疾病高危因素如高血压、血脂异常、颈动脉层厚度均得到改善。减重,独立于生活方式干预,可改善 PCOS 患者的多项指标,且极度肥胖会影响生活方式干预的效应。体重下降 2%~5% 可改善肥胖 PCOS 患者的排卵、体脂重分布及胰岛素敏感性等。减重本身有利于恢复肥胖 PCOS 患者的月经周期。BMI 下降 $\geq 0.25 kg/m^2$,或者每天保持 30 分钟中高强度运动可显著降低患有 PCOS 的青少年未来发生心血管疾病的风险。减重联合增强锻炼已被提为超重及肥胖青春期女孩的一线治疗方案(C 级),可降低雄激素水平,使月经周期恢复正常。但目前尚无大型 RCT 结果显示在体重正常的 PCOS 患者中,减重是否获益。

第二节　二甲双胍

在 PCOS 患者中，肥胖、高雄、不排卵、多毛是其四大特征，除此之外，胰岛素抵抗和代偿性高胰岛素血症也很常见，被认为是 PCOS 患者发病机制中的关键环节，且早期即起作用。在 PCOS 患者中，青春期在胰岛素抵抗及高胰岛素血症的发生的分子起源起着重要的作用。人体在青春期经历了暂时的胰岛素不敏感，从而促进生长激素及胰岛素样生长因子 -1（IGF-1）的分泌增加，促进蛋白质合成。这可能是最早发生血糖调控能力减弱的重要因素。IR 的发生与肥胖、雄激素水平无关，胰岛素抵抗可能与种族及环境因素相关。重要的是，IR 在 PCOS 患者中存在组织选择性，在骨骼肌、脂肪组织、肝脏等代谢相关组织中表现出抵抗性，而在产生类固醇的脏器如肾上腺和卵巢则表现出持续的敏感性，可通过各种途径使卵巢产生更多的雄激素。一项在 PCOS 患者中进行的前瞻性试验显示，其中 9 例发生 CC 抵抗患者的空腹胰岛素水平及胰岛素抵抗的稳态模型评估较 CC 敏感的患者高，提示胰岛素抵抗可能会影响 CC 的排卵率，建议合并胰岛素抵抗的 PCOS 患者在促排卵前需彻底纠正。因此，促进胰岛素敏感、降低胰岛素水平越来越受重视。

二甲双胍作为一种常用的辅助用药，其在 PCOS 患者诱发排卵中的作用得到越来越多的研究。具体如下：

（一）二甲双胍对 PCOS 患者月经周期的影响

早期的研究认为二甲双胍对 PCOS 患者的月经周期有改善作用，用药期间或用药后可使一些长期不排卵的 PCOS 患者恢复正常的月经周期。但一项多中心、双盲的 RCT 研究认为二甲双胍的使用不会提高肥胖 PCOS 患者的体重下降及月经周期恢复。

（二）二甲双胍对排卵率、临床妊娠率和活产率的影响

二甲双胍对 PCOS 患者临床结局的影响有多种结论，但随着研究的深入，认为对不同表型的 PCOS 患者应进行分层讨论，尤其是对 BMI 的分层。2007 年 PCOS 的共识峰会指出，二甲双胍仅适合用于存在糖耐量受损的患者，不推荐在促排卵过程中使用。Legro 等对一项多中心、双盲的随机对照研究的后期分析显示 Met 在非肥胖人群中的促排卵效果较肥胖患者更显著。一项 meta 分析纳入了 4 项比较二甲双胍与克罗米芬干预的 RCT 研究，在 BMI<32kg/m^2 的 PCOS 患者中，排卵率、妊娠率及活产率均未能发现统计学差异，因此，在二甲双胍成为 PCOS 促排卵一线治疗药物之前，还需要更多优效性研究来支持。一项大型 RCT 研究表明，单独使用二甲双胍在实现 PCOS 患者的排卵、妊娠及活产上，不如 CC。另一项 RCT 研究中得出结论：二甲双胍预处理至少 3 个月后，使用另一种诱发排卵药物增加了活产率。二甲双胍作为预处理，改善了胰岛素抵抗，促进排卵的恢复，增加了患者对促排卵药物的敏感性，有利于增加排卵率。最近的一项研究表明，与肥胖的患者相比，二甲双胍在非肥胖的患者中有改善排卵率的作用，与 Legro 的研究结论相同，再次强调生活方式调整在各种治疗方案中的重要性。2017 年 ASRM 提出：与安慰剂相比，二甲双胍可提高 PCOS 患者的排卵率，但仍不能作为一线治疗药物，因为 CC 或 LE 等促排卵药物均可获得较好的排卵率及活产率等。系统评价认为与安慰剂相比，二甲双胍可提高 PCOS 患者的活产率，但证据不足。关于二甲双胍的长期使用是否有益于 PCOS 患者的排卵、妊娠率等，尚无数据。综上，推荐在非肥胖的 PCOS 患者中使用二甲双胍促排卵，联合或不联合其他促排卵药物。另对于无法进行 B 超监测的无排卵性 PCOS 患者，强烈推荐使用二甲双胍来帮助恢复自然排卵，增加妊娠率。

（三）二甲双胍对生化指标的影响

二甲双胍对代谢指标如血清胰岛素、雄激素水平的下降及胰岛素抵抗的改善依赖于体重，一项前瞻、双盲的随机对照试验显示，Met 仅在 BMI>30kg/m^2 的肥胖 PCOS 患者中，才体现出降低雄激素水平及胰岛素抵抗的改善等效应。

（四）二甲双胍对流产率及多胎妊娠率的影响

二甲双胍是否能降低流产率,仍有争论。一项 meta 分析显示,二甲双胍在助孕过程中使用,验孕阳性即停药并不会影响流产率。目前仍无足够证据推荐在妊娠期间使用二甲双胍以预防流产。二甲双胍单独使用不会增加多胎妊娠率,而与 CC 或 FSH 联合使用是否会影响多胎妊娠率,尚无足够证据。一项 meta 分析显示,联合二甲双胍,不能减少 Gn 诱发排卵的多胎妊娠率。

（五）二甲双胍对 GDM 的影响

PCOS 患者存在胰岛素抵抗和胰岛 β 细胞功能受损,且大部分年轻的 PCOS 患者发现了糖耐量受损及非胰岛素依赖的糖尿病。有研究表明,PCOS 患者发生糖耐量受损的风险增加。且 PCOS 患者发生妊娠期糖尿病（gestational diabetes mellitus, GDM）的风险较非 PCOS 患者高,但也有部分研究认为没有相关性。在伊朗人的一项队列研究中发现,月经周期不规则使 GDM 的风险增加了 4.2 倍,血清甘油三酯水平大于 150mg/ml 使 GDM 风险增加了 1.9 倍,而孕前二甲双胍预处理可降低 40% 发生 GDM 的风险。建议在 PCOS 患者的妊娠早期进行相关危险因子的筛查,及时干预,改善胎儿的预后。但也有研究认为,PCOS 的病史是发生 GDM 的重要独立危险因素,且治疗 PCOS 的药物或口服降糖药的应用不会降低此风险。当高危患者妊娠时,需要对母儿健康进行严密监测,且严格进行饮食控制,限制体重增长,以避免 GDM 所引起的产科并发症。

（六）二甲双胍对青春期 PCOS 患者的作用

二甲双胍有利于肥胖的青春期 PCOS 患者的健康,但只有短期的数据（A 级）,可改善非肥胖患者的排卵情况且降低雄激素水平（B 级）。二甲双胍增加了自然排卵、恢复自然月经周期的可能,可改善青春期 PCOS 患者多毛、肥胖等症状,增强青春期患者的自信心,有利于青春期的身心健康。

第三节　来　曲　唑

（一）来曲唑的促排卵机制

来曲唑（letrozole, LE）是一种新型的促排卵药物,其本质为选择性芳香化酶抑制剂,自 2001 年被提出应用于诱发排卵治疗,有望取代 CC 成为无排卵性不孕患者及排卵性不孕患者促进排卵的一线治疗药物。但促排卵机制尚不十分明确,仍需进一步研究,可能是通过抑制芳香化酶、阻断雌激素的产生,解除雌激素对下丘脑—垂体—性腺轴的负反馈抑制作用,导致 Gn 的分泌增加而促进卵泡发育。同时,阻断雄激素转化为雌激素,导致雄激素在卵泡内积聚,从而增加 FSH 受体的表达并促使卵泡发育。

（二）来曲唑的促排卵疗效

来曲唑特异性可逆的结合芳香化酶,抑制内源性雌激素的产生,多诱导单卵泡发育,且不具有 CC 的抗雌激素效应,对内膜影响较小;有利于提高 PCOS 患者的排卵率、临床妊娠率及活产率,减少多胎妊娠率。2016 年美国妇产科医师学会女性健康护理医师委员会提出在多囊卵巢综合征及 BMI>30kg/m² 的患者中,LE 应作为一线治疗药物。最新的系统评价及网络 meta 分析显示,LE 是所有适用于 WHO Ⅱ 型排卵障碍患者（包括 PCOS 患者）的诱发排卵药物中活产率最高的,且在排卵率及妊娠率上优于单独使用 CC。2014 年发表在 Cochrane 上的一项综述结果显示:与 CC 相比,LE 可提高排卵障碍的 PCOS 不孕患者的活产率及妊娠率,且具有极低的 OHSS 发生率。Legro 等进行的双盲、多中心前瞻性随机对照研究也得到相同的结论。对于 CC 抵抗的 PCOS 患者,GN 的使用是目前的首选替代方案,但不幸的是,GN 的治疗常伴发 OHSS 和多胎妊娠等并发症,导致早产儿及新生儿并发症增加,增加了治疗费用。LE 联合低剂量高纯度 HMG 是一种有效且安全的诱发排卵方案,可增加 CC 抵抗患者的临床妊娠率,且减少过度刺激的风险。

（三）来曲唑的临床特点

1. 降低血清雌激素水平　LE 是选择性芳香化酶抑制剂,可阻断颗粒细胞内芳香化酶活性,阻断雌激素的产生,因此单个卵泡所产生的雌激素水平显著低于正常排卵者卵泡分泌的雌激素,亦显著低于 CC 促排所产生的雌激素水平。适用于合并雌激素依赖性疾病患者的促排卵,如合并子宫内膜异位症、乳腺疾病患者的促排治疗。

2. 促进单卵泡发育,提高卵泡发育速度　LE 促排卵常获得单卵泡发育,平均约 1.2 枚,且使用 LE 促排卵泡反应更为敏感,卵泡期缩短(13.1 天),卵泡发育速度较 CC(13.9 天)快,可提前出现高于正常排卵者的 LH 峰值,因此卵泡期缩短,且多胎妊娠率降低。

3. 保持内膜容受性　LE 是一种选择性芳香化酶抑制剂,增加了垂体前叶分泌促性腺素,且其半衰期(2 天)较 CC(2 周)短,因此对内膜的容受性影响较小。LE 周期的雌激素水平低可通过外源性添加雌激素而促进内膜生长。但与 CC 相比,但在乳腺癌患者的长期治疗中,LE 等芳香化酶抑制剂可减少循环中雌激素水平,降低子宫内膜厚度,与长时间 Tam 治疗相关的子宫内膜增生可被逆转。

4. 半衰期短,累积毒副作用小　LE 的半衰期非常短(约 48 小时),因此在种植前就已经完全清除了。虽然在 2005 年 ASRM 大会上 LE 的安全性备受争议,但重复的实验并无法证实 LE 与心脏畸形的相关性。LE 主要报告的风险是存在潜在的胎儿毒性,虽然其半衰期较短且用于卵泡生长的早期可能会减少对胎儿器官影响的可能性。少数人可出现骨骼肌疼痛、恶心、头痛、关节疼痛、疲劳、呼吸困难、咳嗽、便秘、呕吐、腹泻、胸痛、病毒感染、面部潮红、腹痛等。

5. 口服剂型,使用方便　LE 为口服剂型,B 超监测次数较少,一般不需要添加辅助药物,多胎妊娠等并发症较少,使其应用更方便,在考虑促性腺激素治疗前应进行适当的尝试。

第四节　克罗米芬

（一）克罗米芬的作用机制

克罗米芬(clomiphene citrate,CC)自 20 世纪 60 年代便开始应用于临床,至今仍为最广泛应用的诱发排卵药物。CC 是一种非类固醇抗雌激素制剂,结构与雌激素结构类似,可竞争性结合下丘脑、垂体雌激素受体,具有雌激素拮抗效应及弱的激动效应,当内源性雌激素水平较低时,可表现出弱的雌激素激动效应。CC 对雌激素受体的亲和力是雌激素的数十倍,能更长时间的占据下丘脑、垂体上的雌激素受体,使下丘脑误以为体内雌激素不足,解除了雌激素对下丘脑的负反馈作用,从而触发促性腺激素释放激素脉冲式分泌,刺激垂体分泌 FSH 和 LH,促进卵泡的生长并成熟,同时雌激素水平升高可起正反馈作用促进中枢释放大量 GnRH,最终激发 LH 峰诱发排卵。其作用依赖于 HPO 轴正负反馈机制的完整性。在正常排卵女性,CC 可增加下丘脑 GnRH 释放的脉冲频率;而在多囊卵巢综合征女性,则增加 GnRH 释放的脉冲幅度。

（二）克罗米芬的临床特点

1. 血清雌激素水平高　在 CC 诱发排卵周期中,单个卵泡所形成的血清雌二醇水平高于自然发育卵泡的雌二醇水平。且 CC 卵泡募集力度较 LE 强,可获得更多的发育卵泡数(1.5 枚),平均高于对照组,而卵泡直径大小无差异。

2. 存在克罗米芬抵抗现象　在 PCOS 患者中发生率大约 15%~40%,发生率较高,胰岛素抵抗可能是导致克罗米芬抵抗的原因之一。连续 3 个周期使用 CC 常规方案剂量达 150mg 仍无反应称为克罗米芬抵抗。

3. 子宫内膜薄但不影响容受性　一项 meta 分析表明,CC 周期的子宫内膜厚度小于 LE 周期、Gn 周期,且不能通过外源性添加雌激素而改善。但研究者观察排卵后 7 天子宫内膜厚度,各周期间无显著性差异,且妊娠及未妊娠患者之间子宫内膜厚度无统计学差异。因此卵泡成熟过程中的子宫内膜薄并不需要取消周期。

4. 血 LH 水平较高 在 CC 诱发排卵周期中,CC 通过占据雌激素受体而发挥作用,继而内源性 E_2 未能启动负反馈抑制作用,因而下丘脑—垂体—卵巢轴接受机体雌激素低水平的"假消息"刺激,下丘脑脉冲式分泌增加,进而刺激垂体分泌 FSH 和 LH 升高。

5. 副作用 CC 的治疗耐受性良好,轻微副作用较常见,一般持续时间短,极少严重至需要进一步治疗。大约 10%~20% 的患者可发生阵发性潮热、血管收缩症状及情绪改变等低雌激素症状。极少患者可出现可逆性视觉障碍,更改诱发排卵方案可恢复正常。妊娠相关的风险如多胎妊娠、先天性畸形及其他潜在风险越来越受关注。多胎妊娠最常见的为双胎妊娠,发生率约 7%~10%。需要控制在使用最低有效剂量诱发排卵减少超排卵及多胎妊娠风险,以及卵巢过度刺激的发生风险。CC 诱发排卵无增加新生儿的发育迟缓或学习障碍风险。新近研究表明,不孕患者的卵巢肿瘤的发生率升高,但无证据表明诱发排卵药物增加该风险。

(三)克罗米芬抵抗

克罗米芬是 PCOS 患者诱发排卵的一线药物,但约 15%~40% 的患者存在 CC 抵抗,即连续 3 个周期使用 CC 常规方案剂量达 150mg 仍无反应。据报道,伴有肥胖症、高雄激素和胰岛素抵抗等的 PCOS 患者容易发生 CC 抵抗,表明这些因素可能是造成 CC 抵抗的主要原因。另细胞因子已被证实参与 HPO 轴的调控及正常月经周期的维持。越来越多的研究支持,PCOS 患者是一种轻度的慢性炎性微环境状态,且 PCOS 患者外周血可检测到升高的促炎因子,这种细胞因子的调节异常亦可能与患者对 CC 治疗反应迟钝有关。在匹配的 CC 敏感(CC-sensitive,CC-s)及 CC 抵抗(CC-resistance,CC-r)两组 PCOS 患者中,检测了 174 中细胞因子,发现 7 个细胞因子在两组中表达量不同。研究者认为,CXCL-16 介导的促炎反应可能涉及 PCOS 患者对 CC 的敏感性。

CC 抵抗患者,可采取减重、更换诱发排卵药物如 LE 或 Gn 等、联用二甲双胍改善胰岛素抵抗等方案来改善卵巢反应性,以增加排卵率、临床妊娠率及活产率。首先,促性腺激素如 FSH 及 HMG 等,可作为 CC 抵抗患者的第二选择,但潜在高 OHSS 风险及多胎妊娠率风险限制了其使用。其次,LE 与 CC 作用机制不同,同为口服剂型使用方便、诱导单卵泡发育等优势使其更受临床医生青睐,但其疗效尚无定论。第三,二甲双胍可改善胰岛素抵抗、高雄激素水平及代谢环境,可改善药物敏感性,促进排卵,改善妊娠结局,但二甲双胍具体所需的疗程、剂量及治疗的评估仍无定论。第四,腹腔镜下卵巢打孔术可通过改善降低血清雄激素水平及 LH 水平,增加 FSH 水平,从而达到促进卵泡生长发育的目的,但单侧打孔还是双侧打孔孰优孰劣尚无定论,且具有潜在的卵巢早衰风险,目前不推荐使用。最后,可通过联合治疗方案来改善卵巢敏感性,达到诱发排卵的目的。

一项 meta 分析结果显示,CC 联合二甲双胍与 CC 单独使用相比,可显著提高 CC 抵抗的 PCOS 患者的排卵率及临床妊娠率,但活产率未显示出统计学差异。仍需更多的研究来进一步证实对于特定的 PCOS 表型(如具体的 BMI、种族、IR 存在与否等特点)及存在 CC 抵抗的 PCOS 患者,CC 联合二甲双胍优于单独使用 CC。发表在 *Cochrane* 上的一项系统评价也得出同样的结论,但是否能在活产率上得到同样的结论仍属未知。

二甲双胍联合 LE 可能改善 CC 抵抗的 PCOS 患者的临床结局,但仍需进一步研究证实。

(杨 星 梁晓燕)

参考文献

1. Ruthia YS, Mandeel H, Sanawi H, et al. Ovulation induction by metformin among obese versus non-obese women with polycystic ovary syndrome. Saudi Pharm J, 2017, 25(5): 795-800.

2. Vanky E, Kjotrod S, Salvesen KA, et al. Clinical, biochemical and ultrasonographic characteristics of Scandinavian women with PCOS. Acta Obstet Gynecol Scand, 2004, 83(5): 482-486.

3. Jiang S, Kuang Y. Clomiphene citrate is associated

with favorable cycle characteristics but impaired outcomes of obese women with polycystic ovarian syndrome undergoing ovarian stimulation for in vitro fertilization. Medicine（Baltimore）, 2017, 96（32）: e7540.

4. Consensus on infertility treatment related to polycystic ovary syndrome. Hum Reprod, 2008, 23（3）: 462-477.

5. Lim SS, Davies MJ, Norman RJ, et al. Overweight, obesity and central obesity in women with polycystic ovary syndrome: a systematic review and meta-analysis. Hum Reprod Update, 2012, 18（6）: 618-637.

6. Tang T, Glanville J, Hayden CJ, et al. Combined lifestyle modification and metformin in obese patients with polycystic ovary syndrome. A randomized, placebo-controlled, double-blind multicentre study. Hum Reprod, 2006, 21（1）: 80-89.

7. Ibáñez L, Oberfield SE, Witchel SF, et al. An International Consortium Update: Pathophysiology, Diagnosis, and Treatment of Polycystic Ovarian Syndrome in Adolescence. Hormone Research in Paediatrics, 2017.

8. Liu C, Feng G, Huang W, et al. Comparison of clomiphene citrate and letrozole for ovulation induction in women with polycystic ovary syndrome: a prospective randomized trial. Gynecol Endocrinol, 2017, 33（11）: 872-876.

9. Wang J, Zhu L, Hu K, et al. Effects of metformin treatment on serum levels of C-reactive protein and interleukin-6 in women with polycystic ovary syndrome: a meta-analysis: A PRISMA-compliant article. Medicine（Baltimore）, 2017, 96（39）: e8183.

10. Legro RS, Barnhart HX, Schlaff WD, et al. Clomiphene, metformin, or both for infertility in the polycystic ovary syndrome. N Engl J Med, 2007, 356（6）: 551-566.

11. Misso ML, Costello MF, Garrubba M, et al.

Metformin versus clomiphene citrate for infertility in non-obese women with polycystic ovary syndrome: a systematic review and meta-analysis. Hum Reprod Update, 2013, 19（1）: 2-11.

12. Role of metformin for ovulation induction in infertile patients with polycystic ovary syndrome（PCOS）: a guideline. Fertil Steril, 2017.

13. Morley LC, Tang T, Yasmin E, et al. Insulin-sensitising drugs（metformin, rosiglitazone, pioglitazone, D-chiro-inositol）for women with polycystic ovary syndrome, oligo amenorrhoea and subfertility. Cochrane Database Syst Rev, 2017, 11: D3053.

14. Balen AH, Morley LC, Misso M, et al. The management of anovulatory infertility in women with polycystic ovary syndrome: an analysis of the evidence to support the development of global WHO guidance. Human Reproduction Update, 2016, 22（6）: 687.

15. Pan ML, Chen LR, Tsao HM, et al. Relationship between Polycystic Ovarian Syndrome and Subsequent Gestational Diabetes Mellitus: A Nationwide Population-Based Study. PLoS One, 2015, 10（10）.

16. Mitwally MF, Casper RF. Use of an aromatase inhibitor for induction of ovulation in patients with an inadequate response to clomiphene citrate. Fertil Steril, 2001, 75（2）: 305-309.

17. Committee Opinion No. 663: Aromatase Inhibitors in Gynecologic Practice. Obstet Gynecol, 2016, 127（6）: e170-e174.

18. Wang R, Kim BV, van Wely M, et al. Treatment strategies for women with WHO group II anovulation: systematic review and network meta-analysis. BMJ, 2017, 356: j138.

19. Franik S, Kremer JA, Nelen WL, et al. Aromatase inhibitors for subfertile women with polycystic ovary syndrome. Cochrane Database Syst Rev, 2014,（2）: D10287.

20. Legro RS, Brzyski RG, Diamond MP, et al. Letrozole versus clomiphene for infertility in the polycystic ovary syndrome. N Engl J Med, 2014, 371（2）: 119-129.

21. Xi W, Liu S, Mao H, et al. Use of letrozole and clomiphene citrate combined with gonadotropins in clomiphene-resistant infertile women with polycystic ovary syndrome: a prospective study. Drug Des Devel Ther, 2015, 9: 6001-6008.

22. Zhao Y, Ruan X, Mueck AO. Letrozole combined with low dose highly purified HMG for ovulation induction in clomiphene citrate-resistant infertile Chinese women with polycystic ovary syndrome: a prospective study. Gynecol Endocrinol, 2017, 33（6）: 462-466.

23. Sakhavar N, Kaveh M, Sadegi K. The impact of letrozole versus clomiphene citrate on uterine blood flow in patients with unexplained infertility. J Family Reprod Health, 2014, 8（1）: 1-5.

24. Barker LC, Brand IR, Crawford SM. Sustained effect of the aromatase inhibitors anastrozole and letrozole on endometrial thickness in patients with endometrial hyperplasia and endometrial carcinoma. Curr Med Res Opin, 2009, 25（5）: 1105-1109.

25. Giampaolino P, Della CL, De Rosa N, et al. Ovarian volume and PCOS: a controversial issue. Gynecol Endocrinol, 2017.

26. Tiboni GM. Aromatase inhibitors and teratogenesis. Fertil Steril, 2004, 81（4）: 1158-1159.

27. Abu HH. Twenty years of ovulation induction with metformin for PCOS; what is the best available evidence?. Reprod Biomed Online, 2016, 32（1）: 44-53.

28. Weiss NS, van Vliet MN, Limpens J, et al. Endometrial thickness in women undergoing IUI with ovarian stimulation. How thick is too thin? A systematic review and meta-analysis. Hum Reprod, 2017, 32（5）: 1009-1018.

29. Wang LL, Qi HB, Baker PN, et al. Altered Circulating Inflammatory Cytokines Are Associated with Anovulatory Polycystic Ovary Syndrome（PCOS）Women Resistant to Clomiphene Citrate Treatment. Med Sci Monit, 2017, 23: 1083-1089.

30. Yu Y, Fang L, Zhang R, et al. Comparative effectiveness of 9 ovulation-induction therapies in patients with clomiphene citrate-resistant polycystic ovary syndrome: a network meta-analysis. Sci Rep, 2017, 7（1）: 3812.

第三十一章

多囊卵巢综合征高雄激素治疗

PCOS者的高雄激素发生机制复杂,临床表现差异较大,临床上往往根据其临床特征制订治疗方案。血雄激素水平升高者,用药物抑制雄激素的合成;多毛者,可选择抑制雄激素的合成、拮抗雄激素或物理治疗(美容);有痤疮者的治疗与多毛者相似,但常需要加用抗生素。

第一节 药 物 治 疗

根据作用机制,可以把目前常用的治疗高雄激素药物分为以下几类:①抑制卵巢雄激素合成,主要是各种复方口服避孕药;②抑制肾上腺皮质雄激素合成,主要是各种糖皮质激素制剂;③拮抗雄激素受体,包括醋酸环丙孕酮(cyproterone acetate)、螺内酯(spironolactone)和氟他胺(flutamide)等;④5α-还原酶抑制剂,如非那雄胺(finasteride);⑤其他,包括二甲双胍、罗格列酮和GnRH类似物等。

一、醋酸环丙孕酮

醋酸环丙孕酮是人工合成的17-羟孕酮类衍生物,其最大的特点是有很强的抗雄激素活性。

(一)药理作用和药动学

醋酸环丙孕酮具有很强的抗雄激素作用,能与雄激素受体结合,拮抗雄激素的作用。另外,醋酸环丙孕酮还能抑制5α-还原酶,加快睾酮的清除。醋酸环丙孕酮是一高效孕激素,其孕激素活性比醋酸甲羟孕酮高。

醋酸环丙孕酮口服吸收完全,几乎无首过效应。口服3~4小时后,血药浓度达到峰值。醋酸环丙孕酮的主要代谢产物是15-羟基环丙孕酮。药物原型和代谢产物经胆汁和尿排出,其中60%经胆汁排出,30%经尿排出。

(二)适应证及用法

目前国内用的是复合制剂,一种是醋酸环丙孕酮和炔雌醇的复合制剂。每片含醋酸环丙孕酮2mg,炔雌醇0.035mg。醋酸环丙孕酮和炔雌醇联合应用可以用于避孕和治疗高雄激素血症。另一种是戊酸雌二醇和醋酸环丙孕酮复合制剂,商品名为克龄蒙。每盒克龄蒙含11片戊酸雌二醇片(2mg/片)和10片戊酸雌二醇和醋酸环丙孕酮复合片(每片含戊酸雌二醇2mg,醋酸环丙孕酮1mg)。克龄蒙主要用于调整月经周期和围绝经期或绝经后激素治疗。

炔雌醇环丙孕酮片治疗高雄激素的机制如下:①醋酸环丙孕酮拮抗雄激素的作用;②炔雌醇环丙孕酮片为雌孕激素复合制剂,可以通过抑制垂体LH的分泌,抑制卵巢雄激素的分泌。

二、螺内酯

螺内酯又称安体舒通,是常用的低效利尿剂。后来发现它能对抗雄激素,因此也被用于治疗高雄激素血症。

(一)作用机制

螺内酯与醛固酮的化学结构相似,是醛固酮受体拮抗剂。螺内酯能在远曲小管和集合管的皮质部位与醛固酮受体结合,干扰醛固酮的作用,导致Na^+和Cl^-的排出增加,从而产生利尿作用。由于Na^+-K^+交换机制也受到抑制,结果K^+排出减少,因此螺内酯有保钾作用。

在临床实践中发现螺内酯也有抗雄激素作用,因此目前临床上也用它来治疗多毛和痤疮。螺内酯抗雄激素的机制主要有 3 个:①通过拮抗雄激素受体产生抗雄激素作用;②抑制卵巢和肾上腺皮质雄激素的合成;③抑制 17β- 脱氢酶,17β- 脱氢酶的生理作用是把雄激素活性较低的雄烯二酮转化成雄激素活性较高的睾酮;④抑制 5α- 还原酶,5α- 还原酶的生理作用是把睾酮转化成双氢睾酮,双氢睾酮的活性比睾酮的活性高。

(二)药理特点

螺内酯口服吸收好,生物利用度大于 90%。螺内酯主要在肝脏内代谢,代谢产物经肾脏和胆道排泄。

三、非那雄胺

非那雄胺是一种人工合成的 4- 氮类固醇化合物,其主要作用是抑制 5α- 还原酶,因此属于 5α- 还原酶抑制剂一类的药物。

(一)作用机制

双氢睾酮是人体内活性最强的雄激素,是由睾酮转化而来的。5α- 还原酶是生成双氢睾酮的关键酶,在 5α- 还原酶作用下,睾酮转化成双氢睾酮。人体内有两种 5α- 还原酶,Ⅰ 型酶主要分布在肝脏和非生殖器官上,Ⅱ 型酶主要分布在生殖器官上,如男性的前列腺、精囊和附睾及毛囊上。非那雄胺的分子结构与睾酮相似,能抑制 Ⅱ 型酶的活性,抑制睾酮向双氢睾酮的转化,从而降低体内的双氢睾酮水平。

非那雄胺不影响睾酮的合成,因此对血睾酮水平没有影响。前列腺特异抗原(prostate specific antigen,PSA)是雄激素依赖性蛋白,非那雄胺能使血前列腺特异抗原水平降低。

非那雄胺本身不具有雄激素活性或抗雄激素活性,也没有雌激素或孕激素活性,因此使用后血 FSH、LH 和 PRL 水平没有变化。

(二)药理特点

非那雄胺口服吸收好,生物利用度高(约80%)。非那雄胺经肝脏氧化代谢,代谢产物主要经粪便途径排泄。

四、氟他胺

氟他胺为非类固醇的雄激素拮抗剂,它与双氢睾酮的立体结构相似,可通过抑制双氢睾酮与雄激素受体结合而发挥抗雄激素作用。2- 羟基氟他胺是氟他胺在体内的主要活性代谢产物,其血药浓度及半衰期远远大于氟他胺,拮抗雄激素受体的能力是氟他胺的 1.5 倍。氟他胺口服吸收后迅速代谢,主要经肾脏排出。

临床上,氟他胺主要用于治疗良性前列腺疾病。用法:氟他胺每次 250mg,每天 3 次。近年氟他胺也开始用于女性高雄激素的治疗,用法:氟他胺每次 250mg,每天 1~3 次。

五、复方口服避孕药

复方口服避孕药可以抑制垂体促性腺激素的分泌,尤其是 LH 的分泌,因此它能抑制卵巢雄激素的合成。另外,复方口服避孕药还可使血 SHBG 水平升高,从而使游离雄激素减少,雄激素的生物利用度降低。目前临床上用于治疗高雄激素血症的复方口服避孕药有复方甲地孕酮片、复方去氧孕烯避孕片和复方孕二烯酮避孕片。

复方甲地孕酮片又称避孕片 2 号,每片含甲地孕酮 1mg、炔雌醇 35μg。治疗方案:从月经的第 3~5 天开始每天服用 1 片,连服 21 天后等待月经来潮。

复方去氧孕烯避孕片商品名为妈富隆(Marvelon),每片复方去氧孕烯避孕片含去氧孕烯 150μg,炔雌醇 30μg。复方孕二烯酮避孕片商品名为敏定偶,每片含孕二烯酮 75μg,炔雌醇 30μg。

六、糖皮质激素

糖皮质激素由肾上腺皮质分泌,糖皮质激素的分泌受下丘脑、腺垂体的调节。下丘脑分泌 CRH,腺垂体分泌 ACTH。CRH 的主要作用是促进腺垂体 ACTH 的分泌。ACTH 的主要功能是促进肾上腺糖皮质激素的合成与分泌,另外还能刺激肾上腺皮质增生。一方面糖皮质激素的分泌受 CRH 和 ACTH 的调节,另一方面糖皮质激素对 CRH 和 ACTH 的分泌又有负反馈调节。

肾上腺皮质雄激素的合成受 ACTH 调节,ACTH 促进肾上腺皮质雄激素的合成。对伴有肾上腺皮质雄激素分泌过多的 PCOS 者来说,单单抑制卵巢雄激素的合成并不能有效控制高雄激素,此时还需要加用糖皮质激素治疗。临床上常用的糖皮质激素有氢化可的松、可的松、泼尼松和地塞米松,它们的药理特点见表 31-1。

表 31-1　糖皮质激素药物的比较

药物	糖代谢(比值)	水盐代谢(比值)	抗炎作用(比值)	等效剂量(mg)	半衰期(分钟)	作用时间(小时)
氢化可的松	1	1	1	20	90	8~12
可的松	0.8	0.8	0.8	25	90	8~12
泼尼松	3.5	0.6	3.5	5	>200	12~36
地塞米松	30	0	30	0.75	>300	36~54

七、酮康唑

酮康唑(ketoconazole)是第三代咪唑类抗真菌药,临床上主要用于抗真菌治疗。酮康唑也能抑制卵巢和肾上腺皮质的雄激素合成,因此也可用于治疗高雄激素血症。

(一)作用机制

酮康唑的抗真菌作用与其阻断真菌细胞的细胞色素 P450 系统有关,当细胞色素 P450 系统被阻断后,真菌细胞就不能合成麦角固醇,从而造成真菌细胞膜缺陷,通透性增加,最终导致真菌死亡。酮康唑对念珠菌、新型隐球菌、毛发癣菌和曲菌均有抑制作用。

酮康唑的抗高雄激素作用与其抑制 CYP17 活性有关,CYP17 是雄激素合成的关键酶,兼有 17-羟化酶和 17,20-裂解酶两种活性。前者的作用是把孕烯醇酮和孕酮转化成 17-羟孕烯醇酮和 17-羟孕酮,后者的作用是把 17-羟孕烯醇酮和 17-羟孕酮转化成脱氢表雄酮(DHEA)和雄烯二酮。酮康唑能同时抑制肾上腺皮质和卵巢的雄激素合成。

(二)药理特点

酮康唑主要在肝脏内代谢,代谢产物主要经胆汁排泄。

(三)用法

酮康唑主要用于抗真菌治疗,也可用于治疗痤疮。用法:酮康唑每天 0.2g,连用 4 周左右。考虑到酮康唑的肝脏毒性,治疗高雄激素时一般不选用酮康唑。

(四)副作用

酮康唑最主要的不良反应是肝脏毒性,有作者报道酮康唑可引起急性重症肝炎,因此,肝功能异常者禁用该药。在使用该药时应定期随访肝功能,一旦出现肝功能异常,应立即终止治疗。

酮康唑其他的不良反应有胃肠道反应、男性乳房发育、肾脏毒性和过敏反应等。

八、二甲双胍和罗格列酮

二甲双胍和罗格列酮均为改善胰岛素抵抗的药物,能降低过高的胰岛素水平。伴有胰岛素抵抗的 PCOS 者的高雄激素血症是由高胰岛素血症引起的,当血胰岛素水平下降后,雄激素分泌减少,高雄激素血症得到改善,这就是二甲双胍和罗格列酮治疗高雄激素血症的机制。

(一)二甲双胍

二甲双胍为降血糖药,可降低患者的空腹及餐后血糖。其降血糖的机制可能有:①增加周围组织对胰岛素的敏感性,增加胰岛素介导的葡萄糖利用;②增加非胰岛素依赖的组织对葡萄糖的利用,如脑、血细胞、肾髓质、肠道、皮肤等;③抑制肝糖原异生作用,降低肝糖输出;④抑制肠壁细胞摄取葡萄糖;⑤抑制胆固醇的生物合成和贮存,降低血甘油三酯、总胆固醇水平。与胰岛素作用不同,二甲双胍无促进脂肪合成作用,对正常人无明显降血糖作用。

二甲双胍主要由小肠吸收,生物利用度为 50%~60%。口服二甲双胍 0.5g 后 2 小时血浆浓度达峰值,约为 2µg/ml,半衰期为 1.7~4.5 小时。二甲双胍在胃肠道壁内的浓度很高,为血浆浓度的 10~100 倍。肾、肝和唾液内的浓度约为血浆浓度的 2 倍。二甲双胍结构稳定,不与血浆蛋白结合,以原型随尿液排出。由于本品主要以原型由肾脏排泄,故在肾功能减退时可在体内大量积聚,引起高乳酸血症或乳酸性酸中毒。

(二)罗格列酮

罗格列酮可通过增加组织对胰岛素的敏感性,提高细胞对葡萄糖的利用,从而发挥降低血糖的作用。罗格列酮可明显降低空腹血糖、胰岛素和 C- 肽水平,对餐后血糖、胰岛素和糖化血红蛋白(HbA1c)水平也有明显的降低作用。

罗格列酮的作用机制与特异性激活一种核受体——过氧化物酶体增殖因子激活的 γ 型受体(PPAR-γ)有关。在人类,PPAR-γ 受体分布在一些胰岛素作用的关键靶组织上,如脂肪组织、骨骼肌和肝脏等。PPAR-γ 核受体的作用是调节胰岛素反应基因转录,胰岛素反应基因参与控制葡萄糖的产生、转运和利用。另外,反应基因也调节脂肪酸代谢。

罗格列酮的口服吸收生物利用度为 99%,血浆达峰时间约为 1 小时,血浆清除半衰期($t_{1/2}$)为 3~4 小时,进食对罗格列酮的吸收总量无明显影响,但达峰时间延迟 2.2 小时,峰值降低 20%。99.8% 的药物与血浆蛋白结合,主要为白蛋白。罗格列酮主要以原型由尿排出,主要代谢途径为经 N- 去甲基和羟化作用与硫酸盐或葡萄糖醛酸结合,代谢产物没有胰岛素增敏作用。

九、长效 GnRH 激动剂

长效 GnRH 激动剂可以抑制垂体 FSH 和 LH 的分泌,从而抑制卵巢雄激素的分泌。临床上常用的长效 GnRH 激动剂,见表 31-2。

表 31-2　临床常用的长效 GnRH 激动剂

药物名	相对生物效应	剂量(支)	用药途径
曲普瑞林	100	3.75mg	1 支 /28 天,肌内注射
亮丙瑞林	50	3.75mg	1 支 /28 天,肌内注射
戈舍瑞林	50	3.6mg	1 支 /28 天,皮下注射

第二节　降低血雄激素水平的治疗

女性体内雄激素有 3 个来源:卵巢、肾上腺皮质和周围组织转化。PCOS 者过多的雄激素主要来自于卵巢,临床上表现为血睾酮或雄烯二酮水平的升高。约 50% 的 PCOS 者存在肾上腺皮质雄激素分泌过多,临床上表现为血 DHEAS 水平升高。周围组织分泌雄激素过多的生化标志是双氢睾酮水平增加。

在降低雄激素水平时,根据过多雄激素的来源选择治疗方案。抑制卵巢雄激素合成选用炔雌醇环丙孕酮片等复方口服避孕药和长效 GnRH 激动剂,抑制肾上腺皮质雄激素合成选用糖皮质激素,抑制双氢睾酮的合成选用非那雄胺。螺内酯和氟他胺为雄激素受体拮抗剂,另外螺内酯还能抑制卵巢和肾上腺皮质雄激素的合成。有胰岛素抵抗时,还可选用胰岛素增敏剂治疗。

一、抑制卵巢雄激素的合成

PCOS 者过多的雄激素主要来自于卵巢,卵巢雄激素的合成受 LH 调节,LH 促进卵巢雄激素的合成。抑制卵巢雄激素合成,主要是各种复方口服避孕药,能有效抑制 LH 的分泌。

(一)炔雌醇环丙孕酮片和复方口服避孕药

建议复方口服避孕药作为 PCOS 患者高雄激素血症及多毛症、痤疮的首选治疗。炔雌醇环丙孕酮片也属于复方口服避孕药,但由于其含有的醋酸环丙孕酮具有抗雄激素活性,因此其治疗高雄激素的疗效较其他复方口服避孕药好。炔雌醇环丙孕酮片所含的炔雌醇量较大,使用时容易出现乳房胀痛。从月经周期或撤药性出血的第 3~5 天开始服用,每天 1 片,连续服用 21 天为一个周期。一般在停药 3 天左右会有月经来潮,如停药 14 天月经仍未来潮,应排除妊娠可能。应用 COC 之前需对全身健康情况进行评估,注意 COC 的禁忌证。连续使用 3~6 个周期后,多数患者的血雄激素水平会显著降低。在高雄激素得到纠正后，根据患者的情况，改用其他治疗。有生育要求者，开始促排卵治疗，无生育要求者，定期补充孕激素。

如果炔雌醇环丙孕酮片或复方口服避孕药治疗6个月后，高雄激素仍未缓解，需要联合其他药物治疗，如螺内酯、糖皮质激素和胰岛素增敏剂等。一般情况下加用螺内酯，有肾上腺皮质来源雄激素过多时加用糖皮质激素，有胰岛素抵抗时加用胰岛素增敏剂。

（二）螺内酯

螺内酯是最常用的雄激素受体拮抗剂，另外，它还可抑制卵巢和肾上腺皮质雄激素的合成，临床上可以单独或联合使用治疗高雄激素血症。适用于COC治疗效果不佳、有COC禁忌或不能耐受COC的患者。用法：每天剂量50~200mg，推荐剂量为100mg/d，连续使用3~6个月。螺内酯可以明显降低血睾酮和DHEAS水平。

治疗早期患者可能有多尿表现，数天以后尿量会恢复正常。肾功能正常者一般不会发生水和电解质的代谢紊乱。如果患者有肾功能损害，应禁用或慎用该药。在大剂量使用时，会发生乳房胀痛、月经紊乱、头痛或多尿症等，也可导致高钾血症，需定期复查血钾。

在使用螺内酯时，往往会出现少量、不规则的出血。由于螺内酯没有调节月经的作用，因此如果患者仍然有月经稀发或闭经，须定期补充孕激素，以免发生子宫内膜增生症或子宫内膜腺癌。生育期患者在服药期间建议采用避孕方法。

（三）长效GnRH激动剂

长效GnRH激动剂可以抑制垂体促性腺激素的分泌，使卵巢体积缩小，可以用于PCOS的治疗。由于长效GnRH激动剂价格昂贵，治疗高雄激素血症的性价比不高，因此临床上较少使用。

（四）胰岛素增敏剂的治疗

目前，临床上使用的胰岛素增敏剂主要是二甲双胍和罗格列酮，两者均可改善胰岛素抵抗，降低血胰岛素和雄激素水平。二甲双胍能抑制肝糖原的合成，提高周围组织对胰岛素的敏感性，从而减少胰岛素的分泌，降低血胰岛素水平，是目前用于改善胰岛素抵抗最常见的药物。由于PCOS中

胰岛素抵抗的发生率较高，因此从20世纪90年代以来二甲双胍越来越普遍地用于治疗PCOS。许多研究均报道二甲双胍能通过改善胰岛素抵抗来降低雄激素水平。用法：二甲双胍每次500mg，每天3次。

罗格列酮的作用机制与特异性激活一种核受体——过氧化物酶体增殖因子激活的γ-型受体（PPAR-γ）有关，PPAR-γ核受体的作用是调节胰岛素反应基因转录，胰岛素反应基因参与控制葡萄糖的产生、转运和利用。罗格列酮可单药治疗，也可与二甲双胍合并用药。用法：开始时每天服用1次，每次4mg，以后可根据需要增加剂量至每天8mg，可1次或分2次服用。

二甲双胍的副作用小，罗格列酮可能影响肝功能，因此在使用时应对肝功能进行严密监测。最近有报道罗格列酮可增加心脏病风险，导致死亡率增加，因此应慎用该药。

二、抑制肾上腺皮质雄激素的合成

由于PCOS者体内过多的雄激素主要来源于卵巢，因此临床上在治疗PCOS者雄激素过多时首先抑制卵巢雄激素的合成。只有在炔雌醇环丙孕酮片或复方口服避孕药治疗无效，考虑有肾上腺皮质雄激素分泌过多时才使用糖皮质激素。一般不单独使用糖皮质激素治疗高雄激素血症。

常用的药物有地塞米松和泼尼松。用法：地塞米松0.375~0.75mg/d或泼尼松2.5~5mg/d，连续使用3个月。

三、治疗多毛

引起多毛的原因概括起来有两个：①卵巢和肾上腺皮质雄激素分泌过多；②毛囊皮脂腺5α-还原酶活性增强，双氢睾酮合成增加。

临床上可以从4个环节治疗多毛：①抑制卵巢和肾上腺皮质雄激素的分泌；②抑制5α-还原酶，减少双氢睾酮的合成；③直接竞争雄激素受体，阻止雄激素与其受体结合；④物理治疗。系统性药物治疗的目的是阻断雄激素的产生和毛囊细胞对雄激素的利用，减少男性化终毛的生长。非雄激素依赖的多毛部位如上肢与小腿，可能与

人种及种族有关,药物治疗效果不好。药物治疗只对性激素敏感部位毛发有效,包括面部、胸、腹、大腿、乳头、上肢、背部。夏季毛发生长增快,使得药物治疗多毛效果明显下降。治疗多毛症至少在6个月以上有效,这是由于体毛的生长有其固有的周期。治疗不连续经常造成反弹,停药后可能复发。应告知患者治疗多毛的药物妊娠期间禁用,服药前需确定患者并未妊娠。有中重度性毛过多或激素治疗无效的患者,建议到皮肤科就诊,采取相关的局部治疗或物理治疗。

(一)系统性药物治疗

1. 口服避孕药　口服避孕药能抑制内源性促性腺激素,减少肾上腺和卵巢源性雄激素的产生。其中作用较好的是炔雌醇环丙孕酮片,含有炔雌醇35μg和醋酸环丙孕酮(CPA)2mg,作用机制是CPA具有抗促性腺激素和抗雄激素活性的作用,炔雌醇则通过抑制促性腺激素介导的卵巢雄激素分泌和增加血浆中性激素结合球蛋白含量而加强治疗效果。此类药物在月经周期第5~25天服用,不能随便停药,否则会造成阴道出血。去毛是一个较慢的过程,需要治疗8~12个月经周期才能得到明显改善。也可以服用其他避孕药,如炔雌醇和炔诺孕酮、炔雌醇和去氧孕烯、炔雌醇和屈螺酮等。

2. 皮质类固醇　糖皮质激素可以抑制肾上腺源性雄激素的分泌,每天服用地塞米松0.375mg,持续1年,部分病例可恢复正常。

3. 5α-还原酶抑制剂　目前临床上使用的药物有非那雄胺,口服吸收好,可使血清及头皮中的双氢睾酮水平降低60%~70%,减少多毛表现。非那雄胺有两种剂型:每片5mg为保列治(proscar),口服用于治疗良性前列腺肥大;每片1mg为保法止(propecia),口服用于治疗皮肤病变。非那司提也是5α-还原酶抑制剂,可以选择性抑制毛囊中5α-还原酶。因其可导致男胎生殖器畸形,故而并不适用于有生育要求的妇女。

4. 雄激素受体拮抗剂　环丙孕酮、螺内酯和氟他胺均具有抗雄激素受体作用。

(1)螺内酯:为类固醇衍生物,是一种保钾利尿剂,其除了具有醛固酮拮抗作用外,还有对抗雄激素的作用,作为雄激素拮抗剂已广泛用于临床。国外有人用螺内酯治疗多毛症,61%取得良好效果,16%无效,其中18例不孕患者中有6例在治疗的1年内妊娠,并足月分娩健康婴儿。用法是每天100~200mg,主要不良反应是利尿、高钾血症、月经不规律和乳房胀痛等。在治疗期间应注意随访和摄入足够的液体。也有专家建议,在治疗时应采取有效的避孕措施,以免影响胎儿的生殖器发育。

(2)氟他胺:是临床上常用的雄激素受体拮抗剂,是一种高效非固醇类抗雄激素制剂,具有比螺内酯更强的抗雄激素作用。目前认为该药是无任何雄激素活性的雄激素拮抗剂。用药后患者的皮脂分泌也有减少,伴发的痤疮和雄激素源性脱发好转。用法:氟他胺每次250mg,每天1~3次。临床证据表明,氟他胺的疗效不亚于螺内酯。Taner等对37例多毛症患者进行治疗,应用氟他胺250mg/d,连用6个月,结果Ferriman-Gallwey评分从18.95 ± 4.28降为14.46 ± 5.02($P<0.05$)。但是大剂量的氟他胺可有皮肤干燥、性欲下降、胃肠反应(12%)和肝功能损害等副作用,用药有效性和安全性仍存在质疑,因此应慎用此药。因为停用药物后,多毛症会有不同程度的反弹,所以主张尽可能长期地用药以防止或延缓复发。

Moghetti等将40例多毛症女性分成四组,分别给予螺内酯100mg/d、氟他胺250mg/d、非那司提5mg/d和安慰剂治疗6个月,结果表明,各治疗组的Ferriman-Gallwey评分均有改善,治疗组间无明显差异。有研究表明,联合应用抗雄激素药和口服避孕药可以增加疗效。另外,口服避孕药还可以预防抗雄激素剂所致的不规则出血。

5. 噻唑烷二酮类　噻唑烷二酮类(thiazolidinediones)直接影响卵巢的类固醇合成,降低胰岛素和雄激素水平,对多毛症、痤疮、皮脂溢出均有疗效。曲格列酮(troglitazone)因有较严重的肝脏毒性而较少应用,代之以罗格列酮(rosiglitazone, avandia)和吡格列酮(pioglitazone actos),主要用于治疗糖尿病,对多毛症治疗也有效。

6. RU58841　是一种新特异性局部抗雄激

素药物,系非甾体化合物,其与雄激素受体有高度亲和力,而对血液循环中的雄激素水平无影响。用于局部时,可产生有效的抗雄激素作用,对依赖雄激素的皮肤病如痤疮、秃发及多毛症等的局部治疗有效。

7. GnRH-a 联合 OC　为避免长期使用 GnRH-a 造成的低雌激素状态对生育期女性的不良影响,在 PCOS 患者中联用 GnRH-a 和 OC 已有所观察和讨论。Leo 等的前瞻性研究提示 GnRH-a 联合 OC 治疗多毛症效果满意,但是这种治疗方案的昂贵限制了它的使用。

8. OC 联合抗雄激素药物　Tartagin 等的前瞻性随机单盲研究报道,在治疗多毛症中使用炔雌醇环丙孕酮片的同时,在后半周期加用非那雄胺(5mg/d)与单用炔雌醇环丙孕酮片相比,能更快地降低 F-G 评分(平均时间缩短一半),并有良好的依从性和安全性。

(二)物理治疗和化学方法

女性多毛症状可能造成患者巨大的心理负担,加之毛发本身生长周期的特性及药物治疗周期较长的特点(一般需要 6 个月以上),患者往往更愿意采用物理治疗方法快速解决问题。主要方法有刮除、蜡除、拔除及脱毛剂等,均可有效改善外观,且不会加重多毛症状。此外,激光及电凝除毛也能有效治疗多毛症。但需要注意的是物理治疗虽然能改善外表,但对内分泌却没有任何影响。

1. 拔毛或剃毛　拔毛法可采用温度适度的蜡涂于多毛部位,待蜡凝固变硬后快速揭去,该部位所有毛干和毛根可被拔出。拔毛法的缺点:一是比较疼痛,蜡油可能引起毛囊炎;二是拔毛同时会诱导毛囊进入生长期,促使新的毛干产生。剃毛只能去除毛干,并不能去除毛根,不久就会有新生毛发长出。

2. 化学脱毛　通过减弱毛发角蛋白中二硫键的结合而降低毛发的强度,然后摩擦使毛发脱落,但长时间使用可导致皮肤红斑、脱屑。在多毛的部位可采取短时间多次应用,以减少副作用的出现。该类疗法包括:eflornithine,FDA 已批准其霜剂治疗面部多毛症,非常有效;盐酸依氟鸟氨酸(vaniqa)也可用于治疗多毛症。

3. 电解　将电解针沿着毛干进入毛囊,到达毛乳头水平,通过电流永久性破坏毛囊。电解可以永久性去除毛发,但手术较烦琐,不熟练的操作可导致感染、瘢痕等。

4. 脉冲激光　根据选择性光热理论,某一特定波长如 755nm 或 800nm 的激光,能选择性地被毛囊中黑素颗粒吸收,局部产生的能量足以破坏毛囊,而产生永久性脱毛的效果。本法方便、快捷,不会出现灼伤或瘢痕等并发症,术后毛囊周围可出现红斑和风团样表现,数小时内可自行消退,疗效肯定。

(三)PCOS 诱发多毛症的特殊治疗

1. 减肥　在 PCOS 中,肥胖可加重骨骼肌和脂肪组织的胰岛素抵抗,继发高胰岛素血症,进而诱发高雄激素血症和多毛症。一组试验表明,在 PCOS 患者中,体重下降 5%~10%,可有效纠正高雄激素血症,多毛症表现亦缓解 40%~55%。减肥可通过饮食控制及运动等生活方式的调整来实现。

2. 其他药物治疗　主要通过降低血糖和增强胰岛素敏感性以纠正高胰岛素血症和高雄激素血症进而治疗多毛症。口服降糖药二甲双胍可通过抑制葡萄糖的吸收和合成,增强其外周组织的利用及增加胰岛素外周受体数目达到降低胰岛素水平的作用。多个短期研究表明,在接受二甲双胍 500mg 每天 3 次的治疗后,患者外周血中 LH 下降、SHBG 上升,高雄激素血症得到明显纠正,但缺乏大规模的随机双盲试验以评估其对多毛症的长期疗效。

四、治疗痤疮

(一)痤疮的治疗原则

痤疮的治疗原则包括:纠正毛囊角化异常,保持皮脂排出通畅,降低皮脂腺的功能活动,减少皮脂分泌,减少毛囊内菌群尤其是痤疮丙酸杆菌,抑制细胞外致炎物质的产生。初期积极强化治疗,随后维持治疗和防止新的损害发生,最后为美容措施和对瘢痕的治疗。有中重度痤疮或激素治疗无效的患者,建议到皮肤科就诊,采取相关对症治疗。

推荐 Clark 痤疮分级治疗方案：

1. 轻度痤疮　外用药治疗。

2. 中度痤疮　系统应用抗生素加局部外用消除粉刺的药物治疗 3 个月。如疗效良好，继续用抗生素最少 6 个月，用量可减少至维持量，同时继续用外用药。如疗效不好，有少量瘢痕形成时，则改换抗生素，或考虑决定是否治疗；若患者治疗依从性差或瘢痕明显，则可口服异维 A 酸治疗。

3. 重度痤疮　抗生素系统治疗同时口服异维 A 酸。

（二）痤疮的一般治疗

注意个人卫生。经常用温水及肥皂洗涤局部，禁止用手挤压。少食脂肪及糖类，避免饮酒及刺激性食物。保持大便通畅。

（三）痤疮的药物治疗

1. 维 A 酸类　维 A 酸具有抑制皮脂腺活性、控制角化过程和炎症、抑制痤疮丙酸杆菌等综合作用。推荐用量为 0.5~1.0mg/（kg·d），分 2 次口服，疗程一般 15~20 周，易有肝功能损害。

2. 抗生素　明显抑制痤疮丙酸杆菌的生长，直接抑制炎症反应。应用时是口服还是外用，主要取决于皮肤受累的区域和皮损的严重程度。常用于局部治疗的抗生素有红霉素、克林霉素、甲硝唑、氯霉素、克林霉素。如 1% 的磷酸氯洁素、2% 氯霉素搽剂，或 3% 红霉素 +5% 过氧化苯甲酰，或 2% 红霉素 +0.015% 异维 A 酸。常用口服治疗痤疮的抗生素有四环素、红霉素、罗红霉素、米诺环素、多西环素、克林霉素等。罗红霉素 150mg，每天 2 次，4 周为一疗程；或米诺环素 50mg，每天 2 次。

3. 抗雄激素药物　雄激素在痤疮的发病中只起辅助作用，因此，抗雄激素治疗并不作为痤疮治疗的常规疗法。抗雄激素药物包括：

（1）醋酸环丙孕酮（CPA）：为雄激素受体的竞争抑制剂，阻止 DHT 与雄激素受体的结合，并且抑制雄激素受体复合物移至核内，具有明显的抑制皮脂溢出的作用。炔雌醇环丙孕酮片含有炔雌醇 35μg 和醋酸环丙孕酮 2mg，在月经周期的第 5~25 天服用，可以明显改善皮脂溢出。研究发现，治疗的第 3 个月，皮脂溢出率（SER）减少 85.5%。

（2）螺内酯：可选择性破坏性腺和肾上腺的细胞色素 P450 酶系统，抑制雄激素生成酶的活性，减少雄激素的产生。螺内酯还是一种局部 DHT 受体竞争抑制剂，可直接作用于皮脂腺，与 DHT 竞争雄激素受体，其与雄激素受体的结合力是 DHT 的 10~20 倍。每天应用 200mg，第一个月 SER 减少 50%，4 个月时减少 75%。螺内酯主要用于：①成年女性炎症性痤疮；②提示有激素影响的患者；③对常规外用或系统治疗不能耐受或不适应的患者。应用时注意定期查血钾、测血压。

（3）西咪替丁：与 DHT 竞争雄激素受体，抗雄激素弱，可改善痤疮症状，且不影响血清雄激素水平。用法：1.6g/d，治疗 3 个月后皮脂溢出率减少。

（4）糖皮质激素：抑制肾上腺和卵巢激素的产生，且小剂量的地塞米松具有抗炎作用。适用于聚合性痤疮、囊肿性痤疮的炎症期和暴发性痤疮。用法：泼尼松 10~20mg/d，或地塞米松 0.25~0.75mg 夜间顿服，好转后逐渐减量。

（5）5α- 还原酶抑制剂：如非那雄胺（保列治）具有治疗多毛症、雄激素源性脱发和痤疮的作用，但一般不应用于女性。

（6）酮康唑：大剂量应用时有抗雄激素作用，因肝损害大，现已不用。

（7）氟他胺（flutamide，FTD）：非甾体类抗雄激素，通过竞争抑制 DHT，影响靶器官对雄激素的反应，由于其肝损害，现已很少应用。

4. 锌制剂　红霉素和锌的混合制剂可克服痤疮丙酸杆菌对红霉素的耐药性，目前常用的口服锌制剂有硫酸锌、葡萄糖酸锌、甘草酸锌等。

5. 中药治疗　以清肺热、祛肺风为主，可用枇杷清肺饮加减（枇杷叶 12 克，桑白皮 15 克，黄芩、夏枯草、连翘各 9 克，银花 15 克，海浮石 30 克，甘草 3 克），水煎服，每天一剂。也可用颠倒散（大黄、硫黄各等量，研细末）水调外搽。

（四）PCOS 痤疮的治疗

当痤疮作为多囊卵巢综合征的皮肤表现时，

除了按照痤疮的分级治疗外,还需要抗雄激素治疗,虽然此治疗是对痤疮的辅助治疗,但却是必要的。其治疗方案需要根据患者的生育要求而制订。有生育要求者,用促排卵药物;无生育要求者,可用口服避孕药、醋酸环丙孕酮、雄激素受体拮抗剂、糖皮质类固醇激素等药物。

1. 有生育要求者　首选促排卵药,对一些促排卵反应不佳的患者或高雄激素症状明显的患者,可先用1~3周期的复方口服避孕药治疗,能明显改善痤疮、多毛的症状。国内有研究应用GnRH-a联合炔雌醇环丙孕酮片治疗PCOS患者,治疗6个月后发现痤疮改善,月经规律,能良好耐受治疗。

2. 无生育要求者　首选复方口服避孕药。复方口服避孕药主要通过降雄激素来治疗痤疮,复方口服避孕药主要由雌激素和孕激素组成,能抑制垂体LH的分泌,使血雄激素分泌降低,其中,雌激素还能增加性激素结合蛋白的水平,使游离雄激素水平降低。复方口服避孕药也可能通过抑制细胞色素P450(P450C)17α-羟化酶而减少肾上腺来源的雄激素。其中炔雌醇环丙孕酮片有较强的降雄激素的作用,有文献报道,炔雌醇环丙孕酮片与GnRH-a联合应用效果更好。Falsetti用炔雌醇环丙孕酮片对140例PCOS妇女进行了60个周期的治疗,发现6个周期后内分泌有改善,所有患者治疗12~24个周期痤疮均消失。

二甲双胍作为治疗PCOS的用药,可以增加外周组织对葡萄糖的摄取和利用,减轻对胰岛素依赖,降低高胰岛素血症。它可以降低增高的雄激素,尤其是游离的雄激素,从而减轻痤疮的症状。

（五）治疗痤疮的局部用药

1. 5%螺内酯　动物实验表明可缩小皮脂腺体积(30%),减少皮脂腺分泌。

2. 10%伊诺特隆醋酸酯溶液　为人工合成的非甾体类局部抗雄激素制剂,竞争性与雄激素受体结合。Lookingbill的研究表明,应用16周可较明显减少痤疮患者的炎性丘疹,但对皮脂溢出的影响与对照组无差别。

3. 3%17α-丙基甲双氢睾酮　为DHT的类似物,与DHT竞争靶器官雄激素受体。应用13周,所有患者的皮脂溢出减少4%~70%。

五、治疗女性雄激素性脱发

对于高雄激素血症造成的脱发尚无有效疗法,可通过以下途径来终止毛囊变小：①降低雄激素性疾病患者循环雄激素水平;②抑制靶器官将雄激素转化为双氢睾酮;③阻滞雄激素细胞受体位点;④用生物反应修饰因子来促进细胞增生。一般包括以下几方面治疗：

（一）抗雄激素治疗

最常用的为醋酸环丙孕酮,临床上常用的为炔雌醇环丙孕酮片。

（二）口服或外用非那雄胺

非那雄胺属于氮杂甾体5α-还原酶抑制剂,原剂量每片5mg为FDA批准的治疗前列腺肥大的保列治,后发现对男性型脱发有毛发生长功能,故生产每片1mg的规格用于治疗脱发。Shum等报道了4例女性高雄激素血症性脱发患者口服非那雄胺后的治疗效果,服药6个月、1年、2年及2.5年后毛发生长均得到改善。也可外用0.005%非那雄胺溶液治疗女性脱发。

（三）外用2%或5%米诺地尔溶液

米诺地尔原为口服降压药,长期的临床应用发现患者服用该药后可出现多毛的副作用,故FDA批准将其配制成2%或5%的溶液外用以治疗脱发。Rushton等研究发现,应用5%的米诺地尔液,每天2次治疗1年后,有25%的患者每平方厘米的毛发数增加,应用2%的米诺地尔液,每天2次,随访32周后,有效率为63%。

总之,女性高雄激素性脱发由于发病率低,且表现不显著,故在临床上的研究还不多,治疗也尚无有效办法,还需进一步的探索。

六、手术治疗

手术治疗适用于抗雄激素疗法无效的严重PCOS患者。目前常用的方法包括腹腔镜下卵泡穿刺术、电凝术或激光术。通过手术可以使卵巢卵泡收缩、消失,从根本上解决高雄激素的来源问题。

七、监测

对于有高雄激素血症的 PCOS 患者在抗雄激素治疗阶段应在接受治疗 3~6 个月时复查雄激素水平。如果 3 个月内总的雄激素水平未下降,则需考虑是否存在隐匿性赘生物。如果总 SHBG 或游离雄激素水平未完全恢复正常,则说明口服避孕药中雌激素含量不足,需加量。只要雄激素和 SHBG 完全恢复正常,就不需要对雄激素水平进行长期持续的检测。

(石玉华　陈子江)

参 考 文 献

1. Archer JS, Chang RJ. Hirsutism and acne in polycystic ovary syndrome. Best Pract Res Clin Obstet Gynaecol, 2004, 18 (5): 737-754.

2. Harper JC. Antiandrogen therapy for skin and hair disease. Dermatol Clin, 2006, 24 (2): 137-143.

3. Amory JK, Wang C, Swerdloff RS, et al. The effect of 5-alpha-reductaxe inhibition with dutasteride and finasteride on semen parameters and serum hormones in healthy men. J Urol, 2008, 179 (6): 2333-2338.

4. Costello M, Shrestha B, Eden J, et al. Insulin-sensitising drugs versus the combined oral contraceptive pill for hirsutism, acne and risk of diabetes, cardiovascular disease, and endometrial cancer in polycystic ovary syndrome. Cochrane Database Syst Rev, 2007, 24 (1): CD005552.

5. Rautio K, Tapanainen JS, Ruokanen A. Endocrine and metabolic effects of rosiglitazone in overweight women with PCOS: a randomized placebo-controlled study. Hum Reprod, 2006, 21 (6): 1400-1407.

6. Harborne L, Fleming R, Lyall H, et al. Metformin or antiandrogen in the treatment of hirsutism in polycystic ovary syndrome. J Clin Endocrinol Metab, 2003, 88 (9): 4116-4123.

7. Taner C, Inal M, Basogul O, et al. Comparison of the clinical efficacy and safety of flutamide versus flutamide plus an oral contraceptive in the treatment of hirsutism. Gynecol Obste Invest, 2002, 54 (2): 105-108.

8. Moghetti P, Tosi F, Tosti A, et al. Comparison of spironolactone, flutami-de, and finasteride efficacy in the treatment of hirsutism: a randomized double-blind, placebo-controlled trial. J Clin Endocrinol Metab, 2000, 85: 89-94.

9. Ibanez L, Zegher F. Low-dose combination of flutamide metformin and an oral contraceptive for non-obese, young women with polycystic ovary syndrome. Hum Reprod, 2003, 18 (1): 57-60.

10. Azziz R, Carmina E, Dewailly D, et al. Criteria for defining polycystic ovary syndrome as a predominantly hyperandrogenic syndrome: an Androgen Excess Society Guideline. J Clin Endocrinol Metab, 2006, 91: 4237-4245.

第三十二章

多囊卵巢综合征辅助生育治疗

PCOS 在排卵障碍性不孕症患者中的发病率高达 80%，部分 PCOS 患者单纯利用诱导排卵药物指导同房很难达到受孕的目的。因此 PCOS 患者诱导排卵 3~6 周期治疗失败或合并高龄、输卵管性因素或者男性因素不孕时需采用辅助生殖技术助孕。常规使用的辅助生殖技术包括人工授精、体外受精—胚胎移植及衍生技术。

在患者夫妇进行辅助生育治疗前，需进行相关的病因检查。首先，要详细询问病史：婚育史，性生活情况，双方职业情况，家族史；既往助孕的诊疗经过；进行详细的体格检查。女方进行妇科检查及盆腔超声检查，排除子宫、附件的畸形，检查基础内分泌，输卵管造影了解双侧输卵管是否通畅，必要时行宫腔镜检查、子宫内膜活检。男方除基本的精液分析、外生殖器检查外，必要时检查内分泌情况和夫妇染色体。综合评估男女双方病情，根据双方不孕原因，选择相应的辅助生育治疗方法。

第一节 人 工 授 精

宫腔内人工授精（IUI）是通过非性交的方式将精液放入女性子宫腔内。早期的 IUI 主要解决夫妇的不孕问题，现在随着多学科的交叉进展，还促进了优生学的发展。

使用丈夫精液者为夫精人工授精（AIH），使用供精者精子为供精人工授精（AID）。使用新鲜精液进行 IUI 者为鲜精人工授精；将精液预先冷冻在液氮内，使用前解冻者称为冻精人工授精。

一、适应证及禁忌证

1. 夫精人工授精

（1）适应证

1）男方因素：轻度精液异常：密度 <1500×10^5/ml，精液量 <1.5ml，前向运动精子百分率 <32%；性功能障碍：如严重的早泄、阳痿等；男方生殖器畸形：如尿道上、下裂等；精神/神经因素及免疫性不育。

2）女方因素：经证实至少有单侧通畅的输卵管；宫颈因素不孕：如宫颈管狭窄、粘连、宫颈肌瘤等；生殖道畸形及心理因素导致的性交不能；免疫性不孕及不明原因的不孕。

（2）禁忌证：以下情况不宜进行人工授精：女方患有生殖泌尿系统急性感染或性传播疾病，女方患有严重的遗传、躯体疾病或精神疾患；女方接触致畸量的射线、毒物、药品并处于作用期；女方有吸毒等不良嗜好；存在因输卵管因素造成精子和卵子结合障碍，如双侧输卵管阻塞或切除等；女方子宫不具备妊娠功能或严重躯体疾病不能承受妊娠。

2. 供精人工授精 供精人工授精主要适用于：

（1）不可逆的无精子症、严重的少精症、弱精症和畸精症。

（2）输精管复通失败。

（3）射精障碍。

（4）适应证（1）、（2）、（3）中，除不可逆的无精子症外，其他需行供精人工授精技术的患者，医务人员必须向其交代清楚：通过卵细胞质内单精子显微注射技术也可能使其有自己血亲关系的后代，如果患者本人仍坚持放弃通过卵细胞质内单精子显微注射技术助孕的权益，则必须与其签署知情同意书后，方可采用供精人工授精技术助孕。

（5）男方和（或）家族有不宜生育的严重遗传性疾病。

（6）母儿血型不合不能得到存活新生儿。

供精需经卫生行政部门审批的精子库提供方可使用。一名供精者只能使5名妇女妊娠，精子库有义务严格记录相关内容以协助供精者的后代进行婚前咨询。

二、诱导排卵的方案

（一）自然周期

在自然排卵的前后进行人工授精，但因PCOS患者多月经不规律，无自发性排卵，故多不采用该方法。

（二）促排卵方案

自月经或撤退性出血的第3~5天，给予促排卵药物，B超监测卵泡的生长、发育及子宫内膜的增长情况，当优势卵泡达14mm时开始监测尿LH，并嘱男方自行排精一次。当优势卵泡达18~20mm，如果出现尿LH峰，或者内源性LH峰不明显时给予HCG 6000~10 000IU，确定24~36小时后进行IUI。另IUI的操作时机可参考患者基础体温、月经周期和宫颈黏液情况。必要时可进行激素测定。

常用的促排卵药物包括克罗米芬（clomiphene，CC）、来曲唑（letrozole，LE）、促性腺激素、促性腺激素释放激素等。2016年WHO guideline和2015年NHMRC等多个协会推荐CC和LE是PCOS促排卵的一线治疗方案。2014年Lergo等多中心随机双盲前瞻性研究发现诱导排卵5周期LE的累计活产率、诱发排卵率显著高于CC，LE单胎妊娠率显著低于CC。2014年Franik等纳入9个RCT研究进行meta分析发现LE诱导排卵的活产率显著高于CC，并且LE能够显著降低多胎率的发生。因为LE促排后以单卵泡发育为主，对子宫内膜无影响，循证医学证据提示其诱导排卵的活产率显著高于CC，所以在PCOS患者诱导排卵过程中的应用越来越受到临床医生的青

睐，但仍需注意的LE可能存在潜在的致畸性，在生殖领域缺乏数据证明其对新生儿的安全性和远期健康影响。促性腺激素是PCOS诱导排卵的二线治疗药物，适用于CC抵抗或CC/LE促排效果不佳的患者，常用的药物是HMG，可采用低剂量递增或低剂量递减方案，若HMG反应不良时可采用γ-FSH，但γ-FSH价格昂贵，且容易诱发多卵泡的发育和卵巢过度刺激综合征，一般不建议应用于IUI的诱导排卵过程中，多应用于IVF-ET超促排卵过程中。具体的用药方案详见上章节的诱导排卵方案。如果促排卵过程中，卵泡生长欠佳，可增加促排卵药物的给药时间和剂量，或者改换促排卵药物。如果促排卵过程中，有多个小卵泡发育，可及时改行卵母细胞体外成熟技术。如果有多个大卵泡生长，可改行IVF-ET助孕；或者停用促排卵药物，不使用hCG扳机，以防止卵巢过度刺激的出现。如果有≥3个优势卵泡破裂，需放弃该周期。

对于促排卵后出现LUFS者，应适时给予hCG或换用GnRH-a诱导内源性LH峰。LUFS的机制可能是神经内分泌功能失调，PRL增加，LH峰较低，且PCOS患者卵巢皮质偏厚、硬，不利于卵泡破裂，发生排卵。连续出现LUFS者可改行IVF-ET助孕。有报道称hCG后24~36小时卵泡仍未破裂者，可在B超引导下经阴道用穿刺针刺破卵泡壁，协助排卵，但是否有助于提高妊娠率目前尚无定论。

三、IUI的精液准备

（一）精液标本的采集

通常清洁外生殖器后，男方通过手淫法取精，储存在无菌的取精杯内。必要时女方协助男方取精。如果精液过少可分次取精，收集后使用。逆行射精者在取精前先口服碳酸氢钠碱化尿液，排空膀胱，手淫法射精，再收集尿液。

（二）精液的处理

精液处理的目的是为了获得足够的活动精子，减少抗精子抗体和细菌碎片，促进精子获能，改善受精能力，提高妊娠率。

常规标本放于37℃培养箱，待精液液化后用

Pureception 法处理。精液液化困难者可利用滴管吹打协助液化。精液处理前先在显微镜下利用 Makler 板或血细胞计数板计数精子的密度、活动度、畸形率等。

Pureception 密度梯度分离法是目前国内生殖医学中心最普遍选用的方法。标准分为两层：离心管内先加入 1.5ml 45% 的 Pureception 液，后加入 1.5ml 的 90% Pureception 液形成下层，两层之间有一界面。液化后的精液加在最上层。3000g 离心 20 分钟。弃上清后，吸取沉淀，重复该步骤。也可继续在新的培养液内离心一次，去除 Pureception 成分。梯度离心后通常将沉淀精子以少量培养液混匀后置于 0.5ml 培养液下方，试管向上或倾斜 45°~60°，在 37℃培养箱内孵育 30~60 分钟。

上游法的原理是活动精子向培养液中扩散。目的将活力好的精子和杂质、死精等分开。此法回收到的精子活动率高，畸形精子少，且比较干净，也是 IUI 中常用的方法。缺点是精子回收率低。

四、人工授精的实施

目前常用的方法有两种：宫颈管内人工授精和宫腔内人工授精。

（一）宫颈管内人工授精

宫颈管内人工授精（ICI）是在女方外阴、阴道、宫颈消毒准备后，利用 1ml 注射器连接导管，将直接液化后的精液或洗涤上游后的精液部分注入宫颈管内，部分留在阴道穹隆内，受精后患者抬高臀部，保持仰卧位 30 分钟，无特殊不适即可离院。ICI 操作简单，主要用于男方精液正常，因某种原因如射精障碍或躯体畸形无法完成性交或存在液化异常者，但妊娠率较 IUI 略低。

（二）宫腔内人工授精

宫腔内人工授精（IUI）是在女方外阴、阴道、宫颈消毒准备后，利用 1ml 注射器连接导管，将处理后的精液 0.1~1ml（平均 0.5ml）经导管插入宫颈内口，进入宫腔，将精液缓慢注入，一般没有明显外溢，如果较多说明未正确进入宫腔，应重新调整方向。术毕患者可抬高臀部，保持仰卧位 30 分钟，无特殊不适即可离院。IUI 筛选出了高活力的精子，并且避免了宫颈因素，缩短了精子和卵子之间的距离，提高了妊娠率。IUI 时导管以接近宫底约 1cm 为宜，尽量避免擦伤黏膜。有原发不孕妇女宫颈内口狭窄或严重子宫屈曲者可预先测量宫颈长度及子宫走向。IUI 后要详细记录操作时情况。IUI 是最常用、成功率较稳定、妊娠率较高的方法。

另有文献报道经腹腔人工授精、经输卵管人工授精、直接卵泡内授精等方法，可用于 IUI 实施有困难者，但操作复杂，难以在临床大范围推广。

五、人工授精后的黄体支持和随访

黄体期子宫及内膜需在合适的雌激素、孕激素作用下，才能使胚胎着床成功并维持妊娠。自然周期排卵或促排卵后，若存在自身内源性黄体功能不全，可进行黄体支持。PCOS 患者多进行诱导排卵，多个卵泡发育导致雌激素水平较高，而孕激素相对不足，因此 IUI 术后可进行黄体支持。为避免 PCOS 患者卵巢过度刺激的发生，目前常用的黄体支持药物是孕激素类药物而不推荐使用 hCG。孕激素用药途径可以为口服、肌注、阴道用药。2016 年孕激素维持早期妊娠及防治流产的中国专家共识推荐常用的用药方式是口服地屈孕酮片 20~40mg（分 2~3 次给药），或阴道用黄体酮（微粒化黄体酮每天 200~300mg，分 2~3 次给药，黄体酮阴道缓释凝胶每天 90mg，1 次给药），或肌注黄体酮每天 20mg。IUI 术后 14~16 天患者测血、尿 HCG，若妊娠可继续维持用药至排卵后 28~35 天，行 B 超确认正常宫内妊娠可逐渐减量或停药，有流产史的患者可适当延长黄体支持时间。

六、人工授精后可能的并发症

PCOS 患者促排卵的特点，导致可能发生卵巢过度刺激综合征，一般多发生于采用 Gn 促排卵的患者。采用低剂量递增 Gn 促排方案 OHSS 发生率低于 1%，而采用传统的 Gn 促排卵方案 OHSS 发生率可高达 4.7%。使用促排卵药物时要适时调整剂量，多个卵泡破裂不仅可能出现宫外孕，还可能出现宫内外同时妊娠的情况，并可能会出现多胎妊娠,PCOS 诱导排卵过程中多胎妊娠的发生率为 3%~8%。单用 CC 促排卵的患者还可能出现较高的流产率。IUI 手术后诱发盆腔感染者罕见,应在每个环节都严格无菌操作,尽量避免发生感染。IUI 术中操作应温柔,避免压力过高、过快地注入精液,引起子宫挛缩、腹部疼痛;避免损伤子宫内膜,出血会影响精子活力和精子获能,使精子凝集,严重影响受精的结局。偶有因宫颈内口紧反复操作、钳夹牵拉宫颈造成局部损伤出血。

第二节　体外受精— 胚胎移植

体外受精—胚胎移植技术是将精子和卵子在体外的培养液中受精,发育的胚胎移植回母体的宫腔内,达到妊娠的目的。

对于排卵障碍、顽固性 PCOS 患者,连续应用 3 个周期的促排卵 IUI 后,仍未妊娠者;或辅助治疗加促排卵治疗后仍无排卵并急待妊娠的患者;合并有输卵管阻塞、男性因素及不明原因不孕者,可以选择体外受精—胚胎移植(in vitro fertilization-embryo transfer, IVF-ET)助孕。但由于 PCOS 的高雄激素血症和胰岛素抵抗,造成其内分泌、代谢系统的多种紊乱,使 PCOS 患者在进行 IVF 治疗时易发生 Gn 的反应不稳定,导致卵泡不长或卵泡数过多、OHSS 发生率增加;过高的 LH 水平使卵母细胞质量下降,受精率降低,这是 PCOS 患者 IVF 治疗中的相对难点问题。

一、术前准备

女方需进行基础内分泌测定,B 超了解基础窦卵泡的数量,评估卵巢储备功能,有多次宫腔操作史者可行宫腔镜检查排除子宫内膜的病变。PCOS 患者易合并代谢紊乱,尤其是肥胖患者,在 IVF 前需检测葡萄糖耐量试验了解有无胰岛素抵抗和其他代谢异常。男方需检查精液分析、形态学分析。夫妇共同进行相关传染病检查、染色体检查等孕前筛查。

二、治疗程序

(一)超促排卵方案及监测

1. 超促排卵前的预处理　PCOS 患者肥胖发生率为 20%~30%,易合并胰岛素抵抗和糖脂代谢紊乱。肥胖及糖脂代谢紊乱不仅会降低 IVF 临床妊娠率和活产率,还会导致妊娠期并发症(GDM、巨大儿、妊娠期高血压)、心脑血管疾病的发生率显著增加。因此在 IVF 前 PCOS 合并肥胖和代谢异常的患者需要进行一定的预处理。美国内分泌协会临床指南和雄激素协会均推荐 PCOS 患者 IVF 前或孕前减重 5%~10%,推荐生活方式干预减重联合糖脂代谢改善,若单纯生活方式减重效果不佳或减重未能改善糖脂代谢时,可添加 metformin 预处理,并且推荐 PCOS 中有 OHSS 高风险的人群添加 metformin 预处理能降低 OHSS 的发生。由于他汀类药物潜在致畸性,目前并未推荐 PCOS 患者在 IVF 前采用他汀类药物降脂预处理。

PCOS 患者月经不规律,在 IVF 前使用 OC 可以合理安排 IVF 周期,同时可以降低 LH 水平和 T 水平。OC 预处理对 IVF 妊娠结局的影响仍存在争议。2017 年 Shi 等报道在前瞻性队列研究发现 COH 前使用 OC 转经的鲜胚移植和 FET 活产率均显著低于使用孕激素转经和自然转经。Kalem 等回顾性分析表明在 PCOS 人群中使用 OC 预处理并不影响 IVF 妊娠结局。因此 PCOS 患者 IVF 前是否采用 OC 预处理仍存在争议,但需注意的是长期使用 OC 对糖脂代谢、血栓和心血管疾病的风险。美国内分泌协会及雄激素协会推荐在使用 OC 时应充分考虑使用 OC 的禁忌证。

2. 超促排方案　PCOS 是 OHSS 高风险人群,传统的长方案不作为首先的超促排方案。2016 年,Cochrane Library 发布的多个 RCT 研究的 meta 分析结果显示,在 PCOS 患者中拮抗剂方案与长方案 IVF 活产率和流产率并无显著差异,但拮抗剂方案能够显著降低 OHSS 发生率和因 OHSS 导致的周期取消率。2016 年 WHO guideline 推荐 PCOS 患者选择更安全的拮抗剂方案作为常规的 IVF 超促排方案。

（1）拮抗剂（GnRH-antagonist）方案：在卵泡期先添加外源性 Gn 促进卵泡生长发育，当优势卵泡直径 >12/14mm、血清雌激素 >500pg/ml、Gn 使用后的第 5 或 6 天开始添加 GnRH-antagonist 直至扳机日。GnRH-antagonist 可以竞争性结合垂体 GnRH 受体，即时产生抑制效应，降低内源性 LH 水平，不会耗竭 GnRH 受体，因此其既可以选择 hCG 扳机也可以采用 GnRH-a 扳机诱导卵子成熟。利用 GnRH-a 扳机代替 hCG 诱导卵子成熟，可以显著降低甚至完全避免早发型中重度 OHSS 发生。但需注意的是拮抗剂方案单纯使用 GnRH-a 扳机鲜胚移植时可能会导致黄体功能不足，需要强化黄体支持改善鲜胚移植妊娠成功率。

（2）温和刺激方案：是采用 CC+ 小剂量 Gn 或 LE+ 小剂量 Gn 促排，可以不加或添加拮抗剂方案抑制内源性 LH 上升，降低周期取消率。温和刺激方案 Gn 用量较常规促排卵方案少，OHSS 的发生风险降低，也是 PCOS 患者可用的促排卵方案，适用于 OHSS 高危人群。

（3）长方案：长方案是经典的超促排卵方案，其在前一周期的黄体中期开始采用促性腺激素释放激素激动剂（gonadotropin releasing hormone agonist, GnRH-a）进行垂体降调节（耗竭 GnRH 受体），降低内源性 LH 水平，从而可以有效降低 PCOS 高 LH 血症，同时在卵泡期添加外源性促性腺激素（gonadotropin, Gn）有效的协调促进多卵泡的同步生长和发育。但目前研究显示多卵泡的发育和 hCG 扳机诱导卵子成熟会显著增加 PCOS 患者卵巢过度刺激综合征的发生率。PCOS 患者使用长方案超促排时，建议适当降低 Gn 剂量和 hCG 扳机剂量（3000~5000IU）。

3. 超促排卵的监测　超促排卵过程中需根据 B 超和血清内分泌水平，判断卵泡生长和发育情况并调整 Gn 的用量，若发生卵巢慢反应或者反应不佳时可适当的添加 LH。当主导卵泡中有 1 个达 18mm、2 个达 17mm 或 3 个达 16mm 时，应注射 hCG 或 GnRH-a 扳机。根据当日抽血得到的内分泌情况决定是否停用 Gn，若 PCOS 患者有多卵泡发育，$E_2 \geqslant 4000pg/ml$ 者，直径 $\geqslant 14mm$ 的卵泡超过 15 个，卵巢体积过大，出现盆腔积液等情况，可酌情降低 hCG 剂量或拮抗剂方案时采用 GnRH-a 扳机，避免发生中重度 OHSS。

（二）取卵及受精

hCG 或 GnRH-a 扳机后 36 小时，于 B 超引导下经阴道行穿刺取卵术。术前排空膀胱，取截石位，用生理盐水反复冲洗患者阴道及穹隆。注意负压、穿刺针及患者生命体征。进针时避开宫旁血管等组织。探头较固定，刺入卵泡腔后向各个角度旋转并负压抽吸。术毕检查穿刺点有无渗血，必要时填塞纱布止血，数小时后取出。

同时实验室在体视显微镜下从卵泡抽吸液中寻找卵子并捡出，置于培养液中孵育等待受精。

男方取精后同 IUI 精液的处理。不同的是精子上游后，根据卵子的数量和精液的密度调整授精密度：一般为每个卵子加入 5 万 ~10 万条精子，具体可根据取卵日男方精液情况调整。次日观察受精情况，更换培养液，跟踪记录胚胎发育情况，适时进行胚胎移植。

（三）胚胎移植

胚胎移植的数目已有明确规定：35 岁以下患者移植胚胎数为 2 枚，最多不超过 3 枚胚胎，也可结合患者基础情况和本人意愿移植 1 枚胚胎，以减少多胎妊娠带来的并发症。移植胚胎尽量挑选优质、有活力、碎片少的胚胎。

移植的步骤包括实验室医师的装管和临床医师的移植。患者适度憋尿，取截石位，临床医师用长棉签轻柔拭净宫颈管内的黏液，B 超引导下将移植管进入宫腔，距宫底约 1cm 处停止，等待实验室人员吸取胚胎。胚胎在 ET 皿内等待移植，同时实验室人员要将移植管和注射器密切结合，先抽吸 10μl 液体，再吸 1cm 的气体，吸取少量培养液和胚胎，再吸入 1cm 的气体和 10μl 液体。反复核对患者姓名和胚胎后，交给临床医生。胚胎连同培养液进入宫腔后，有时能形成气液回声。实验室操作人员在显微镜下再次确认，移植管前端无黏附的胚胎后确认移植结束。

（四）黄体支持

超促排卵过程中 GnRH-a 和 GnRH-ant 的应用、多卵泡发育导致的雌孕激素比例失衡等会导致内源性 LH 分泌不足，导致黄体功能相对不足。

2015 年 Cochrane 循证医学证据表明在超促排卵过程中，采用黄体支持可以显著改善 IVF 妊娠结局，这说明黄体支持在鲜胚移植过程中的必要性。黄体支持常规使用的药物是孕激素、hCG、雌激素和 GnRH-a 等。循证医学证据及 2008 年 ASRM 共识提出添加孕激素作为黄体支持，可以显著提高 IVF/ICSI 的妊娠结局。2015 年中国黄体支持与孕激素补充共识提出孕激素已逐步取代 hCG 用于黄体支持，不再推荐 hCG 作为 ART 促排卵中的常规黄体支持药物，hCG 可以用于 GnRH-a 扳机方案或特殊患者的改良黄体支持方案。目前亦没有强有力的证据证明雌激素和 GnRH-a 作为黄体支持可以改善 IVF 妊娠结局。目前全世界范围内包括中国专家共识均推荐孕激素是 IVF 鲜胚移植黄体支持中合理必要且安全有效的药物。

孕激素黄体支持常于取卵当日或者次日开始使用，一般不晚于 3 天。孕激素常用的使用途径有口服、肌注和阴道用药等，三种用药方式 IVF/ICSI 妊娠结局无显著差异。阴道用黄体酮一般用黄体酮缓释凝胶 90mg，1 次给药或者微粒化黄体酮 600mg/d 分 3 次给药，口服地屈孕酮 40mg/d 分 2 次给药，肌注黄体酮 40mg/d 1 次给药。黄体支持应持续至移植后 12 天（D5 胚胎）或 14 天（D3 胚胎）妊娠检测，妊娠检测结果阴性时或月经正常来潮排除妊娠时可立即停药，妊娠检测结果阳性后继续使用，若出现少量阴道出血时，可适当增加孕激素的剂量，若 β-hCG 水平持续不升或者下降，考虑生化妊娠丢失或者难免流产可能，应停药并终止妊娠。若 B 超提示宫内正常妊娠同时合并宫外妊娠，增强孕激素黄体支持的同时采用腹腔镜去除宫外妊娠，尽量保证宫内妊娠的正常发育，若 B 超提示正常宫内孕时，可逐渐减量用至孕 8~10 周。

若 PCOS 患者获卵数多，OHSS 高危者可加用泼尼松片（5mg/d）、阿司匹林片（25mg/d）预防 OHSS 发生，密切监测患者血常规、卵巢体积大小等，必要时添加羟乙基淀粉预防 OHSS 的发生。

（五）并发症

ART 为患者解决问题的同时，也带来了诸多不利因素。手术本身因取卵针要穿过阴道穹隆到达卵巢，反复穿刺、移动探头，有时会伤及宫旁血管，如压迫止血不能解决问题，可直视下进行缝合。穿刺针可能将细菌带入卵巢、盆腔内，引起盆腔感染，患者表现为低热等，因此，取卵前应反复冲洗阴道，不建议常规应用抗生素。因卵巢的增大，少部分患者会出现剧烈活动、忽然改变体位后出现卵巢扭转，一旦确诊，应立即手术。因 ART 移植 2~3 枚胚胎，因此多胎妊娠概率远高于自然妊娠，但因多胎妊娠的种种并发症及风险，建议双胞胎者行选择性减胎术，三胎及以上者必须行减胎术。对于 PCOS 患者来讲，OHSS 是较常见的并发症，发生率为 8.4%~23.3%，中、重度 OHSS 发生率为 1%~5%。轻度 OHSS 仅表现为腹胀、卵巢增大、少量腹水，需严密观察尿量及生命体征；中度、重度 OHSS 有胸腔积液、腹水、尿少甚至血液浓缩的患者建议住院治疗，记录出入量，尽量减少补液，应用白蛋白，适当应用多巴胺。未妊娠者随体内代谢可逐渐消失；合并妊娠者持续时间和程度可能加重，如可能危及母儿生命，必要时需终止妊娠。

第三节　冻融胚胎移植

在 IVF-ET 周期中，一个卵巢刺激周期可获得多个卵子，最终得到多个胚胎，新鲜胚胎移植后剩余的质量较好的胚胎可以冻存。全胚冷冻策略目前亦常用于因过多卵泡发育发生或避免发生 OHSS 的患者，或移植困难的患者。如果新鲜周期未获得妊娠或者条件适宜的情况下将冷冻的胚胎解冻后移植回患者宫腔即为冻融胚胎移植。PCOS 患者是 OHSS 的高危人群，全胚冷冻可以有效地避免鲜胚移植妊娠后内源性 hCG 加重或诱发的 OHSS。2016 年，陈子江教授引领的多中心大样本 RCT 研究发现，在拮抗剂方案中，与鲜胚移植相比，全胚冷冻后冻胚移植不仅可以显著降低 PCOS 患者 OHSS 的发生率，还可以显著降低流产率和提高活产率，PCOS 患者全胚冷冻后冻胚移植的临床结局显著优于鲜胚移植。因此，为了提高 PCOS 不孕患者妊娠成功率和降低 OHSS

的发生率,全胚冷冻后行冻胚移植是一种安全有效的策略。

一、胚胎的冷冻和解冻

随着辅助生育技术的不断发展,胚胎冷冻和解冻技术日益成熟。卵裂期胚胎和囊胚均可行冷冻保存。目前 IVF 中心常采用的方法包括玻璃化冷冻法和程序化慢速冷冻—快速复温法,解冻后胚胎的存活率可达 90% 以上。玻璃化冷冻法,是高浓度冷冻保护剂溶液在快速冻结过程中由液态直接变为极其黏稠的非结构的玻璃态,而无冰晶形成。与传统的程序化冷冻法相比,除具有简便、快速、经济等优点外,还能避免胚胎冻融过程中细胞内外冰晶的形成,减少冷冻对胚胎的损伤,可明显提高冻融胚胎的成功率。目前,玻璃化冷冻法已成为绝大多数生殖中心的主流冷冻方法。

(一)玻璃化冷冻液套装

1. 平衡液(ES)　1 管 4.5ml。

2. 玻璃化冷冻液(VS)　1 管 4.5ml。

(二)冷冻步骤

1. 双人核对患者姓名、胚胎编号,登记于冷冻登记簿上,编冷冻号和麦管号,打印标签,贴于冷冻载体麦管上。

2. 室温下将胚胎放入 ES 溶液内,平衡 6~12 分钟。卵子在 ES 中的平衡时间为 10~12 分钟,卵裂期胚胎平衡时间为 8~10 分钟,囊胚的平衡时间为 6~8 分钟。

3. 将平衡好的胚胎移入 VS 溶液中继续渗透 20~50 秒。

4. 将胚胎装载入合适的冷冻载体上,投入液氮内,1 分钟内完成。每根载体上放置 1~2 枚胚胎。

5. 记录胚胎冷冻保存的位置。

(三)玻璃化解冻套装

1. 解冻液(TS)　1 管 4.5ml。

2. 稀释液(DS)　1 管 4.5ml。

3. 清洗液(WS)　WS1:1 管 4.5ml;WS2:1 管 4.5ml。

(四)解冻步骤

1. 双人核对解冻患者姓名、病历号、冷冻编号、胚胎编号、剩余胚胎数等信息,并做好登记。

2. TS 液置于 3037 皿中,37 ℃ 温育至少 30 分钟。

3. 在四孔皿的 3 个孔中,依次分别加入 DS 液(第 1 孔)、WS1 液(第 2 孔) 及 WS2 液(第 3 孔)0.6ml,并覆盖矿物油,室温备用。

4. 将待解冻的胚胎从液氮中取出,迅速置入 37℃的 TS 液中,轻柔晃动使胚胎从麦管上自动落下,1 分钟后移入 25℃的 DS 液中。

5. DS 液中平衡 3 分钟,随后将胚胎转移入 WS1 液中,静置 5 分钟,置换出冷冻保护剂,将胚胎转入 WS2 液中静置 5 分钟,随后将胚胎转入胚胎培养液于培养箱内继续培养 1~2 小时,准备移植。

二、冻融胚胎移植

(一)胚胎选择

卵裂早期胚胎存活标准:至少一半卵裂球存活(存活指数≥裂早期);尽量选择卵裂球完整和继续分裂的胚胎移植。囊胚存活标准:解冻复苏后 2 小时内囊胚腔完全或部分扩张即为存活。

(二)子宫内膜的准备

胚胎发育与子宫内膜的同步化是冻融胚胎移植成功的关键。子宫内膜准备的方法主要有:自然周期法、激素替代周期法和促排卵周期法。

1. 自然周期　自然周期(natural cycles)适用于月经规律、排卵正常者,依据自然排卵前的 LH 峰值决定子宫内膜的种植窗。排卵后使用孕激素 3 或 5 天后进行冻胚复苏移植,推荐口服地屈孕酮每天 20mg,分 2 次给药至移植后 14 天(D3 胚胎)或移植后 12 天(D5 胚胎),妊娠检测阳性时则继续用药至超声检测,ET 后 28~35 天超声检查提示正常宫内妊娠时可逐渐减量或直接停药,可持续至妊娠 8~10 周。因 PCOS 患者一般月经不规律,甚至闭经,难有自发性规律的排卵,因此较少选用该方案。

2. 激素替代周期　激素替代周期(hormone replacement therapy, HRT)适用于月经不规律的无排卵 PCOS 患者。激素替代周期包括两种:①最先在国外普遍用于临床的降调 + 激素替代方案,先用促性腺激素释放激素类 GnRHa 造成垂体的降调节,接着用外源性雌、孕激素以促进内膜的生长和成熟。此方案尤其适用于合并子宫肌腺症或子宫内膜异位症的女性,但周期用药量较大、费用相对高,且有可能降调节后出现低雌激素症状。②直接在早卵泡期开始用雌激素替代,后期孕激素来转化内膜。常用的方案:从月经周期或撤退性出血的第2~3天起,给戊酸雌二醇2~8mg/d,据B超监测子宫内膜的厚度,逐渐增加或维持雌激素的剂量,当子宫内膜厚度≥8mm时,可采用孕激素进行内膜转化,推荐口服地屈孕酮联合阴道用黄体酮或口服地屈孕酮联合肌内注射黄体酮,使用剂量建议口服地屈孕酮20mg+阴道用黄体酮(黄体酮凝胶90~180mg/d,分1~2次给药,微粒化黄体酮600mg/d,分3次给药)或口服地屈孕酮20mg+肌内注射黄体酮40mg。使用孕激素内膜转换3天(D3卵裂期胚胎)或5天(D5囊胚胚胎)进行胚胎移植。移植后继续使用雌孕激素进行黄体支持,确认妊娠后逐渐减量至孕10~12周停药。此方案较方便、费用低,是目前最广泛应用于冻融胚胎移植周期的内膜准备方案之一。

3. 促排卵周期 促排卵周期(ovarystimulation cycles)指用CC、LE或HMG促排卵治疗,当主导卵泡直径≥18mm时给予hCG诱发排卵,常在排卵后第3天或第5天行卵裂期胚胎或囊胚移植,一般推荐于排卵后开始补充孕激素进行黄体支持,常推荐使用口服地屈孕酮每天20~40mg(分2~4次给药),阴道用微粒化黄体酮每天200~300mg,分2~3次给药或黄体酮阴道缓释凝胶90mg,每天1次,肌内注射黄体酮每天20~40mg,每天1次,黄体支持需持续至ET后14天或12天,妊娠检测阴性或正常月经来潮并排除妊娠则停药,妊娠检测结果阳性者,维持用药至移植后28~35天,行B超检查提示正常宫内孕,可逐渐减量或停药,一般维持至孕8~10周。由于CC有抗雌激素作用,使子宫内膜过薄,黄体功能不足等缺点而影响妊娠的成功,临床较少采用。

(三)随访

胚胎移植后第14天,测血β-HCG水平,如妊娠则继续黄体支持至妊娠8~12周,在胚胎移植后第35天B超见到宫内妊娠囊为临床妊娠。

第四节 卵母细胞体外成熟

卵母细胞体外成熟(in vitro maturation, IVM)是指未经刺激或经微刺激的小卵泡内不成熟的卵母细胞通过体外培养发育为成熟的第二次减数分裂中期(M卵)卵母细胞,通常经卵母细胞质内单精子注射(intracytoplasmic spermatocyte injection, ICSI)后受精,分裂成胚胎并移植的技术。PCOS患者进行超促排卵的过程中,多个卵泡发育,E₂水平激增,卵巢过度刺激综合征的发生率显著升高,不仅影响卵子的质量、妊娠的结局,还会增加重度的OHSS的发生。重度OHSS患者可能出现腹水、胸腔积液,甚至危及生命。另外易出现的情况是大剂量Gn作用下卵泡生长缓慢。IVM技术可以在卵泡较小的时候进行取卵,患者花费少,治疗时间短,使用Gn时间和剂量少,亦可有效避免OHSS的发生,因此,该技术已成为PCOS患者的另一可行选择,亦是辅助生殖技术的热点之一。

一、IVM 程序

(一)临床准备

目前对于IVM取卵的理想时机和方法尚无统一标准。据报道,优势卵泡直径>13mm时,获卵数下降,多数已发表研究均在优势卵泡直径达到10mm左右时取卵。郑州大学第一附属医院的IVM方案为:非刺激周期直接在卵泡期进行,当卵泡直径为5~12mm,无优势卵泡出现时,直接给予hCG 10 000IU,36小时后取卵。小剂量刺激周期,是在月经或撤退性出血第3天,使用Gn75IU,不增量用5~10天,B超监测卵泡发育情况,卵泡达上标准后,给予hCG 5000~10 000IU,36小时取卵。目前对于在IVM取卵前是否给hCG及hCG后取卵的时间尚有争议。

未成熟卵的取卵操作和成熟卵类似,负压较低(10.7~13.3kPa)。取卵一般使用小口径针头(16~20G),过程中可对卵泡使用培养液冲洗。

(二)实验室准备

实验室操作人员使用特定的滤器(70室操),

经培养液冲洗,滤除血细胞后捡卵。如果取到未成熟卵,在 IVM 培养液中进一步培养。

1. IVM 培养液　卵母细胞体外培养基础培养液有 Eagle 基本培养液(DMEM)、B2、Ham F10、组织培养基(TCM-199)和人类输卵管液(human tubal fluid,HTF)等。常用的是含 15%~20% 血清的 HTF、Ham F10 培养液或 Earle 平衡盐液。人类 IVM 的培养基通常加入血清,最常用的是胎儿脐带血清和胚胎血清。血清的作用并未完全阐明,可能是由于血清中含有各种生长因子,如表皮生长因子或胰岛素样生长因子 -1 等,已知其对细胞质的成熟极为重要。其他如抑制素和激活素也具有促进细胞核成熟及成熟卵母细胞受精的作用。IVM 培养期间,人类卵母细胞对促性腺激素十分敏感,加入 FSH 和 LH 能够促进人类卵母细胞的成熟和卵裂,FSH 能够加速细胞核的成熟、减少染色体异常的发生。另外,添加生长激素(GH)可以促进卵泡细胞的增殖、抑制细胞凋亡。未经超促排卵的人未成熟卵母细胞在体外培养,尤其是在新鲜的 IVM 培养基中培养,能够达到成熟并进行早期胚胎发育。

2. 培养方法　以往研究显示,人未成熟卵母细胞经体外培养 48~54 小时后,有 80% 的卵母细胞表现核成熟(排出极体)并达到 M 体期。现在研究发现体外培养 24 小时后,卵母细胞就已进入多种不同的发育阶段,包括 M 时期。通常 M 期卵母细胞受精时期为成熟后 20~30 小时,如果超过 48 小时,会破坏其受精和发育成胚胎的潜力。

未成熟卵在 37℃、5%CO$_2$ 中培养,在普通 IVF 中可能应用含 N$_2$ 的培养系统,但对未成熟卵未必有益。

目前采用较多的是微滴培养,将一个卵子放在培养池里面培养,表面覆盖矿物油。也有研究和其他细胞一起共培养,但临床应用较麻烦,不宜推广。

培养 24~36 小时后观察卵子的成熟情况,若卵子成熟可行受精。目前受精方式选择 IVF 或必须采用 ICSI 尚存争议,既往研究显示 ICSI 与传统 IVF 相比可显著提高受精率,但并不提升胚胎种植率及临床妊娠率。受精后常规 16~18 小时观察

受精情况,后续胚胎培养和其他 IVF/ICSI 相同,适时进行移植。

3. IVM 的评价指标　体外判断卵母细胞成熟度最经典、也是最常用的鉴别方法是评价 OCCs 的形态学特征。未成熟卵的 OCCs 具有紧密的放射冠和紧密的颗粒细胞团,紧贴在透明带外缘,细胞内有一个完整的生发泡,泡膜颗粒细胞小,排列紧密,呈团块状;中间型成熟,OCCs 细胞团直径增大,放射冠细胞分散,卵母细胞的 GV 移向细胞边缘,生发小泡破裂,但尚未排出第一极体,此时卵母细胞处于第一次减数分裂中期;成熟型或称为排卵前卵母细胞,颗粒细胞展开,细胞之间距离大,放射呈放射状排列,有第一极体,泡膜颗粒细胞丰富,排列松散。

随着人们对卵子成熟机制认识的不断加深,认为卵子成熟大致分为三个方面:①卵细胞核的成熟:是卵子成熟的关键,第一极体的排出是镜下卵子成熟的标志;②胞质成熟:包括亚细胞组的重排,蛋白质磷酸化速率,胞质内微丝微管的合成及 MPF 的增加;③卵细胞膜的成熟:与精子的黏附、穿透有关。三者的同步化是正常受精、妊娠的关键。卵母细胞的胞质成熟落后于核的成熟和取卵前是否用 HCG、HCG 和取卵间的时间间隔相关,具体尚需进一步验证。

(三)PCOS 患者 IVM 前的预处理

PCOS 患者行 IVM 前需一定的预处理,类似于 IVF 前的预处理:口服 OCP 降 LH 水平,改善患者胰岛素抵抗,改善 IGF 系统的异常活性等,使卵巢、卵泡处于良好的内分泌环境中,为接下来的促排卵提供基础,改善卵子质量。

二、IVM 的应用前景

随着科学技术发展和进步,IVM 的临床妊娠成功率逐渐提升。在 PCOS 人群中,IVM 临床妊娠率可达 20%~40%,胚胎种植率可达 10%~20%。IVM 的临床妊娠率和胚胎种植率仍显著低于传统 IVF。IVM 可减少乃至避免药物促卵巢过程,可显著降低 OHSS 的发生风险,尤其适用于 PCOS OHSS 高风险人群,但需注意的是 IVM 目前仍处于实验性应用阶段,未广泛应用于临床。至今为

止,全世界范围内仅有约 5000 个新生儿采用 IVM 诞生。虽然有研究报道 IVM 诞生的新生儿体重、先天畸形发生率与自然妊娠和传统 IVF 助孕新生儿的发生率无显著差异,但随访的人群少、随访时间较短,IVM 子代的安全性目前仍不够明确。目前并不推荐 IVM 作为 PCOS 的常规治疗手段,临床应用仍需谨慎。

(孙 赟　陈子江)

参考文献

1. Asl C, Edwards MC, Desai R, et al. Neuroendocrine androgen action is a key extraovarian mediator in the development of polycystic ovary syndrome. Proc Natl Acad Sci USA, 2017, 114(16): E3334.

2. Cohen DP, Stein EM, Li Z, et al. Molecular analysis of the gonadotropin-releasing hormone receptor in patients with polycystic ovary syndrome. Fertility & Sterility, 1999, 72(2): 360-363.

3. Li MW, Glass OC, Zarrabi J, et al. Cryorecovery of Mouse Sperm by Different IVF Methods Using MBCD and GSH. eLife, 2016, 4(2).

4. Gamba M, Pralong FP. Control of GnRH neuronal activity by metabolic factors: The role of leptin and insulin. Molecular & Cellular Endocrinology, 2006, 254-255(6): 133.

5. Liu KE, Alhajri M, Greenblatt E. A randomized controlled trial of NuvaRing versus combined oral contraceptive pills for pretreatment in in vitro fertilization cycles. Fertility and sterility, 2011, 96(3): 605-608.

6. Panidis D, Farmakiotis D, Rousso D, et al. Obesity, weight loss, and the polycystic ovary syndrome: effect of treatment with diet and orlistat for 24 weeks on insulin resistance and androgen levels. Fertility and sterility, 2008, 89(4): 899-906.

7. Hoeger K. Obesity and weight loss in polycystic ovary syndrome. Obstetrics & Gynecology Clinics of North America, 2001, 28(1): 85.

8. Li L, Li C, Pan P, et al. A Single Arm Pilot Study of Effects of Berberine on the Menstrual Pattern, Ovulation Rate, Hormonal and Metabolic Profiles in Anovulatory Chinese Women with Polycystic Ovary Syndrome. PLoS One, 2015, 10(12): e0144072.

9. Naderpoor N, Shorakae S, de Courten B, et al. Metformin and lifestyle modification in polycystic ovary syndrome: systematic review and meta-analysis. Human reproduction update, 2016, 22(3).

第三十三章

多囊卵巢综合征微创手术治疗

1935年，Stein等首次报道卵巢楔形切除术可成功诱导PCOS患者排卵，1964年，他们治疗108例PCOS患者，结果95%恢复规律月经，85%妊娠，成为当时PCOS患者促排卵的唯一治疗方法。术时将双侧卵巢楔形切除1/3~1/2组织，术后血清睾酮水平下降，但该手术毕竟是经腹的创伤性手术，容易造成盆腔粘连，而且术后仅阶段性恢复自发排卵功能，随着药物促排卵的出现，卵巢楔形切除术逐渐被边缘化，目前已很少有人应用，而氯米芬（CC）等逐渐成为PCOS的标准促排疗法。近年来，随着腹腔镜手术的发展，PCOS手术治疗再次受到关注，包括腹腔镜下卵巢楔形切除术、卵巢电/激光打孔治疗，以及一些"新型"的微创手术方式。由于此类微创手术的目的主要用于治疗排卵障碍，故手术一般用于有生育要求的PCOS患者。

第一节　卵巢楔形切除术

早期对于PCOS的手术治疗是开腹手术楔形切除卵巢，术后复发率高，易形成附件区甚至盆腔的粘连，将功能性不孕转为机械性不孕，有一定卵巢萎缩和卵巢功能衰竭的风险，现已逐渐被淘汰。2003年Yildirim等报道了应用显微外科技术进行的小切口开腹卵巢楔形切除术，受试者为134例经氯米芬（CC）和促性腺激素（Gn）治疗未妊娠或因高OHSS风险不宜用Gn治疗的PCOS患者。104例于术后6个月内妊娠，另有17例在2年内妊娠，共121例。其中24例行剖宫产，20例接受腹腔镜检查，发现术后粘连率仅为11%且

较轻微，有效地避免了因组织粘连而导致的机械性不孕。

腹腔镜下卵巢楔形切除也有报道，既可用剪刀也可用电针或激光，创面用双极电凝或缝合止血。一项涉及25例不孕+PCOS患者的研究发现，应用激光行卵巢楔形切除术后妊娠率为60%，二次探查发现36%的患者有术后粘连（其中83.3%为轻度或膜状粘连），但因其中21例在行首次腹腔镜下激光卵巢楔形切除术时也发现合并各期子宫内膜异位症，故术后的粘连并不能排除是内异症所致。

第二节　腹腔镜下卵巢打孔术

在国内外的许多指南及共识中，腹腔镜下卵巢打孔术（laparoscopic ovarian drilling, LOD）均作为PCOS的二线治疗方案。在决定治疗之前，应先建议超重和肥胖PCOS女性通过改变生活方式减轻至少5%~8%的体重。而CC仍是治疗无排卵PCOS有生育要求女性的一线治疗方法，近年来芳香化酶抑制剂的应用也逐渐占据了PCOS促排卵治疗的部分天地。

LOD可作为CC抵抗、反复药物促排卵失败后的二线促排卵方法。与同样为二线治疗的促性腺激素治疗相比，LOD有以下优势：①与促性腺激素促排卵的结果类似；②阶段性避免了频繁且不方便的监测；③单次治疗可阶段性建立重复、自发排卵，有一定的自然妊娠可能；④避免了促性腺激素在PCOS促排治疗中较为常见的卵巢过度刺激综合征（OHSS）；⑤术后自然排卵多为单

卵泡,故多胎妊娠率与其他自然妊娠时的多胎率类似,不增加多胎风险。LOD的缺点主要是需要全身麻醉和腹腔镜手术,需面对相关手术及麻醉风险及并发症,术后粘连较为常见,而卵巢功能减退甚至卵巢早衰则较罕见。

LOD适应证:①CC抵抗;②因其他疾病需腹腔镜检查盆腔;③随诊条件差,不能作促性腺激素治疗监测;④建议选择体质量指数(BMI<34,LH>10 IU/L),游离睾酮高者作为治疗对象。

1. 参考方法　①电针或激光:8 mm(深)×2mm(直径);②功率:30W;③每侧打孔:建议4个,可根据患者卵巢大小个体化处理,但打孔数不宜过多;④时间:5秒。

2. 注意事项　①打孔个数不要过多;②打孔不要过深;③电凝的功率不要过大;④避开卵巢门打孔;⑤促排卵引起的PCO不是LOD的指征。

一、腹腔镜下LOD电灼术

先全面探查盆腹腔内有无与不孕症相关的病理情况,如腹膜的内异灶、粘连和卵巢的形态。无损伤抓钳钳夹子宫卵巢固有韧带,固定卵巢使之远离肠管等周围脏器。采用单极电针行卵巢多点打孔。自卵巢系膜对侧,垂直卵巢表面进针,避免滑动,减少卵巢表面的损伤。打孔位置应远离卵巢门和输卵管,避免损伤卵巢门血管和输卵管。单极电凝针以30W的输出功率作用5秒。在电凝针刺入卵巢表面后再通电,避免产生电弧以减少卵巢表面由于炭化效应产生的损伤,可避免粘连形成。如通电前电凝针无法刺入卵巢表面,短的脉冲电热作用可帮助电凝针刺入卵巢。为避免过多热损伤,打孔后可立即用生理盐水冲洗卵巢以降温。

LOD应该使用多大能量和每侧卵巢的穿刺数量在不同研究报道中差异较大,能量设置30~400W,穿刺孔3~25个不等。穿刺数量应保持最低限度,以避免过度破坏卵巢,研究表明每侧卵巢3~6个穿刺孔足以达到预期效果。有研究发现,每侧卵巢4个穿刺孔,每个孔以30W(150J)功率作用5秒效果最佳。

除单极电针打孔外,已有4种激光被用于卵巢打孔术,包括Nd:YAG、二氧化碳(CO_2)、氩和KTP。Nd:YAG激光是通过细石英导光纤维传输,可用接触和非接触模式。在非接触模式下,导光纤维在距离卵巢表面5~10mm,功率30~100W,用来切开或穿刺或楔形区域凝结。在接触模式下,可用导光纤维对卵巢小卵泡进行打孔或行卵巢楔形切除。CO_2激光被用于在卵巢组织上钻10~40个孔,气化可见的小卵泡。功率设定10~30W的连续模式,激光光束聚焦光斑大小0.2mm,每个穿刺孔作用5~10秒。氩和KTP激光也由导光纤维传输,接触模式,功率设定为6~16W,每个卵巢可气化所有可视的小卵泡约20~40个。

目前的多数研究结果倾向于电灼术的结局优于激光:①电灼术比激光更有效实现排卵和妊娠;②激光特别是CO_2激光,形成粘连的风险更高,可能其比电灼术产生的表面损伤更多;③电灼术的机器成本更低,更容易操作;④电灼术比激光打孔的效果持续时间更长。

用超声刀也可进行LOD。超声刀能量采用3级,在腹腔镜下每侧卵巢穿刺20~30次,每次2~4秒,打深2~3mm的孔,其超声振动使细胞内蛋白结构的氢键断裂,导致蛋白变性形成胶原而起到组织凝固的作用,无需止血,且不产生烟雾。

二、LOD的作用机制

LOD的作用机制不明,可能与卵巢楔形切除类似,即破坏了产生雄激素的卵泡膜细胞,使得局部(改变雄激素进入卵泡内形成雌激素的环境)和全身(降低血清雄激素及LH水平,升高FSH水平)的内分泌状况改变,循环雄激素浓度下降,雄激素的外周芳香化减少,可能导致雌酮(E_1)下降。E_1的下降恢复了下丘脑、垂体的正常反馈,由此导致术后血清FSH浓度相对增加,卵泡内芳香化酶活动增加。加之局部雄激素水平下降,使卵泡内环境从雄激素主导转变为雌激素主导,可使部分卵巢组织内卵泡募集、发育成熟并排卵。LOD可能增加卵巢髓质血流,认为物理性打开的小卵泡是富含雄激素的卵泡液排出改善了卵巢环境,降低了卵巢内的雄激素含量。总睾酮及游离睾酮降低了40%~50%。LH水平也降低,FSH改变不明显使抑制素脉冲恢复。激素间关系恢复正常使新的卵泡队列被募集,卵巢功能恢复正常。

此外卵巢损伤产生的非甾体因子影响卵巢对垂体的反馈。也有研究发现,当卵巢组织损伤时产生大量生长因子,如胰岛素样生长因子I(IGF-I),其能够使卵巢对循环FSH增敏,刺激卵泡生长并排卵。最近,在研究对卵巢早衰(POF)患者卵巢皮质内残存卵泡体外激活时,需将冻融的人卵巢皮质切成小片,通过这种机械刺激,发现卵泡的CCN生长因子升高,说明CCN生长因子在卵泡生长中可能起作用,而CCN是通过Hippo信号通路调节卵泡的激活,这是否可以解释LOD时PCOS患者卵泡激活的现象尚未知。

三、LOD临床效果

Gjnnaess(1984)首次报道LOD用于PCOS的治疗,术后排卵率为92%,妊娠率为58%。LOD既可用电灼也可用激光气化在卵巢皮质及髓质打孔4~10个,作用机制不清,可能与卵巢楔形切除类似,即破坏了产生雄激素的卵泡膜细胞,使得局部(改变雄激素进入卵泡内形成雌激素的环境)和全身(降低血清雄激素及LH水平,升高FSH水平)的内分泌状况改变,促进卵泡募集、成熟及排卵。有基于观察性研究的关于LOD效果的综述:术后6个月自然排卵率为54%~76%,自然妊娠率为28%~56%;12个月自然排卵率为33%~88%,自然妊娠率为54%~70%。

预测LOD结果差的指标有:BMI≥35kg/m²,血清T≥4.5nmol/L,游离雄激素指数(FAI)≤15,不孕年限>3年。

LOD的临床结局与内分泌反应与打孔的能量剂量有关。每孔30W,5秒,打4个孔(每侧卵巢600J)足可获得最好的结局(67%的自然排卵与妊娠率)。减少能量(每卵巢<300J)和(或)打孔数(每卵巢2个)可降低自然排卵率和受孕率,而增加能量剂量和(或)打孔数(每卵巢≥7)可引起过多的组织破坏但并不改善结局。综合现有研究,LOD后1年内自然排卵率为30%~90%,妊娠率为13%~88%。仅用LOD的病例<50%,其

他病例往往术后3~6个月后加用CC、rFSH。LOD也可以增加卵巢对CC和FSH的敏感性,尤其是降低了高雄激素和胰岛素抵抗以后。总的流产率为0~36.5%。Amer等发现LOD后流产率明显降低(54%降为17%)。而Cochrane的荟萃分析则显示LOD或药物促排卵后妊娠的流产率没有明显差异(7.3% vs.6.6%)。

对生育结局的改善源于LOD对卵巢局部和全身的内分泌状况的改善——血清LH和脉冲降低,FSH相对增加,LH/FSH比值降低,Inhibin B暂时降低,性激素结合球蛋白(SHBG)升高,雄激素降低,游离雄激素指数(FAI)降低。

激素的变化并不能改善胰岛素敏感性或降低妊娠期糖尿病(GDM)风险。尽管LOD无法改善代谢综合征,但可以采取一些辅助方式解决。有些研究显示LOD不影响代谢指标。尽管与瘦的患者相比,肥胖的PCOS患者排卵率及妊娠率均低,但一项前瞻性研究的结果却相反。因此,肥胖可能不应作为LOD的禁忌证,尽管麻醉和手术风险在肥胖患者中增加。当然LOD对PCOS患者合并的肥胖、IR或代谢综合征的影响还需进一步研究。

基于5篇RCT(338例CC抵抗患者)的Cochrane荟萃分析比较LOD(随访6~12个月)与Gn促排卵(3~6周期)两组间的活产率/患者、持续妊娠率/患者、排卵率/患者、流产率/妊娠或生活质量,两组差异无统计学意义,但LOD组多胎妊娠率/持续妊娠明显降低(1% vs.17%;OR:0.13;95% CI:0.03-0.59)。LOD组的直接花费也更少。

对CC抵抗的PCOS患者行LOD或二甲双胍治疗的各研究结果不同。有的倾向于LOD,而另一些则倾向于二甲双胍,还有的研究认为两者结果类似。有研究发现LOD后排卵率和妊娠率较高,但解决IR和降低GDM还得靠二甲双胍。甚至CC+二甲双胍的效果也仅与LOD类似。因为这种联合治疗可以恢复规律的月经并使70%的患者恢复排卵,故可用作阶梯式治疗的第一步,即在对CC抵抗的PCOS患者行LOD或Gn治疗前先用二甲双胍进行预处理。同样,其他药物治疗,如来曲唑,CC+他莫昔芬和CC+罗格列酮也可以

获得和 LOD 类似的临床结果。

一项 RCT 研究涉及比较 LOD 与 CC 促排卵 6 周期有排卵未孕的 PCOS 患者继续 CC 促排卵治疗，结果妊娠率、流产率和活产率类似。一项对照研究发现将 LOD 用于 PCOS 的一线治疗，与 CC 组相比，LOD 术后排卵率（90.9% *vs*.68%），妊娠率（63.6% *vs*.28%）均高于 CC 组，而 RCT 研究则发现 1 年内两组的排卵率和妊娠率无差异。而若给 CC 抵抗或 CC 促排卵有排卵但未孕的患者行 LOD，则妊娠率提高 1 倍（55% *vs*.27%）。因此，目前不推荐 LOD 用于 CC 促排卵有排卵未孕的 PCOS 患者，也不建议 LOD 作为 PCOS 的一线治疗。

Takeuchi 等对耐 CC 者分别用超声刀进行 LOD，术后排卵率可达 94%，2 年内妊娠率为 77%。

大部分 PCOS 女性行 LOD 后临床症状改善和内分泌影响可持续多年，甚至可达 20 年。116 例无排卵 PCOS 患者于 LOD 术后接受了长期随访，发现约 1/3 的患者内分泌、月经模式和生育能力的改善持续多年。

LOD 失败是指术后 6~8 周未恢复排卵，或术后初期有排卵但又很快恢复无排卵，或尽管排卵规律但 12 个月内未孕。因为 LOD 可以促进 PCOS 患者对其后的促排卵治疗恢复敏感性，故再次促排卵（先用 CC，再用 Gn），如 LOD 6 个月后虽有排卵但未孕或 LOD 术后 3 个月未检测到排卵也可以考虑行 IVF。

有回顾性研究发现，对于首次 LOD 1~6 年后的患者再次行 LOD，总排卵率为 60%，妊娠率为 53%，如果前次 LOD 后有排卵，则再次 LOD 后的排卵率和妊娠率分别为 83% 和 67%，但如前次 LOD 后仍无排卵，则再次 LOD 的排卵率和妊娠率仅为 25% 和 29%。由于担心粘连和 DOR，还没有相关的 RCT 研究。故到目前为止，一般不建议反复 LOD，特别是首次 LOD 后仍未恢复正常排卵的患者。

四、LOD 的并发症

LOD 的术中并发症较罕见，包括子宫卵巢固有韧带损伤、卵巢打孔处出血和肠管热损伤。LOD 的术后并发症主要是医源性粘连，是由于卵巢表面出血或打孔后肠管与卵巢过早接触。粘连的发生率为 0~100%，激光造成粘连的风险较高，可能是由于激光的锥形损伤（2~4mm）的热穿透，而单极电凝是圆柱形（8mm）热穿透。多数研究报道 LOD 后的粘连为轻至中度，似乎并不影响妊娠。预防粘连主要靠盆腔冲洗、应用防粘连膜、早期二次腹腔镜手术分离粘连，但无法预防再产生的新粘连，也不能提高妊娠率。打孔后立即用生理盐水冲洗可以降低局部温度减少损伤。

潜在风险为 POF，尤其是卵巢血供被不经意的损伤、打过多的孔、破坏过多的卵泡池或产生抗卵巢抗体。仅个别病例报道，用 400W、5 秒打孔 5 个造成卵巢萎缩。实际上，卵巢储备的标志物比卵巢储备更能反映卵巢的储备状态。打孔不宜深，8~10mm 为好。单侧打孔、超声刀打孔、双极或单极打 <5 个孔都可以降低粘连和 DOR 的风险，且生育结局相同。

五、LOD 与卵巢储备

LOD 后总的 AMH 下降 2.13ng/ml，即下降了 PCOS 的 AMH 界值 4.9ng/ml 的 43%。这种 AMH 的下降可以维持到 LOD 术后 6 个月。LOD 术后 AMH 降低的确切机制仍不明。可能的解释是：由于 LOD 时的热损伤，初级、窦前卵泡及小窦卵泡的丢失使得 AMH 的合成减少。该假说可由 LOD 后 AFC 减少加以支持，尽管差异无统计学意义，这可能是由于研究例数较少和较高的异质性。此外，有研究发现卵巢囊肿剥除术后 AMH 也会降低。这说明卵巢的任何手术创伤都可能损失卵泡进而降低 AMH。这些对 AFC 和 AMH 的影响都是暂时的。本荟萃分析包含两篇，一项研究发现 AFC 的降低可维持至术后 6 月，但另一项研究发现 6 个月时 AFC 已恢复，荟萃分析的结果是术后 6 个月 AFC 无明显改变。

单侧卵巢打孔也可以显著降低 AMH，说明单侧打孔可能并不能减少对卵巢储备的损害。值得注意的是，与单侧 LOD 相比，还是双侧 LOD 组的排卵率和妊娠率更高。故单侧 LOD 既不能明显降低对卵巢的伤害,又没有获得与双侧 LOD 同样的妊娠率。已有研究所采用的每侧 LOD 的能量在 450~1200J 范围内,其降低 AMH 的程度也是类似的。这说明,只要没有过分加大能量剂量,即使应用较高的能量也不会对卵巢产生过度的伤害。

两项 RCT 比较 LOD 及经阴道水下腹腔镜 LOD(TH-LOD)。因 TH-LOD 使用双极电针(一种双针装置,其一针为正极,另一针为负极),LOD 使用单极电针。但两组的术后 AMH 的改变并无差异[TH-LOD:术前 AMH(5.84±1.16)ng/L *vs.* 术后(4.83±1.10)ng/L,$P<0.0001$;LOD:(6.06±1.18)ng/L *vs.*(5.00±1.29)ng/L,$P<0.0001$]。说明这两种能量工具对卵巢的伤害是类似的,以往总认为双极对卵巢组织过度损伤的风险小于单极。

普遍认为 AMH 水平在月经周期内及周期间是比较稳定的,随年龄的增长每年降低 5.6%。研究发现 LOD 后降低 43% 应是显著的降低,当然还不能确定这是真实的降低还是对 PCOS 患者术前较高 AMH 水平的反映。经长时间随访发现 LOD 有较高的术后妊娠率,证实了正常水平的 AMH 有利于妊娠的假说。基于已有研究,临床医生可以在仔细权衡已知的利益及避免对卵巢储备的潜在风险后,选择是否给 PCOS 患者提供 LOD 治疗。

(冒韵东 刘嘉茵)

参 考 文 献

1. Yildirim M, Noyan V, Bulent TM, et al. Ovarian wedge resection by minilaparotomy in infertile patients with polycystic ovarian syndrome: a new technique. Eur J Obstet Gynecol Reprod Biol, 2003, 107(1): 85-87

2. Bayram N, van Wely M, Kaaijk EM, et al. Using an electrocautery strategy or recombinant follicle stimulating hormone to induce ovulation in polycystic ovary syndrome: randomised controlled trial. BMJ, 2004, 328(7433): 192.

3. Farquhar C, Lilford RJ, Marjoribanks J, et al. Laparoscopic 'drilling' by diathermy or laser for ovulation induction in anovulatory polycysfic ovary yndrome.Cochrane Database Syst Rev, 2005,(3):

4. 郁琦,金利娜,马彩虹,等. 多囊卵巢综合征的诊断和治疗专家共识. 中华妇产科杂志, 2008, 43(7): 553-555.

5. Amer SA, Li TC, Cooke ID. Laparoscopic ovarian diathermy in women with polycystic ovarian syndrome: a retrospective study on the influence of the amount of energy used on the outcome. Hum Reprod, 2002, 17(4): 1046-1051.

6. Amer SA, Li TC, Cooke ID. A prospective dose-finding study of the amount of thermal energy required for laparoscopic ovarian diathermy. Hum Reprod, 2003, 18(8): 1693-1698.

7. Takeuchi S, Futamura N, Takubo S, et al. Polycystie ovary syndrome treated with laparoscopie ovarian drilling with a harmonic scalpe1. J Reprod Med, 2002, 47(10): 8l6-820.

8. Farquhar C, Brown J, Marjoribanks J. Laparoscopic drilling by diathermy or laser for ovulation induction in anovulatory polycystic ovary syndrome. Cochrane Database of Systematic Reviews, 2012, CD001122.

9. Jain N. Laparoscopic surgery in infertility and gynecology. In: Gomel V editor. Ovarian drilling. Tunbridge Wells: Anshan Ltd, 2011, 142-155.

10. Kawamura K, Cheng Y, Suzuki N, et al. Hippo signaling disruption and Akt stimulation of ovarian follicles for infertility treatment. Proc Natl Acad Sci USA, 2013, 110: 17474-17479.

11. Abu Hashim H, Al-Inany H, De Vos M, et al. Three decades after Gjönnaess's laparoscopic ovarian drilling for treatment of PCOS; what do we know? An evidence-based approach. Arch Gynecol Obstet, 2013, 288: 409-422.

12. Takeuchi S, Futamura N, Takubo S, et al. Polycystie ovary syndrome treated with laparoscopie ovarian drilling with a harmonic scalpel. J Reprod Med, 2002, 47(10): 8l6-820.

第三十四章

多囊卵巢综合征与子宫内膜
增生及内膜息肉

第一节　多囊卵巢综合征与
子宫内膜增生性病变

一、子宫内膜增生性病变概述

（一）定义

子宫内膜增生（endometrial hyperplasia, EH）是指内膜腺体的不规则增殖和腺体结构（形状和大小）的改变，同时伴有腺体/间质比例的增加。根据WHO（2014）子宫内膜增生性病变的新分类，将子宫内膜增生性病变分为伴或不伴不典型性增生两大类，取消单纯性增生（simple hyperplasia, SH）及复杂性增生（complex hyperplasia, CH）的概念。在20年之内，4.6%的EH不伴不典型增生者可发展为子宫内膜癌，而这一比例在EH伴不典型增生者可高达27.6%。

（二）临床表现

子宫内膜增生最常见的首发症状是异常子宫出血，包括月经血量增多、月经间期出血、不规则出血、雌激素补充治疗中无规律的出血以及绝经后子宫出血。PCOS排卵障碍使得孕激素相对不足，雌激素不受拮抗，从而可发生突破性出血。

（三）诊断

子宫内膜增生的确定诊断依靠内膜组织学检查，所需的组织学标本主要通过内膜活检获得。与普通的内膜活检相比，诊断性宫腔镜更有助于获得标本；尤其是在普通内膜活检未能获得标本或所取标本未能得到诊断时，其优势更为突出。另外，如果普通内膜活检发现息肉内或分散的病灶内存在内膜增生，应该在宫腔镜直视下进行内膜定位活检，以获得有意义的组织学标本。在物理学检查手段中，经阴道超声多普勒对子宫内膜增生具有诊断意义，而CT、MRI、生物标记物的诊断价值证据不充分，因此不常规推荐应用。

二、PCOS与子宫内膜增生性病变的关系

多囊卵巢综合征（PCOS）是一种女性生殖功能障碍和糖代谢异常并存的内分泌紊乱综合征，常见表现为持续性无排卵、雄激素过多及胰岛素抵抗（IR），在育龄期女性中的发病率约为10%。PCOS内分泌及代谢方面的异常对子宫内膜存在不良影响，表现为分泌期反应不良、增生伴或不伴不典型性增生甚至癌变等。

未用避孕药或者未周期性使用孕激素以产生撤退性出血的PCOS患者，其EH发生率可达35.7%或48.8%，子宫内膜癌的发生率可达8%。子宫内膜癌的高危因素包括肥胖、糖尿病、不孕、长期服用他莫昔芬类或雌激素类药物等，而肥胖、不孕、可能因胰岛素抵抗所致的糖尿病均为PCOS患者的重要特征。研究发现PCOS患者的癌症风险增加，并确认PCOS与子宫内膜癌之间存在关联。PCOS患者发生内膜癌的可能性是正常年轻妇女的3倍，其中肥胖者子宫内膜癌的发生率更高，以IR为主的2型糖尿病患者患子宫内膜癌的相对危险性是正常人的3~4倍，另外IR还

能加速子宫内膜癌的恶化与发展。

三、PCOS者易发生子宫内膜增生性病变的机制

（一）稀发排卵或持续性无排卵导致雌激素长期单一作用

雌激素长期单一作用是PCOS者易发生内膜增生性病变的主要原因。PCOS患者往往伴有高雄激素，高雄激素环境会抑制卵泡的成熟，不能形成优势卵泡，结果导致稀发排卵或持续性无排卵而内膜长期受雌激素单一作用；且雄激素在芳香化酶作用下可产生雌激素，而PCOS者雄激素高、芳香化酶P450合成增多，故生成的雌酮亦增多。

（二）胰岛素抵抗（IR）—高胰岛素血症

有50%~70%的PCOS患者存在胰岛素抵抗（IR），结果导致机体代偿性胰岛素分泌增加与高胰岛素血症。无论是肥胖还是瘦型PCOS患者，其循环中胰岛素水平均高于相应身材的正常人群。

1. 胰岛素抵抗—高胰岛素血症可通过影响体内雌、雄激素合成代谢间接影响内膜增殖。高胰岛素血症使卵巢类固醇激素合成的关键酶细胞色素P450c17α活性增强，直接刺激卵巢雄激素的合成；胰岛素可刺激子宫内膜腺体及间质中P450芳香化酶的表达及活性，使芳香化酶的直接产物雌二醇含量明显增加；同时，胰岛素可抑制肝脏甾体激素结合蛋白（SHBG）的合成，SHBG水平下降使体内游离雄激素和雌激素的浓度和生物利用度均增加。

2. PCOS患者IR和高胰岛素血症亦是子宫内膜病变的独立风险因素，两者自身可激活MAPK/ERK、PI-3K/AKT这两个与细胞增殖相关的关键信号传导通路，促进内膜细胞增殖并可导致基因的表达异常。

并不是所有子宫内膜增殖都与雌激素有关，多变量分析显示胰岛素抵抗、高胰岛素血症不仅与子宫内膜增生、子宫内膜不规则增生和子宫内膜癌相关。研究还发现，PCOS伴增生性病变的患者胰岛素曲线下面积比增殖期高，提示IR与PCOS患者子宫内膜增生存在很高的一致性。胰岛素激活的MAPK/ERK、PI-3K/AKT信号通路协

同参与PCOS患者子宫内膜病变的形成。

3. IR增加胰岛素信号通路中IGF、IGFBP表达，促进细胞增殖。

（三）肥胖

BMI>40kg/m^{2}的妇女患EH伴不典型增生者危险度增加13倍，患EH（不伴不典型增生）、慢性不排卵、PCOS者危险度增加23倍。

1. 肥胖影响雄激素和雌激素代谢

（1）肥胖者脂肪细胞含量增加，脂肪细胞中存在大量芳香化酶，增加雄激素向雌激素的转化。

（2）随着BMI升高，性激素结合球蛋白（SHBG）呈下降趋势，使游离的雄激素升高。

（3）肥胖者更易出现排卵障碍。

2. 肥胖者瘦素水平增高　瘦素可与IR协同作用促进内膜增殖。Lazvoic等研究发现，肥胖妇女的瘦素水平均较非肥胖妇女明显升高；在肥胖妇女PCOS组血清瘦素水平高于对照组。瘦素与胰岛素关系密切，瘦素对胰岛素具有双重调节作用，一方面通过下丘脑和垂体促进胰岛素和IGF-I的产生和释放，另一方面在外周组织拮抗胰岛素的作用下参与IR的进一步发展。子宫内膜是循环瘦素作用的靶器官，研究表明瘦素与其受体结合后通过JAK-STAT路径，促使ERK和PKB或AKT磷酸化，从而促进子宫内膜细胞增殖。故瘦素及其受体在子宫内膜癌发病过程中起重要作用。

（四）甾体激素代谢异常

Bacallao等认为与甾体激素代谢有关的酶活性在PCOS患者的子宫内膜中与正常人的子宫内膜中不同，PCOS患者可能存在原位的甾体激素代谢异常。还有研究认为，子宫内膜尚存在甾体激素受体活化物，发生PCOS时此类物质增多，可能导致子宫内膜对雌激素敏感，与PCOS患者子宫内膜增生甚至癌变有关。

四、PCOS者子宫内膜增生性病变的治疗

（一）口服避孕药

口服避孕药对子宫内膜的作用为孕激素优势，可抑制腺体增生，诱导内膜假性分泌和间质

水肿,产生蜕膜反应,长期使用会导致子宫内膜萎缩,抑制内膜增殖,从而预防和治疗子宫内膜增殖症。子宫内膜需要孕激素的拮抗,而孕激素必须在雌激素的共同作用下才能发挥保护子宫内膜的功能,其中雌激素可能促进 PR 的合成,而增强其中孕激素的作用;同时减少孕激素的使用剂量,避免其对自身受体的降调节作用,使避孕药中的孕激素得以发挥其转化内膜的作用。炔雌醇环丙孕酮片含有醋酸环丙孕酮(CPA)2mg 及炔雌醇 0.035mg,除孕激素转化内膜外,CPA 可在外周竞争性抑制睾酮和双氢睾酮与雄激素受体的结合,降低雄激素活性,增加雄激素清除率,显著降低 PCOS 者的雄激素水平,故炔雌醇环丙孕酮片尤其适于治疗 PCOS 者子宫内膜增生性病变。

但是,口服避孕药治疗子宫内膜增生有 14%~30% 的复发率,大剂量的避孕药还会引起许多副反应,如增加体质量、水肿、高血糖、血栓栓塞等。

(二)二甲双胍

二甲双胍是口服的双胍类降糖药物,属于胰岛素增敏剂。二甲双胍通过抑制肝糖原异生,减少肝脏中葡萄糖的产生,降低循环葡萄糖和胰岛素水平,进而增强胰岛素的敏感性和提高外周组织如脂肪、骨骼肌对葡萄糖的摄取和利用。

二甲双胍可抑制细胞增殖、降低子宫内膜癌风险的机制可能为:①二甲双胍能够增加 PCOS 患者子宫内膜细胞中 GLUT4 的表达。GLUT4 是胰岛素敏感性蛋白,促进葡萄糖进入细胞,合并高胰岛素血症的 PCOS 患者子宫内膜组织中 GLUT4 表达较无高胰岛素血症的 PCOS 患者明显减少。二甲双胍通过增加 GLUT4 的表达,抑制癌症发生信号通路的活化,进而抑制子宫内膜癌细胞的增殖。②通过在肝脏激活 AMPK,抑制肝脏的糖异生,使循环的胰岛素和葡萄糖水平降低,胰岛素和 IGF-1 不能与相应受体特异性结合,抑制 PI-3K/Akt/mTOR 信号通路的活化,进而抑制肿瘤细胞的生长。

有研究显示,PCOS 患者服用 3 个月的二甲双胍后,68% 的患者恢复规律月经,还能显著上调肿瘤抑制基因 *p53* 的表达。对于活检诊断为

子宫内膜增生的 PCOS 患者,经二甲双胍和罗格列酮治疗 3 个月后可逆转子宫内膜增生。二甲双胍可提高子宫内膜癌者无复发生存率和改善其整体生存情况。口服避孕药和二甲双胍用于治疗 PCOS 者的 EH,可协同改善 IR 和内膜增生状态。

(三)宫腔内左炔诺孕酮释放系统

研究显示,简单型 EH 应用口服孕激素和宫腔内左炔诺孕酮释放系统(LNG-IUS)后的缓解率无统计学差异(89% *vs*.96%),而在复杂性 EH 和 EH 伴不典型增生中,应用口服孕激素和 LNG-IUS 后的缓解率分别为 66% 和 92%、69% 和 90%。可见与口服孕激素相比,LNG-IUS 能够获得更高的缓解率,而且应用 LNG-IUS 的治疗相关性出血事件更易于被接受,副反应较少,因此作为 EH 不伴不典型增生者的一线用药推荐。对于 EH 伴不典型增生而有妊娠需求者,应充分告知子宫内膜不典型增生存在潜在恶性和进展为内膜癌的风险。在进行治疗之前,应进行全面评估,以除外子宫内膜浸润癌和可能合并存在的卵巢癌。应进行多学科会诊,结合组织学、影像学特征和肿瘤标志物表达情况,制订管理和随访方案。首选保守方案为 LNG-IUS。

对于 PCOS 伴简单型 EH 者,连续使用 6 个月 LNG-IUS 后 EH 缓解率可达到 87.77%,且在随后行 IVF 长方案助孕时临床妊娠率和胚胎种植率显著升高。

(四)口服人工合成的高效孕激素

口服孕激素的方法分连续服用和周期性服用两种。拒绝接受 LNG-IUS 治疗的病例可以选择连续口服孕激素(醋酸甲羟孕酮 10~20mg/d 或炔诺酮 10~15mg/d)。不推荐周期性口服孕激素,因为与连续用药或 LNG-IUS 相比,这种用药方法诱导缓解的效果并不理想。

对于子宫内膜不典型增生的保守治疗,口服孕激素治疗为其次选择。还可能出现对孕激素治疗不敏感的情况,可能机制为子宫内膜细胞缺乏孕激素受体(PR),或大剂量孕激素长期治疗可造成腺体细胞 PR 下调,从而降低腺体细胞对孕激素的反应性,导致孕激素拮抗,药物治疗失败。

（五）手术

手术切除子宫仅适用于无生育要求妇女的下列情况：

1. 随访中进展为内膜不典型增生。

2. 接受药物治疗 12 个月以上无组织学缓解。

3. 孕激素治疗完成后再次出现内膜增生。

4. 流血症状持续存在。

5. 拒绝进行内膜随访或药物治疗。

不推荐应用子宫内膜消融术，因为这一治疗方式不能保证完全和持久的内膜毁损，而且术后继发的宫腔粘连会对未来的内膜组织学监测造成障碍。

五、PCOS 者子宫内膜增生性病变的预防

1. 控制体重，改善生活方式，少吃油腻食物，加强锻炼。PCOS 患者往往在体重迅速增加时出现月经改变，月经间期延长，甚至闭经。研究表明，在肥胖的 PCOS 患者，控制体重可有效降低血中雄激素、空腹胰岛素水平，并恢复排卵。

有研究探讨了影响患者生活方式的因素以及子宫内膜增生和子宫内膜癌之间的联系，包括肥胖、糖尿病和久坐不动，数据表明生活方式的调整（如体重减轻、减肥手术、体力活动的增加、久坐不动行为的减少）有积极作用。合理安排膳食，纠正脂代谢等内分泌紊乱，可预防子宫内膜癌的发生。

2. 调整月经周期，月经不规律者定期行孕激素撤血。对于不能自然恢复月经的未婚患者，可定期行孕激素撤血。月经间期 1~3 个月者，无需治疗。月经间期超过 3 个月者，每 1~3 个月定期行孕激素撤血，使子宫内膜脱落。可口服甲羟孕酮片，每次 10mg，每天一次，连服 7~8 天，停药 3~7 天阴道出现撤退性出血。对于已婚但无生育要求者，首选口服避孕药，如炔雌醇环丙孕酮片（每片含炔雌醇 30μg、地索高诺酮 150μg）。地索高诺酮雄激素活性低，较少有增加体重的副反应，对代谢影响亦少，可作为无排卵患者长期服用的药物。在避孕药中雌、孕激素的联合作用下，子宫内膜周期性脱落，可以预防子宫内膜增生。

3. 适时诊断性刮宫，及时发现子宫内膜异常增生。在临床诊治 PCOS 患者时不仅要积极监测激素、胰岛素和血糖水平，还要密切监测子宫内膜。

那么 PCOS 者何时需行内膜诊断性刮宫呢？月经稀发和子宫内膜回声异常、子宫内膜厚度增厚可能具有预测 PCOS 患者 EH 的作用。稀发排卵或持续性无排卵可导致月经稀发或闭经，研究发现随着月经稀发程度的加重，EH 发生率升高。月经异常的 PCOS 者约 19.2% 有子宫内膜增生性病变。

有研究认为常规 B 超监测内膜厚度 ≥7mm 时需警惕 EH，但随后有研究发现将界值提高至 9.35mm 时，可在保持原预测敏感性为 100% 的前提下大幅提高预测特异性（27.8% vs.56%）；肥胖型 PCOS 者子宫内膜厚度每增加 1mm，患 EH 的危险度增加 1.48 倍。

故临床工作中，应高度重视 PCOS 者尤其是存在月经稀发或子宫内膜厚度及回声存在异常的 PCOS 者的可疑子宫内膜病变问题。应详细询问其月经情况，并常规行超声盆腔检查，对于从未接受治疗、月经间期 >3 个月、子宫内膜厚度 ≥7mm，或者反复出现阴道不规则流血的 PCOS 患者，应常规进行诊断性刮宫。超声提示子宫内膜增厚的 PCOS 患者，即使没有阴道不规则流血，亦应先行诊刮，明确有无子宫内膜增生。

第二节　多囊卵巢综合征与子宫内膜息肉

子宫内膜息肉是一种子宫内膜良性病变，表现为子宫内膜局部外凸性增生。可单发或多发，可无蒂或带蒂，形态多样，大小从数毫米至数厘米不等。子宫内膜息肉内含有不成熟或功能性子宫内膜腺体和基质，偶见少量子宫平滑肌组织。文献报道子宫内膜息肉的发病率差异大（7.8%~34.9%）。

子宫内膜息肉在多囊卵巢综合征（PCOS）患者中的发病率较非 PCOS 者高（28.9% vs.18.3%），

但无统计学差异。PCOS 患者子宫内膜息肉多呈性激素依赖性生长,子宫内膜长期受雌激素刺激而无孕激素拮抗可导致子宫内膜息肉的发生和促进其生长。年龄、肥胖、高血压、糖尿病是子宫内膜发生和发展的危险因素。多囊卵巢综合征的临床特征,如稀发排卵,使子宫内膜长期处于雌激素刺激而无孕激素拮抗的环境;代谢综合征、高胰岛素血症、糖代谢异常、脂代谢异常等,与子宫内膜息肉发生和发展的危险因素相吻合。一项回顾性研究提示子宫内膜息肉恶变率在 PCOS 人群中明显增加(7.7% $vs.2.2\%$)。另有研究提示 PCOS 人群子宫内膜息肉的癌前病变及恶变率是非 PCOS 人群的 9.6 倍。

多囊卵巢综合征相关子宫内膜息肉的治疗:

1. 期待治疗　目前尚无文献报道多囊卵巢综合征相关性子宫内膜息肉的期待治疗有何特殊之处。若不考虑子宫内膜息肉发生的原因,有文献报道,对于无症状且小于 1cm 的子宫内膜息肉,有 25% 可自然消失。但考虑到 PCOS 人群子宫内膜息肉恶变率增高的因素,对于有药物或手术治疗禁忌证、或患者坚决拒绝药物或手术治疗的单发小息肉(<1cm)可考虑期待治疗,但应定期使用超声或宫腔镜严密监测,发现病情进展者应积极给予干预治疗。

2. 药物治疗　多囊卵巢综合征者由于稀发排卵,导致子宫内膜长期处于雌激素刺激而无孕激素拮抗的状态,是子宫内膜息肉发生的可能原因。文献报道,子宫内膜的雌孕激素受体失衡、雌激素治疗、药物的雌激素样作用以及雌孕激素治疗失衡可能与子宫内膜息肉的发生有因果关系;而孕激素制剂、抗雌激素活性药物是子宫内膜息肉的保护性因素。因此,临床医生常经验性给予 PCOS 合并子宫内膜息肉者孕激素制剂或口服避孕药治疗,以期达到预防息肉恶变、治疗息肉的目的,但其有效性尚无证据支持。

3. 手术治疗　无文献报道 PCOS 合并子宫内膜息肉的手术治疗有何特殊性。目前,手术是治疗子宫内膜息肉的最有效手段。宫腔镜子宫内膜息肉切除术是诊断和治疗子宫内膜息肉的金标准。主要的器械包括单极或双极电切环、微型剪、刀、抓钳、粉碎装置等。双极电切环的费用最低,是目前最广泛使用的器械。宫腔镜下子宫内膜息肉切除术可改善子宫不规则出血的症状,减少复发率。有循证医学 A 级证据提示宫腔镜下子宫内膜息肉切除术能够提高不孕症患者术后自然妊娠率和辅助生殖技术(宫腔内人工授精)助孕成功率。无证据支持孕激素可预防多囊卵巢综合征合并子宫内膜息肉者术后复发,但根据子宫内膜息肉与 PCOS 的密切关系,有临床医生术后给予孕激素预防息肉复发,但其有效性仍待评估。文献报道,宫腔镜下子宫内膜息肉电切术因未伤及子宫肌层,故几乎不会导致宫腔粘连,但术者应注意电切深度,对于低年资医生或无较多手术经验者,建议术后使用防粘连剂预防宫腔粘连。与手术相关的其他风险,包括子宫穿孔、感染、出血等,应注意手术操作和术中监护。

(郝桂敏　张琬琳　王晓红)

参 考 文 献

1. Norwitz ER, DJ Schust, SJ Fisher. Implantation and the survival of early pregnancy. N Engl J Med, 2001, 345(19): 1400-1408.

2. Pereira N, et al. Surgical Management of Endometrial Polyps in Infertile Women: A Comprehensive Review. Surgery Research and Practice, 2015, 2015: 914390.

3. Rackow BW, E Jorgensen, HS Taylor. Endometrial polyps affect uterine receptivity. Fertil Steril, 2011, 95(8): 2690-2692.

4. Lieng M, et al. Prevalence. 1-year regression rate, and clinical significance of asymptomatic endometrial polyps: cross-sectional study. J Minim Invasive Gynecol, 2009, 16(4): 465-471.

5. Onalan R, et al. Body mass index is an independent risk factor for the development of endometrial polyps in patients undergoing in vitro fertilization. Fertil Steril, 2009, 91(4): 1056-1060.

6. Nappi L, et al. Are diabetes, hypertension, and obesity independent risk factors for endometrial polyps? J Minim Invasive Gynecol, 2009, 16(2):

157-162.

7. Kilicdag EB, et al. Polycystic ovary syndrome and increased polyp numbers as risk factors for malignant transformation of endometrial polyps in premenopausal women. Int J Gynaecol Obstet, 2011, 112（3）: 200-203.

8. Navaratnarajah R, OC Pillay, P Hardiman. Polycystic Ovary Syndrome and Endometrial Cancer. Lancet, 2008, 26（01）: 062-071.

9. Haimov-Kochman R, et al. The natural course of endometrial polyps: could they vanish when left untreated? Fertil Steril, 2009, 92（2）: 828 e11-12.

10. Hamani Y, et al. The clinical significance of small endometrial polyps. Eur J Obstet Gynecol Reprod Biol, 2013, 170（2）: 497-500.

11. Indraccolo U, et al. The pathogenesis of endometrial polyps: a systematic semi-quantitative review. Eur J Gynaecol Oncol, 2013, 34（1）: 5-22.

12. AAGL practice report: practice guidelines for the diagnosis and management of endometrial polyps. J Minim Invasive Gynecol, 2012, 19（1）: 3-10.

13. Perez-Medina T, et al. Endometrial polyps and their implication in the pregnancy rates of patients undergoing intrauterine insemination: a prospective, randomized study. Hum Reprod, 2005, 20（6）: 1632-1635.

第三十五章

多囊卵巢综合征中医及中西医结合治疗

中医古籍文献中无多囊卵巢综合征（PCOS）的病名，根据其月经稀发、甚或闭经、多毛、肥胖等证候归属中医"闭经"、"月经后期"、"月经失调"、"不孕"等篇章。

近年来，中医研究资料认为 PCOS 主要是肾—冲任—胞宫之间生克制化关系失调，其病机与肝、肾、脾三脏功能失调及痰湿、血瘀密切相关；或为肾虚血瘀，或为肾虚痰实，或为脾肾虚损、湿聚成痰，痰浊阻滞胞宫所致；或与痰湿郁火有关；或肝失疏泄、肝郁化火煎熬津液，化为痰液，痰瘀互结胞中，或肝旺乘脾，脾运失职，蕴湿成痰，阻于胞中均可导致本病发生。目前对 PCOS 尚无统一诊断及分型标准，主要采取脏腑辨证为主，根据其兼证不同而辨证分型，分为肾虚痰实、肾虚血瘀型、肾虚或肾虚兼血瘀痰阻、肾虚兼肝胆郁热型、肝火旺型、痰实型、脾肾阳虚夹痰和脾肾阴虚兼郁等不同证型。同时根据辨证辨病相结合，分别按中医、西医治疗作用的特点有机结合进行治疗。

一、中医辨证分型治疗

侯丽辉认为 PCOS 中医病因病机为"痰瘀胞宫"，其发生主要以肾的功能失调为本，以痰浊、瘀血阻滞为标，属虚实夹杂之证。治疗应以西医明确诊断为先，以辨病与辨证结合的中医基础理论为依据，"辨病—辨体—辨证"相结合治疗，用药多以补肾化痰祛瘀为法，而补肾最为关键。脾肾阳虚，痰湿阻滞者，治宜温肾健脾、燥湿化痰，兼调体，方选补肾化痰方（黄芪、丹参、仙灵脾、茯苓、苍术等）；肾虚血瘀、肾虚肝郁型，治宜补肾疏肝、活血化瘀，方选补肾活血方（补肾化痰方基础上加当归、赤芍、川芎、桃仁、香附、陈皮等疏肝理气

活血化瘀药）。

连方教授认为 PCOS 病机多以肾虚肝郁痰湿为主，临证多用补肾疏肝化痰之法。临床上如有肾气郁结者，可投以当归、白芍、熟地黄、菟丝子、柴胡、山药、茯苓、桂心、乌药等。有瘀浊阻肾者，宜泄浊清热之品，药如薏苡仁、茯苓、车前子、泽泻、大黄、黄芩、黄连、川牛膝、刘寄奴、马鞭草等。

二、中医人工周期及助孕疗法

罗颂平教授认为 PCOS 中医病机主要是肾—天癸—冲任—胞宫轴功能失调，形成虚、痰、瘀、热，往往有虚实错杂、痰瘀互结的情况。治疗以调补肾气，平衡阴阳，健脾化痰，行气活血为主。用药依据月经周期治疗，攻补兼施。经后期治疗以滋养肾阴助卵泡发育为主，方选左归饮加减，可加党参、白术益气健脾，陈皮、砂仁化痰行气，丹参活血养血。经间期，在滋养肾阴基础上，可少佐淫羊藿、杜仲以稍助肾阳。经前期，可选用归肾丸平补肾阴肾阳；助孕者可选寿胎丸加减。

徐莲薇等将本病分为阴虚火旺型、肾虚痰湿型及肾虚血瘀型，基本方用肉苁蓉、山萸肉、红花、菟丝子、柴胡、熟地黄；经后期基本方去肉苁蓉、柴胡、红花，加生地黄、白芍、枸杞子、旱莲草等；排卵前基本方；排卵后基本方减柴胡、红花，加紫河车、覆盆子、生地等；经前期基本方减菟丝子、柴胡、肉苁蓉、山萸肉，加赤芍、川芎、刘寄奴等。

金季玲、马静等使用补肾化痰法治疗肾虚痰凝型 PCOS，药用苍术、白术、陈皮、茯苓、半夏、香附、枳壳、天南星、淫羊藿、山茱萸、何首乌、枸杞子，经后期原方加山药、黄精、熟地黄等；排卵期原方加菟丝子、肉苁蓉、川芎；经前期原方加巴戟

天、鹿角片等；行经期原方加益母草、丹参、泽兰。

三、中西医结合治疗

（一）俞氏中西医融合分型治疗

俞瑾教授根据 PCOS 的临床表现和发病特征将本病分为：

1. 高雄激素型为主　主要由 CYP17 酶表达异常引起。分为 PCOS Ⅰa 型：临床无排卵，月经稀发，多毛，痤疮，多囊卵巢，对克罗米芬有反应，血雄激素升高，LH/FSH≥2.5，部分患者 PRL 水平升高。PCOS Ⅰb 型：以闭经或月经稀少为主，身高<1.6m，腰臀围（WHR）≥0.8，痤疮不多，阴蒂可略大，有多囊卵巢，对克罗米芬无反应，口不干，T 升高，17α-OHP、DHEA-S 可正常或略升高，皮质醇升高，血雌酮/雌二醇比值≥1，LH 值不高，FSH 值升高，LH/FSH 可≤1，血瘦素水平升高，ACTH 兴奋试验阴性。

2. 高雄激素和高胰岛素型为主　是 P450c17 酶表达异常在代谢综合征中的表现。分为 PCOS Ⅱa 型：以月经稀少闭经为主。WHR≥0.8，腋下、颈背、外阴部可见黑棘皮现象，常有高血压或糖尿病史，对克罗米芬无反应，口干明显，烦躁，血 T 升高，E_2 水平低下，FSH 可升高，LH/FSH 可≤1，OGTT 正常，空腹胰岛素及释放试验水平升高，血瘦素水平升高。PCOS Ⅱb 型：本型即卵泡膜细胞增殖症。临床表现和血激素变化比 PCOS Ⅱa 型明显加重，血雌酮/雌二醇比值>1，卵巢体积>6cm，卵泡小而少，间质体积明显增大。

根据西医的临床分型和患者中医症候的表现再辨证分型治疗，俞教授认为 PCOS 主要包含三个主要证型：肾虚痰实型、肾虚肝郁型、肾阴虚痰实血瘀型。给予补肾化痰、清肝补肾、益肾化瘀祛痰为主的中药治疗及针刺促排治疗。①肾虚痰实型：表现为除月经稀少、闭经、多毛、不孕、肥胖、多囊卵巢外，患者尚有头昏、腰酸、白带少、便溏、乏力、多痰、怕冷、舌淡胖、脉细的现象，血 LH/FSH 比值常>2.5。血睾酮水平偏高。治以补肾化痰。用药：熟地、山药、仙灵脾、补骨脂、菟丝子、黄精、皂角刺、山慈菇、桃仁各 12g，山甲 9g（俞氏温补方）。②肾虚肝郁型：表现除肾虚痰实型

证象外，患者尚有乳胀、心烦或少量溢乳现象。血 LH/FSH 比值常>2.5，血睾酮（T）及 PRL 水平偏高，为 PCOS Ⅰa 型。治法：清肝补肾。用药：丹皮、柴胡、青皮各 6g，熟地、当归、炒山栀、仙灵脾、补骨脂、巴戟肉、皂角刺、山慈菇、山甲各 12g。③肾阴虚痰实血瘀型：患者常有高血压或糖尿病等家族史，除月经稀少、闭经、多毛、不孕外，肥胖较明显，患者常有口干、心烦、便秘、贪食、黑棘皮、舌暗红、脉细等现象，血 LH/FSH 比值可<1~2，血睾酮水平较高，血胰岛素水平升高，或有胰岛素抵抗表现，对克罗米芬治疗常无反应，为 PCOS Ⅱ型。治疗宜益肾化瘀祛痰。用药：知母、生地、白芍、当归、桃仁、仙灵脾、菟丝子、补骨脂、虎杖、黄芩各 12g，并随证加减。临床确诊为 PCOS，有中等血 E_2 水平。可选择针刺促排，取穴：三阴交、中极、关元、子宫。

（二）中西医结合药物治疗

采取西医常规治疗，如克罗米芬、螺内酯、二甲双胍等治疗的基础上，加用中药如六味地黄丸合苍附导痰丸加减，自拟益气升肝汤，调经促孕丸，中医周期疗法结合西药治疗。

（三）西医手术结合中药治疗

黎小斌等在腹腔镜下双侧卵巢多点电凝术后，辅以补肾化痰中药，治疗多囊卵巢综合征不孕症优于单纯用腹腔镜手术。

（四）中医针药疗法结合西药治疗

运用针药结合治疗方法，或配合耳穴敷贴，或在西医常规治疗如克罗米芬、避孕药等的基础上运用中药内服，配合穴位外敷及针灸治疗，均能达到一定的治疗效果。如施茵等主穴取：①气海、关元、子宫、大赫。②膈俞、脾俞、肾俞、次髎；配穴：公孙、合谷、血海、足三里、三阴交、丰隆；每次只选取一组主穴，两组交替，采用平补平泻法，同时取关元、子宫穴或肾俞、次髎加温灸盒艾灸 30 分钟。高飞雁等以王不留行籽贴压耳穴，选用子宫、卵巢、内分泌、肝、肾、脾六个穴位。

四、专病专方治疗

复旦大学妇产科医院经过多年系列研究，总结出天癸方治疗多囊卵巢综合征，后又将其开发为院内制剂。由滋补肾阴活血化痰的中药组成，

处方组成为：生地、麦冬、知母、仙灵脾、黄精、当归、桃仁、石菖蒲、龟板、补骨脂、虎杖、马鞭草。方中知母、黄精补肾阴，润肺泻火；生地、麦冬养阴清热，益胃生津。两组对药滋肾阴润肺，金水相生。佐以龟板加强补心肾、滋阴潜阳之功。在补阴药中添加温肾壮阳之淫羊藿，使得阴阳相得益生，以防孤阴不长之患。酌加当归、桃仁、虎杖、马鞭草补血活血化瘀之品及化痰利湿的石菖蒲等药，旨在改善由于痰瘀气血互结所形成的卵巢多囊性改变。这些药物对基质降解具有重要作用，对PCOS的卵泡被膜纤维化增生可能起对抗作用，对垂体、肾上腺、卵巢的内分泌、IGF、胰岛素多水平有调节作用；改善局部靶细胞胰岛素拮抗；卵巢、肾上腺来源雄激素降低，逆转神经－内分泌－代谢网络的失控，促使排卵和减肥。通过临床观察发现，此方在不抑制患者H-P-O轴的同时，能明显改善月经周期，提高排卵率，减轻体重，降低雄激素含量，增强胰岛素敏感性，降低总胆固醇含量，减轻卵巢多囊性改变，通过改善患者卵巢功能及代谢异常等全方位起到治疗PCOS的作用。在治疗上不仅具有二甲双胍和炔雌醇环丙孕酮片的优点，还弥补了上述两种药物的不足，提示中药单一用药或与西药联合可用于PCOS的一线治疗，这也为PCOS的治疗增添了一条可行的新路。

（张晓金　徐丛剑）

参考文献

1. 俞瑾. 多囊卵巢综合征的中西医治疗. 中国实用妇科与产科杂志, 2002, 18（11）：651-653.

2. 侯丽辉, 马丽君, 于凤娟, 等. 性激素监测中西药治疗多囊卵巢综合征16例. 中医药学报, 2000, 28（1）：48-49.

3. 王尧尧, 侯丽辉, 等. 多囊卵巢综合征"辨病、辨体、辨证"诊疗思路. 辽宁中医杂志, 2014, 41（6）：1144-1145.

4. 孟照晶, 葛军. 从中西医角度分析多囊卵巢综合征. 中医临床研究, 2013, 5（2）：85-86.

5. 相珊, 连方. 多囊卵巢综合征从肾实辨证初探. 山东中医杂志, 2014, 33（12）：966-967.

6. 冯婷, 管雁丞. 罗颂平教授治疗多囊卵巢综合征经验撷粹. 时珍国医国药, 2014, 25（1）：237-239.

7. 徐莲薇, 李胜楠, 牟艳艳, 等. 补肾活血调周法治疗不同证型多囊卵巢综合征90例. 上海中医药杂志, 2010, 44（6）：88-91.

8. 马静, 金季玲. 补肾化痰法治疗肥胖型多囊卵巢综合征30例. 山东中医杂志, 2007, 26（8）：537-538.

9. 俞瑾. 多囊卵巢综合征诊断和分类的探讨. 生殖医学杂志, 2006, 15（4）：261-263.

10. 潘芳, 俞瑾. "生命网络调控观"指导下中西医结合治疗多囊卵巢综合征经验初探. 实用中西医结合临床, 2012, 8（3）：84-86.

11. 衣尚国. 中西医结合治疗多囊卵巢综合征30例. 吉林中医药, 2005, 25（1）：33.

12. 董彩英, 田艳敏. 中西医结合方法治疗多囊卵巢综合征临床观察. 内蒙古中医药, 2009, 7：84-85.

13. 黄习韬, 罗告琳. 中西医结合治疗肥胖型多囊卵巢综合征不孕效果观察. 中国医学工程, 2012, 20（1）：65-67.

14. 王翠平. 中西医结合治疗多囊卵巢致不孕. 浙江中医药大学学报, 2007, 31（3）：353-354.

15. 黎小斌, 李丽芸, 黄健玲, 等. 腹腔镜手术辅以补肾化痰中药治疗多囊卵巢综合征. 中药新药与临床药理, 2002, 13（2）：75-76.

16. 施茵, 冯慧钧, 刘慧荣, 等. 针药结合治疗肾虚痰瘀型多囊卵巢综合征疗效观察. 中国针灸, 2009, 29（2）：99-102.

17. 高飞雁. 耳穴压豆治疗多囊卵巢综合征引起无排卵性不孕的临床研究. 中国实用医药, 2009, 4（24）：214-215.

18. 侯璟文, 俞瑾, 魏美娟. 中药天癸方治疗多囊卵巢综合征中高雄激素高胰岛素血症的研究. 中国中西医结合杂志, 2000, 20（8）：589-592.

19. 张晓金, 陈允钦, 归绥琪, 等. 天癸胶囊治疗多囊卵巢综合征110例临床观察. 中医杂志, 2014, 55（11）：1135-1140.

第三十六章

未成熟卵体外成熟技术在多囊卵巢综合征中的应用

人未成熟卵母细胞体外成熟（in vitro maturation，IVM）是在不用或应用少量促排药物后，从卵巢中获取未成熟卵，在体外适宜的条件下培养成熟到 MⅡ期，然后再行 IVF/ICSI，并将形成的胚胎进行移植以达到妊娠目的。在目前标准的体外受精—胚胎移植（IVF-ET）方案中，患者用可能具有显著副作用的大剂量激素治疗。而在 IVM 方法中，未成熟卵母细胞从未治疗的患者卵巢中回收，或经轻度促性腺激素初始化后在体外成熟，这已成为目前国内外研究的热点。目前，全球已诞生超过 5000 例 IVM 试管婴儿，其中 PCOS 患者采用 IVM 治疗方案的临床妊娠率可达到约 35%~40%。

对难治性 PCOS 不孕患者可采用 IVF，其获卵数较多，临床妊娠率亦与其他因素不孕者相当，但 OHSS 发生率较高，减少 IVF 中卵泡刺激素（FSH）使用量可降低 OHSS 发生危险，但部分 PCOS 患者对低剂量 FSH 无反应或反应很轻，不能达到辅助生育的目的。传统的 IVF-ET 虽然是治疗 PCOS 的有效手段之一，但目前临床上尚无有效的手段避免卵巢刺激过程中出现的 OHSS。而 IVM 技术不存在卵巢刺激的问题，完全可以避免 OHSS，超声检测次数少且不用促性腺激素（Gn）刺激，费用大大降低。因此目前 PCOS 是 IVM 应用最广泛的适应证。

一、卵母细胞成熟调控的分子机制

卵母细胞的成熟是指卵母细胞恢复第一次减数分裂到停留于第二次减数分裂中期这一过程。卵母细胞成熟以生发泡破裂（germinal vesicle breakdown，GVBD）和第一极体（polarbody Ⅰ，PBⅠ）排出为标志。卵母细胞的成熟是人类配子发育成熟，具有受精能力形成胚胎的必然阶段。在体内，一个完全生长的卵泡是由卵泡壁颗粒细胞、卵丘颗粒细胞（放射冠）和透明带及一个次级卵母细胞组成。其中，仅有卵母细胞能发育成一个可受精的成熟卵细胞，并且在脑垂体前叶分泌的大量黄体生成激素（luteinizing hormone，LH）的刺激下实现排卵。哺乳动物卵母细胞的成熟过程复杂，可涉及大量调节因子、细胞结构及多条信号通路。卵母细胞成熟的调控是由多因素调控的复杂过程，其中的信号分子之间存在相互影响和作用，成熟促进因子，有丝分裂原激活的蛋白激酶（mitogen-activated protein kinase，MAPK）与原癌基因产物（Mos）以及环磷酸腺苷（cyclic adenosine monophosphate，cAMP）构成调控网络的中心。阐明卵母细胞成熟的分子机制有利于为治疗女性不孕症及卵母细胞体外培养成熟提供可靠的理论依据。

（一）环磷酸腺苷信号通路

卵母细胞减数分裂停滞依赖于高浓度的第二信使环磷酸腺苷（cyclic adenosine monophosphate，cAMP），而维持减数分裂停滞所需的 cAMP 由卵母细胞自身产生，即内源性 cAMP 对于维持卵母细胞减数分裂的停滞是必需的。G 蛋白通过表达在卵母细胞膜表面的 G 蛋白偶联受体的激活，刺激腺苷酸环化酶（adenylate cyclase，AC）合成内源性 cAMP。

除了卵母细胞产生 cAMP 之外，来源于颗粒细胞的抑制信号也被传送到卵母细胞,维持减数分裂 PI 处于停滞状态。哺乳动物卵泡中的卵母细胞周围包裹着一层卵丘颗粒细胞(内层),形成一个卵丘—卵母细胞复合体(cumulus oocyte complexes,COC)。COC 连接一侧的壁层颗粒细胞(外层),这是抑制信号的关键来源,其中涉及 cGMP 分子。当外层颗粒细胞移除后,卵母细胞即可恢复减数分裂过程。

壁层颗粒细胞通过分泌 NPPC 来刺激 cGMP 的产生。NPPC 可与表达在卵丘颗粒细胞的钠尿肽受体 2(natriuretic peptide receptor 2,NPR2)结合并激活 NPR2,而 NPR2 是一种鸟苷酸环化酶,可促使 cGMP 在卵丘颗粒细胞中积累。cGMP 可通过缝隙连接从卵丘颗粒细胞进入到卵母细胞,从而抑制卵母细胞的成熟。其主要的机制是,cGMP 具有抑制代谢卵母细胞 PDE3A 作用,进而维持高浓度的 cAMP。

LH 可引起颗粒细胞和卵母细胞中 cGMP 大量的减少,而卵母细胞中 cGMP 的减少足以引起 PDE3A 的激活。另有一些间接影响 cGMP 的因素,如依赖表皮生长因子(epidermal growth factor,EGF)信号网络的激活等。与 LH 作用相似,EGF 类生长因子可使 cGMP 的浓度降低,cAMP 降低启动减数分裂成熟。

(二)细胞外调节蛋白激酶信号通路

细胞外调节蛋白激酶(extracellular regulated protein kinases,ERK)属 MAPK 的家族成员。LH 依赖性 ERK1/2 活化可发生在 cAMP 的下游且依赖 PKA 激活,而 LH 下游的多重信号分子,包括 EGF、PKC 等通路,也均可调控 ERK1/2 的激活。

体内 LH 在 30 分钟内可诱发排卵前的卵泡内 ERK1/2 磷酸化,而磷酸化水平在刺激 2 小时后明显增高。ERK1/2 的激活首先发生在壁层颗粒细胞,然后随着时间的推移也发生在卵丘颗粒细胞。当排卵期前的卵泡用 EGFR 酪氨酸激酶抑制剂 AG1478、GM6001 或 TAPI-1 预培养时,LH 诱导的 ERK1/2 磷酸化被抑制了 50%~60%。在用 LH 刺激 2 小时后的 $Areg^{-/-}Egfr^{wa2/wa2}$ 卵泡与野生型卵泡相比,同样也观察到了 ERK1/2 磷酸化水平的降低。另外,与排卵期前的壁层颗粒细胞

相比,在 hCG 刺激的 $Areg^{-/-}Egfr^{wa2/wa2}$ 壁层颗粒细胞,其 ERK1/2 磷酸化水平也发生下降,与此同时,卵丘颗粒细胞的 ERK1/2 活化也大为减少。药理学研究发现,LH 培养最后 15 分钟,EGFR 活性的阻断可造成 ERK1/2 磷酸化水平的降低,这表明维持 ERK1/2 长期的磷酸化需要持续的 EGFR 活性。由此可见,在卵泡中 LH 反式激活 EGFR 是调节 ERK1/2 的重要方式,而 LH 诱导的 ERK1/2 磷酸化在 $Areg^{-/-}Egfr^{wa2/wa2}$ 卵泡中没有被完全阻止,这说明可能有其他的通路参与 ERK1/2 的激活。

(三)Ca^{2+} 信号通路

LH 能促进卵母细胞减数分裂成熟,目前发现,LH 具有双重作用,同时刺激两个完全独立的信号系统。一方面,LH 激活腺苷酸环化酶的活性,使 cAMP 快速上升,另一方面,LH 激活磷脂酶 C 来刺激磷酸肌醇的信号通路。磷脂酶 C 可以水解磷脂酰肌醇,并产生三磷酸肌醇,PI$_3$ 又可引起细胞内某些贮存的 Ca^{2+} 的释放,因此实际上 LH 刺激颗粒细胞中 Ca^{2+} 的快速上升,LH 的双重作用都是通过同一受体高剂量的 Ca^{2+} 通道阻滞剂维拉帕米能有效抑制减数分裂的进程。此外,另有一些实验还显示在卵母细胞成熟中胞内 Ca^{2+} 水平可发生显著性变化,如在 LH 刺激下,首先观察到卵丘颗粒细胞中 Ca^{2+} 浓度的迅速上升,随后卵母细胞从膜下区胞质到中心区域的 Ca^{2+} 浓度显著增加。FSH 的作用方式类似于 LH,结合受体后,同时刺激腺苷酸环化酶和细胞内 Ca^{2+} 的释放,而 EGF 则是通过与酪氨酸蛋白激酶受体结合,进行磷酸化,并进而激活磷脂酶 C,再动员细胞内 Ca^{2+} 的释放。

综上所述,在卵母细胞减数分裂成熟过程中,cAMP-PKA、LH、EGF、ERK1/2、p38MAPK、Ca^{2+} 等信号通路以及缝隙连接都发挥了重要的作用,而各信号通路之间的相互作用也很复杂。多种信号通路的调节机制有待于进一步阐明,还可能存在尚未发现的信号通路。对卵母细胞成熟相关信号通路调控机制的深入探讨能为女性不孕症治疗和研究提供参考,也可以为卵母细胞体外培养成熟提供理论依据。

二、体内成熟和体外成熟的差别

两者存在启动机制、调控减数分裂过程、卵子结构、分子及蛋白表达、线粒体作用的差别,导致发育潜能及受精结局的巨大差别。卵母细胞的成熟包括胞质成熟和胞核成熟,在卵母细胞成熟过程中卵母细胞内经历了一系列形态和生化变化,并逐步发育成熟。

在卵母细胞核成熟的过程中卵母细胞质也在经历着成熟的变化。卵母细胞的胞质成熟质量对受精和胚胎发育起着决定性的作用,卵母细胞质中线粒体和皮质颗粒(cortical granules,CGs)的变化是目前卵母细胞质成熟的研究重点和重要反映指标。

IVM 后,线粒体簇变大,着色变深,发育潜能较高的卵子的线粒体在细胞质中多呈均匀分布,发育潜能较低的卵子中,线粒体仍维持周边分布。线粒体缺乏在胞质中的重新分布是胞质未成熟的标志,与卵子较低的发育潜能密切相关。卵母细胞发育过程中线粒体外迁和增殖,为卵母细胞和卵丘细胞的物质交换提供能量物质,定量研究发现在发育充分的卵母细胞中线粒体 DNA 复制在生殖泡期已经完成。线粒体的分布是细胞质区室化一个较容易观察的指标,细胞质区室化在卵母细胞细胞核和细胞质同步成熟方面发挥重要作用。

CGs 在细胞质中的分布随卵母细胞的生长发育呈现明显的变化,合成初期散布于细胞质中,之后逐渐向皮质层迁移,排卵前呈单层排列于细胞膜下,卵母细胞活化后皮质颗粒明显减少。在即将排卵的成熟卵母细胞中,皮质颗粒分布于皮质区,邻近质膜处最多。当 CGs 位于卵母细胞皮质下为胞质成熟,位于中部或由中部向边缘迁移则为胞质未成熟。随着卵母细胞的成熟,CGs 逐渐向细胞的皮质区迁移,当卵母细胞成熟时,CGs沿质膜呈线状排列。CGs 是卵母细胞特有的一个细胞器,对保证单精受精和胚胎正常发育有着重要作用。侯绍英等研究发现,巯基乙酸能够抑制CGs 的迁移,影响小鼠卵母细胞细胞质成熟,从而导致受精时无法实现正常 CGs 胞吐,造成受精后胚胎发育异常。

体外成熟中,卵母细胞核成熟早于胞质成熟,

研究核成熟对于提高卵母细胞质量意义重大。卵母细胞在进行减数分裂时,细胞核膜破裂,rRNA合成停止,核仁发生致密化,核内物质与胞质混合,形成生发泡破裂(geminal vesicle breakdown,GVBD)。GVBD 发生后,染色体凝聚并排列在赤道板上,排出第一极体,直接进入第二次减数分裂并停滞在 MII 期,显示卵母细胞核已经成熟。研究发现,体内成熟的卵母细胞发育形成的胚胎比体外成熟的卵母细胞具有更强的发育能力,主要原因是体外培养的卵母细胞核成熟与胞质成熟不同步,在卵胞质积累发育必要的因子达到完全成熟之前卵母细胞核已经成熟。因此,通过抑制GVBD 来阻滞卵母细胞减数分裂进程是促进胞质成熟和核质发育同步化的一条有效途径。腺苷酸环化酶 cAMP 及其类似物双丁酰基腺苷酸环化酶 dbcAMP、磷酸二脂酶的抑制物等,均能抑制GVBD 的发生。PDE3 特异性抑制剂能阻止 cAMP的降解,导致胞质 cAMP 的积聚,卵母细胞减数分裂的自发恢复受阻,延迟卵母细胞的核成熟,从而有利于核质成熟的同步化。

三、卵丘细胞和卵母细胞发育及成熟的关系

哺乳动物的卵母细胞表面包绕着多层排列紧密的颗粒细胞,它们与卵母细胞存在广泛而复杂的联系,在卵母细胞生长发育及成熟分裂过程中起着非常重要的作用。卵黄膜有许多微绒毛突向透明带,与外层的颗粒细胞形成联系。通过这些结构,颗粒细胞可以向卵母细胞提供营养物质、传递信号,这是多种激素、因子作用于卵母细胞的媒介:①促性腺激素作用于颗粒细胞,调节 cAMP 的合成及传递,调节卵母细胞成熟的进程。②颗粒细胞在促性腺激素的作用下分泌甾体激素,体外培养中在有甾体激素的存在下卵母细胞后期发育更好,这可能与细胞质更成熟有关。③颗粒细胞中 cAMP 依赖的 MAPK 通路激活是卵母细胞核成熟所必需的。④颗粒细胞合成的激活素和抑制素能调节促性腺激素特别是 FSH 的分泌,在卵母细胞成熟中发挥重要作用。体外培养过程中,低浓度的颗粒细胞可以促进卵母细胞成熟分裂,高

浓度的颗粒细胞作用则相反。这可能是因为更多的颗粒细胞能合成更多的 cAMP，导致卵母细胞内 cAMP 升高，抑制减数分裂的重启。所以保持卵母细胞和卵丘颗粒细胞的完整性，使用 cAMP 调控剂延缓核成熟，可以让细胞质与胞核成熟更加同步。

四、IVM 在 PCOS 的临床应用

（一）未刺激周期或自然周期

PCOS 患者行 IVM，其卵母细胞可从自然月经周期或对于无排卵无规律月经的患者直接采用未刺激周期，获取未成熟卵进行 IVM。这样，可以避免促性腺激素刺激导致的 OHSS，不仅节省了医疗花费，还使治疗过程更加简单。

具体方法：在周期第 2~4 天和 4~7 天以后进行超声监测，确定何时行未成熟卵取卵（immature oocyte collection，IOC）。取卵后加口服的雌二醇和孕酮使子宫内膜同步化，以备胚胎移植。

山东大学生殖医学研究中心实行的方案：于周期第 2~4 天时超声监测，如果没有直径超过 10mm 的卵泡，于周期第 10~12 天再次超声监测，仍然没有直径超过 10mm 的卵泡，当天晚上给予 HCG 10 000 IU 肌内注射，36 小时后在异丙酚麻醉下行未成熟卵取卵术。取卵日给予戊酸雌二醇口服 4mg/d，2 天后改为 6mg/d。如果取卵日子宫内膜厚度≤4mm，则戊酸雌二醇口服剂量从 6mg/d 开始，2 天后改为 8mg/d，一直用至复查是否妊娠日。未成熟卵体外培养 28~32 小时观察卵母细胞第一极体排出情况，即是否达到成熟（MⅡ期卵）；随后行卵细胞质内单精子注射（ICSI）使之受精，常规观察受精情况及胚胎培养。行 ICSI 日开始给予黄体酮 60mg/d 肌内注射，2 天后改为 80mg/d。根据胚胎情况行第 2 天 / 第 3 天胚胎移植或囊胚移植。黄体酮一直用至复查是否妊娠日。

研究表明，年龄、月经周期的天数等均会影响获得未成熟卵母细胞的数量和质量。血清卵泡刺激素（FSH）水平和年龄与取卵数呈负相关，在 <7.51IU/L，基础 FSH 浓度越低则取卵越多，但基础 FSH 和 E_2 水平与卵母细胞质量无关，即与成熟率、受精率、卵裂率无关。

由于 PCOS 是一种排卵障碍性疾病，对于其引起的不孕症治疗方法之一就是促排卵。虽然目前有多种研究提倡在这种单纯排卵障碍的患者治疗中，最好能达到单个卵泡的发育和排卵，但在 PCOS 患者中经常存在对 Gn 的过度反应。此时，当主导卵泡直径达到 10~12mm 时即注射 HCG，36 小时后取卵行 IVM。如果主导卵泡直径 >12mm，甚至 14mm，将对其周围的卵泡产生不良的抑制作用，从而降低 IVM 的成功率。也有学者对此有不同观点，认为从小卵泡中获得的卵母细胞的体外发育能力不受优势卵泡的影响。因为目前尚未对卵泡募集和优势化时发生的生理变化有足够的认识，因此也就没有特异性的生化指标可以指示何时是取卵的最佳时机。超声检查目前仍是最有效的监测手段。有研究认为，当优势卵泡直径达到 13mm 时，取卵数下降，得到的成熟卵和能够移植的胚胎数目减少，所以妊娠率降低。Cobo 认为应当在所有卵泡直径小于 10mm 时取卵，能够得到较高的妊娠率。

（二）促性腺激素刺激周期

目前，在 IVF/ICSI 周期中，为了增加可移植的胚胎数，大部分中心采用 Gn 刺激的方法。用激素刺激方法能得到 85%~90% 的 MⅡ 期卵母细胞和 10%~15% 的 MⅠ 期或 GV 期卵母细胞，MⅡ 期卵母细胞具有受精能力，可以继续进行 IVF/ICSI 操作，剩余的 GV 期和 MⅠ 期的卵母细胞可在体外通过 IVM 培养成熟、受精，发育成可移植的胚胎。部分 PCOS 患者对 Gn 超促排卵反应过度，如仍采用常规促排卵方案，当大部分卵母细胞成熟后注射 HCG，将引起严重的 OHSS，此时可放弃使用 HCG，提前取卵，可在避免或减轻 OHSS 的同时，取得未成熟卵进行 IVM 后使卵母细胞获得受精的能力。

理论上讲，在早卵泡期应用 FSH 能够增强未成熟卵体外成熟和发育的能力，因此，有很多学者在上次月经黄体晚期或本次月经早卵泡期少量应用 FSH，但结论目前尚不统一。对于有规律月经周期的患者来说，似乎 FSH 对于卵母细胞体外成熟有一定的好处，但是对于提高临床妊娠率没有明显作用。但是对于 PCOS 或 PCO 患者来说，早

卵泡期少量应用FSH确实有好处,但也有研究认为对于提高临床结果没有作用。有研究发现,采用FSH促排组的成熟率、受精率和妊娠率分别为76.5%、75.8%和31.4%,而未采用FSH促排组的成熟率、受精率和妊娠率分别为71.9%、69.5%和36.4%,两者差异不显著,说明采用FSH刺激对IVM的成功率没有显著影响。山东大学生殖医学研究中心的结果也表明,对于PCOS患者,少量应用FSH对于卵母细胞体外成熟有促进作用,但是对提高临床妊娠率作用不大。

对于取卵前是否应用HCG,多数学者认为取卵前36小时注射HCG 10 000IU对于提高IVM的成功率是有帮助的,认为其不仅提高了卵母细胞成熟率,而且加快了成熟的进程。Child的研究发现,相对于正常卵巢的患者来说,PCOS和PCO患者应用HCG后行IVM能够有效提高临床妊娠率。Lin却没有发现用HCG后对于PCOS患者的FSH刺激周期行IVM有何帮助。但随机对照研究显示,并非HCG剂量越大,对卵母细胞发育越有利。Cha等发现,采用HCG刺激得到的卵母细胞第一个GVBD发生在体外培养6小时之后,而未采用HCG刺激的卵母细胞第一个GVBD发生在体外培养12~15小时之后。现在的研究还表明HCG可以启动小的窦卵泡体内成熟程序,这样更利于其在体外完成减数分裂,但还不清楚HCG加速卵泡的体外核成熟是否会导致其与细胞质成熟不同步。

(三)序贯培养IVM

体内成熟卵母细胞,卵泡环境能够抑制细胞核成熟,使得胞质成熟和核成熟之间达到最佳平衡,排卵前LH峰最后使得胞质成熟和细胞核成熟同步进行。但是卵母细胞经前常规IVM培养时,细胞核成熟和胞质成熟没有同步,最后细胞核成熟完成后不能很好保证胞质的完全成熟。前期实验发现在体外通过PDE_3抑制剂和forskolin调控未成熟卵母细胞cAMP水平,可以模拟出体内LH峰促发的cAMP峰,启动减数分裂进程,达到核质成熟同步,卵母细胞的成熟率和优质胚胎率得到显著提高,接近或达到促排卵体外受精技术的水平。在中山大学附属第六医院生殖医学研究中心实行以下的方案:

PCOS患者在月经周期的第3~5天进行基线超声扫描,以确定卵巢的状态,固定剂量(150~225IU/d)FSH使用3~4天后进行第二次超声扫描,以确认卵泡发育,卵泡的直径介于5~8mm效果最好。

IVM培养系统如下:

序贯培养液1:TCM199+5% HSA+20mmol/Lcilostamide+50mmol/L forskolin+0.075IU/ml FSH+2ng/ml EGF+0.05mg/ml青霉素+0.075mg/ml链霉素+0.2mM/L丙酮酸。

序贯培养液2:TCM199+5% HSA+0.075IU/ml FSH+0.075IU/ml LH+2ng/ml EGF+1pg/ml E_2+0.05mg/ml青霉素+0.075mg/ml链霉素+0.2mM/L丙酮酸。

所有的液体均需在取卵的前一天下午准备好,至37℃、5% CO_2的培养箱中平衡备用。将收集到的未成熟卵母细胞移入序贯培养液1中,在37℃、5%CO_2恒温箱中培养6小时后,反复冲洗3次后,移入序贯培养液2培养24~40小时后,显微镜下观察卵母细胞的形态、卵丘细胞的松散程度,以第一极体排出为卵母细胞成熟的标志。

(四)未成熟卵母细胞的获取

未成熟卵的取卵与IVF取卵基本相同,但是抽吸负压要降低至7.5kPa,而且取卵针要用特制的未成熟卵取卵针,特点是针尖更加锐利,其针尖长度缩短,以便穿刺小窦卵泡使用。取出的卵泡液马上送入IVF实验室。

(五)体外成熟的卵母细胞的受精方式

既往研究认为ICSI和IVF的受精率和卵裂率基本相同,或ICSI者略高,目前多个随机研究发现ICSI的受精率为70%左右,高于IVF的受精率为60%左右。IVM成熟后的卵母细胞在经ICSI受精后形成的胚胎染色体与体内成熟卵母细胞经ICSI和IVF后得到的胚胎相比,非整倍体率和结构异常的发生都没有增加。证明在IVM后进行ICSI受精得到的胚胎可以用于子宫腔内移植。

(六)IVM前的预处理

PCOS是一种发病多因性、临床症状表现多态性的综合征,存在高雄激素血症、高LH和胰岛素抵抗。暴露于高水平雄激素、LH和胰岛素往往伴随卵泡颗粒细胞功能异常,影响 PCOS 卵母细胞成熟,导致胞质未完全成熟的卵母细胞可能存在微管、微丝的异常,卵裂时会引起染色体异常分离,导致成熟卵母细胞非整倍体发生率增加,发生自然流产。胰岛素抵抗也增加了孕早期流产的概率。行 IVM 治疗前给予降低高雄和高 LH 血症及改善胰岛素抵抗状态,可明显改善 IVM 的治疗结局。

(七) IVM 的安全性

最早成为 IVM 研究对象的是牛卵母细胞。实验发现其后代常出现雄性比例增加、自然流产率升高、体能下降以及"巨大后代综合征"(LOS)等问题。LOS 的具体表现有:孕体(包括胚体和胎膜)长度超过正常的 2 倍、胎盘异常(水肿、母体胎儿间交换减少、胎盘瘤等)、胎儿畸形、器官发育异常、出生体质量增加伴羊水过多和胎儿水肿、肾积水、能量代谢异常、过期妊娠、难产、围生期死亡率增加等。虽然在人类中运用 IVM 技术出生的超过 300 例婴儿中并无畸形或 LOS 的报道,但是现有 IVM 技术仍然不能完全保证正常胎儿的出生和发育。

研究表明,IVM 卵母细胞在经 ICSI 受精后形成的胚胎的染色体与体内成熟卵母细胞经 ICSI 和 IVF 后得到的胚胎染色体相比,非整倍体率和结构异常的发生都没有增加,说明在 IVM 后进行 ICSI 受精得到的胚胎可以用于子宫腔内移植。但是实验中也发现,取卵妇女的年龄过高或培养时间太长均会影响纺锤体的稳定性,而导致染色体部分离或者过早分离,发生非整倍体的情况。山东大学山东省立医院采用共聚焦显微镜观察分析其卵母细胞纺锤体和染色体的形态,研究了人未成熟卵体外成熟对纺锤体和染色体形态的影响。比较体内成熟和体外培养成熟的卵母细胞,结果发现,体外成熟培养后获得成熟的卵母细胞可以有正常的纺锤体和染色体形态,但也有异常者,其纺锤体及染色体形态异常率(43.7% 和 33.3%)明显高于体内成熟者(16.7% 和 11.2%)。因此认为,体外成熟培养对卵母细胞的纺锤体和染色体形态有一定的不良影响,这可能部分解释了在体外获得成熟的卵母细胞的发育潜能不如体内成熟的卵母细胞。

从 1991 年诞生的第一个 IVM 婴儿,全世界应用的均是采用以 FSH 和(或)EGF 为主要促进成熟因子的常规培养液,导致核质成熟不同步,出现上述安全问题。从 2000 年开始,小鼠、牛等动物及人未成熟卵母细胞 IVM 实验发现采用 cAMP 调控剂可抑制体外核成熟,促进核质同步,显著提高体外成熟率、优质胚胎形成率、胚胎种植率。目前研究结果显示,经体内或体外成熟的人卵母细胞在纺锤体形态、细胞器分布、皮质颗粒分布、线粒体形态等方面无显著性差异。通过延迟摄像(time-lapse)动态观察胚胎,证实体内或体外成熟的卵母细胞所得胚胎在早期发育的形态动力学方面无显著差异。也有研究结果显示经体外成熟的卵母细胞在细胞器功能、分布及基因表达方面与体内成熟卵母细胞均有不同。上述不同的实验结论可能与研究采用的卵母细胞来源和质量不同有关,研究时应注意澄清不同来源的卵母细胞的 IVM 效率,以合理评估 IVM 的安全性。在表观遗传学方面,有研究报道 IVM 对人卵母细胞 *LIT1*、*SNRPN*、*PEG3* 和 *GTL2* 等母源印记基因的甲基化水平没有显著影响。取 IVM 和标准刺激方案所得婴儿的绒毛膜细胞及脐血进行印迹基因检查发现无显著性差异。目前 IVM 助孕随访显示,IVM 技术不会增加妊娠风险、产科并发症及新生儿异常。然而,由于研究样本量小,缺乏对表观遗传的深入研究,IVM 的临床应用及安全性仍需大样本的调查研究,以期得出 IVM 在表观遗传学等安全性方面的确定性结论。

有关 IVM 与卵母细胞的凋亡的关系,以及如何确保 IVM 胚胎质量、避免不正常胎儿的出生等问题,仍有待深入探讨。随着分子生物学研究的进一步深入,如何在分子水平描述 IVM,了解卵母细胞成熟中的基因转录及蛋白表达等已成为进一步研究的方向;IVM 的细胞遗传学及受精后的胚胎发育分子生物学方面的研究等均是亟待解决的问题。

(曾海涛　梁晓燕)

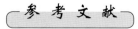

1. 李媛,陈子江,赵力新,等. 未刺激周期未成熟卵体外培养在治疗多囊卵巢综合征不孕患者

中的应用. 中华妇产科学, 2005, 40（6）: 388-391.

2. Chian RC, Tab SL. Maturational and developmental competence of cumulus-free immature human oocytes derived from stimulated and intracytoplasmic sperm injection cycles. Reprod Biomed Online, 2002, 5: 125-132.

3. Chian RC, Buckett WM, Tan SL. In-vitro maturation of human oocytes. Reprod Biomed Online, 2004, 8（2）: 148-166.

4. Suikkari A-M, Tulppala M, Tuuri T, et al. Luteal phase start of low-dose FSH priming of follicles results in an efficient recovery, maturation and fertilization of immature human oocytes. Hum Reprod, 2000, 15: 747-751.

5. Chian RC, Buckett WM, Tulandi T, et al. Prospective randomized study of human chorionic gonadotrophin priming before immature oocyte retrieval from unstimulated women with polycystic ovarian syndrome. Hum Reprod, 2000, 15: 165-170.

6. Le Du A, Kadoch IJ, Bourcigaux N, et al. In vitro oocyte maturation for the treatment of infertility associated with polycystic ovarian syndrome: the French experience. Hum Reprod, 2005, 20: 420-424.

7. 李媛, 陈子江, 赵力新, 等. 多囊卵巢综合征患者中未成熟卵母细胞体外培养成熟后体外受精的初步研究. 现代妇产科进展, 2003, 12（2）: 111-113.

8. 李媛, 陈子江, 赵力新, 等. 表皮生长因子和促性腺激素对人类卵母细胞体外成熟的影响. 中华男科学, 2004, 10（4）: 257-259.

9. Gulekli B, Buckett WM, Chian RC, et al. Randomized, controlled trial of priming with 10, 000IU versns 20, 000lU of human chorionic gonadotropin in women with polycystic ovary syndrome who are undergoing in vitro maturation. Fertil Steril, 2004, 82（5）: 1458-1459.

10. Marcus WJ, Daniela Nagueira. In vitro maturation of human oocytes for assisted reproduction. Modern Trend, 2006, 86（5）: 1277-1291.

11. Chian RC, Buckett WM, Abdul-Jalil AK, et al. Natural-cycle in vitro fertilization combined with in vitro maturation of immature oocytes is a potential approach in infertility treatment. Fertil Steril, 2004, 82: 1675-1678.

12. Roberts R, Franks S, Hardy K. Culture environment modulates maturation and metabolism of human oocytes. Human Reprod, 2002, 17（11）: 2950-2956.

13. Carneiro G, Lorenzo P, Pimentel C, et al. Influence of insulin-like growth factor-I and its interaction with gonadotropins, estradiol, and fetal calf serum on in vitro maturation and parthenogenic development in equine oocytes. Bio Reprod, 2001, 65: 899-905.

14. Yokoo M, Miyahayashi Y, Naganuma T, et al. Identification of hyaluronic acid-binding proteins and their expressions in porcine cumulus-oocyte complexes during in vitro maturation. Biol Reprod, 2002, 67: 1165-1171.

15. Hinrichs K, Love CC, Brinsko SP, et al. In vitro fertilization of in vitro-matured equine oocytes: effect of maturation medium, duration of maturation, and sperm calcium ionophore treatment, and comparison with rates of fertilization in vivo after oviductal transfer. Bio Reprod, 2002, 67: 256-262.

16. Chiu TTY, Rogers MS, Briton-Jones C, et al. Effects of myo-inositol on the in-vitro maturation and subsequent development of mouse oocytes. Hum Reprod, 2003, 18（2）: 408-416.

17. 李媛, 曹义娟, 姜晶晶, 等. 卵母细胞发育潜能与颗粒细胞凋亡关系的初步研究. 生殖医学杂志, 2005, 4（1）: 6-9.

18. 杨永杰, 张燕君, 李媛. 卵丘细胞对卵母细胞发育潜能的影响. 解剖学报, 2007, 38（6）: 700-706.

19. Combelles CMH, Cekleniak NA, Racowsky C, et al. Assessment of nuclear and cytoplasmic maturation in in-vitro matured human oocytes. Hum Reprod, 2002, 17（4）: 1006-1016.

20. Dalbiès-Tran R, Mermillod P. Use of heterologous complementary DNA array screening to analyze bovine oocyte transcriptome and its evolution during in vitro maturation. Biol Reprod, 2003, 68: 252-261.

21. Vanhoutte L, Sutter PD, Nogueira D, et al. Nuclear and cytoplasmic maturation of in vitro matured human oocytes after temporary nuclear arrest by phosphodiesterase 3-inhibitor. Hum Reprod, 2007, 22(5): 1239-1246.

22. Smitz J, Picton HM, Platteau P, et al. Principal findings from a multicenter trial investigating the safety of follicular-fluid meiosis-activating sterol for in vitro maturation of human cumulus-enclosed oocytes. Fertil Steril, 2007, 87: 949-964.

23. 赵涵, 李媛, 高选, 等. 人类卵母细胞减数分裂进程及形态学研究. 解剖学报, 2006, 37(4): 479-483.

24. 杨永杰, 张燕君, 李媛. 卵丘细胞对卵母细胞发育潜能的影响. 解剖学报, 2007, 38(6): 700-706.

25. 曹义娟, 李媛, 陈子江, 等. 体外成熟对卵母细胞纺锤体及染色体形态的影响. 中华妇产科杂志, 2006, 41(4): 267-268.

26. Zeng HT, Ren Z, Guzman L, et al. Heparin and cAMP modulators interact during pre-in vitro maturation to affect mouse and human oocyte meiosis and developmental competence. Hum Reprod, 2013, 28(6): 1536-1545.

27. Zeng HT, Yueng William SB, Cheung May PL, et al. In vitro-matured rat oocytes have low mitochondrial deoxyribonucleic acid and adenosine triphosphate contents and have abnormal mitochondrial redistribution. Fertility & Sterility, 2009, 91(3): 900-907.

28. Shu YM, Zeng HT, Ren Z, et al. Effects of cilostamide and forskolin on the meiotic resumption and embryonic development of immature human oocytes. Hum Reprod, 2008, 23(3): 504-513.

29. Mao L, Lou H, Lou Y, et al. Behaviour of cytoplasmic organelles and cytoskeleton during oocyte maturation. Reprod Biomed Online, 2014, 28(3): 284-299.

30. Gilchrist RB, Luciano AM, Richani D, et al. Oocyte maturation and quality: role of cyclic nucleotides. Reproduction, 2016, 152(5): R143-157.

31. Gilchrist RB.Recent insights into oocyte-follicle cell interactions provide opportunities for the development of new approaches to in vitro maturation. Reprod Fertil Dev, 2011, 23(1): 23-31.

32. Sauerbrun-Cutler MT, Vega M, Keltz M, et al. In vitro maturation and its role in clinical assisted reproductive technology. Obstet Gynecol Surv, 2015, 70(1): 45-57.

33. Ellenbogen A, Shavit T, Shalom-Paz E. IVM results are comparable and may have advantages over standard IVF. Facts Views Vis Obgyn, 2014, 6(2): 77-80.

34. Farsi MM, Kamali N, Pourghasem M. Embryological aspects of oocyte in vitro maturation. Int J Mol Cell Med, 2013, 2(3): 99-109.

35. Zeng HT, Ren Z, Yueng William SB, et al. Low mitochondrial DNA and ATP contents contribute to the absence of birefringent spindle imaged with PolScope in in vitro matured human oocytes. Hum Reprod, 2007, 22(6): 1681-1686.

36. Gilchrist RB, Luciano AM, Richani D, et al. Oocyte maturation and quality: role of cyclic nucleotides. Reproduction, 2016, 152(5): R143-157.

37. Practice Committees of the American Society for Reproductive Medicine and the Society for Assisted Reproductive Technology. In vitro maturation: a committee opinion. Fertil Steril, 2013, 99(3): 663-666.

38. 李涵, 杨志勇, 千日成. 卵母细胞体外成熟技术的临床应用进展. 国际生殖健康/计划生育杂志, 2017, 36(5): 412-416.

第三十七章

青春期多囊卵巢综合征治疗

第一节 治疗要点

一、临床处理的原则

以往对 PCOS 的治疗,大多主要是针对育龄期妇女的月经紊乱和不孕不育的诊治,对青春期以及产后妇女的诊治未予重视;此外由于对其内分泌紊乱了解不够或重视不足,未予这些患者纠正代谢异常,故存在着治疗不足的问题。同时,对所有 PCOS 患者采用常规治疗方案,口服避孕药抗雄激素水平和促排卵治疗等,可能又存在过度治疗问题。随着对 PCOS 发病机制的认识,对内分泌及代谢异常检测的重视,对 PCOS 的诊治更加个体化,早期干预 PCOS,并针对不同的内分泌特征和疾病时期,以及患者的需要进行适当治疗,可以阻碍病情发展,甚至逆转其内分泌和代谢紊乱,使患者得到最大收益。由于 PCOS 是一生的疾病,青春期 PCOS 的治疗应是长期的针对病理环节的。近期目标为调节月经周期、控制多毛、痤疮和体重,纠正内分泌和代谢异常;远期目标为预防糖尿病、子宫内膜增生、肥胖、心脏疾病和不孕等。治疗的原则具体包括:

(一)调整生活方式

包括降低体重、饮食调整和锻炼。任何糖尿病前期的第一线干预都是改善生活方式、调整饮食锻炼、减体重(对体重超重者)等。降低体重减少了外周脂肪生成,减少了胰岛素抵抗,抑制了卵巢雄激素的产生,就能改变或减轻月经紊乱、多毛、痤疮等症状并有利于不孕的治疗,减少心血管

病的风险。2013 年美国内分泌学会临床实践指南推荐 PCOS 患者怀孕前应行 BMI 评估、血压测量及口服葡萄糖耐量测定。Guzick 及其同事报告了 12 名雄激素过多、无排卵的妇女平均减轻体重 16.2kg,结果 SHBG 升高,游离睾酮水平下降,FIN 水平下降;6 名妇女中有 4 名恢复了排卵。Kiddy 的研究显示患者降低体重可以逆转 PCOS 的紊乱。Norman 等也认为调整生活方式可以明显改善 PCOS 的生殖和代谢特征的激素谱。需要注意的是,由于患者正处于青春期发育阶段,减轻体重不宜过快,应循序渐进,以不影响正常生长发育为原则。

(二)矫正内分泌和代谢异常

包括纠正以高雄激素为主的激素内分泌紊乱以及以胰岛素抵抗为中心的糖、脂肪代谢紊乱。既要兼顾临床症状体征的改善,又要监控代谢指标,这点对青少年来说尤为重要,不但对于改善临床症状是必要的,而且是预防远期并发症的基础。

二、青春期 PCOS 治疗的难点

(一)患者和家长的顺应性

相对于成年患者由于月经异常或不育等原因主动求医的特点,青春期 PCOS 患者往往没有意识到多毛、痤疮、肥胖,甚至月经异常等问题潜在的远期并发症的可能性或危险性,患者和家长对求医或治疗的顺应性较差。

(二)认识 PCOS 的远期危害

医务工作者在诊治过程中,有责任让患者及其家长认识到 PCOS 的远期危害,这项工作也是艰巨的。

（三）需定期监测及调整用药

由于 PCOS 是一个内分泌紊乱性疾病,病因尚未完全清楚,远期危害严重,目前观点认为它是个终身的疾病,需要对患者进行定期监测、根据治疗的状况以及不同年龄的要求调整用药,对患者来说,费钱并费时,部分患者可能难以承担。

（四）药物的副作用

由于长期用药,口服避孕药和降糖类药物也有一定副作用,这要求在治疗前要对患者交代清楚药物的副作用,并根据其机体状况进行权衡使用。

（五）认识的局限性

目前对 PCOS 的认识还不全面,对其病因、内分泌生化特征以及早期诊断（甚至青春期前的生化诊断）还不完全清楚,治疗方法还可能存在偏颇或不足,缺乏足够的循证医学的证据。

第二节　治疗药物的选择

青春期 PCOS 治疗用药需根据患者的内分泌和代谢异常情况选择药物,既要治疗高雄激素血症,又要控制糖、脂代谢紊乱,同时还要注意药物副作用对代谢及发育的影响。

一、胰岛素增敏剂

近年来,由于胰岛素增敏剂可以对 PCOS 患者产生内分泌和代谢方面的治疗作用,被越来越多地使用,主要有双胍类药物如二甲双胍和噻唑烷二酮类化合物如罗格列酮等。二甲双胍常作为年轻女性及青春期 PCOS 的一线单药物治疗,或联合应用口服避孕药（OCPs）及抗雄激素药物治疗,许多不想使用 OCP 的青春期患者可能通过二甲双胍单药治疗获益。

二甲双胍除了在改善糖代谢方面的作用（增强周围组织对葡萄糖的摄入、抑制肝糖产生并在受体后水平增强胰岛素敏感性、减少餐后胰岛素分泌,改善胰岛素抵抗）外,还可以在 500~2550mg 的剂量范围内增加机体对 CC 的敏感性,减少高雄激素血症,增加 SHBG 并改善多毛。二甲双胍还可以减少甾体激素生成酶对 LH 以及在卵巢和肾上腺的促肾上腺皮质激素反应的放大效应。临床上表现为降低多毛评分。二甲双胍的降低 IR 作用对瘦型 PCOS 患者也有益处,可减低空腹胰岛素水平和糖耐量异常;与 OCs 相比,还可以改善脂代谢紊乱。临床上,单用二甲双胍也可恢复排卵和正常月经。二甲双胍现用于治疗高雄激素血症或雄激素过多的症状,以恢复正常经血、帮助减肥及干预代谢指标及胰岛素抵抗,达到预防长期代谢及心血管事件并发症的目的。此外,一系列证据提示二甲双胍可预防或延迟 PCOS 高风险青春期女性的疾病进展。

对 PCOS 高危人群（低出生体重和性早熟）是否需要提早用药的问题,有学者也对此进行了研究,认为:这些患者在青春期预防使用二甲双胍,各项参数如 SHBG、雄烯二酮、DHEAS、LDLC、HDLC、甘油三酯、IL-6、脂联素和腹部脂肪量都得到了改善,可有效地逆转其 PCOS 的发展;但一旦停药,所有异常特征反复。一项对 10 名有青春期性早熟及 PCOS 病史的体重正常女性的小样本研究发现,二甲双胍可改善生化及临床高雄激素血症,改善月经周期,改善高胰岛素血症及血脂指标。在体重正常的青春期女性,低至 850mg/d 的二甲双胍剂量可能对减轻 PCOS 症状有效,而对超重及肥胖青春期女性,剂量可能需加至 1.5~2.5g/d。对于干预时机,一些研究建议,对于青春期高风险及月经初潮提前的女性患者,二甲双胍早期干预可预防 PCOS 的生化及临床后果。

二、口服避孕药

目前大多数治疗靶点主要是抑制卵巢雄激素的产生,并在受体水平抑制雄激素的作用。其中,抑制卵巢雄激素产生的药物主要是口服避孕药（oral contraceptives, OCs）,如炔雌醇环丙孕酮片、复方去氧孕烯避孕片以及其他的一些 OC。炔雌醇环丙孕酮片除了抑制卵巢源雄激素外,还有多个抗雄激素的机制,包括抑制促性腺激素过多分泌、抑制肾上腺来源的雄激素过多分泌、抑制 IGF-1 的作用、通过增加 SHBG 的浓度和靶器官上竞争雄激素受体来抑制雄激素活性,降低雄激素活性。OCs 在减少高雄激素血症、改善多毛与痤疮的有效性已得到公认，在用药 3 个周期后可有效降低睾酮、雄烯二酮和 LH/FSH 比值，在 6 个周期后可改善多毛和痤疮。少部分患者会有轻微不良反应，包括由于水钠潴留引起的体重轻微增加、乳房胀痛和情绪改变，严重的不良反应如静脉血栓栓塞在青年中则罕见。

肥胖有时会拮抗 OCs 的抗雄激素作用，可能是因为胰岛素抵抗和甾体生成的酶活性异常而形成的高雄激素水平。OCs 有增加体重的作用，并对脂代谢有不良影响，可增加 PCOS 患者本来就高的甘油三酯水平。另一种含有第三代孕酮如去氧孕烯（desogestrel）的 OC 则被认为其降低临床和生化高雄激素的作用稍弱，但对脂质参数的影响轻微。屈螺酮是利尿剂 spironolactone 的衍生物，具有抗矿物质皮质酮活性的作用，被认为可以降低雄激素水平，但无增加体重的作用。临床上，该药在应用 6 个月后，可减少雄激素，增加 SHBG 水平，减少痤疮；但对减少多毛的有效性还没得到广泛报道。

OCs 对糖代谢的影响报道不一，一些研究认为它可加重胰岛素抵抗，表现在口服葡萄糖后胰岛素增加或正常血糖高胰岛素钳夹实验中所需葡萄糖量减少；而另一些研究则没有发现 OCs 对 IR 有影响。少量研究认为含屈螺酮的 OC 对 IR 无影响。

因此，在治疗过程中还需要注意药物的病理环节，如果忽略，有可能带来不良后果。Mastorakos 等人报道，青春期 PCOS 使用去氧孕酮/炔雌醇和环丙孕酮/炔雌醇 12 个月后的代谢指标发生变化，其研究结论为：①两种 OC 在青春期 PCOS 都能有效地恢复月经周期和减少多毛；②两种 OC 使用 12 个月后对代谢指标有负面影响，虽然这些影响尚未能解释在临床上有意义的副作用；③对肥胖、代谢异常的青春期 PCOS 的治疗还应有针对性措施，包括降低体重、锻炼等。因此，应用 OCs 期间还应监测血糖、血脂变化，对青春期女孩使用应做到充分的知情同意。

三、抑制雄激素作用的药物

抑制雄激素作用的药物包括抗雄激素药物如环丙孕酮、氟他胺、螺内酯等，以及 5α- 还原酶抑制剂如非那雄胺（finasteride）。

氟他胺是一个纯粹的抗雄激素药物，主要作用于雄激素受体，每天 250mg 剂量，单独或与 OCS 联合用药，都被认为可明显改善 PCOS 患者的多毛和痤疮。最近研究显示，每天 125mg 的低剂量与 250mg 同样有效，至少可以作为维持用量。但氟他胺有潜在的肝毒性，可以导致 10% 的患者转氨酶升高。因此在应用氟他胺过程中，必须定期检测肝功能。

非那雄胺可抑制 5α- 还原酶，该酶抑制睾酮向双氢睾酮转化。据报道，应用非那雄胺 5mg/d，3~6 个月可减少多毛，联合炔雌醇环丙孕酮片用药可以放大 OC 治疗多毛的作用，并缩短治疗周期。在应用非那雄胺治疗的过程中，报道的不良反应有恶心、呕吐、乳房胀痛和体重增加。

关于青春期 PCOS 患者抗雄激素治疗是否合理的问题，也是临床医生和学者们关心的问题。螺内酯及非那雄胺常与 OCP 联合用药以更好地改善青春期 PCOS 患者雄激素过量症状，如痤疮、多毛及脱发。这些药物的一个主要风险是其致畸性。虽然这些药物的安全性及有效性已在成年女性的研究上被证明，但在青春期女性不一定如此，在这一人群缺乏安全性及有效性的研究。其他抗雄激素药物，如醋酸环丙孕酮及氟他胺，已有研究证明对青春期女性患者有良好的疗效及较少的副作用。青春期患者抗雄激素治疗的一个特有风险是对骨质的影响。最近对一项青春期患者持续 1 年的二甲双胍单药、二甲双胍联合抗雄激素 OCP 及氟他胺治疗的回顾性研究发现，两试验组在 BMI、腹部脂肪组织及胰岛素敏感性方面无明显差异。相似地，使用定量 CT 扫描发现两组在骨密度及骨几何结构方面无差异。

第三节　随　　访

至今对于青春期 PCOS 患者是否需终身用药仍有疑问，但是 PCOS 的病理生理改变的持续存在是肯定的。因此，对患者的定期复查及酌情调整治疗方案是必要的。已有报道停药中止治疗者的胰岛素抵抗或高胰岛素血症和高雄激素血症这两个关键的 PCOS 的病理环节再现或甚至加重,应用环丙孕酮治疗在多毛征减退后停药 24 个月后仍有 44% 患者维持疗效。专家们认为长期但慎重的严密监测下的治疗以及随访仍是必要的。

（杨冬梓　赵晓苗）

参考文献

1. Adam H. Balen: Paediatric and Adolecent Gynaecology. Cambridge University Press, 2004.

2. 杨冬梓,石一复. 小儿与青春期妇科学. 第 2 版. 北京:人民卫生出版社,2008.

3. 杜敏联. 青春期内分泌学. 北京:人民卫生出版社,2006.

4. 曹泽毅. 中华妇产科学. 第 2 版. 北京:人民卫生出版社,2004.

5. 李秀钧. 代谢综合征胰岛素抵抗综合征. 北京:人民卫生出版社,2007.

6. Matsumoto A, Bremner W. Testucular disorders. In: Melmed S, Polonsky KS, Larsen PR, Kronenberg HM, editors. Williams Textbook of Endocrinology. 12th Ed. Philadelphia(PA): Elsevier Saunders, 2011.

7. Dewailly D, Lujan ME, Carmina E, et al. Definition and significance of polycystic ovarian morphology: a task force report from the Androgen Excess and Polycystic Ovary Syndrome Society. Hum Reprod Update, 2014, 20: 334-352.

8. Legro RS, Arslanian SA, Ehrmann DA, et al. Endocrine Society. Diagnosis and treatment of polycystic ovary syndrome: an Endocrine Society clinical practice guideline. J Clin Endocrinol Metab, 2013, 98(12): 4565-4592.

9. Fauser BC, Tarlatzis BC, Rebar RW, et al. Consensus on women's health aspects of polycystic ovary syndrome(PCOS): the Amsterdam ESHRE/ASRM-Sponsored 3rd PCOS Consensus Workshop Group. Fertil Steril, 2012, 97(1): 28-38. e25.

10. Goodman NF, Cobin RH, Futterweit W, et al. American Association of Clinical Endocrinologists(AACE); American College of Endocrinology(ACE); Androgen Excess and PCOS Society(AES).Disease state clinical review: gudie to the best practices in the evaluation and treatment of polycystic ovary syndrome--part.1.Endocr Pract, 2015, 21(11): 1291-300.

11. Goodman NF, Cobin RH, Futterweit W, et al. American Association of Clinical Endocrinologists(AACE); American College of Endocrinology(ACE); Androgen Excess and PCOS Society(AES).Disease state clinical review: gudie to the best practices in the evaluation and treatment of polycystic ovary syndrome--part.1.Endocr Pract, 2015, 21(12): 1415-1426.

12. McCartney CR, Marshall JC.CLINICAL PRACTICE.Polycystic Ovary Syndrome.N Engl J Med, 2016, 7, 375(1): 54-64.

第六篇 多囊卵巢综合征 近期及远期影响

第三十八章

多囊卵巢综合征对妊娠及其结局的影响

越来越多的研究资料表明 PCOS 对妊娠结局存在着负面影响。正常妊娠也有可能会诱发胰岛素抵抗,表现为糖耐量减低或妊娠期糖尿病。由于 PCOS 患者中胰岛素抵抗发生率高达 25%~70%,因此妊娠期糖尿病的发病风险大大增加。而且,根据胎儿宫内程序发育的"Barker 假说",胎儿的营养和内分泌环境可能会影响神经内分泌对体重、摄食及代谢的调节,进而影响子代的长期健康。许多 PCOS 患者需要通过促排卵或者 IVF 的方式助孕,因而多胎的发生概率增加。医源性因素对妊娠和新生儿结局的影响程度至今尚未明确。多囊卵巢综合征患者妊娠期的各类并发症需要更多的关注。

第一节 妊娠早期并发症

一、PCOS 患者的流产发病率

大量现有资料提示在 PCOS 患者存在着妊娠早期自然流产率(spontaneous early pregnancy loss,EPL)的增加,但这一论述具有不确定性。具体表现在以下几个方面:

1. 很多 PCOS 患者需要应用诱发排卵的药物进行助孕治疗,这类治疗多数是含有抗雌激素

作用或促性腺激素,均与自然流产率增加相关。

2. 据报道,PCO 或 PCOS 的 EPL 率为 30%~50%,是正常妇女的 3 倍(10%~15%);而其复发性或习惯性 EPL 率为 36%~82%。

3. 临床上接受不孕治疗的 PCOS 患者,更倾向于在早期妊娠阶段接受密切的观察监测。因此,较自然妊娠妇女更易于发现自然流产的发生。

4. PCOS 患者多较肥胖,而肥胖是自然流产的一个关键的相关因素。故 PCOS 本身或者是肥胖才是更重要的诱发因素,值得进一步研究。

5. PCOS 无论在临床症状或实验室检查方面都具有异质性,PCOS 患者中存在着不同亚组(如高 LH 型、高雄性激素型、胰岛素抵抗型等),目前还没有资料对不同类型 PCOS 患者的流产率进行观察。

6. 各类文献中所用的 PCOS 的定义各异,有的基于超声多囊样形态,有的仅包括高水平的 LH,使得各类研究结果具有不一致性。

7. 在治疗方案的选择方面,氯米酚(CC)作为无排卵 PCOS 患者的一线促排卵药物,其平均流产率约为 25%,比正常排卵或自发妊娠妇女发生率高。这可能与 PCOS 患者中肥胖的比例较高有关,而且 CC 对内膜的雌激素受体的抗雌激素作用以及对胞饮突形成的抑制作用均相关。此外,CC 不仅可诱发 FSH 释放,且 LH 释放也增加,

这一特点也会对持续妊娠产生不利影响。使用低剂量的促卵泡素（FSH）方案诱发排卵较自发妊娠人群产生较高的早期妊娠丢失。同样在 PCOS 患者中常规使用 Gn 促排卵方案也会产生较高的 EPL。

8. 除上述各类潜在的影响因素外，各项研究中所选择的对照组有差异，没有对混杂因素，诸如早产的原因（胎膜早破、宫颈因素）或对自发性早产和人工引产进行分层研究，也没有对抗磷脂抗体、血栓形成倾向等因素进行控制。

虽然有上述提及的各种局限性，但是多项研究提示 PCOS 与早期妊娠丢失的发生率增加之间仍有相关性。对于 PCOS 流产的相关研究资料多来自回顾性分析进行助孕治疗的患者。其中一项 meta 分析显示 PCOS 患者早产的发生率显著增高，相对危险度（OR）为 2.46，95% 可信区间（95%CI）为 2.29~3.38。

一项包括 547 例接受 IVF-ET 治疗获得妊娠的患者，547 个妊娠周期中有 37 个周期为 PCOS 妊娠，其中 18 个周期发生妊娠丢失，妊娠丢失率为 48.6%；而其他 510 个妊娠周期的妊娠丢失率为 25.3%（129/510），两组妊娠丢失率差异有统计学意义（χ^2=9.191，P=0.003）。另一项 meta 分析显示，在选择不孕症行 IVF 治疗的对照组妇女进行比较时，并未发现 PCOS 患者的流产率增加。而且如果在反复自然流产的人群中进行对 PCOS、PCO 或高雄激素特征的筛查，并不能够发现这些因素与妊娠结局的负相关性。PCOS 患者中早期妊娠丢失发生率的增加仍有待于进一步证实。

二、PCOS 患者早期妊娠丢失的病因学

（一）不孕症治疗

现有研究资料多来源于 PCOS 患者进行诱发排卵或卵巢刺激后妊娠，缺乏 PCOS 患者在自然状态下妊娠的自然流产率统计资料。然而 PCOS 及非 PCOS 患者在进行 IVF 治疗时流产的发生率均是明显增加的。这一现象与超/促排卵的助孕过程本身导致可能存在的卵子质量下降、子宫内膜容受性受损，以及胚胎染色体异常等诸多方面相关。

不同的不孕症治疗方案对妊娠结局的影响也不尽相同，有研究结果提示拮抗剂方案的 OHSS 发生率较低，但其活产率降低，早期妊娠丢失风险增加。当胚胎冷冻技术日渐成熟稳定，拮抗剂方案患者行冷冻胚胎移植可显著改善早期妊娠丢失。

（二）肥胖

肥胖是流产率增加的确定危险因素，而 PCOS 患者肥胖的比率明显高于对照人群。有一项包含 2256 名不孕症患者的研究结果表明，肥胖患者（BMI ≥ 28kg/m²）的流产率为 24.72%，正常体重指数（18.5kg/m² ≤ BMI<24kg/m²）的患者流产率为 11.6%（P<0.01），对其中的非 PCOS 患者进行分析，结果显示肥胖患者的流产率为 21.05%，正常体重指数的患者流产率为 18.67%（P<0.01），再对其中的 PCOS 患者进行分析，结果显示肥胖患者的流产率为 31.25%，正常体重指数的患者流产率为 10.11%（P<0.01），此研究的结果表明肥胖能够显著增加流产的风险，尤其是在 PCOS 患者中。

卵泡的正常生长需要性激素、促性腺激素、旁分泌生长因子等的合成及功能平衡。肥胖可能从三方面干扰此平衡：首先，影响脂肪组织中的性激素代谢；其次，高胰岛素血症引起高雄激素血症和局部生长因子的紊乱；第三，血中瘦素过高影响卵泡中甾体激素的合成，从而影响到卵子的正常发育，卵子质量下降，导致流产率的增加。

（三）高胰岛素血症及胰岛素抵抗

高胰岛素血症是 PCOS 常见的临床表现，在肥胖的妇女中尤为常见。Kotanaie Maryam 等人的研究结果显示复发性流产的患者其胰岛素水平显著升高，空腹胰岛素 ≥ 20µu/ml 的患者复发性流产的发生率显著增高（OR：4.4386；95%CI：1.1541-17.0701）。虽然没有证据显示高胰岛素血症是流产的直接病因，它的作用可以通过肥胖扩大而且与高水平的纤溶酶原激活物抑制剂 -1（PAI-1）相关。PAI-1 是一种抑制纤维蛋白溶解的糖蛋白，高血清浓度的 PAI-1 是早期妊娠丢失的重要病因。在 PCOS 患者血清中 PAI-1 的浓度高于普通人群。

胚胎植入是妊娠过程中至关重要的一个过程,胚胎植入不完全会影响胚胎发育,导致胎儿畸形或流产。在妊娠早期,良好的卵巢功能是胚胎植入和胚胎发育的基础条件之一,卵巢功能异常不仅会降低妊娠率,还会使流产的风险增高。有动物实验表明,高胰岛素的妊娠小鼠与对照组相比,其体内 PROG、LH、FSH、E_2 水平显著降低,其 GDF9 mRNA 的表达量减少,同时未成熟卵泡的数量增加且黄体形成减少。种种证据表明高胰岛素能够直接损害卵巢功能,从而使早期妊娠丢失率增高,但具体的机制还不完全清楚,需要进一步验证。

部分研究已显示胰岛素抵抗及高胰岛素血症在 PCOS 的 EPL 中具有独立作用,但其具体的机制仍不明确。现已证明高胰岛素血症具有不同的作用机制,包括影响了卵母细胞成熟、葡萄糖的摄取和代谢、植入及 HOXA10 基因表达的改变。但最主要的假说还是高胰岛素血症性胰岛素抵抗降低了血清和内膜的免疫抑制性糖蛋白及胰岛素生长因子结合蛋白 -1 的浓度,这两种内膜分泌的蛋白在植入和妊娠维持中起重要作用。

胰岛素抵抗在囊胚凋亡中起重要作用。最近有研究表明,聚集在植入前胚胎周围的高水平胰岛素和(或)胰岛素样生长因子 -1(IGF-1)可使 IGF-1 受体下调,导致葡萄糖摄取的减少及细胞生长的减缓。而葡萄糖摄取的减少则导致了凋亡及程序性细胞死亡的增加。文献报道,高胰岛素血症及高血糖可诱导"半胱天冬酶"(caspase)的表达。这种酶可以破坏囊胚细胞,并启动程序性细胞死亡的级联反应。

$GLUT_4$ 也是受胰岛素调节的葡萄糖转运体,主要表达于增殖期的内膜上皮细胞。有研究已清楚,PCOS 患者的 $GLUT_4$ 在脂肪细胞中的表达显著低于正常妇女。Mioni 等发现在正常女性及 PCOS 患者内膜细胞中均有 $GLUT_4$ 的表达。高胰岛素血症并肥胖的 PCOS 患者,其 $GLUT_4$ 的表达要显著低于胰岛素正常的 PCOS 及正常对照妇女。肥胖并高胰岛素血症的 PCOS 患者,$GLUT_4$ 的表达最低,而较瘦的胰岛素正常的 PCOS 及对照组间则无明显差异。这些结果表明,高胰岛素血症和肥胖并不只是分别通过独立的机制来影响 $GLUT_4$ 的表达,它们对 PCOS 患者内膜的胰岛素抵抗状态有进一步的损害。

总的来说,这些发现说明,PCOS 患者的高胰岛素、血糖及 IGF-1 所导致的胚胎损伤与这部分人群的高 EPL 率相关。因此,治疗上着重于降低胰岛素及 IGF-1 的水平有助于 PCOS 患者妊娠率的提高及流产率的降低。

(四)高 LH 水平

早、中卵泡期高血清浓度的 LH 水平(10IU/L)与早期妊娠丢失相关,在很多研究中已经得到证实。在一个对 193 例正常月经周期计划怀孕妇女的研究中发现,卵泡中期血清 LH 水平升高的患者流产率(65%)高于正常血清 LH 患者(12%)。

用脉冲式 LH 释放激素(LHRH)对 PCOS 诱导排卵的治疗中,流产患者的卵泡期血清 LH 浓度(17.9IU/L)较成功妊娠者(9.6IU/L)明显增高。研究还发现用相同的治疗方案,PCOS 患者的流产率为 33%,低促性腺激素性腺功能不全患者的流产率为 10.6%,两者差异具有统计学意义。这些结果表明在 PCOS 患者用 LH 诱导排卵过程中,卵泡期血清 LH 水平升高较 LH 正常的患者妊娠率降低,流产的风险增加。该项研究发现睾酮、脱氢表雄酮、雄烯二酮、FSH、催乳素等在妊娠组与非妊娠组,分娩组与流产组之间无差异,进一步说明 LH 在高流产率差异形成中起到了至关重要的作用。

对 100 名 PCOS 患者使用低剂量的 Gn 治疗方案中,基础及卵泡中期血清 LH 浓度升高与流产密切相关。LH 浓度升高者的流产率高于 LH 水平正常的 PCOS 患者。

另有研究表明,使用 GnRH-a 减少异常分泌的高水平 LH 可以预防 40% 的 PCOS 患者 EPL。一项研究对比了 IVF-ET 治疗周期中,具有高 LH 水平的 PCOS 患者与正常月经周期不孕的患者,两组间的临床妊娠率相同,但 PCOS 组使用 GnRH-a 治疗者的流产率较仅使用 Gn 者降低 50%,在对照组中 GnRH-a 治疗未见相同的效果。更进一步的研究对 239 名 PCOS 患者使用

GnRH-a/HMG 诱导排卵或超排卵，使用 GnRH-a 获得妊娠者中流产率为 17.6%，仅使用 HMG 妊娠者中流产率为 39%。治疗 4 个周期后，GnRH-a 累计活产率为 64%，仅使用 HMG 者为 26%。

PCOS 患者腹腔镜下卵巢打孔诱导排卵手术之后最显著的内分泌变化就是血清 LH 水平的显著降低。一项包括 58 例妊娠的 PCOS 患者研究表明，腹腔镜下卵巢打孔之后的流产率为 14%，比一般药物治疗 PCOS 患者的流产率低。

综上所述，PCOS 患者高 LH 水平与流产率增高之间密切相关，而且使用不同的治疗方案使得 LH 水平恢复正常之后流产率亦降低。这些证据提示高水平的 LH 可能为自然流产的病因之一，但仍需要大样本的前瞻性随机对照研究来证实这一关联。

（五）PCOS 患者卵泡对 LH 异常反应

中山大学第一附属医院的研究结果表明，PCOS 患者的卵巢颗粒细胞提前表达 LH 受体，并随着卵泡直径增大，LH 受体 mRNA 转录增强。这一转变使得颗粒细胞发生分化，合成分泌孕激素的能力显著增强。孕激素抑制颗粒细胞增殖，调节颗粒细胞黄素化。此外，颗粒细胞 LH 受体 mRNA 的表达与卵泡液中 LH、胰岛素的水平呈正相关。表明胰岛素可能促进 PCOS 颗粒细胞对 LH 反应增强，颗粒细胞提前发生功能分化，增殖能力降低。这些异常变化均有可能会影响到 PCOS 患者卵子以及胚胎的质量。

（六）高同型半胱氨酸血症

近年来，有研究表明 PCOS 患者多伴有同型半胱氨酸（HCY）增高，同型半胱氨酸可能通过增加血管内皮的氧化应激，局部干扰子宫母胎界面血流和血管完整性，使子宫内膜环境不利于胚胎种植，同时高水平的 HCY 会影响机体凝血系统使患者处于高凝状态，并改变血管壁，从而增加了患者发生胎盘动脉栓塞的风险。有研究发现高水平的 HCY 能够干扰机体的甲基化反应、损伤 DNA、破坏胚胎细胞的正常细胞周期，最终诱发胚胎细胞凋亡。此外，文献报道高 HCY 水平可以使受孕子宫收缩频率增加。以上种种因素均有可能引起 PCOS 患者的早期妊娠丢失增加。

（七）内膜功能异常

PCOS 与早期妊娠丢失之间的相关性提示 PCOS 患者子宫内膜功能状态可能有异常。PCOS 患者本身内分泌失调会改变子宫内膜的微环境，内膜中与细胞存活相关的蛋白表达异常。PCOS 患者黄体期的胎盘蛋白 -14（glycodelin）水平降低以及高胰岛素血症导致胰岛素样生长因子结合蛋白 -1 浓度增加。血浆内皮素 -1 水平在 PCOS 患者中显著升高，更进一步的研究表明高胰岛素血症是内膜血流不足的病因，影响其内膜的容受性。而且在经过二甲双胍治疗之后，内膜功能得到改善，血流参数明显增加。研究结果表明无排卵 PCOS 患者的子宫内膜部分呈现分泌期样。分泌期样改变的内膜与正常对照组分泌期内膜比较，核下空泡结构不规整，缺乏栅栏现象。患者出现 B、C 型子宫内膜主要与间质发育不良有关，并不提示子宫内膜发生了分泌期样变。无排卵 PCOS 患者子宫内膜组织学也缺乏周期性变化。腺体多表现为增殖中晚期样内膜，有 28.95% 的子宫内膜间质出现局灶性致密。局灶性致密处可见梭形细胞增多，表明此处细胞发育不良。PCOS 患者长期无主导卵泡发育，体内雌激素水平持续处于相对恒定较高水平，在雌激素的持续作用下，雌激素受体（ER）及孕激素受体（PR）增多。但有研究证实局灶性致密处雌孕激素受体减少，表明内膜间质对性激素的反应性下降，不能随着激素水平的变化而同步变化。Ricardo F.Savari 等人对具有正常生育能力的人群和 PCOS 患者的子宫内膜样本的基因表达进行了比较，PCOS 患者子宫内膜中与雌孕激素活性相关的基因有 5000 多种表达发生了改变，与孕激素活性相关的多种基因表达下降，与子宫内膜细胞增殖相关的多种基因表达增加。子宫内膜对孕激素反应性的改变会影响子宫内膜的容受性。

以上种种证据均有可能与 PCOS 胚胎种植失败、早期流产有相关性。

（八）高雄激素血症

高雄激素血症是 PCOS 的主要内分泌改变之一。在流产患者中，雄激素水平明显增高，但机制尚不明确，有可能是对卵母细胞的直接影响。在生理情况下，卵巢分泌雌孕激素，而位于子宫内膜上皮细胞的雄激素受体（AR）受其调节，分泌期表达下降。但 PCOS 患者 AR 的表达在分泌期是增高的，且 PCOS 患者性激素结合球蛋白（SHBG）的下降使血清游离雄激素升高，这对 AR 表达又有正反馈作用，在子宫内膜局部更进一步促进了 AR 的表达。高 LH 和雄激素与子宫内膜上的受体结合，影响子宫内膜的增生及黄体期子宫内膜的分泌，从而影响胚胎着床而致流产。有研究表明雄激素受体与孕激素受体作用类似，同样降低 $\alpha v\beta3$ 整合素的表达，这可能也与 PCOS 高流产率有一定关系。另外 PP14 和其他子宫内膜蛋白在胚胎着床中起重要作用，雄激素改变了这些蛋白的产生，从而影响胚胎着床。有报道，早期反复流产的妇女 PP14、CA125 值较正常妇女明显下降。

同源框基因 HOXA10 在植入及维持妊娠方面也有重要的作用。有研究发现，在体外实验中卵巢来源的雄激素可使子宫内膜 Ishikawa 细胞株 HOXA10 的表达下调。Cermik 等观察了 7 例高雄激素血症 PCOS 患者及 5 例正常对照的子宫内膜活检标本，发现 PCOS 患者的 HOXA10 及其 mRNA 的表达显著降低，这也可能对 PCOS 患者子宫内膜容受性的下降有影响。Tulppala 对 50 名有 3~8 次连续流产的妇女进行研究，另选 20 名无流产史的健康妇女作为对照，在年龄、月经周期和体重指数（BMI）方面对照组与研究组相类似。结果表明，将近 1/5 的习惯性流产患者有高雄激素血症，且其中 83% 再次流产。

三、早期妊娠丢失的预防性治疗方案

虽然关于 PCOS 患者早期妊娠阶段的流产率较其他不孕妇女是否增加还不能定论，但最常见的建议是使用二甲双胍治疗。

（一）二甲双胍

二甲双胍是口服双胍类降糖药，可以降低胰岛素水平及随后的 PAI-1 水平，提高组织对胰岛素的敏感性，抑制肝糖原的分解，不影响血糖水平；能够加强子宫动脉形成及血流，减少血浆内皮素 -1 水平，增加黄体期血清胎盘蛋白 -14 浓度，降低雄激素及 LH 水平，在部分患者中可以降

低体重。二甲双胍可直接、间接作用于卵巢组织，抑制胰岛素对甾体激素生成及卵泡发育的影响。二甲双胍通过降低胰岛素以及抑制三磷酸肌醇激酶（PI-3K）的活性，降低卵泡膜细胞内 17α- 羟化（CYP17）的活性，同时通过降低胰岛素、减少颗粒细胞表面 LH 受体的表达，降低颗粒细胞内 StAR、HSD3-b 及 P450scc 的活性，从而抑制性激素的过度产生以及卵泡的过早黄素化，基于这些特点，二甲双胍在理论上应该有预防早期流产发生的作用。

越来越多的研究表明服用二甲双胍可以降低 PCOS 患者早期流产的风险。在一项前瞻性的队列研究中，56 名 PCOS 患者在妊娠过程中使用二甲双胍，其早期妊娠丢失率为 8.9%（5/56），而对照组没有使用二甲双胍，其早期妊娠丢失率为 36%（18/50）（$P<0.001$），表明二甲双胍能够显著降低 PCOS 患者早期妊娠丢失的风险。意大利的研究者在一个双盲双对照随机研究中对比二甲双胍和枸橼酸氯米芬的预防流产效果，二甲双胍在妊娠试验阳性之后停药，结果显示使用二甲双胍组流产率下降（9.7% vs.37.5%）。一项大型的 meta 分析结果显示使用二甲双胍，患者 EPL 率的合并 OR 值为 0.19（95% CI：0.12-0.28，$P<0.000\ 01$），表明二甲双胍预防早期妊娠丢失的效果较好。在一项病例对照研究中，孕期持续应用二甲双胍的 PCOS 患者，与对照组相比，其 EPL 显著下降（8.8% vs.29.4%，$P<0.001$），同时在有过一次流产史的 PCOS 患者中，持续应用二甲双胍的患者与对照组相比其 EPL 率也显著下降（12.5% vs.49.4%，$P=0.002$）。Palomba 等进行了两个系统研究，首先对比使用二甲双胍与腹腔镜下卵巢打孔对于枸橼酸氯米芬抵抗的肥胖 PCOS 患者的治疗效果，其次比较了二甲双胍与枸橼酸氯米芬在非肥胖不排卵的 PCOS 患者中的治疗作用。结果表明二甲双胍活产率优于其他两种方法。在两组对比中，临床妊娠率是相同的，但使用二甲双胍组的早期妊娠丢失发生率明显降低。Dutch 的多中心试验并没有显示出枸橼酸氯米芬与枸橼酸氯米芬联合二甲双胍两组之间流产率的区别（11% vs.12%），并不能强有力的证明早孕期服用二甲双胍

能够降低流产率。这些研究提示仍需要进一步严格地看待二甲双胍的治疗效果。

二甲双胍是美国 FDA 认证的妊娠用药 B 类药物，没有明显的致畸作用，在整个妊娠期使用的安全性也在研究中得到证实，没有增加先天异常、畸形及胎儿发育异常的风险。这些初步得到的资料结果显示，整个妊娠期使用二甲双胍可明显降低 PCOS 相关的高流产率，还可以进一步减少妊娠期糖尿病、先兆子痫、巨大胎儿的发生率。然而必须强调，就预防早期妊娠丢失而言，在确定妊娠之后即停止使用二甲双胍亦可达到良好的效果。

（二）减体重

在 PCOS 中，肥胖进一步加重胰岛素抵抗，对自然流产率的增加有深远的影响。通过生活方式调节减轻体重有望改善早期妊娠丢失发生，无论有无胰岛素抵抗，减低体重能够确实逆转对生育能力的不良影响。一项研究包括了 67 名不排卵、肥胖（BMI>30kg/m^2）妇女，常规治疗 2 年或以上均未获得妊娠，通过生活方式的调节，在 6 个月内平均降低体重约 10.2kg，之后有 60 名患者恢复排卵，52 名获得妊娠，其中 18 名为自然妊娠。最关键的是，妊娠者中仅有 18% 发生了流产，比减轻体重之前 75% 的流产率有了明显的改善。

（三）降低 LH 水平

GnRH-a 可以在卵巢刺激过程中显著降低 LH 水平，使其在 IVF 治疗方案中具有至关重要的作用，从而可以纠正 PCOS 患者高水平的 LH 对妊娠结局所造成的不利影响。通过抑制 LH 水平，GnRH-a 可以减少早发的 LH 峰而改善此类患者流产率增高的风险。但是尽管前述的研究结果表明 PCOS 患者具有高水平的 LH 时，GnRH-a 联合 Gn 使用可以降低流产率，但它却不是 PCOS 患者促排卵治疗的常规标准用药。联合使用 GnRH-a 及 Gn 具有多个卵泡发育风险，卵巢过度刺激综合征、多胎的发生率增加，因此可能会增加周期取消率。此外，使用 GnRH-a 过度抑制自身的负反馈机制使得需要较大剂量的 Gn 来达到促排卵的效果。这些原因都决定了 GnRH-a 不是预防早期流产发生的最佳方案。GnRH-a 联合低剂量 Gn 需时长、过程繁琐、需要较大总剂量的 Gn。

但对于血清 LH 水平高、反复出现早发 LH 峰、Gn 单独治疗效果不佳或妊娠后反复出现早期流产者，可以使用。

在上述各类用于治疗 PCOS 患者早期妊娠丢失的策略中，妊娠前避免超重或肥胖、使用二甲双胍是较有潜力的方案，此外，近年来也有学者提出在孕前服用中药（如小檗碱）调理、预防性应用小剂量的阿司匹林或肝素等可以减少 PCOS 患者早产的风险，但具体机制及确切效果还不明确，需要进一步的研究去验证，此外还需要进一步的研究评估近期及远期对后代的各类影响。

第二节　中、晚期妊娠并发症

一、妊娠中、晚期并发症

现有的关于 PCOS 患者妊娠并发症发生率增加的研究，主要集中在糖耐量受损（IGT）、妊娠期糖尿病（gestational diabetes mellitus，GDM）、妊娠期高血压疾病（pregnancy induced hypertension，PIH）、先兆子痫（pre-eclamptic toxaemia，PET）等疾病。这些并发症的发生多与胰岛素敏感性下降、高雄激素血症、肥胖等因素有关。Stefano Palomba 等人在一篇综述中对这些可能的原因进行了总结（图 38-1），而这些特征都是 PCOS 患者的典型症状。PCOS 与产科干预的相关性增加主要表现为医源性的早产和剖宫产率增加。

在进行这类发病率调查过程中，存在较多的混杂因素。现有研究资料多没有对同时出现的混杂因素（选择偏倚）有良好的控制，诸如：辅助生育技术、年龄、产次、体重、单胎/双胎。此外基于不同诊断标准的 PCOS 患者的妊娠结局也不尽相同。众所周知，大龄初产妇更倾向于 PET，体重增加对于 PET 及 GDM 都是危险因素，而多胎妊娠是 PET 及早产的危险因素。此外，妊娠期监护接受的数量及程度（产前检查的频率、OGTT 的比例、妊娠第三阶段的 B 超检测生长发育、医源性因素）均会影响并发症的检出率以及后续决策的制订。

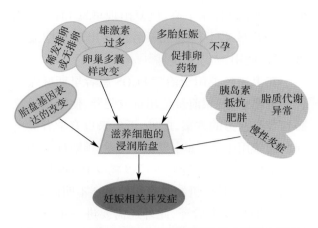

图 38-1　PCOS 患者妊娠并发症风险增高的潜在原因
图中所列的影响因素可能直接增加母体和胎儿的并发症风险，或者通过影响和改变胎盘以及滋养细胞的浸润过程间接的增加风险

Hai-Feng Yu 等人收集了 PCOS 及非 PCOS 患者妊娠结局的 40 篇文献，囊括了 17 816 例 PCOS 患者以及 123 756 例对照组妇女的资料。进行 meta 分析得出结论：PCOS 患者及其后代发生妊娠期和新生儿期不良结局的发生风险增加。中山大学第一附属医院的研究结果也显示 PCOS 患者后代更倾向于早产及出生低体重。PCOS 患者调节功能性 IGF-1 的 IGFBP-1 水平降低，而 IGF-1 是调节胎儿生长发育的关键因子。IGF/IGFBP 系统功能异常已经被推测是围生期并发症的相关因素，尤其是生长发育异常和 PET。有研究就不同诊断标准下的 PCOS 患者的妊娠结局进行了比较，结果表明符合 NIH 标准的患者比仅符合 Rotterdam 标准的患者妊娠早期的内分泌及代谢异常的程度更严重。

（一）妊娠期糖尿病

Hai-Feng Yu 的 meta 分析显示：与对照组相比，PCOS 患者发生妊娠期糖尿病的 RR=2.78，95% CI：2.27-3.40。Marlieke A.de Wilde 等人开展了一项前瞻性多中心队列研究，结果显示与对照组相比 PCOS 患者发生妊娠期糖尿病的 AOR=4.25，95% CI：1.69-8.35。多数研究的结果均表明 PCOS 患者妊娠期糖尿病的风险大大升高。

由于 PCOS 患者肥胖及胰岛素抵抗的发生率较高，因此其妊娠期糖尿病的发生率也高于普通人群。当 PCOS 患者与对照组体重相匹配时，这

一倾向也是存在的。有些研究认为 BMI 对 GDM 的预测价值较 PCOS 本身高，在一项包括 66 例患者的研究当中，当 PCOS 患者与对照组之间体重相匹配时，两者发生 GDM 的风险相同。

PCOS 患者高雄激素血症的发生率很高，高雄激素血症也是妊娠期糖尿病发生的影响因素之一，有研究显示，将 PCOS 根据有无高雄激素的存在进行分组后与对照组相比，伴有高雄的 PCOS 组 GDM 的发生率为 34%，OR：5.65；，95%CI：2.49-12.81；不伴有高雄的 PCOS 组 GDM 的发生率为 16%，OR：3.17，95%CI：1.28-7.84。

综上所述，各类研究结论并不一致。但在妊娠的 PCOS 患者中，尤其是当肥胖存在时，筛查 GDM 是有必要的。

（二）妊娠期高血压疾病

在年龄大于 40 岁、肥胖及胰岛素抵抗的 PCOS 患者中，妊娠可能增加高血压疾病（pregnancy-induced hypertension，PIH）及先兆子痫（pre-eclamptic toxaemia，PET）的发生率。这一结论在 Urman 等人的研究当中被证实，而且认为 PIH 的发生与 BMI 不相关。另外一项研究包括 PCOS 患者 33 人，对照组 66 人，在妊娠全过程中进行血压监测，直到妊娠晚期两组间才出现血压差异，PCOS 组中高血压发生率明显增加。Boomsma 的 meta 分析显示：PCOS 患者发生妊娠期高血压的概率增高，OR=3.67（95%CI：1.98-6.81）。对两项可信度较高的研究进行亚组分析也显示，妊娠高血压发生风险显著增加，OR=3.71（95%CI：1.72-17.49）。PCOS 患者发生先兆子痫的概率亦显著增加，OR=3.47（95%CI：1.95-6.47）。所有以先兆子痫为终点的研究均报道，与对照组相比，PCOS 组妇女的产次减少，BMI 较高，多胎妊娠率较高。

但与此相反的另外一些报道却表明，PCOS 与体重相匹配的对照组之间 PIH 的发生率相同，即使 PCOS 组有明显高的 BMI 以及初产妇比例前提之下，与对照组之间 PET 的发生率也是相同的。

这些现有结果很难得出一个确定的结论，认为 PCOS 患者的 PIH 的发生率是增高的。只有通过进一步前瞻性大样本的随机对照研究来解决争

议,前提是对 PCOS 定义一致,体重、BMI、产次均匹配。

(三)小于胎龄儿

现有资料针对 PCOS 患者所生育后代的体重并没有广泛的关注。虽然 PCOS 患者体重较重,妊娠期糖尿病发生率高,但 PCOS 患者所生育的后代中,小于胎龄儿(small for gestational age,SGA)发生的比率增加。对比 47 例 PCOS 患者生育的单胎后代与 180 例健康对照组所生育的单胎,SGA 的发生率在 PCOS 组为 12.8%,对照组为 2.8%,两组之间大于胎龄儿的比例相同。出现这种倾向可能与胰岛素调节的胎儿生长发育以及胎儿 programming 规划假说相关。Boomsma 的 meta 分析显示:PCOS 患者分娩的新生儿体重显著降低(95%CI: -62.2~14.6),但对其中可信度较高的研究进行分析时,并未发现 PCOS 患者生育小于胎龄儿或大于胎龄儿的比率有统计学差异。有报道显示 PCOS 患者后代的出生体重为 2706g±479g,低于其他对照组($P<0.01$),且孕周缩短至($37.6±2.1$)周($P<0.05$)。

(四)分娩及新生儿期并发症

Boomsma 的分析结果显示,PCOS 患者生育的新生儿具有更高的重症监护室入住率,OR=2.31(95%CI: 1.25-4.26)。由于样本数目较少,新生儿畸形发生率无显著差异,OR=0.70(95%CI: 0.11-4.39)。然而,与正常妊娠妇女相比,围生期死亡率在 PCOS 患者中显著增加,OR=3.07(95%CI: 1.03-9.21)。两组间多胎妊娠发生率相似。PCOS 患者剖宫产分娩率的概率显著增高,OR=1.56(95%CI: 1.20-2.02)。但对可信度较高的研究进行亚组分析时,并未发现剖宫产率的差异。对三项报道产钳或胎吸助产率的研究发现,PCOS 组和对照组之间产钳或阴道助产无显著差异。本中心的研究结果显示:新生儿围生期死亡率为 4.3%,高于其他对照组($P<0.05$),活产率降低为 62.0%($P<0.01$)。

二、减少晚孕期妊娠并发症的治疗

虽然上述综合的各项研究结果表明 PCOS 患者妊娠期并发症的发生率有增加趋势,但是并没

有最佳的方案可以预防其发生。随机多中心研究表明,没有发现诸如阿司匹林或抗氧化剂干预治疗对于预防先兆子痫的发生有益处,也不能表明抗氧化剂可有效预防早产。

一项随机对照研究表明,妊娠期持续服用二甲双胍对于 PCOS 患者有显著的益处。二甲双胍治疗组有良好的药物耐受性,妊娠期早产、先兆子痫、GDM 以及分娩后败血症、ARDS、深静脉血栓形成等严重并发症的发生率明显减少。对胎儿也有良好的保护性效应,发生畸形的比率降低。现有的有限数据显示,妊娠期暴露于二甲双胍的胎儿至少在 18 个月内没有倾向于表现出生长发育或认知发育的迟滞。虽然这些研究结果很有利,但是需要进一步多中心随机对照研究,用足够多的病例数来证实治疗效果,且需要进一步的评估其安全性,及对胎儿、子代生长发育的影响,以期成为 PCOS 患者妊娠的常规治疗选择。

三、妊娠前评估及处理

各项研究结果支持对 PCOS 患者进行妊娠前评估。推荐 PCOS 患者进行血压监测及口服糖耐量试验。妊娠前高血压是对发展成为妊娠期高血压强有效的预测因素。糖耐量减低以及糖尿病家族史是对预测妊娠期糖尿病的发生有一定价值的预测指标。30%~40% 糖耐量异常的 PCOS 患者与糖尿病密切相关。肥胖尤其是腹型肥胖(腰围 >88cm)也是危险因素。在妊娠前应对这些相关危险因素进行评估并予以积极治疗处理,原则应是尽可能调整患者机体内分泌紊乱状态,以期恢复自发排卵,减少促排卵药物的治疗干预,减少妊娠期并发症的发生率,保障胎儿发育的良好环境。

与 PCOS 患者妊娠相关的并发症包括:早期妊娠丢失(EPL)、妊娠期糖尿病(GDM)、妊娠相关高血压疾病(PET/PIH)及生育小于胎龄儿(SGA)。EPL 发生风险与肥胖、高胰岛素血症、高 PAI-1 水平、高 LH 水平以及子宫内膜功能异常相关。在妊娠前避免肥胖以及使用二甲双胍治疗与确定妊娠后停药均能使 EPL 率降到可接受程度。二甲双胍还可以降低 GDM 的发生率,但其在整个妊娠过程中持续使用对后代长期影响等安

全性问题仍存在争议。推荐在 PCOS 患者尤其是在肥胖者中筛查 GDM 以及 PET/PIH。胰岛素抵抗、胰岛素调节生长发育受损、胎儿 programming 规划假说可能解释 PCOS 患者生育 SGA 后代的比例增加。仍需要对大样本量、定义良好的 PCOS 妊娠妇女进行前瞻性研究，选择的对照组要求 BMI 及产次相匹配，以回答未解决的诸多问题，并对现有的推荐治疗方案的有效性及安全性进行评估。

（徐玉萍 曹云霞）

参 考 文 献

1. Laven JS, Imani B, Eijkemans MJ, et al. New approach to polycystic ovary syndrome and other forms of anovulatory infertility. Obstet Gynecol Surv, 2002, 57（11）: 755-767.

2. Norman RJ, Noakes M, Wu R, et al. Improving reproductive performance in overweight/obese women with effective weight management. Hum Reprod Update, 2004, 10（3）: 267-280.

3. Yu HF, Chen HS, Rao DP. Association between polycystic ovary syndrome and the risk of pregnancy complications: A PRISMA-compliant systematic review and meta-analysis. Medicine（Baltimore）, 2016, 95（51）: e4863.

4. 陈念念, 李予, 王文军, 等. 体外受精 - 胚胎移植后早期妊娠丢失的相关风险因素分析. 国际妇产科学杂志, 2011, 38（05）: 455-457.

5. Heijnen EM, Eijkemans MJ, HughesEG, et al. A meta-analysis of outcomes of conventional IVF in women with polycystic ovary syndrome. Hum Reprod Update, 2006, 12（1）: 13-21.

6. Nardo LG, Rai R, Backos M, et al. High serum luteinizing hormone and testosterone concentrations do not predict pregnancy outcome in women with recurrent miscarriage. Fertil Steril, 2002, 77（2）: 348-352.

7. Ertzeid G, Storeng R. The impact of ovarian stimulation on implantation and fetal development in mice. Hum Reprod, 2001, 16（2）: 221-225.

8. Cui N, Wang H, Wang W, et al. Impact of Body Mass Index on Outcomes of In Vitro Fertilization/Intracytoplasmic Sperm Injection Among Polycystic Ovarian Syndrome Patients. Cell Physiol Biochem, 2016, 39（5）: 1723-1734.

9. Kdous M, Chaker A, Bouyahia M, et al. Increased risk of early pregnancy loss and lower live birth rate with GNRH antagonist vs. long GNRH agonist protocol in PCOS women undergoing controlled ovarian hyperstimulation. Tunis Med, 2009, 87（12）: 834-842.

10. Maryam K, Bouzari Z, Basirat Z, et al. The comparison of insulin resistance frequency in patients with recurrent early pregnancy loss to normal individuals. BMC Res Notes, 2012, 5: 133.

11. Palomba S, Orio F, Falbo A, et al. Plasminogen activator inhibitor 1 and miscarriage after metformin treatment and laparoscopic ovarian drilling in patients with polycystic ovarian syndrome. Fertil Steril, 2005, 84（3）: 761-765.

12. Su Y, Wu J, He J, et al. High insulin impaired ovarian function in early pregnant mice and the role of autophagy in this process. Endocr J, 2017, 64（6）: 613-621.

13. 朱艳, 屈晓威. 多囊卵巢综合征患者早期妊娠丢失与同型半胱氨酸水平的相关性研究. 临床和实验医学杂志, 2017, 16（07）: 694-696.

14. 曾海涛, 梁晓燕, 姚书忠, 等. 多囊卵巢综合征卵泡颗粒细胞提前对黄体生成素反应. 中华病理生理学杂志, 2007, 23（2）: 373-375.

15. Savaris RF, Groll JM, Young SL, et al. Progesterone resistance in PCOS endometrium: a microarray analysis in clomiphene citrate-treated and artificial menstrual cycles. J Clin Endocrinol Metab, 2011, 96（6）: 1737-1746.

16. Orio F, Palomba S, Cascella T, et al. Improvement in endothelial structure and function after metformin treatment in young normal-weight

women with polycystic ovary syndrome：results of a 6-month study. J Clin Endocrinol Metab, 2005, 90（11）：6072-6076.

17. Tan X, Li S, Chang Y, et al. Effect of metformin treatment during pregnancy on women with PCOS：a systematic review and meta-analysis. Clin Invest Med, 2016, 39（4）：E120-131.

18. Banerjee P, Bhonde RR. Diverse roles of metformin during peri-implantation development：revisiting novel molecular mechanisms underlying clinical implications. Stem Cells Dev, 2013, 22（22）：2927-2934.

19. Kumar P. Effects of metformin use in pregnant patients with polycystic ovary syndrome. J Hum Reprod Sci, 2012, 5（2）：166-169.

20. 张二红, 梁晓燕, 杜静, 等. 多囊卵巢综合征无排卵患者子宫内膜超声形态学及组织学变化多囊卵巢综合征无排卵患者子宫内膜超声声像及组织学变化. 中华妇产科杂志, 2006, 34（9）：562-564.

21. Al-Biate MA. Effect of metform in on early pregnancy loss in women with polycystic ovary syndrome. Taiwan J Obstet Gynecol, 2015, 54（3）：266-269.

22. Palomba S, Orio F, Falbo A, et al. Prospective parallel randomized, doubleblind, double-dummy controlled clinical trial comparing clomiphene citrate and metformin as the first-line treatment for ovulation induction in nonobese anovulatory women with polycystic ovary syndrome. J Clin Endocrinol Metab, 2005, 90（7）：4068-4074.

23. Palomba S, Orio F, Nardo LG, et al. Metformin administration versus laparoscopic ovarian diathermy in clomiphene citrate resistant women with polycystic ovary syndrome：A prospective parallel randomized double-blind placebo-controlled trial. J Clin Endocrinol Metab, 2004, 89（10）：4801-4809.

24. Palomba S, Orio F, Falbo A, et al. Prospective parallel randomized, double-blind, double-dummy controlled clinical trial comparing clomiphene citrate and metformin as first-line treatment for ovulation induction in nonobese anovulatory women with polycystic ovary syndrome. J Clin Endocrinol Metab, 2005, 90（7）：4068-4074.

25. Moll E, Bossuyt PM, Korevaar JC, et al. Effect of clomifene citrate plus metformin and clomifene citrate plus placebo on induction of ovulation in women with newly diagnosed polycystic ovary syndrome：randomised double blind clinical trial. BMJ, 2006, 332（7556）：1485.

26. Palomba S, de Wilde MA, Falbo A, et al. Pregnancy complications in women with polycystic ovary syndrome. Hum Reprod Update, 2015, 21（5）：575-592.

27. Clark AM, Thornley B, Tomlinson L, et al. Weight loss results in significant improvement in reproductive outcome for all forms of fertility treatment. Hum Reprod, 1998, 13（6）：1502-1505.

28. Mikola M, Hiilesman V, Halttunen M, et al. Obstetric outcome in women with polycystic ovary syndrome. Hum Reprod, 2001, 16（2）：226-229.

29. Haakova L, Cibula D, Rezabek K, et al. Pregnancy outcome in women with PCOS and in controls matched by age and weight. Hum Reprod, 2003, 18（7）：1438-1441.

30. Vanky E, Stridsklev S, Skogøy K, et al. PCOS--what matters in early pregnancy? --data from a cross-sectional, multicenter study. Acta Obstet Gynecol Scand, 2011, 90（4）：398-404.

31. de Wilde MA, Lamain-de Ruiter M, Veltman-Verhulst SM, et al. Increased rates of complications in singleton pregnancies of women previously diagnosed with polycystic ovary syndrome predominantly in the hyperandrogenic phenotype. Fertil Steril, 2017, 108（2）：333-340.

32. Sir-Petermann T, Hitchsfeld C, Maliqueo M, et al. Birth weight in offspring of mothers with polycystic ovarian syndrome. Hum Reprod, 2005, 20（8）: 2122-2126.

33. Vanky E, Salvesen KA, Heimstad R. Metformin reduces pregnancy complications without affecting androgen levels in pregnant polycystic ovary syndrome women: results of a randomized study. Hum Reprod, 2004, 19（8）: 1734-1740.

34. Glueck CJ, Goldenberg N, Pranikoff J, et al. Height, weight motor-social development during the first 18 months of life in 126 infants born to 109 mothers with polycystic ovary syndrome who conceived on and continued metformin through pregnancy. Hum Reprod, 2004, 19（6）: 1323-1330.

35. Cermik D, Selam B, Taylor HS. Regulation of HOXA-10expression by testosterone in vitro and in the endometrium of patients with polycystic ovary syndrome. J Clin Endocrinol Metab, 2003, 88（1）: 238-243.

36. 李尚为, 汪燕, 李蕾. 多囊卵巢综合征高流产率的原因及预防. 中国实用妇科与产科杂志, 2007, 23（9）: 682-683.

37. Crayannopoulos MO, Chi MM, Cui Y, et al. GLUT8 is a glucose transporter responsible for insulin-stimulated glucose uptake in the blastocyst. Proc Natl Acad Sci USA, 2000, 97（13）: 7313-7318.

38. Chi MM, Schlein AL, Moley KH. High insulin-like growth factor1（IGF-1）and insulin concentrations trigger apoptosis in the mouse blastocyst via down-regulation of the IGF-1 receptor. Endocrinology, 2000, 141（12）: 4784-4792.

39. Chi MM, Pingsterhaus J, Crayannopoulos MO, et al. Decreased glucose transorter expression triggers BAX-dependent apoptosis in murine blastocyst. J Biol Chem, 2000, 275（51）: 252-257.

40. Pinto AB, Crayannopoulos MO, Hoehn A, et al. Glucose transporter 8 expression and translocation are critical for murine blastocyst survival. Biol Reprod, 2002, 66（6）: 1729-1733.

41. Hinck L, Thissen JP, De Hertogh R. Identification of caspase-6 in rat blastocysts and its implication in the induction of apoptosis by high glucose. Biol Reprod, 2003, 68（5）: 1808-1812.

42. Mioni R, Chiarelli S, Xamin N, et al. Evidence for the presence of glucose transporter 4 in the endometrium and its regulation in polycystic ovary syndrome patients. J Clin Endocrinol Metab, 2004, 89（8）: 4089-4096.

43. Mozzanega B, Mioni R, Granzotto M, et al. Obesity reduces the expression of GLUT4 in the endometerum of normoinsulinemic women affected by the polycystic ovary syndrome. Ann NY Acad Sci, 2004, 1034: 364-374.

第三十九章

多囊卵巢综合征与卵巢过度刺激综合征

多囊卵巢综合征患者机体内分泌及代谢异常对排卵周期、卵泡质量等具有不利影响,常因自发排卵障碍而接受辅助生殖治疗。PCOS患者卵巢无优势卵泡且缺乏自我调节,促排卵治疗中易发生卵巢反应性过高或低下。卵巢反应性过高在严重时可发生卵巢过度刺激综合征(ovarian hyperstimulation syndrome,OHSS),常发生于黄体期或妊娠早期,不仅影响辅助生殖治疗的顺利进行,甚至威胁患者生命。

OHSS是超促排卵治疗后出现的一种医源性疾病,由于卵巢对促排卵药物反应过度,出现以双侧卵巢多卵泡发育、卵巢增大、毛细血管通透性增加及第三体腔积液为主要特征的病理生理过程,进而引起一系列临床症状,严重时可危及生命。患者的临床表现轻重不一,轻者可无症状或仅表现为恶心、纳差、呕吐,而严重者则可引起血液浓缩、胸腹水、血栓形成、肝肾功能损害、成人呼吸窘迫综合征,甚至死亡。OHSS病因尚不明确,其表现形式多样,给临床预测、治疗及相关研究带来很多困难。

目前随着个体化促排卵方案及预防意识的提高,OHSS的发生率呈下降趋势,轻度OHSS发生率约为20%~33%,中度OHSS发生率约为2%~6%,重度OHSS发生率约为0.1%~0.2%,OHSS死亡病例罕见,死亡率约为0.1‰~0.3‰。目前研究发现PCOS患者的OHSS发生率远高于非PCOS的不孕症患者。自然排卵周期发生OHSS极为少见,而在多囊卵巢综合征患者在超促排卵过程中重OHSS的发生率比正常妇女高(达15%)。

一、发病机制

OHSS病因尚未明确,经典的病理生理机制

为毛细血管渗透性增加导致血管内液体渗漏至血管外。在应用各种促排卵药物后,促进多个卵泡同时发育,当它们黄素化后产生过量的多肽,调节血管生长和通透性增高,导致过量液体交换和重新分配。一方面使血容量减少;另一方面产生水肿聚集于不同器官,影响脏器功能,严重者危及生命。

OHSS的本质是发生在黄体期,黄体生成激素(LH)峰后或人绒毛膜促性腺激素(hCG)促排卵后的卵泡过度反应。核心在于血管通透性升高而导致液体外渗,造成低血容量、血液浓缩、中心静脉压降低。有学者认为,卵巢内存在着由黄体颗粒细胞分泌的血管活性因子,继而会引起血管通透性升高等一系列病理生理反应。OHSS的发生与血管内皮生长因子(vascular endothelial growth factor,VEGF)、其他细胞因子的关系是当前的研究热点。

(一)VEGF及其受体

VEGF是公认的OHSS整体调节因子,与OHSS发生及严重程度有关。作为卵泡液中的特殊因子,VEGF的表达与血管通透性增加存在效应关系,能诱导体内内皮细胞的渗透性改变,血管内液渗漏进入第三间隙和体腔。

(二)卵巢肾素—血管紧张素系统

人卵巢组织中存在一个内源性的卵巢肾素—血管紧张素系统(RAS),肾素、血管紧张素对卵巢分泌功能起重要的调节作用。肾素活性会随月经周期而波动,与孕激素相似,在黄体中期达高峰,此时正是OHSS的发病阶段。血浆肾素活性与OHSS严重程度直接相关。OHSS时卵泡液中肾素活性及血管紧张素-Ⅱ水平较血浆中高,因

血管紧张素 – Ⅱ浓度增高也会增加血管通透性，血管紧张素 – Ⅱ可能在增加第三间隙水肿、血管内液不足方面起一定作用。

（三）其他细胞因子

卵巢产生的其他一些细胞因子和炎症介质会在调节 OHSS 的中心环节——血管通透性增高方面发挥作用，如 IL-1、IL-6、IL-8、肿瘤坏死因子 $-\alpha$（TNF-α）、E_2、Prog、催乳素（PRL）、组胺、前列腺素（PG）、血小板活化因子（PAF）等与 OHSS 发生之间的关系均有报道，但大多缺乏有效结论。

（四）一氧化氮

一氧化氮（NO）是体内重要的信使、效应及免疫调节分子，由 NO 合酶催化合成，在消化、心血管及神经系统中发挥着重要作用。生理状态下，NO 具有调节血小板黏附、维持血管舒张、参与信号转导及细胞保护等一系列重要功能。过度刺激发生时，卵巢内产生大量的 NO，导致血浆 NO 含量升高，继而发生持续性的血管扩张及低血压，并可触发细胞毒效应，引起血管内皮损伤甚至血栓形成；还可促使巨噬细胞等发挥促炎作用，进而释放更多的炎性因子（IL-1、TNF-α 等），促进并加剧 VEGF 的合成，从而导致毛细血管通透性增加、腹腔积液形成等。卵泡液中 VEGF 含量与 NO 含量有关，提示两者在 OHSS 的发生中可能起协同作用。

（五）细胞间黏附分子 –1

排卵前卵泡内含多种炎症介质，因此，OHSS 可能是黏附分子引起的白细胞募集和跨内皮细胞游走增加，造成组织损伤和毛细血管通透性增加的一类疾病。血清中可溶性细胞间黏附分子 –1（intercellular adhesion molecule-1, ICAM-1）与重度 OHSS 有关。而预先用抗 ICAM-1 抗体处理后，阻止了尿促性腺激素（hMG）和 hCG 引起的微血管通透性增加和白细胞黏附。ICAM-1 在重度 OHSS 患者血清和腹水中升高。

（六）卵泡刺激素受体基因多态性

OHSS 发生主要在于卵巢对 Gn 高反应，卵泡刺激素（FSH）为卵泡发育的重要激素，已有研究表明 *FSHR* 基因多态性（Ser680Asn 和 Thr307Ala，680 密码子的 G 变成 A，导致 AGT 变为天冬氨酸

AAT 以及 307 密码子的 A 变成 G，导致 ACT 变为 GCT）与卵巢反应性相关。研究发现 FSHR680 位点基因多态性与 OHSS 发生可能相关，该位点为 AAT 纯合子基因型的患者在超排卵时卵巢反应较好，更容易发生 OHSS。

二、卵巢过度刺激综合征的高危因素

目前临床上缺乏完全有效的防治措施，主要是以经验性对症治疗为主，尚无治疗 OHSS 的特效方法，一旦发生 OHSS 只能对症处理，关键在于预防。因此对运用 ART 技术进行助孕的患者的相关因素进行预测，及时发现有发生中重度 OHSS 的高危因素，对预防和早期识别 OHSS 非常重要，以便做到个体化促排卵方案，严密监护患者的卵巢反应性，及时调整促排卵方案，减少 OHSS 的发生或减轻 OHSS 的严重程度。PCOS 患者发生 OHSS 的高危因素包括：

（一）年龄

卵巢储备能力随着年龄的增长下降，年轻女性基础卵泡刺激素（FSH）值较低，卵巢储备能力好，可募集卵泡数目多，加上促性腺激素受体密度高，而易发生 OHSS。故年龄对 OHSS 发生有预测作用，年轻者发生中重度 OHSS 机会大。此外年轻妇女的卵巢上 Gn 受体的密度大或者是由于年轻妇女的卵巢有更多数量的卵泡以至于对 Gn 过度反应。女性年龄作为影响 ART 结局最主要的独立因素已经成为大多数研究者的共识。

（二）基础窦状卵泡数

临床上常通过超声监测基础窦状卵泡数（AFC）评估卵巢储备功能及预测卵巢反应性。研究发现单侧窦卵泡数 >9 时，COH 中获卵数增多，OHSS 发生率增高。Spearman 相关分析亦显示 AFC 与获卵数显著正相关，说明通过 AFC 的检测可反映获卵数，提示 AFC 是评估卵巢反应性的重要指标。因此在 COH 前常规超声监测 AFC 可以指导临床医师选择恰当的促排卵方案，给予合适的 Gn 启动剂量，降低新鲜周期取消率和预防 OHSS 的发生。

（三）抗米勒管激素

抗米勒管激素（AMH）由窦卵泡中的颗粒细

胞分泌,血清 AMH 水平随着年龄的增长逐渐下降,且与始基卵泡数量减少直接相关。研究显示,AMH 是预测卵巢低反应较敏感的指标。AMH 作为独立指标预测卵巢低反应的准确性高于基础窦卵泡数和基础促卵泡生成素(FSH)。同时,AMH 有个巨大优势,AMH 在整个月经周期保持稳定,可定量标准化评估,当血清 AMH 水平 >3.75ng/ml 时,其预测卵巢高反应的灵敏度和特异度均最佳。

(四)血清 E_2 水平和总取卵数

血清 E_2 水平的高低反映卵泡的分泌功能,E_2 水平与双侧卵巢内卵泡数量及大小有关。血清 E_2 水平过高或获卵过多者,伴随中重度 OHSS 发生率上升。联合 E_2 峰值浓度 ≥4500pg/ml 和总取卵数 ≥15 能预测中重度 OHSS 的发生。

(五)OHSS 与 HCG 的暴露有关

内源性或外源性 HCG 被认为是 OHSS 的引发因子。在 IVF 过程中,HCG 常用于促卵泡成熟和促排卵,与内源性黄体生成激素(LH)比较,HCG 易导致 OHSS,其原因在于:①HCG 制剂半衰期较长,可产生排卵后的后续作用;②HCG 制剂与 LH 受体的亲和力较内源性 LH 强;③HCG 制剂同时具有 LH 和 FSH 样作用,可持续刺激卵巢和促进颗粒细胞黄素化。除此之外,早孕期内源性 HCG 或使用外源性 HCG 维持妊娠黄体均可加剧 OHSS 的病情。临床也观察到,在 IVF 或促排卵治疗过程中,妊娠成功者中重度 OHSS 的危险性更高。葡萄胎时 HCG 水平异常易发生 OHSS。

(六)卵巢刺激药物的种类

促排卵药物导致 OHSS 发生的比例与其用量呈正相关,还与促排卵药物的种类有关,其中 HMG 的作用最强,FSH 的作用其次,氯米酚的作用最弱。

(七)甲状腺功能低下

甲状腺功能低下时 TSH 水平升高,TSH 与 FSH 受体结合或者 FSH 受体变异与 HCG 结合而导致 OHSS 发生。

(八)LH/FSH 比值

研究发现 LH/FSH 比值升高 OHSS 发生率增加,LH/FSH 比值 >2 是 OHSS 的高危因素,这可能因为 LH 水平升高导致雄激素雌激素转换失调。正常排卵的患者,当基础的 FSH 水平低时,OHSS 发生率增加。

(九)高雄激素血症及高胰岛素血症

高雄激素血症是导致 PCOS 患者发生 OHSS 的独立危险因素。另外,高胰岛素血症的 PCOS 患者发生 OHSS 的危险性极大,高胰岛素血症组卵巢增长速度、未成熟卵泡数量及排卵期血浆 E_2 水平均明显高于对照组。

三、OHSS 的临床表现及诊断

OHSS 的临床表现为恶心、呕吐、纳差、腹胀、全身或局部水肿、气急、少尿,严重者出现无尿或不能进食。个别患者继发卵巢或卵巢囊肿扭转或破裂可出现剧烈腹痛,病情进一步发展可导致单一或多器官功能衰竭,以及血栓形成、脱落,出现栓塞的症状。临床体征为患者体重增加、腹部不同程度的膨隆、腹围增大、下腹部压痛,以及出现胸、腹水征。OHSS 是一种自限性疾病,通常 10~14 天自行缓解,若发生妊娠,病程会延长至 20~40 天,症状也较严重。

(一)Golan 分类法

根据临床症状、体征、超声检查等指标制订的 Golan 分类法如下:

1. 轻度 OHSS 临床表现为轻度胃肠道症状(如腹胀、恶心等),体格检查及 B 超下无或极少量腹水;实验室检查(血常规、血生化、凝血功能)下无明显异常;B 超下可见卵巢较 COS 前明显增大,但平均径线 <8cm。

2. 中度 OHSS 临床表现为有明显的消化道症状(如腹胀、呕吐等),B 超下见卵巢明显增大,平均径线在 8~12cm 之间;实验室检查(血常规、血生化、凝血功能)下可无明显异常。

3. 重度 OHSS 临床表现为有明显的消化道症状(如腹胀、呕吐等),可有少尿甚至无尿表现;可有胸闷气急等不适;体格检查及 B 超下可发现大量腹水甚至胸水表现;B 超下卵巢显著增大;实验室检查,可发现多项异常,如血常规下见白细胞计数大于 $20×10^9$/L,HCT>45%,凝血功能提示血液高凝状态,血生化下提示肝肾功能异常、电解质紊乱等。极重度的 OHSS 患者可有血栓形成、低血容量性休克、成人呼吸窘迫综合征等相应的表现甚至导致死亡。

(二)2010 年预防 OHSS 的临床指南中的分类

2010 年预防 OHSS 的临床指南中的分类是根据 B 超和实验室检查结果提出,其对临床症状进行客观评价,更具指导意义。

OHSS 为自限性疾病,通常在采取及时治疗措施防止病情恶化后,各种临床症状会在 10~14 天自行缓解,临床症状的缓解与 COH 周期残留的外源性 hCG 下降一致。但妊娠带来的内源性 hCG 增加可能延长、加重现有的 OHSS 或引发"晚发型"OHSS。Lyons 根据 OHSS 发病早晚在 1994 年第一次描述了 2 种不同形式的 OHSS:早发型发生在 hCG 诱导排卵后 3~7 天,晚发型发生在注射 hCG 后 12~17 天。在使用 hCG 9 天内发生的 OHSS 可能反映了卵巢的过度反应和外源性 hCG 的触发效应,而在此阶段之后发生的 OHSS 反映了早期妊娠内源性 hCG 的刺激作用。通常认为晚发型 OHSS 可能比早发型更严重。

四、OHSS 的预防性治疗

OHSS 的发病机制不清,故完全预防 OHSS 的发生是不可能的,但早期鉴别潜在风险因素,并进行临床干预,可显著降低 OHSS 的发生率,改善其预后,因此预防远较治疗重要,主要预防措施如下。

1. 制订个体化促排卵方案预防 OHSS 的第一步是在 COH 之前评估者是否属于 OHSS 高危人群,制订个体化的治疗方案。对于年轻、瘦小、PCOS 等高危患者,可降低 IUI 周期中 Gn 的使用剂量,IVF/ICSI 周期中则采取 Gn 低剂量启动(75~100IU/d),需增加剂量时也应慎重小心。PCOS 患者促排卵前可使用口服避孕药和双胍类药物进行预处理。文献报道,采用 GnRH 拮抗剂方案联合 GnRH 激动剂诱发排卵,避免使用 HCG 进行黄体支持,必要时行胚胎冷冻,可有效预防高风险患者在 IVF 周期中发生 OHSS。

2. 调整或降低 hCG 的用量 采用血清 E_2 水平联合超声监测卵泡发育趋势,并以此来判断卵巢反应和调整 Gn 和 hCG 用量。hCG 剂量调整依据 hCG 日血中 E_2 水平的高低,E_2 为 2500~3000ng/L,hCG 减为 5kIU;E_2 为 3000~5000ng/L,注射 hCG 3~5kIU,但不移植胚胎;若 E_2>5000ng/L,此时注射 hCG 有发生重度 OHSS 危险时,可不注射 hCG 而直接取卵,然后再行卵母细胞体外成熟。

3. 中断 Gn 的使用(Coasting) 基于血清 E_2 水平过高是 OHSS 的高危因素,当卵泡直径达 14mm 时测定血清 E_2>5000ng/L,或大批卵泡发育,此时可停用外源性 Gn 数天,但继续注射 GnRH-a,直到 3 个卵泡直径≥18mm,血清 E_2 水平下降到 2500~3000ng/L 时注射 hCG3.3~5.0kIU。临床研究证实 Coasting 是减少重度 OHSS 发生的有效方法,但却可使获卵数和胚胎数均降低,Coasting 不宜超过 3 天。

4. 使用 GnRH-a 诱发排卵 对于 OHSS 高危患者,可利用 GnRH-a 的初始"激发效应"来诱发排卵,在仅用促性腺激素周期,GnRH-a 和 hCG 在诱发排卵方面同样有效,而 OHSS 的发生率减少一半。在 GnRH 拮抗剂治疗周期使用 GnRH-a 诱发排卵有效且安全。

5. 全胚胎冷冻 取卵后取消本周期新鲜胚胎移植,全部胚胎给予冷冻保存,择期再行冻融胚胎移植,这样既可以降低 OHSS 的发生,又可减轻患者的症状及发生其他并发症,但不能完全避免 OHSS 的发生。

6. 取消周期 在 IVF 周期中若血 E_2>4000ng/L、双侧卵巢小卵泡数目>20 个、双侧卵巢径线≥5cm,患者主诉有明显症状,显示有发生 OHSS 迹象时,应及时调整 Gn 和 hCG 用量。若卵泡直径<14mm 同时又显示重度 OHSS 迹象,应果断取消此周期,终止 COH。

7. 多巴胺受体激动剂 多巴胺的药理剂量与多巴胺受体相互作用,通过介导 VEGF-2 的内吞作用,从而抑制 VEGF 调节的血管通透性及上皮细胞的增值及迁移。多巴胺可降低 VEGF 的磷酸化水平,阻断 VEGF 的信号通路。现常用的有卡麦角林和溴隐亭等。卡麦角林是一种合成的麦角衍生物,可减少中重度 OHSS 的发生率,对临床妊娠率无消极影响。从 hCG 注射日开始,口服溴隐亭 2.5mg,每天 2 次,连续 14 天,在全胚冷冻的基础上,可降低中重度 OHSS 的发生率。但此剂量对由于妊娠后产生的持续性 HCG 导致的迟发型 OHSS 效果不佳。

8. 糖皮质激素　糖皮质激素为甾体类抗炎药,具有抗炎作用,可抑制炎性因子的产生。从促排卵后第 6 天开始口服甲泼尼龙 16mg/d,胚胎移植后 13 天开始减量,结果显示接受甲泼尼龙治疗的患者 OHSS 发生率(10%)显著低于未经治疗者(43.9%)。

9. 阿司匹林　阿司匹林可抑制前列腺素合成,也具有消炎的效果。临床随机对照实验表明,在促排卵中应用低剂量阿司匹林(100mg/d)可预防 OHSS 的发生。但是,关于阿司匹林对于行 IVF 的妇女胚胎着床率的研究结果表明,阿司匹林组较对照组未明显提高患者着床率及妊娠率。

10. 二甲双胍　对于进行助孕治疗的 PCOS 患者,行二甲双胍干预的患者 E_2 表达水平与 OHSS 发生率和周期取消率均显著降低,而刺激长度和 Gn 使用量则明显增加,结果显示二甲双胍可通过调节卵巢对 Gn 刺激的反应来降低 OHSS 的发生风险。

11. 钙剂　对 OHSS 高危患者而言,采卵后 30 分钟内及以后的第 1 天、第 2 天、第 3 天分别静脉输入 200ml 含 10ml10% 葡萄糖酸钙的生理盐水,可有效预防重度 OHSS,减少 OHSS 的发生。

五、OHSS 的治疗

由于 OHSS 的发病机制仍未阐明,因此对本病的治疗尚缺乏明确有针对性的有效方法,治疗仍是凭借经验,以对症和支持疗法为主。治疗方法主要如下:

OHSS 作为促性腺激素治疗的并发症,多数患者临床表现较轻。OHSS 治疗原则以支持治疗为主(卧床休息和避免进一步激素治疗),补充血容量、纠正水电紊乱、预防血栓栓塞、缓解并发症。OHSS 的治疗个体化很重要,多数情况下症状能够自然缓解,保守治疗是可行的,应避免手术干

预。而且在刚刚出现 OHSS 时,采取及时有效的治疗尤为重要,因为这样可以减少严重的疾病发生。有急腹症,怀疑卵巢囊肿破裂、出血或扭转时应进行腹腔镜探查,如果患者发生卵巢扭转、组织坏死需进行卵巢切除术。

(一)监测指标

监测患者每天的出入量、腹围、自主症状、血常规、尿常规、电解质、肝肾功能、血浆蛋白、凝血功能、血或腹水雌二醇(estrodiol, E_2)含量。治疗中应严密监测血细胞比容,如 >0.55,可发生血栓,危及患者生命。B 超监测卵巢大小、腹水多少、妊娠情况。

(二)一般治疗

主要是卧床休息和避免进一步卵巢刺激治疗,停止使用任何促性腺激素药物,包括 hCG。如有需要可应用黄体酮支持,以避免对卵巢的进一步刺激而加重病情,多数患者症状常能够自然缓解。轻度的 OHSS 也可随时间的推移而向重度转变,因此应对所有的 OHSS 患者进行严密的随诊和监护。在各器官功能状态及水与电解质、酸碱平衡等各项指标正常的情况下少作干预。轻度 OHSS 患者若未受孕,随着黄素化囊肿 2 周后的消失,OHSS 的症状可自然消退。

(三)扩容

多采用胶体扩容,低分子右旋糖酐及新鲜血浆扩容、706 代血浆等。也可采用晶体液扩容,常用生理盐水和葡萄糖盐水,一般先输胶体液、后输晶体液,少入晶体液。

(四)卵泡液穿刺

经 B 超下穿刺抽液,降低进入血液循环的 E_2 水平。

(五)腹穿及胸穿

腹压增加影响呼吸或循环功能,放腹水、胸腔积液后可使患者的症状缓解,E_2 水平降低,可根据病情决定放腹水的次数和量。

(六)其他对症治疗

对持续血栓栓塞或有高凝倾向患者使用抗凝治疗;患者在血液浓缩纠正后如果仍少尿,用高渗糖或加用呋塞米适当利尿,可以防止肾衰竭;前列腺素抑制剂、皮质激素可以改善毛细血管通

透性；应用多巴胺可以改善肾脏血流；在全身状况不良时应加用抗生素预防感染；使用前列腺素拮抗剂如吲哚美辛，可减少毛细血管渗出，必要时可使用糖皮质激素如泼尼松龙，改善毛细血管通透性，因效果不确实，现少用。

（七）终止妊娠

病情严重、危及生命者应果断采取治疗性人工流产，中断妊娠。

六、不同时期的治疗特点

根据 OHSS 病理生理及症状的发生、发展和转归，可分为上升期、平台稳定期和下降消退期。

（一）上升期

上升期分为潜伏期及快速进展期。

1. 潜伏期　在控制性超排卵晚期，多卵泡发育，出现超排卵过激症状，取卵前腹稍胀、纳闷，血管内皮功能轻度受损，白细胞计数开始持续上升，持续至取卵后两天。

防治对策：减少 Gn 剂量、GnRH-a 扳机，避免使用 HCG、二甲双胍等。

2. 快速进展期　排卵后黄体形成及妊娠黄体形成时期，早期 OHSS 持续 3~5 天，晚期 OHSS 持续 5~7 天。前期先出现纳闷加重、胃区疼痛、胃肠蠕动减少，继而出现尿量减少或无尿、腹胀痛、胸水或腹水迅速增加、不能平卧、呼吸急促，B 超示卵巢增大、血流丰富，血液及尿液浓缩，白细胞计数急速上升，血管内皮功能明显受损，超敏反应蛋白、炎性因子、D- 二聚体水平快速升高。

防治对策：糖皮质激素和阿司匹林等抑制自身炎症反应、扩容、预防血栓、抽放胸腹水等对症支持治疗。

（二）平台稳定期

早发 OHSS 持续 1 周左右，晚发 OHSS 持续 2~4 周。腹胀胸闷、气促症状无加重，开始耐受，胸腹水仍然产生，呈平衡状态，尿量开始明显增加。B 超示卵巢大小无变化、血流无增加，血液和尿液浓缩逐步改善，血管内皮功能无进一步受损，白细胞计数、超敏反应蛋白、炎性因子水平快速下降，D- 二聚体水平波动，后期出现肝功能受损。

防治对策：糖皮质激素和阿司匹林等抑制自身炎症反应、扩容、防治血栓、抽放胸腹水、护肝等对症支持治疗。

（三）下降消退期

早发 OHSS 持续 1 周左右，晚发 OHSS 持续 2~4 周。自觉症状逐渐好转，胸腹水迅速减少、体重持续下降，尿量进一步增加达 3000ml 以上。B 超示卵巢大小逐渐变小。白细胞计数、超敏反应蛋白、炎性因子、D- 二聚体水平逐渐降至正常水平。血管内皮功能逐渐恢复正常。

OHSS 的核心病理生理机制为自身炎症反应导致全身血管内皮功能受损，继发出现血管通透性增加，体液从血管内转移到第三间隙，出现腹水、胸腔积液、少尿、电解质紊乱、肝肾功能受损、血液浓缩及血栓形成等，OHSS 被认为是毛细血管渗漏综合征（capillary leak syndrome）的一种。毛细血管渗漏综合征表现为急性可逆性的毛细血管高渗透性增高，血浆成分从血管渗透到组织间隙和腔隙，导致急性进行性全身性水肿、低蛋白血症、体重增加、血液浓缩、血压及中心静脉压均降低、电解质紊乱、肝肾功能受损和少尿，严重时可发生多器官功能衰竭。其治疗需在保证循环的条件下限制入水量，过多的补液可引起组织间隙水肿和胸腹腔积水。人血清白蛋白的分子量为 69kD，可通过损伤的血管内皮间隙渗漏到组织间隙和腔隙，组织间隙胶体渗透压增高，导致更多的水分渗漏到组织间隙和腔隙，故在提高血浆胶体渗透压时要少用白蛋白；应以人工胶体补充血容量，如羟乙基淀粉，起到堵漏作用。多个前瞻性对照实验也均证实，预防性应用羟乙基淀粉虽不能杜绝 OHSS 的发生，但明显减少了中、重度 OHSS 的发病人数。

有研究报道显示，OHSS 高危患者于促排卵用药第 6 天开始口服甲泼尼龙 16mg/d 直到胚胎移植后 13 天再逐渐减量，结果显示中、重度 OHSS 的发生率下降 75%。这些研究肯定了泼尼松在 OHSS 上升期的降低 OHSS 发病程度的作用，尤其是在黄体形成时期。使用相当于生理剂量的小剂量糖皮质激素，增加血管的完整性，抑制血管内皮损伤，改善毛细血管通透性，抑制自身炎症反应，抑制白细胞浸润及吞噬反应，减少血管活性物质的释放,有减轻血管血浆成分漏出和消除组织水肿的作用;糖皮质激素能增加肾小球滤过率和拮抗抗利尿激素的作用;此外,还能促进蛋白质分解转变为糖,减少葡萄糖的利用,同时增加胃液分泌,增进食欲。泼尼松为中效糖皮质激素,其水钠潴留及排钾作用比可的松小,抗炎及抗过敏作用较强,口服简单便捷,副作用少,故比较常用。地塞米松的药理作用效能更强,0.75mg 的抗炎活性相当于 5mg 泼尼松,可肌注或静滴,多用于重度急性发展期,快速抑制炎症。

七、OHSS 并发血栓栓塞

血栓栓塞是 OHSS 中最严重的并发症,而促性腺激素是诱发血栓栓塞的最主要原因。易栓症标志分子的作用存在争议。在 IVF 周期中,血栓的发病率为 0.11%,致死率为 1/500 000~1/45 000。血栓通常发生在静脉(67%~81%),多为头颈部,动脉血栓(19%~33%)多发于脑部。一旦血栓栓塞被早期确诊,使用抗凝剂肝素进行预防就显得尤为关键。减少卵巢刺激后血栓形成风险的最有效方法是识别 OHSS 高危患者并及时采取预防措施。

(一)OHSS 发生血栓的风险因素

血栓患者出现的"高凝状态",是由于雌激素引起血液高度浓缩和血容量减少,进而诱导毛细血管渗透性增加所致。高蛋白液体的大量流失同时可造成血容量减少、红细胞压积增加、尿少、肾衰竭、血液黏稠度增加,导致血液中凝血因子浓度发生变化、凝血时间缩短,进而引起血栓栓塞。

(二)血栓发生部位的特异性

血栓现象主要发生在颅内和上肢静脉,以身体右侧稍微居多,其中静脉血栓形成的部位主要在上半身,多数在头颈,包括颈部、锁骨和颅内静脉。静脉血栓发生率为 81%,主要以颈静脉(46%)和锁骨下静脉(26%)为主;动脉血栓为19%,主要发生在颅内动脉(63%),大部分血栓现象(85%)出现在第一个促排卵周期,有89%的病例发生在妊娠患者中,其中早期 OHSS(hCG 扳机后 5~7 天内)为 43%,晚期 OHSS(hCG 扳机后

7 天以后)为 57%。

(三)血栓的诊断

若妊娠患者在 OHSS 症状愈后数周内出现颈部水肿和疼痛等罕见症状,就应该考虑其可能发生静脉血栓栓塞。但是,在胚胎移植后 2 周内猝发神经系统症状合并 OHSS 的患者,可被诊断为神经缺血性脑休克。因此,为避免对母亲和胎儿健康甚至生命造成严重威胁,血栓的快速诊断就显得尤为重要。疑似血栓的诊断方法在妊娠和未妊娠妇女之间并无太大差别。多普勒超声有助于诊断血管内闭塞性血栓;MRI 检测大脑动脉闭塞是安全有效的。

(四)血栓的治疗

重度 OHSS 患者被诊断为血栓栓塞,比较合理的方法就是血液稀释和晶体静脉滴注,这是维持正常血容量与正常排尿量最主要的治疗措施。一旦血栓栓塞形成,需要对患者进行及时处理,并密切留意其身体变化。低分子量肝素(low molecular weight heparins,LMWH)是血栓治疗的首选药物,妊娠患者也可安全使用。尽管实施血管内溶栓是无奈之举,但为了妊娠妇女的安全,也可使用溶栓剂。对于母亲和胎儿来说溶栓是一种风险和收益并存的疗法,必须小心权衡利弊,并做好知情同意工作。多数妊娠患者的整个孕期经常需要补充 LMWH,如果患者未妊娠,也可对其预防性地治疗至少 3~6 个月。低剂量阿司匹林对高危患者促排卵期间 OHSS 的预防有很好的效果。此外,LMWH 可用于所有 OHSS 患者的抗凝预防与治疗。

八、OHSS 合并其他并发症

卵巢破裂是妇产科急腹症之一,是卵巢的非器质性病变,经保守治疗可以治愈。对于卵泡囊肿及黄体囊肿破裂出血量不多的患者不需手术治疗,但患者应卧床休息,严密观察,应用止血药物;对于内出血多或在观察过程中有血压波动、血红蛋白水平下降的患者应行探查手术,明确诊断,缝合卵巢破裂部位或行部分卵巢切除术,清除腹腔内积血,同时应积极纠正贫血。

当 OHSS 导致会阴部的水肿时,患者会出现

行走不自如等表现；当会阴部皮肤摩擦加大时，水肿的部位可能会发生破溃，易继发感染。轻度水肿为大阴唇、小阴唇肿胀明显高于周围皮肤 1cm 左右者；重度水肿为大阴唇、小阴唇肿胀明显高于周围皮肤 2cm 以上，肿胀皮肤薄，颜色发白发亮，严重影响患者的日常生活及行走等。在治疗上以芒硝、冰片混合剂外敷会阴部为主要的治疗方法。同时嘱患者保持会阴部干燥，每天用温水冲洗会阴部，注意操作时应是毛巾轻拍吸水，切忌擦拭，防止摩擦。

（曾海涛　梁晓燕）

参 考 文 献

1. Humaidan P, Quartarolo J, Papanikolaou EG. Preventing ovarian hyperstimulation syndrome: guidance for the clinician. Fertil Steril, 2010, 94 (2): 389–400.

2. Tang H, Mourad S, Zhai SD, et al. Dopamine agonists for preventing ovarian hyperstimulation syndrome. Cochrane Database Syst Rev, 2016, 30 (11): CD008605.

3. Martinez MC, Ruiz FJ, García-Velasco JA. GnRH-agonist triggering to avoid ovarian hyper-stimulation syndrome: a review of the evidence. Curr Drug Targets, 2013, 14 (8): 843–849.

4. Fatemi HM, Garcia-Velasco J. Avoiding ovarian hyperstimulation syndrome with the use of gonadotropin-releasing hormone agonist trigger. Fertil Steril, 2015, 103 (4): 870–873.

5. Banker M, Garcia-Velasco JA. Revisiting ovarian hyper stimulation syndrome: Towards OHSS free clinic. J Hum Reprod Sci, 2015, 8 (1): 13–17.

6. Mor YS, Schenker JG. Ovarian hyperstimulation syndrome and thrombotic events. Am J Reprod Immunol, 2014, 72 (6): 541–548.

7. Tso LO, Costello MF, Albuquerque LE, et al. Metformin treatment before and during IVF or ICSI in women with polycystic ovary syndrome. Cochrane Database Syst Rev, 2014, 18 (11): CD006105.

8. Sansone P, Aurilio C, Pace MC, et al. Intensive care treatment of ovarian hyperstimulation syndrome (OHSS). Ann N Y Acad Sci, 2011, 1221: 109–118.

9. Papanikolaou EG, Humaidan P, Polyzos NP, et al. Identification of the high-risk patient for ovarian hyperstimulation syndrome. Semin Reprod Med, 2010, 28 (6): 458–462.

10. Kasum M. New insights in mechanisms for development of ovarian hyperstimulation syndrome. Coll Antropol, 2010, 34 (3): 1139–1143.

11. 陈子江, 刘嘉茵. 多囊卵巢综合征——基础与临床. 北京: 人民卫生出版社, 2009.

12. 曾海涛. 卵巢过度刺激综合征病情上升期、平台稳定期及下降消退期的治疗特点. 生殖医学杂志, 2015, 24 (10): 796–798.

13. 全松, 陈薪. 卵巢过度刺激综合征的防治. 中国实用妇科与产科杂志, 2010, 26 (10): 761–765.

14. 赵晓鹏, 陈桂芝, 常飞, 等. 卵巢过度刺激综合征并发血栓栓塞. 生殖与避孕, 2015, 35 (9): 644–649.

15. 江元元, 徐望明, 张思亚, 等. 卵巢过度刺激综合征的药物预防新进展. 中国性科学, 2017, 26 (9): 62–65.

第四十章

多囊卵巢综合征远期并发症及防治

多囊卵巢综合征是育龄女性最常见的内分泌异常,全球患病率约为 5%~20%。2013 年一项大规模调查结果,中国女性 PCOS 患病率约为 5.6%。自 1930 年,Stein 和 Leventhal 提出 PCOS 的概念以来,这一疾病日益受到医学界的重视。PCOS 病因复杂,基因、人种、母胎影响、饮食、缺乏锻炼、外环境因素及体内微环境失衡等均是可能的病因。可以明确的是,胰岛素抵抗及高雄激素是其病理生理基础。PCOS 的临床表现具有异质性和复杂性,绝经前可有月经稀发或闭经、多毛、痤疮及不孕等表现,部分患者有焦虑、抑郁等心理障碍。实验室检查可有高雄激素血症,B 超可见一侧或单侧卵巢多囊样改变或体积增大。PCOS 患者远期罹患子宫内膜癌、乳腺癌的风险增加。总体上说,PCOS 治疗必须根据个体病理生理情况,针对突出的失调环节和程度,选择不同的治疗方案。治疗目的除纠正多毛、痤疮,建立排卵性月经周期,达到怀孕的目的之外,更重要的是对伴有 IR 和糖、脂代谢异常者实施干预治疗,减少子宫内膜癌、乳腺癌、糖尿病、冠心病等远期并发症。

第一节 代谢综合征及相关疾病的防治

PCOS 患者多存在高雄激素血症、胰岛素抵抗及高胰岛素血症等代谢紊乱的情况,这些代谢紊乱相互影响,形成恶性循环,如不进行有效控制,则随着病情的发展,除了需治疗疾病本身以外,患者还将不得不面临由这些紊乱造成的代谢综合征及相关疾病的较高的发病风险。因此尽早干预,采取一些预防措施,对于控制病情发展、降低远期并发症的发生是十分必要的。

一、代谢综合征

代谢综合征概念的提出经历很长的过程。早在 1966 年,Camus 等观察了胰岛素与心血管疾病的关系,并提出了"代谢性三重综合征"的概念,内容包括"痛风、糖尿病和高脂血症"。到 1988 年,Reaven 又在总结前人胰岛素抵抗研究的基础上提出了 X 综合征的新概念。近 10 年来该综合征成为国际糖尿病研究的一大热点。由于所涉及的内容已经远远超过糖尿病范围,也日益为相关学科,特别是心血管病学者所接受。X 综合征包括多种代谢紊乱:①胰岛素抵抗,高胰岛素血症;②血脂异常:VLDL、TG 增高及 HDL-C 降低;③高血黏度;④高血糖或糖耐量减低(IGT);⑤高血压;⑥高体重;⑦高尿酸;⑧高度脂肪肝。以上 8 条中具备≥2 条时即可认为有代谢综合征。胰岛素抵抗是心脑血管病、高血压、糖尿病、痛风的共同病因。

随着相关研究的深入,目前代谢综合征概念趋于统一,2005 年国际糖尿病联盟全球统一的代谢综合征的定义,即以中心性肥胖为核心,合并血压、血糖、甘油三酯升高和(或)HDL-C 降低。其中有关中心性肥胖采纳腰围作为诊断指标。这一标准强调中心性肥胖的重要性(以腰围进行判断)。合并以下四项指标中任两项:①甘油三酯水平升高:>150mg/dl(1.7mmol/L),或已接受相应治疗;②HDL-C 水平降低:男性 <40mg/dl(1.0mmol/L),女性 <50mg/dl(1.3mmol/L),或已接

受相应治疗；③血压升高：收缩压≥130mmHg或舒张压≥85mmHg，或已接受相应治疗或此前已诊断高血压；④空腹血糖升高：空腹血糖≥100mg/dl（5.6mmol/L），或已接受相应治疗或此前已诊断。如果空腹血糖≥100mg/dl（5.6mmol/L），则强烈推荐口服葡萄糖耐量试验（OGTT），但是OGTT在诊断代谢综合征时并非必须。值得一提的是，中国人群腹围的确定，主要基于中国上海和香港的流行病学资料；而采纳空腹血糖作为高血糖的诊断标准，并非排除负荷后血糖的重要性，只是为了简化临床操作，更有利于标准的执行，因此在空腹血糖≥100mg/dl（5.6mmol/L）的人群强烈推荐进行口服葡萄糖耐量试验（OGTT）。2007年，中国成人血脂异常防治指南制订联合委员会对代谢综合征的组分量化指标中进行修订如下：具备以下的三项或更多：①腹部肥胖：腰围男性>90cm，女性>85cm；②血 TG≥1.70mmol/L；③血 HDL-C<1.04mmol/L；④血压≥130/85mm Hg；⑤空腹血糖≥6.1mmol/L 或糖负荷后 2 小时血糖≥7.8mmol/L 或有糖尿病史。

PCOS 较对照人群有更高的代谢异常发生率，包括肥胖、空腹血糖异常（impaired fast glucose，IFG）、糖耐量异常（impaired glucose tolerance，IGT）、糖尿病（diabetes mellitus，DM）、高脂血症（hyperlipemia，HLP）、高血压、代谢综合征（metabolism syndrome，MS）及非酒精性脂肪肝。MS 是多种代谢异常的组合，与年龄、BMI 匹配的对照组比，PCOS 患者 MS 的发生率是对照组的 2 倍，在年轻 PCOS 患者中合并 MS 较普通人群更高。2013 年我国的研究发现，中国非肥胖组 PCOS 患者和肥胖组 PCOS 患者 MS 发生率分别高达 16% 和 48%。

（一）糖尿病

PCOS 患者存在胰岛素抵抗状态，使其有高发危险，大量的流行病学资料显示，根据世界卫生组织诊断标准，经过年龄和体重配对后 PCOS 患者的发病风险是正常人群的 5~10 倍，PCOS 患者妊娠后发生的危险较正常人群高出 10 倍以上；而肥胖 PCOS 患者中，葡萄糖耐量减低（IGT）达 40%，20~44 岁的 PCOS 患者 IGT 或患病率达 20%~40%，远高于年龄匹配、同种族、体重正常妇女的患病率（10%）。研究发现，14.6%~71.8% 的 PCOS 女性具有胰岛素抵抗，在超重和肥胖者中尤甚。IFG 和 IGT 又称糖尿病前期，是血糖高于正常但比 DM 标准低的状态，也是糖尿病发展的高危险阶段。在以往的研究中，PCOS 患者糖耐量异常发生率高达 19.8%。PCOS 是 DM 的显著危险因素。2014 年韩国一项研究指出，在未治疗的 PCOS 女性中 DM 的发病率为 3.5%，即使经过治疗，PCOS 仍有更高的 DM 发病率。

PCOS 患者的各种代谢异常互相影响，在绝经后继续存在甚至进展。所以 PCOS 远期的代谢异常尤其 DM 的风险进一步增加。40 岁始 PCOS 将有更高的患血脂异常、高血压的风险。在普通人群中，IGT 发病率存在逐年增加趋势，预期到 2025 年中国 IGT 患病人数将是 2003 年的 1.6 倍。而 IFG 或 IGT 者 1 年内发展为 DM 的风险是无糖代谢异常的 5~10 倍。研究认为 20% 的 PCOS 患者在 40 岁时即可发展为 DM，而到 60 岁以上，高达 73% 的 PCOS 患者发生 DM。对 PCOS 的长期随访数据也证实了 PCOS 患者的 DM 风险增加。

（二）高血压

PCOS 患者的肥胖、胰岛素抵抗、肾素血管紧张素系统活跃、细胞质内 Mg^{2+} 浓度下降、Ca^{2+} 浓度升高、Ca^{2+}/Mg^{2+} 升高等均构成患高血压发病危险增加，其中以高胰岛素血症、胰岛素抵抗影响最为明显，可通过肾脏吸收钠、交感神经系统或通过内皮细胞功能不良而引起血压升高。高血压是一种慢性渐进性发展性疾病，PCOS 患者高血压的发生率也呈如下倾向：30 岁之前与正常人群差异不大，30~45 岁的发病率为正常同龄人群的 3~5 倍，绝经后妇女高血压 3 倍于正常人群；年轻 PCOS 患者 24 小时平均血压与收缩压比正常人群高，但可未达到高血压的程度；肥胖 PCOS 患者的收缩压比消瘦 PCOS 患者及年龄相当的健康者明显升高；有卵巢楔形切除术史的 PCOS 患者高血压患病率较同年龄对照组高 4 倍；处于生育高峰期的 PCOS 患者非孕时期的高血压发生率虽未见明显升高，但其妊娠后妊娠高血压疾病的发生率较正常人群高出 1 倍左右。总体上说，高血压多发生在 PCOS 患者的晚期。

（三）冠心病

高胰岛素血症为冠心病的高危因素,如果同时已伴有糖尿病和高血压,则冠心病发病风险将大大增加。高胰岛素血症除引起血脂异常外,血管内皮功能损害是引起动脉硬化的原因之一。血管内皮是胰岛素作用的靶组织,内皮组织产生的一氧化氮（NO）是有力的血管扩张与血压的调节者,NO 也减少血小板与单核细胞在管壁的黏附,抑制血管平滑肌的增生,减少脂质过氧化作用。内皮细胞引起的 NO 合成与胰岛素敏感呈正相关,胰岛素抵抗者 NO 的血管扩张作用受损。Baron 报道了 10 例肥胖的 PCOS 患者有内皮细胞功能的受损。高胰岛素还直接刺激对动脉硬化斑块形成有重要作用的生长因子,促进动脉硬化斑块的形成;使血管周围平滑肌细胞增生;加强胆固醇的合成和低密度脂蛋白受体的活性。

研究提示 PCOS 患者远期 CVD 风险增加。1992 年 Dahlgren 等对瑞典 33 例 40~59 岁 PCOS 持续 22~31 年的前瞻性研究发现,心梗和缺血性脑病在 PCOS 高于对照。2000 年 Cibula D 等对捷克 61 例 PCOS 的横断面研究发现,围绝经期 PCOS 患者 CVD 患病率明显增高。2013 年 Mani 等对英国 2301 名 PCOS 患者随访 20 年至 45 岁后发现 PCOS 患者与对照组比较,心梗和心绞痛的相对风险随年龄增加,OR 为 2.6~12.9。2003 年 Legro 等的研究甚至认为具有卵巢多囊样改变（polycystic ovarian, PCO）的女性心梗的风险也会增加 7 倍。然而,也有一些研究有相反的结论,多项英国的 PCOS 长期随访研究,其中包括目前为止样本量最大的随访研究,随访时间 2~57 年不等,未发现 CVD 疾病或 CVD 致死率的增加。来自挪威和瑞典的两项长期随访研究也未发现 PCOS 患者 CVD 的相对风险高于健康对照组。

虽然 PCOS 对女性 CVD 患病率及致死率的影响尚未有定论,但是 DM 是已知的心梗或缺血性中风的危险因素,可以导致死亡率增加,这已经在一些经典的研究中得到证实。而在 DM 临床诊断 15 年前,女性患者的 CVD 发病率就开始增加了。IR 是已知 DM 发展的关键因素,也是 MS 的基础。IR 本身可以促进 CVD 风险增加。糖尿病前期增加血管疾病风险。单纯 IGT 与 CVD 患病率、死亡率持续相关。DECODE 调查数据提示 IGT 与冠心病死亡和总心血管疾病死亡相关,独立于空腹血糖水平。

研究发现,血浆同型半胱氨酸升高与冠心病发生存在密切关联,近期许多研究报道,PCOS 患者的血浆同型半胱氨酸水平较正常对照人群明显升高,患者若同时存在胰岛素抵抗,升高更为明显。有作者在应用冠状动脉造影、心脏超声、正电子发射 CT 等方法研究 PCOS 患者的心血管系统改变后指出,PCOS 患者患冠心病的危险的比值比在 5 左右,发生心肌梗死危险的比值比在 5~10。对绝经后患冠心病妇女进行的回顾性分析也发现,有 PCOS 病史的妇女绝经后冠心病的发生率明显提高,发病时间提前。

（四）血脂异常

与体重匹配的正常妇女相比,PCOS 患者常伴有血甘油三酯、总胆固醇、低密度脂蛋白、极低密度脂蛋白、载脂蛋白 C-III 等血中浓度升高,高密度脂蛋白水平、ApoA1 浓度降低,甚至无胰岛素抵抗的患者中 HDL-C 与胰岛素水平呈负相关。肥胖 PCOS 患者较不肥胖 PCOS 患者更为明显。

胰岛素抵抗导致 TG 升高的机制可能为:①血糖利用障碍,过多的血糖在肝脏合成内源性 TG;②高 INS 抑制脂肪细胞内激素敏感性甘油三酯脂肪酶（脂肪动员的限速酶）的效能,使脂肪动员增加,血游离脂肪酸升高,肝脏合成 TG 增多;③INS 依赖性脂蛋白酯酶（LPL）活性下降,血 TG 的降解及组织利用减少。

对高雄激素与血脂的关系尚有不同的观点:一方面因为抑制雄激素水平并不改善 PCOS 患者血脂变化,因此认为雄激素水平与血脂异常不相关。另一方面,吴效科等（1996）报道 GnRH-a 兴奋试验结果对照组 T、TG、HDL-C 无明显变化,以高 LH 为特征的 I 型 PCOS 组,出现 T 过高和 E_2 相对不足,TC、TG 上升,HDL-C 下降,这说明高 T 对 PCOS 患者 TG 和 HDL-C 的代谢均有不利作用。实验研究证明,T 可能使脂肪细胞 β-肾上腺素能受体数量增多和腺苷酸环化酶活性增强,脂肪动员增加；使血中 TG 增高，使肝窦内皮细胞上肝酯酶活性增强，导致了肝代谢胆固醇能力增强，HDL-C 水平下降。

二、预防及处理

（一）减轻体重

由于 PCOS 常伴有高雄激素、胰岛素抵抗及高胰岛素血症等特征，故患者常出现肥胖，且 PCOS 在肥胖妇女中的治疗效果较差。肥胖不仅干扰卵巢功能，也是以后糖尿病、心血管疾病、子宫内膜癌的高危因素，而减肥使体重下降原来体重的 5%，即可减轻高胰岛素血症和高雄激素血症，改善月经、排卵甚至妊娠，故应首先纠正肥胖。目前，医学界普遍提倡低热量饮食及加强运动减肥法。2012年 ESHRE/ASRM 关于 PCOS 的健康问题共识：第一线干预是改善生活方式、调整饮食锻炼、减体重（对体重超重者）等。

具体方法：

1. 饮食控制 最好由营养师根据全国营养学会的各地食物品种测定书，计算进食的热量，糖、脂肪、蛋白质及部分微量元素含量，然后指导调整食物结构使之合理化。根据热量情况，可以分为三类：

（1）低脂饮食：脂肪占总热量的 25%~30%，随机对照试验证明能有效减轻体重。

（2）极低脂饮食：脂肪占总热量≤15%，此方案难于实施，长期减重作用不清楚。同时，此方案增加碳水化合物摄入可升高 TG，降低 HDL-C。

（3）低糖饮食：糖占总热量的 25%~40%，随机对照试验表明此方案较低脂方案（脂肪 25%~30%，糖 55%~60%）近期 6 个月减重效果更佳。此方案的远期疗效及安全性尚有待验证。

总热量限制对减重至关重要。有研究报告，每日总热量低于 3350kJ（800kcal）的极低热量饮食可于 4 个月快速减重 15%~20%。但长期减重不确定，且胆石症发生率高。一般近期减重可能易获成功，长期维持很难。

2. 体育锻炼 体育锻炼可增加循环中甲状腺素浓度，调节代谢率和能量的利用，消耗热量及脂肪，有计划的运动对于防止减重后的反弹及长期维持减重的效果尤为重要。NHLBI 专家组关于运动疗法给予了以下建议：

（1）开始实施运动疗法时，每周运动 3~5天，每天进行 30~45 分钟中度耗氧性运动，即最大耗氧量的 40%~60%，最快心率的 50%~70%。以后逐渐增加运动时间和频率。

（2）如欲长期保持减重，进一步减低心血管病危险性，则需延长体力活动时间，或提高运动强度。例如，每天中度运动，如行走 60~75 分钟，或剧烈运动（慢跑）每天 35 分钟。

（3）对既往少动者应以轻度活动开始，且运动时间宜短，如每天 10 分钟，以后逐渐增加至每天 30 分钟。随健康状况增进，运动强度亦可增加。

通过一定的运动锻炼，还可增加中枢阿片肽类和多巴胺分泌，抑制 GnRH 和 LH 脉冲频率。经常锻炼的运动员在承受压力时，平均脉压较低和心率较低，这是锻炼降低心血管疾病发生的重要机制之一。Lamon-Fava 等报道正常月经的跑步运动员比正常妇女胆固醇低 7.6%，TG 低25.4%。

总之，应该调节控制饮食，坚持适合个人的锻炼，持之以恒，防止热量过剩和肥胖。但同时，也要注意饮食的搭配和多样化，防止饮食失调引起的营养不足。

（二）应用胰岛素增敏剂

目前临床上常用的胰岛素增敏剂主要有噻唑烷二酮类（罗格列酮等）、双胍类（二甲双胍等）及糖苷酶抑制剂（阿卡波糖等）。

1. 噻唑烷二酮类 目前临床应用的噻唑烷二酮类主要是罗格列酮，治疗机制主要在于可改善因高胰岛素（HI）而产生的雄激素化的卵巢微环境，恢复排卵性月经。具体地说，就是其可以使一些糖代谢关键酶的基因转录增加，提高外周组织对胰岛素的敏感性，减低血胰岛素水平；可以促进外周组织糖代谢，减低肝糖输出，降低了 HI 刺激卵巢 P450c17α 的活性，削弱了孕烯醇酮转化为雄烯二酮的过程；同时，还可以抑制卵巢颗粒细胞芳香化酶的活性，削弱雄烯二酮转化为雌酮（E_1）及睾酮转化为雌二醇（E_2）的过程，缓解了 E_1 和

E_2 对 LH 的正反馈作用,使垂体 LH 下降。一般用法为月经周期的第一天开始用药,每次 4mg,每天 1 次,疗程为 3 个月。如效果不好,可以停药 1 个月后再用。该药不适用于肝功能不佳或酸中毒、心功能不良水肿患者。同时,由于该药属于 C 类药品,动物实验能使胎儿发育延迟,故妊娠哺乳妇女和 18 岁以下患者也不宜使用。

有研究给 30 例 PCOS 患者每天早上空腹服用罗格列酮 4mg,共 12 周,治疗后血胰岛素、游离睾酮、硫酸脱氢表雄酮、黄体生成激素以及瘦素水平均较治疗前下降,SHBG 和 HDL 水平上升,有显著性差异。30 例月经稀发的患者中 25 例恢复排卵性月经,按周期计排卵周期率达到 50%,且肝肾功能无异常。近年来很多研究结果与之类似,多数研究者认为,罗格列酮可降低 PCOS 患者血浆中的胰岛素和瘦素水平,改善胰岛素的敏感性,进而改善高雄激素血症等内分泌紊乱,恢复排卵性月经。与此同时,此类药物还可以纠正脂代谢紊乱,保护血管内皮细胞,预防动脉粥样硬化、糖尿病、心血管疾病的发生,故口服罗格列酮是一种值得进一步探讨的 PCOS-IR 治疗方法之一。

2. 双胍类　双胍类口服降糖药主要为二甲双胍、苯乙双胍和丁双胍,其中以二甲双胍应用最为普遍。二甲双胍可以通过减少肝糖原异生,促进糖无氧降解,增加肌肉等外围组织对葡萄糖的摄取和利用,在受体后水平提高外周组织对胰岛素的敏感性,降低高胰岛素血症介导的卵巢雄激素过剩而纠正多毛和痤疮,恢复排卵性月经,促进生育功能的恢复。其主要药理作用为:促进胰岛素与受体结合,加强葡萄糖氧化磷酸化提高胰岛素敏感性;降低卵巢组织 P450c17α 活性,使 T 合成和分泌减少,逐渐恢复排卵功能。二甲双胍常用剂量为每次 0.25~0.5g,每天 3 次,进餐时或餐后服用,用药时间 3~6 个月。治疗后,可使空腹胰岛素、睾酮水平下降,性激素结合球蛋白(SHBG)上升。主要副作用为胃肠道不适和腹泻,随用药时间的延长而缓解。禁忌证为肝肾功能不全及心力衰竭。

在一项分析了 12 个 RCT 研究,608 名患者的 meta 分析中发现,联合二甲双胍和生活方式调整,相对于只进行生活方式调整的患者,更有助于减轻体重和皮下脂肪,并且可以改善月经周期。有学者用二甲双胍治疗 40 例 PCOS-IR 患者 6 个月,对其中 22 例治疗前后分别行 OGTT、IRT、血脂及性激素测定,21 例(95.7%)患者恢复月经周期,4 例(19%)在治疗 6 个月时妊娠,出生的新生儿无异常,说明对孕妇胎儿无重要副作用。15 例患者中 13 例为排卵性月经,治疗后胰岛素曲线下面积(IAUC)下降 40.6%,游离睾酮(FT)下降 51%,伴随平均体重指数(BMI)显著下降,说明应用二甲双胍后,在纠正身体内环境紊乱的基础上解除了高雄激素血症对排卵的干扰。

此外,Velazquez 用二甲双胍治疗 PCOS 还发现患者血脂蛋白和 PAI-1 水平也相应降低,前者是冠心病发病的独立影响因素,后者为纤溶过程主要抑制物,与胰岛素水平呈正相关,在动脉硬化患者中升高,提示二甲双胍可预防和延缓 PCOS 的代谢并发症。宋菊香等用二甲双胍治疗了 31 例二甲双胍患者,用药 12~16 周后,PAI-1、T、A4、LDL-CHO、CHO 及舒张压明显下降。19/31 例患者恢复正常月经,其中 8 例为 CC 抵抗者,5 例排卵,2 例妊娠。提示二甲双胍可改善 PCOS 患者的纤溶系统、生殖激素、糖脂代谢,增强耐 CC 患者对 CC 的敏感性。

3. 糖苷酶抑制剂　糖苷酶抑制剂的主要药品为阿卡波糖。其药理作用是:阿卡波糖是一种复杂的低聚糖,可抑制小肠黏膜刷状缘上 α-糖苷酶的活性,抑制小肠内单链淀粉酶分解为葡萄糖,缓慢的降低消化复杂多糖和蔗糖的速度,延缓葡萄糖的吸收,降低餐后血糖,进而减少血胰岛素水平,改善外周组织对胰岛素的敏感性,同时还可降低糖化血红蛋白,但又不引起低血糖;此外,阿卡波糖还可抑制极低密度胆固醇的生物活性,通过降低胰岛素水平,抑制 P450c17α 活性,使卵巢雄激素合成和分泌减少,通过抑制蔗糖的吸收和增加尿钠的排出降低收缩压。用药时需空腹服用,每次 50~100mg,每天 3 次,疗程为 3~6 个月,为了避免发生低血糖,剂量应从 50mg 开始,逐渐增加到 300mg/d。阿卡波糖的半衰期为 2.8 小时,口服后 35% 被吸收,自尿中排泄,其降解产物在小肠下段被吸收，51%在96小时内经粪便排出。副作用为胃肠胀气，偶有腹泻，极少见腹痛。禁忌证为肾衰竭、严重的胃肠功能紊乱及18岁以下患者。

研究提示，餐后较高浓度的血糖在糖尿病发生发展过程中起着非常重要的作用。PCOS患者如果有明显的高餐后血糖、IGT或DM，当服用阿卡波糖后，胰岛素抵抗可以减轻，胰腺β细胞功能得到改善，胰岛素介导的高雄激素水平也有望降低，最终恢复排卵月经和生殖功能，并能有效防止和延缓IGT向DM发展。Geisthovel用阿卡波糖治疗7例绝经前伴有高胰岛素血症和高雄激素血症的患者，从50mg/d逐步增加到300mg/d，在治疗的第6周（150mg/d）和第20周（300mg/d）分别测血糖、胰岛素、T、FT、DHEAS和SHBG，结果发现胰岛素水平明显降低，使卵巢雄激素的合成和释放减少。故使用阿卡波糖，可以改善PCOS-IR，降低血雄激素水平，恢复排卵功能，并预防DM发生。

4. 小檗碱　小檗碱（berberine，BBR）又称黄连素，是一种从黄连、黄柏和白毛莨等植物中提取的季铵型异喹啉类生物碱，是传统的抗炎药物，对多种细菌以及真菌具有抑制或杀灭作用，既往常用于肠道细菌感染。近年来研究表明小檗碱能降低患者空腹及餐后血糖和血脂水平。Dong等meta分析发现小檗碱治疗较安慰剂或改善生活方式明显降低患者空腹及餐后血糖、胰岛素和HbA1C水平，其降低空腹及餐后血糖的治疗效果与口服降糖药（如二甲双胍、格列吡嗪、罗格列酮等）相似；同时小檗碱较安慰剂或改善生活方式降低血脂水平。

近年来有学者将小檗碱应用到PCOS患者。Wei等研究在85名PCOS患者中分别予小檗碱（1.5g/d）+炔雌醇环丙孕酮片、二甲双胍（1.5g/d）+炔雌醇环丙孕酮片及安慰剂+炔雌醇环丙孕酮片治疗3个月，结果示小檗碱+炔雌醇环丙孕酮片组治疗后空腹胰岛素、空腹血糖低于较安慰剂+炔雌醇环丙孕酮片组，血脂水平低于二甲双胍+炔雌醇环丙孕酮片组。杨冬梓等对小檗碱治疗PCOS进行前瞻性研究，对98例PCOS患者给予

小檗碱（1.2g/d）治疗4个月，观察治疗前后内分泌、代谢指标以及排卵率的变化，发现治疗4个月后，患者胰岛素抵抗、血脂指标均有改善，自发排卵率升高至25%，提示小檗碱对PCOS的代谢及内分泌紊乱均有较好的改善。目前小檗碱改善胰岛素抵抗的机制尚不明确。

5. 其他　有一种生长抑素类似物也可以改善胰岛素抵抗，是人工合成的生长抑素类似物，是一种环八肽，在2、7位上半胱氨酸间有二硫链，从而防止被降解，减低了清除率。它对多种内分泌激素的抑制作用是天然生长抑素的1.3~45倍，半衰期延长约1.5小时。它能抑制GH和胰岛素的分泌，也能抑制肝脏依赖于GH的IGF-1的生成，从而降低血清LH和雄激素水平。但长期应用可使糖耐量恶化，且临床使用疗效还有待于进一步证实。

其他有助于改善胰岛素抵抗的药物还有二糖酶抑制剂、β-内啡肽受体阻断剂（纳洛酮、纳曲酮）等，都可以不同程度地从不同的角度改善胰岛素抵抗。

三、监测与随访

对于PCOS患者，要加强宣传，普及相关知识，告知可能发生的远期并发症以及主要临床表现、特点及其危害，告知相应的预防治疗措施。尤其对于肥胖者、已出现一种或一种以上代谢异常的PCOS患者，应定期监测血压、体重，尽可能维持血压稳定在一定范围，体重正常；定期检测尿糖、空腹血糖、空腹胰岛素、血脂情况以及性激素（尤其是雄激素）水平，及时发现代谢异常，并根据内科原则进行治疗；关注患者有无糖耐量不全的迹象（过于肥胖、有家族糖尿病史、黑棘皮症出现）；如发生胸痛，则要考虑有冠心病的可能。

如果已经发生上述并发症，则给予相应疾病的内科治疗，但治疗原则是避免应用诱导或加重胰岛素抵抗剂降低糖耐量的药物，因此选择药物时需要注意以下两点：①PCOS并发高血压，血压最好控制在135/85mmHg左右，建议选用血管紧张素转换酶抑制剂、血管紧张素-Ⅱ受体拮抗剂、α$_1$-受体阻断剂和钙离子通道阻滞剂，而β-

受体阻滞剂和利尿剂虽可降压,但也可加重胰岛素抵抗,不宜使用;②PCOS 并发高脂血症,建议使用苯氧芳酸类和烟酸类治疗高 TG 血症,使用 HMG-CoA 还原酶抑制剂、胆酸结合树脂及丙西酚治疗高 LDL-C 血症。

PCOS 远期并发症主要有糖尿病、高血压、冠心病以及高脂血症等,表现为代谢综合征的特点,由于这些远期并发症一旦发生,可以严重影响患者的健康,甚至可以致命。所以虽然还有很多机制需要进一步研究,很多治疗方法需要进一步探讨,但早期给予相应的预防措施,是十分有必要和十分有效的。

第二节　肿瘤防治

由于 PCOS 长期闭经、无排卵、E_1 与 E_1/E_2 比值升高,无孕激素对抗,使子宫内膜增生,子宫内膜癌的危险性增加;而 PCOS 常伴有的胰岛素抵抗可增加乳腺癌的发生;促排卵药物过度应用,可持续刺激卵巢引发卵巢癌。一项 meta 分析,检索了 698 篇相关文献,其中纳入 11 个研究(其中内膜癌研究 5 个、卵巢癌和乳腺癌的研究各 3 个),指出:多囊卵巢综合征患者发生内膜癌的风险是同年龄正常对照组的 4.05 倍,卵巢癌的风险是 2.52 倍,乳腺癌的风险只是 0.78 倍。因此,对 PCOS 患者子宫内膜癌、乳腺癌及卵巢癌这些远期可能发生的恶性肿瘤进行预防和早期干预,尽可能改善预后,显得十分迫切并且必要。

一、子宫内膜癌

(一)PCOS 可引起子宫内膜癌的发病机制

子宫内膜癌是发生于子宫内膜的一组上皮性恶性肿瘤,以来源于子宫内膜腺体的腺癌最常见。病因尚不十分清楚,认为可能存在两种机制,即雌激素依赖型和非雌激素依赖型。后者的发病与雌激素无明确关系。而前者的发生可能是在无孕激素拮抗的雌激素长期作用下,发生子宫内膜增生症(单纯型或复杂型,伴或不伴不典型增生),甚至癌变。临床上常见于无排卵性疾病(无排卵性

功能性子宫出血、PCOS)、分泌雌激素的肿瘤(颗粒细胞瘤、卵泡膜细胞瘤)、长期服用雌激素的绝经后妇女以及长期服用他莫昔芬的妇女。PCOS 可能出现的远期并发症之一——子宫内膜癌即属于这种类型,为子宫内膜样腺癌,肿瘤分化较好,雌孕激素受体阳性率高,预后好。患者一般较年轻,常伴有肥胖、高血压、糖尿病、不孕或不育及绝经延迟等其他症状。据文献报道,对于 PCOS 患者,其子宫内膜癌的发病风险是正常妇女的 3 倍,有的研究甚至认为可以达到 10 倍。近期又有新的观点,认为 PCOS 与绝经期前的子宫内膜癌的发病有相关性,但与绝经期后的发病无相关性,该结论还有待于进一步研究。

多囊卵巢综合征女性体内存在持续性的高雄激素血症,容易出现雄激素肥胖的倾向,肥胖所占的比例为 35%~63%,发生高血压、高血糖的风险也较高。有数据表明,肥胖妇女患子宫内膜癌的风险要比正常体重妇女高,而高血压、高血糖也是明显的危险标志。在一项对 345 例 PCOS 患者的回顾性研究中分析了所有病因的患病率和死亡率,在 PCOS 患者中观察到内膜癌有显著的风险,但肥胖可能是一个混杂因素。因此需注意,表面上的 PCOS 与子宫内膜癌的关联可能是 PCOS 所引起的代谢异常所致。

(二)预防及处理措施

主要预防措施有:药物治疗(主要选用孕激素制剂或口服避孕药),在抑制各种来源的过多的雄激素的基础上,抑制子宫内膜增生过长,使子宫内膜规律性脱落;对有高危因素的人群应密切随访或监测。具体如下:

1. 药物治疗　其主要原理是抑制 LH 分泌,减少卵巢源性雄激素生成,并对抗长期单一雌激素对子宫内膜的促增生作用。一般选用雄激素活性较低的制剂,如天然孕酮最为理想。醋甲羟孕酮(MPA)应用最广,口服后 1~2 小时血药浓度达高峰。在抑制 LH 时,需要每天 10~20mg,才能很好地抑制。口服 MPA 可以抑制 50% 的 LH 和 70% 的总睾酮,并且对肝睾酮的清除率增加约 23%,使增大的卵巢缩小,且一般不改变 SHBG 浓度。

（1）单一孕激素：视治疗目的而异。为药物刮宫常用天然孕酮，20mg/d，3~5 天，尽量不加用雄激素。为调整月经周期，可于周期第 16~19 天用醋甲羟孕酮 6mg/d，连用 10 天，停药后等待撤退出血。若伴有子宫内膜单纯或复杂性增生则可增加到 10mg/d，共 10 天。一般停药后不久月经紊乱仍然会复发，故疗程很长，可间断使用。非典型增生者剂量更大或换用其他更高效的孕激素，如左炔诺孕酮、己酸孕酮。若为治疗高雄激素症状，则疗程须长达 3~6 个月才能见效。

（2）口服避孕药：内含雌激素有助于升高 SHBG，减少游离睾酮的组分，适合于不要求生育或月经稀发的患者，长期应用需选择雄激素活性低的制剂。复方去氧孕烯避孕片每片含炔雌醇 30μg 和去氧孕烯 150μg，为短效复方避孕药。去氧孕烯雄激素活性低，对代谢影响较小，很少有发胖现象，可以长期使用，但要注意监测凝血指标。复方醋氯羟甲烯孕酮（即醋环丙孕酮 CPA），每片含炔雌醇 35μg 和 CPA 2mg。CPA 可抑制雄激素与其受体的结合，抑制皮肤 5α- 还原酶活性，在靶器官对抗雄激素的作用。因此，能有效缓解高雄激素症状。应用于治疗 PCOS 多毛、痤疮患者效果很好。有报道炔雌醇环丙孕酮片治疗 3 年后，全部患者痤疮消失。55 例脂溢性皮炎者中 42 例治愈。52 例有多毛者中 39 例消失，其余减轻。卵巢体积缩小，每侧卵巢小卵泡数减少。血 LH、FSH、E_1、E_2、T、A_2、DS 下降，SHBG 增加，INS、PRL、葡萄糖、肝肾功能、碱性磷酸酶均无变化。但长期应用应注意对糖代谢、血脂、肝功能的影响，对于妊娠、哺乳、肝功损害、男性化肿瘤、血栓栓塞史、乳癌或子宫内膜癌的患者禁用。

（3）孕酮受体拮抗剂：Cameron 等提出应用米非司酮治疗月经过多的 PCOS 患者，可预防子宫内膜过度增殖，每天 1 次，每次 2mg，连服 30 天，即可达到避孕的目的，又可减少子宫内膜增生所致的大出血。但对要求生育者不宜多用或久用。

也有间断使用如枸橼酸氯米芬等药物诱发排卵，从而使子宫内膜不至于长期受单一雌激素刺激，来达到预防子宫内膜癌的效果，由于效果不及前两种好，且副作用大，现在除了要求生育的患者，一般不再使用该方法。

2. 对高危人群密切监测　对伴有高危因素的患者，应普及防癌知识，定期体检，密切随访，严格正确掌握这些患者雌激素的应用指针及方法。当患者年龄 >35 岁（包括绝经后妇女阴道流血和围绝经期妇女月经紊乱），或月经持续达 10 天以上，月经淋漓不净者应常规取子宫内膜病理检查，以期及早发现子宫内膜增生病变；当 PCOS 患者伴有肥胖、高血压、糖尿病等其他远期并发症时，应注意使用药物调整月经周期，并定期进行 B 超检查，测量内膜厚度，必要时（内膜厚度 ≥5mm）也要行诊刮送病理检查。

二、乳腺癌及卵巢癌

PCOS 与乳腺癌的关系尚不能明确，有研究认为，绝经后乳腺癌的发病风险是正常妇女的 3~4 倍，并发现绝经前或绝经后乳腺癌患者血雄激素升高。还有报道提出高胰岛素、胰岛素抵抗增加乳腺癌的发生。一项病例对照研究，发现有 PCO 者乳腺癌发病率降低，提示有一定的保护作用，但良性乳腺增生似有增加。而乳腺良性疾病，如乳腺小叶增生等可给予抗孕激素或抗催乳素治疗。

关于卵巢癌，目前也无明确的观点，有学者认为由于过度的促排卵，使卵巢受到持续刺激而发生卵巢癌，这有待于进一步研究加以证实。

总之，PCOS 是一个可以导致远期健康危害的因素，但其危害远期健康的程度目前尚无定论，需要通过长时间的随访进行总结研究。针对 PCOS 对机体目前的危险性，应该提醒患者通过控制体重、体育锻炼或药物治疗以减少心血管病发生的危险。对任何年轻的 PCOS 患者都需要进行正确的处理，至少要评估其代谢异常的发病风险。肥胖的 PCOS 患者必须进行代谢系统疾病的筛查，预防子宫内膜的病变。但是，目前对 PCOS 患者的代谢异常缺乏充分的调查和治疗，在 PCOS 发病初期的治疗中未能受到足够的重视。因此，对于 PCOS 患者应进行系统的调查和远期的随访研究，并建议进行家系筛查。虽然不能阻止所有并发症的发生,但是正确有效的干预措施,无疑会改善患者的预后。

(杨冬梓 陈晓莉)

参 考 文 献

1. Maleedhu P, et al. Status of Homocysteine in Polycystic Ovary Syndrome(PCOS). J Clin Diagn Res, 2014, 8 (2): 31-33.

2. Jayasena CN, S Franks. The management of patients with polycystic ovary syndrome. Nat Rev Endocrinol, 2014, 10(10): 624-636.

3. Li R, et al. Prevalence of polycystic ovary syndrome in women in China: a large community-based study. Hum Reprod, 2013, 28(9): 2562-2569.

4. Ghazeeri G, et al. Anxiety, cognitive, and depressive assessment in adolescents with polycystic ovarian syndrome: a pilot study. J Pediatr Adolesc Gynecol, 2013, 26(5): 269-273.

5. Fauser BC, et al. Consensus on women's health aspects of polycystic ovary syndrome(PCOS): the Amsterdam ESHRE/ASRM-Sponsored 3rd PCOS Consensus Workshop Group. Fertil Steril, 2012, 97(1): 28-38. e25.

6. Romanowski MD, et al. Prevalence of non-alcoholic fatty liver disease in women with polycystic ovary syndrome and its correlation with metabolic syndrome. Arq Gastroenterol, 2015, 52(2): 117-123.

7. Vrbikova J, et al. Prevalence of insulin resistance and prediction of glucose intolerance and type 2 diabetes mellitus in women with polycystic ovary syndrome. Clin Chem Lab Med, 2007, 45(5): 639-644.

8. Ni RM, et al. Low prevalence of the metabolic syndrome but high occurrence of various metabolic disorders in Chinese women with polycystic ovary syndrome. Eur J Endocrinol, 2009, 161(3): 411-418.

9. Alberti KG, P Zimmet, J Shaw. International Diabetes Federation: a consensus on Type 2 diabetes prevention. Diabet Med, 2007, 24(5): 451-463.

10. Gambineri A, et al. Polycystic ovary syndrome is a risk factor for type 2 diabetes: results from a long-term prospective study. Diabetes, 2012, 61(9): 2369-2374.

11. Kim JJ, et al. Complete phenotypic and metabolic profiles of a large consecutive cohort of untreated Korean women with polycystic ovary syndrome. Fertil Steril, 2014, 101(5): 1424-1430.

12. Nahuis MJ, et al. Pregnancy complications and metabolic disease in women with clomiphene citrate-resistant anovulation randomized to receive laparoscopic electrocautery of the ovaries or ovulation induction with gonadotropins: a 10-year follow-up. Fertil Steril, 2014, 101(1): 270-274.

13. Ehrmann DA, et al. Prevalence and predictors of the metabolic syndrome in women with polycystic ovary syndrome. J Clin Endocrinol Metab, 2006, 91(1): 48-53.

14. Coviello AD, RS Legro, A Dunaif. Adolescent girls with polycystic ovary syndrome have an increased risk of the metabolic syndrome associated with increasing androgen levels independent of obesity and insulin resistance. J Clin Endocrinol Metab, 2006, 91(2): 492-497.

15. de Melo AS, et al. Pathogenesis of polycystic ovary syndrome: multifactorial assessment from the foetal stage to menopause. Reproduction, 2015, 150(1): R11-24.

16. Li G, et al. The long-term effect of lifestyle interventions to prevent diabetes in the China Da Qing Diabetes Prevention Study: a 20-year follow-up study. Lancet, 2008, 371(9626): 1783-1789.

17. Pesant M. H, JP Baillargeon. Clinically useful predictors of conversion to abnormal glucose tolerance in women with polycystic ovary syndrome. Fertil Steril, 2011, 95(1): 210-215.

18. Legro RS, et al. Changes in glucose tolerance over time in women with polycystic ovary

syndrome: a controlled study. J Clin Endocrinol Metab, 2005, 90（6）: 3236-3242.

19. Ubink-Veltmaat LJ, et al. Prevalence, incidence and mortality of type 2 diabetes mellitus revisited: a prospective population-based study in The Netherlands（ZODIAC-1）. Eur J Epidemiol, 2003, 18（8）: 793-800.

20. Morgan CL, et al. Evaluation of adverse outcome in young women with polycystic ovary syndrome versus matched, reference controls: a retrospective, observational study. J Clin Endocrinol Metab, 2012, 97（9）: 3251-3260.

21. Cibula D, et al. Increased risk of non-insulin dependent diabetes mellitus, arterial hypertension and coronary artery disease in perimenopausal women with a history of the polycystic ovary syndrome. Hum Reprod, 2000, 15（4）: 785-789.

22. Mani H, et al. Diabetes and cardiovascular events in women with polycystic ovary syndrome: a 20-year retrospective cohort study. Clin Endocrinol （Oxf）, 2013, 78（6）: 926-934.

23. Legro RS. Polycystic ovary syndrome and cardiovascular disease: a premature association? Endocr Rev, 2003, 24（3）: 302-312.

24. Wild S, et al. Long-term consequences of polycystic ovary syndrome: results of a 31 year follow-up study. Hum Fertil（Camb）, 2000, 3（2）: 101-105.

25. Lunde O, T Tanbo. Polycystic ovary syndrome: a follow-up study on diabetes mellitus, cardiovascular disease and malignancy 15-25 years after ovarian wedge resection. Gynecol Endocrinol, 2007, 23 （12）: 704-709.

26. Schmidt J, et al. Cardiovascular disease and risk factors in PCOS women of postmenopausal age: a 21-year controlled follow-up study. J Clin Endocrinol Metab, 2011, 96（12）: 3794-3803.

27. Haffner SM. The metabolic syndrome: inflammation, diabetes mellitus, and cardiovascular disease. Am J Cardiol, 2006, 97（2A）: 3A-11A.

28. Hu FB, et al. Elevated risk of cardiovascular disease prior to clinical diagnosis of type 2 diabetes. Diabetes Care, 2002, 25（7）: 1129-1134.

29. Vrbikova J, M Hill, M Fanta. The utility of fasting plasma glucose to identify impaired glucose metabolism in women with polycystic ovary syndrome. Gynecol Endocrinol, 2014, 30（9）: 664-666.

30. Tabak AG, et al. Prediabetes: a high-risk state for diabetes development. Lancet, 2012, 379 （9833）: 2279-2290.

31. Borch-Johnsen K. IGT and IFG. Time for revision? Diabet Med, 2002, 19（9）: 707.

32. Negar Naderpoor, Soulmaz Shorakae, Barbora de Courten, et al. Metformin and lifestyle modification in polycystic ovary syndrome: systematic review and meta-analysis. Human Reproduction Update, 2015, 3（2）: 1-15.

33. Wei W, Zhao H, Wang A, et al. A clinical study on the short-term effect of berberine in comparison to metformin on the metabolic characteristics of women with polycystic ovary syndrome. Eur J Endocrinol, 2012, 166: 99-105.

34. Li L, Li C, Pan P, et al. A single arm pilot study of effects of berberine on the menstrual pattern, ovulation rate, hormonal and metabolic profiles in anovulatory Chinese women with polycystic ovary syndrome. Plos ONE, 2015, 10: e-144072.

35. John A Barry, Mallika M Azizia, Paul J Hardiman. Risk of endometrial, ovarian and breast cancer in women with polycystic ovary syndrome: a systematic review and meta-analysis. Human Reproduction Update, 2014, 20（5）: 748-758.

第四十一章

多囊卵巢综合征患者生育力保护

第一节 多囊卵巢手术治疗中的生育力保护问题

多囊卵巢综合征是生育年龄妇女常见的一种复杂的内分泌及代谢异常所致的疾病，是最常见的女性内分泌疾病。Pigny 等认为血清 AMH 水平可能取代 B 超下窦卵泡计数作为 PCOS 的诊断标准（鹿特丹标准）之一，AMH 的 ROC 曲线下面积达 0.851，诊断效能良好。以 AMH 60pmol/L 为诊断界值时，诊断的敏感度和特异度分别为 92% 和 67%。由此可见多囊卵巢患者通常为卵巢高储备状态，常规不需要行生育力保护。

多囊卵巢综合征患者为改善慢性无排卵的症状通常行药物治疗或手术治疗。克罗米芬仍然是 PCOS 患者诱发排卵的一线用药。据报道，诱发排卵率约为 75%~80%，经 6~9 周期的促排卵累计妊娠率为 70%~75%。克罗米芬抵抗的患者定义为至少连续 3 周期使用克罗米芬剂量大于 150mg 仍不能达到促排卵阈值。为恢复正常排卵及月经，手术亦为一种治疗策略。20 世纪 30 年代发现双侧卵巢楔形切除可促进女性月经恢复及妊娠，然而楔形切除导致的卵巢功能损伤、衰竭及盆腔粘连限制了该项手术的推广。1984 年，Gjonnaess H 第一次报道使用腹腔镜下以单极电凝针行卵巢打孔术（laparoscopic ovarian drilling，LOD）。相对于双侧卵巢楔形切除，LOD 减少了对卵巢的损伤，92% 的患者可恢复自发排卵，妊娠率可达 92%。卵巢打孔术目前推荐作为克罗米芬抵抗的 PCOS 患者的二线治

疗。但是卵巢打孔术采用单极电凝产生的热损伤也可能导致卵巢损伤甚至衰竭。术中释放的总热量（J）= 功率（W）× 时间（s）× 打孔数。LOD 的临床效果与其热损伤在至 600J/ 卵巢的热量计量内呈正相关。这个公式在很多研究中被使用。Gjonnaess H 使用 250W，每次打孔持续 3 秒，每卵巢大于 5 个孔，总热量大于 3750J。Armar 等采用 640J（40W × 4s × 4）。Dabirashrafi 等使用 16 000J（400W × 5s × 8），报道出现严重的卵巢萎缩。一项研究表明使用了双侧卵巢打孔术后抑制素 B 水平明显下降，双侧窦卵泡数明显下降。Weerakiet 等报道对比卵巢打孔的 PCOS 患者及未行手术的 PCOS 患者的 AMH 水平［（4.6+3.16）ng/ml vs.（5.99+3.36）ng/ml］，但无统计学差异。接受手术患者的 FSH 明显增高，AFC 明显降低。因此，卵巢打孔术作为一个可替代的二线选择治疗方式，从生育力保护的观点看是不推荐使用的治疗方法。即使是在充分告知，患者仍要求采用该治疗方式时，术者应谨慎评估手术总热量暴露，避免卵巢功能的损伤。在使用电凝手术时，要用液体冷却卵巢表面后才能放回至盆腔。手术中应注意勿电凝卵巢门组织，避免损伤卵巢血管而影响其血液供应。

第二节 与生育力保护相关的术中要点

20 世纪初，随着对卵巢生理的逐渐认识，保护卵巢组织的主张开始被提出。卵巢为女性性腺，是维持生育功能及保持女性性征的重要器

官,主要由卵巢动脉供血,输卵管动脉、子宫动脉与卵巢形成丰富的血管吻合。多囊卵巢患者因卵巢体积通常偏大,血运丰富,术中出血偏多、止血相对困难,也容易发生卵巢损伤,尤需要重视止血问题。使用单极电刀行电凝止血相关操作时,如果技巧掌握不好,不只是电凝会直接破坏卵巢组织,电凝中产生的高热对卵巢功能也会产生严重的破坏。单极电凝工作局部达 340℃,损伤周围 8~10mm 组织,热散播范围达 16mm。手术要点是要准确找到创面的出血,采用双极电凝快速止血,尽量缩短与卵巢接触时间,宁可反复快速电凝,也不可长时间电凝。另外,止血时,不间断使用生理盐水冲洗创面,降低电凝时高温对卵巢组织的热损伤。腹腔镜下止血的方法很多,例如超声、缝合、止血材料等。超声刀是一种兼有凝固切割的新型手术器械。原理是使金属探头产生超声频率为 55.5kHz 的机械震荡,带动组织振动使组织水汽化,蛋白氢键断裂分解重组,使细胞内蛋白质变性,形成凝块,从而形成胶状封闭血管。超声刀产生的热能远低于高频电刀,其热传导一般不超过 500μm,穿透深度得到很好的控制。超声刀约 60℃ 作用,组织焦痂少,术后粘连可能性小。超声刀产热少,只损伤周围 1mm 组织,可较好保护卵巢功能。止血可采用缝扎方法,但缝线局部可能产生非细菌性炎症反应,可引起局部组织粘连风险,增加腹腔镜手术时间。对于腹腔镜下输卵管积水的处理问题,输卵管与卵巢解剖位置接近,在卵巢—输卵管系膜内有供应卵巢的动脉弓,切除输卵管可能会损伤该动脉弓,导致该侧卵巢血供减少,影响卵巢功能并降低其反应性。因此建议行输卵管峡部部分切除术联合造口术,推荐采用超声刀操作,减少对卵巢功能的影响。分离粘连时,应遵循显微外科手术原则,如操作动作轻柔、减少对组织的干扰及损伤、仔细止血、尽量完全分离粘连、减少电凝损伤。

（李晶洁　梁晓燕）

参 考 文 献

1. Yildiz BO, Bozdag G, Yapici Z, et al. Prevalence, phenotype and cardiometabolic risk of polycystic ovary syndrome under different diagnostic criteria. Hum Reprod, 2012, 27（10）: 3067-3073.

2. Pigny P, Jonard S, Robert Y, et al. Serum anti-Mullerian hormone as a surrogate for antral follicle count for definition of the polycystic ovary syndrome. J Clin Endocrinol Metab, 2006, 91（3）: 941-945.

3. Abu HH. Clomiphene citrate alternatives for the initial management of polycystic ovary syndrome: an evidence-based approach. Arch Gynecol Obstet, 2012, 285（6）: 1737-1745.

4. Chang TC, Ilancheran A. Recent advances in obstetrics and gynaecology. Ann Acad Med Singapore, 2003, 32（5）: 571-572.

5. Amer SA, Li TC, Cooke ID. A prospective dose-finding study of the amount of thermal energy required for laparoscopic ovarian diathermy. Hum Reprod, 2003, 18（8）: 1693-1698.

6. Kandil M, Selim M. Hormonal and sonographic assessment of ovarian reserve before and after laparoscopic ovarian drilling in polycystic ovary syndrome. BJOG, 2005, 112（10）: 1427-1430.

7. Weerakiet S, Lertvikool S, Tingthanatikul Y, et al. Ovarian reserve in women with polycystic ovary syndrome who underwent laparoscopic ovarian drilling. Gynecol Endocrinol, 2007, 23（8）: 455-460.

8. 王政,邓锁. 腹腔镜手术对卵巢功能的影响及术中卵巢功能的保护. 医学综述, 2015,（20）: 3740-3742.

9. 杨晓葵,段华. 输卵管手术与卵巢储备功能损伤. 实用妇产科杂志, 2012, 28（6）: 420-421.

10. 沈亚,丁家怡,施蔚虹. IVF 患者输卵管积水不同预处理方式对卵巢功能的影响. 实用医学杂志, 2014,（4）: 601-603.

第七篇　多囊卵巢综合征社区管理及保健

第四十二章

多囊卵巢综合征心理问题及疏导

作为一种全身性疾病，多囊卵巢综合征的研究涉及领域非常广泛，目前主要关注点集中在遗传、代谢、生化等方面。但是，现代医学模式主张将生物、心理、社会诸因素视为整体。随着人类疾病谱由单因素疾病向多因素复杂疾病的转变，心理状态等非生物因素也逐渐成为疾病构成组分之一。而由于体型外貌改变造成的自我认同感受损，对不孕、代谢紊乱等多种健康问题的担忧以及缺乏有效的根治手段，PCOS 患者更易出现心理偏差和情绪障碍。2012 年欧洲人类生殖及胚胎学会（ESHRE）与美国生殖医学学会（ASRM）共同制订的关于 PCOS 女性健康问题的共识中指出：现有临床证据证实 PCOS 女性患心理障碍的发生率更高，建议根据筛查情况和患者自身感受进行必要的心理咨询和干预。本章将对 PCOS 患者精神心理问题的特点、生存质量的改变及主要干预措施进行讲述。

一、PCOS 患者的精神心理问题

精神心理障碍包括神经症性障碍、心境障碍、人格障碍等方面，据既往研究，PCOS 患者的精神心理障碍主要表现为神经症性障碍中的焦虑、神经衰弱及心境障碍中的抑郁、恶劣心境等。Laura G 等对不同国家患者的 meta 分析提示，PCOS 女性中 / 重度焦虑症状的发生率是对照组

的 5.62 倍。Sigrid Elsenbruch 等采用 SCR 量表对 PCOS 女性进行抑郁评估，结果也显示，病例组抑郁评分较对照组明显增加。Hasin DS 等的数据表明，在 18~44 岁的 PCOS 患者中抑郁的发生率为 12%~14%，出现症状的平均年龄为 30.4 岁，推测与其生育困扰有较大关系。对于青少年来说，PCOS 也同样带来一系列担忧。一份新加坡的调查资料显示，患有 PCOS 的青少年女性对自己对异性的吸引力和将来可能面临的不孕问题的关注远远高于对照组。对 PCOS 青少年女性采用 CHQ-CF87 的调查结果也表明，对未来能否怀孕表示担忧的青少年女性在精神健康方面显著低于对照组。关于患者心理变化的原因目前尚无确切机制研究，但现有证据认为 PCOS 临床症状改变是主要诱因。

（一）肥胖

PCOS 患者中近一半表现为超重或肥胖，而相应的外貌改变和伴发的代谢紊乱等负性生活事件均会加重患者的心理负担和焦虑感，最终导致生活质量下降和心境障碍。在一项 PCOS 临床症状与生活质量、心理障碍和性满意度间关系的研究中发现，体重指数（BMI）与后三者呈负相关。但也有研究提示矫正 BMI 后 PCOS 患者发生抑郁焦虑的比例依然高于对照组，可见肥胖并不是唯一影响因素。

（二）高雄激素

研究表明多毛的严重程度与性生活中自我评价和性满意度的降低程度有关，这可能由于临床高雄激素症状动摇了女性角色的确定。一项对 PCOS 患者广泛性焦虑发生情况的 meta 分析显示，多毛同肥胖和不孕一样，可能是焦虑症状发生的促进因素。但生化高雄激素却无类似作用，有研究分析了血清睾酮水平与心理差异之间的关系，并没有发现阳性联系。

（三）不孕

月经失调和不孕是造成育龄期 PCOS 患者极大心理压力的主要原因，她们常感自己与其他女性不同，缺失女性特点，加之来自社会和家庭等方面的生育压力，PCOS 不孕患者承担着更重的心理负担和自我不认同感。而焦虑和抑郁情绪对于不孕患者行辅助生育技术助孕的结局及母婴健康来说均为负性因素。Carolyn 等的研究发现，未行 SSRI 类药物治疗的抑郁/焦虑患者行体外受精的妊娠率及活产率均低于对照。而关于产前抑郁与新生儿结局的 meta 分析显示，母亲抑郁与新生儿早产及低体重等不良结局均有显著相关性。由此可见，不孕带来的精神心理变化对患者本人甚至子代均可能产生深远影响，因而对 PCOS 不孕患者在助孕治疗中的心理评估和及时干预显得尤为重要。

二、PCOS 对生活质量的影响

Sigrid 采用 SF-36 量表对 PCOS 女性的生活质量进行调查发现，患者生活质量评分显著下降，主要表现在社会功能、精神健康和情感领域。FLZ 生活量表评分则提示 PCOS 女性虽在工作娱乐、生活条件、经济条件等方面与对照组无显著差异，但在健康、自我认可以及性满意度等方面的评分很低。Cindy L 基于 100 例 PCOS 女性对生活质量反馈意见表制订了 PCOS 症状相关特定生活量表（PCOSQoL），并在独立样本中进行了调查，结果发现对患者影响最大的 10 个方面几乎都与外貌的改变有关，例如超重、面部毛发的生长等。

三、PCOS 患者精神心理问题的干预

2012 年 ESHRE/ASRM 提出，需关注所有 PCOS 患者的心理问题，并应根据筛查结果及患者自身感受进行适当的心理咨询和干预。

（一）调整生活方式

减重是首要目标。已有多项临床试验发现，不论通过运动或饮食调整进行的减重均可改善 PCOS 患者生活质量和情绪状态。采取激光脱毛手术改善多毛症状同样可提高患者生活质量。此外，应用谈话方式对患者进行心理支持治疗和疏导也可改善患者自卑、抑郁等负面情绪。因此，积极调整生活方式，从作息、运动、饮食、心理支持等多方面进行干预，尤其是改善肥胖、多毛等症状，可以帮助 PCOS 患者脱离不良情绪、减轻心理负担、恢复自信，并最终改善生活质量。

（二）定期筛查及追踪患者心理变化

指南推荐对就诊的 PCOS 患者应进行心理问题筛查及生活质量量表初筛，评估患者心理状态，并在整个治疗进程中追踪变化趋势。对于量表筛查出的症状较为严重的患者需及时进行必要干预。

（三）心理疏导、行为疗法及药物治疗

对评估后需要接受干预的患者，需要在心理医师的指导以及家属的帮助和监督下，通过支持性心理治疗、认知治疗、放松催眠疗法、行为治疗等方式，纠正患者的认知扭曲，练习新的应对方式，以更佳的心理状态适应环境和自身。创造理解和同情性气氛，加强心理疏导，需对患者注意力、性格和情绪等主观因素细致观察，结合个体的易感性对患者实施语言暗示，对可能在 PCOS 治疗过程中产生的问题和相应的对策进行详细的介绍，增加患者的自信心。对焦虑、抑郁症状严重的患者，在确诊神经症性障碍或心境障碍后，可行抗精神病药物治疗。

综上所述，PCOS 女性的精神心理健康是不可忽视的重要问题，极大地影响了患者的治疗效果和生活质量。因此，除常规生殖和代谢相关诊疗外，还应正视并重视 PCOS 患者的精神心理变化，早期筛查、定期追踪并及时干预，以改善患者的心理环境和生活质量。

（崔琳琳 陈子江）

参考文献

1. Dokras A, Clifton S, Futterweit W, et al. Increased risk for abnormal depression scores in women with polycystic ovary syndrome: a systematic review and meta-analysis. Obstet Gynecol, 2011, 117: 145-152.

2. Bart CJ M Fauser, Basil C Tarlatzis, Robert W Rebar, et al. Consensus on women's health aspects of polycystic ovary syndrome (PCOS): the Amsterdam ESHRE/ASRM-Sponsored 3rd PCOS Consensus Workshop Group. Fertil Steril, 2012, 97: 0015-0282.

3. 人力资源和社会保障部教材办公室. 心理咨询师: 二级. 北京: 中国劳动社会保障出版社, 2016.

4. Elsenbruch S, Benson S, Hahn S, et al. Determinants of emotional distress in women with polycystic ovary syndrome. Hum Reprod, 2006, 21 (4): 1092-1099.

5. Laura G Cooney, Iris Lee, Mary D Sammel, et al. High prevalence of moderate and severe depressive and anxiety symptoms in polycystic ovary syndrome: a systematic review and meta-analysis. Hum Reprod, 2017, 32 (5): 1-17.

6. Hasin DS, Goodwin RD, Stinson FS, et al. Epidemiology of major depressive disorder: results from the National Epidemiologic Survey on Alcoholism and Related Conditions. Arch Gen Psychiatry, 2005, 62: 1097-1106.

7. Maria E, et al. Fertility concerns and sexual behavior in adolescent girls with polycystic ovary syndrome: implications for quality of life. J Pediatr Adolesc Gynecol, 2003, 16: 33-37.

8. Spitzer RL, Williams JB, Kroenke K, et al. Validity and utility of the PRIME-MD patient health questionnaire in assessment of 3000 obstetric-gynecologic patients: the PRIME-MD Patient Health Questionnaire Obstetrics-Gynecology Study. Am J Obstet Gynecol, 2000, 183: 759-769.

9. Sigrid E, Susanne H. Quality of life, psychological well-being, and sexual satisfaction in women with polycystic ovary syndrome. The Journal of clinical endocrinology and metabolism, 2003, 88 (12) 5801-5807.

10. Lipton MG, Sherr L, Elford J, et al. Women living with facial hair: the psychological and behavioral burden Journal of Psychosomatic Research, 2006, 61: 161-168.

11. Anuja Dokras, Shari Clifton, Walter Futterweit, et al. Increased prevalence of anxiety symptoms in women with polycystic ovary syndrome: systematic review and meta-analysis. Fertil Steril, 2012, 97 (1): 0015-0282.

12. Cesta CE, Viktorin A, Olsson H, et al. Depression, anxiety, and antidepressant treatment in women: association with in vitro fertilization outcome. Fertil Steril, 2016, 105 (6): 1594-1602.

13. Accortt EE, Cheadle AC, Dunkel Schetter C. Prenatal depression and adverse birth outcomes: an updated systematic review. Matern Child Health J, 2015, 19 (6): 1306-1337.

14. Natalie L. Depression in women with polycystic ovary syndrome: clinical and biochemical correlates. Journal of affective diabetes, 2003, 74: 299-304.

15. Guo M, Mi J, Jiang QM, et al. Metformin may produce antidepressant effects through improvement of cognitive function among depressed patients with diabetes mellitus. Clin Exp Pharmacol Physiol, 2014, 41 (9): 650-656.

16. Natalie L. Depression in women with polycystic ovary syndrome: clinical and biochemical correlates. Journal of affective diabetes, 2003, 74: 299-304.

17. Sigrid E, Susanne H. Quality of life, psychological well-being, and sexual satisfaction in women with polycystic ovary syndrome. The Journal of clinical endocrinology and metabolism, 2003, 88 (12): 5801-5807.

18. Cindy L, et al. Androgens and mood dysfunction in women: comparison of women with polycystic

ovarian syndrome to healthy controls. Psychosomatic medicine, 2004, 66: 356-362.

19. Jones GL, Hall JM, Balen AH, et al. Health-related quality of life measurement in women with polycystic ovary syndrome: a systematic review. Hum Reprod Update, 2008, 14: 15-25.

20. Moran LJ, Brinkworth G, Noakes M, et al. Effects of lifestyle modification in polycystic ovarian syndrome. Reprod Biomed Online,

2006, 12: 569-578.

21. Lim SS, Noakes M, Norman RJ. Dietary effects on fertility treatment and pregnancy outcomes. Curr Opin Endocrinol Diabetes Obes, 2007, 14: 465-469.

22. Thessaloniki ESHRE/ASRM sponsored PCOS consensus workshop group. Consensus on infertility treatment related to polycystic ovary syndrome. Hum Reprod, 2008, 23: 462-477.

第四十三章

多囊卵巢综合征初筛及高危因素人群管理

研究发现，PCOS 不仅是育龄期女性的疾病，而是从胎儿时期就开始发生发展的，将会持续影响女性一生的健康。尽管生育是 PCOS 患者治疗的一个重要内容和必经阶段，但无生育要求的 PCOS 患者是一个更大的人群，需要进行长期随访和治疗，从而预防 PCOS 的远期并发症。随着疾病谱的改变，人们对于健康的需求不满足于治疗疾病，更提前至对疾病的防控。因此，对于多囊卵巢综合征高危因素人群进行初筛与长期规范化管理逐渐被提上日程。

PCOS 是由遗传和环境因素相互作用而产生的复杂疾病。遗传因素包括多个易感性基因以及女性发育过程中宫内环境变化引起基因组修饰的表观遗传学改变；而环境因素则包括饮食结构、生活方式及不同时期激素暴露等。

青春期前是 PCOS 患者最早开始显现其特征的阶段，性毛早现是第一个临床征象。青春期是 PCOS 特征发展较明显的阶段，而由于 PCOS 的主要临床特征与青春期的生理变化十分相似，症状和体征具有多样性和异质性，故青春期 PCOS 诊断往往滞后，临床大部分患者常追述其症状起源于青春期早期，因此，判别有发生 PCOS 风险的青春期少女，并在疾病发生或发展之前及时进行筛查与积极干预，可能是防止这一综合征发生及其带来远期并发症的最有效方法。

育龄期 PCOS 增加了对生殖的影响。PCOS 患者总体上生育力较低，其原因包括：①无排卵致 PCOS 女性不能妊娠；②高胰岛素血症和卵巢的多囊性改变致自然流产率高；③PCOS 患者妊娠后发生妊娠期并发症的比例较高，致早产、围生期死亡率均增加。因此，需要在孕前、产前和产时加强对 PCOS 患者的监护以降低这些危险。对于生育后的 PCOS 患者，除纠正内分泌紊乱、调节月经周期之外，重点还在于筛查由 PCOS 引起的代谢异常，如代谢紊乱、糖尿病、心血管疾病，并预防长期无排卵导致的子宫内膜病变。

对于 PCOS 患者所生育的女童，鉴于其胚胎时期暴露于宫内高雄激素环境的可能性及 PCOS 发病具有的家族遗传性，及早筛查出其中 PCOS 的高危人群，进行宣教与早期干预，有利于预防 PCOS 患者所生育女童的发生 PCOS 并改善其远期并发症。

PCOS 是贯穿患者一生的慢性病，参照学术共识指南和循证医学证据，对 PCOS 患者进行多学科的长期管理是必要的。本章针对 PCOS 高危因素、初筛指标及技术手段，结合笔者临床实践中的慢病管理经验，就 PCOS 初筛及高危因素人群管理进行阐述。

第一节　多囊卵巢综合征高危因素

一、遗传因素

PCOS 是一种复杂性遗传病，与单基因疾病不同，遗传因素在发病方面并不起决定作用，需在环境和营养等外界因素作用下才会发病，至今仍没有研究明确证明何种基因与 PCOS 遗传直接相关。仅临床观察发现，存在 PCOS、肥胖、糖尿病、高血压、男性秃顶家族史的女性患 PCOS 的风险增加，提示该病与遗传因素有关。已知与 PCOS

发病易感性相关的基因有以下三类：①影响雄激素生成及作用的基因：芳香化酶（CYPl9）基因、细胞色素450C羟化酶（CYP21）基因、性激素结合球蛋白（SHBG）基因、雄激素受体（AR）基因；②与胰岛素敏感性相关的基因：胰岛素受体（INSR）基因、胰岛素受体底物（IRS）基因；③慢性炎症相关基因：研究发现在中国的PCOS患者中存在着慢性非特异性炎症，这些炎症与IR、BMI及甘油三酯代谢直接相关。

二、环境因素

饮食结构、生活方式及不同时期激素暴露等相关环境因素均与PCOS发病具有一定相关性。

（一）饮食结构与生活方式

临床上并非所有患PCOS的单卵双胎的同胞均患此病，提示有非遗传因素的作用。研究发现PCOS的发生率和病理生理表型具有明显的种族差异性，这种差异性可能与饮食、生活方式等环境因素相关。饮食在性激素代谢方面发挥着重要的调节作用，Franks Stl提出营养可影响PCOS的临床和生化表型，有研究指出高脂低纤维素饮食与雄激素水平相关；青春期患有营养失衡等饮食障碍的女性常发生PCOS；部分患者饮食过多、缺乏运动而导致肥胖，将进一步引起甚至加重PCOS的发生发展。

（二）肥胖

肥胖既是PCOS的一种临床表现，又是导致PCOS的一个高危因素。肥胖与青春期PCOS的发生、发展及转归呈正相关，青春期体重过度增加可致各种潜在的IR和代偿性高胰岛素血症。流行病学资料显示，随着儿童期和青春期肥胖发生率的增高，青春期PCOS的发生率也有所增高。肥胖诱导的IR和继发的高胰岛素血症是影响PCOS的独立因素。张亚杰等研究发现，肥胖与非肥胖PCOS患者在内分泌、代谢方面存在差异，并指出这种差异造成临床表现的异质性，可能是PCOS早期发病的重要机制。

流行病学调查结果显示，正常体重女性PCOS发生率仅为5%，而PCOS患者约30%合并肥胖。肥胖一般发生于PCOS发病前或PCOS发病早期，提示肥胖可能在PCOS发病机制中发挥重要作用。文献报道，肥胖型PCOS患者比非肥胖型PCOS患者存在更严重的内分泌及代谢紊乱。生活方式的改变，如加强运动锻炼、减肥、改善饮食结构等，可改善PCOS患者胰岛素抵抗状态及高雄激素血症（HA），从而明显减轻该病患者的相关症状，改善其代谢异常，促进排卵周期规律，甚至可使PCOS患者成功自然妊娠。

（三）环境内分泌干扰物

暴露在高水平雄激素环境中的女性卵巢，可能出现卵泡生成障碍。人类生存环境的恶化，尤其是环境内分泌干扰物（EED）对女性PCOS影响较为明显。EED是环境中持续存在的一类可影响女性个体激素代谢，并产生不良反应的外源性物质，也称为激素类似物，如双酚A和二噁英等。大气中直径≥2.5μm可被肺吸入的颗粒物（PM2.5），也可能引起个体发生IR、脂肪炎症反应和内脏肥胖，也是导致PCOS发生的相关环境因素。

近年来双酚A作为一次性塑料杯及装修材料中常用的化学原料，成为致生殖毒性物质的研究热点。黄卫娟等分析了108例PCOS患者的21个环境因素，发现使用一次性塑料杯喝水、居住地或工作地有装修史，是PCOS发病的高危因素。这是因为双酚A在遇高温或遭到腐蚀时可分解释放，进入机体后与细胞内雌激素受体结合，通过多种机制产生雌激素或抗雌激素作用，从而干扰内分泌系统。其致生殖毒性的主要致病机制如下：①作用于下丘脑—垂体—性腺轴各环节；②引起睾酮羟基化代谢失衡；③打破机体内雌激素和雄激素间的平衡；④致胰岛素抵抗。

（四）不同时期激素暴露

1. 胚胎期　研究报道，PCOS病变起始于胚胎期。21-羟化酶缺陷症导致的肾上腺增生患者，以及先天性雄性化肾上腺肿瘤患者在胚胎时期，可在宫内暴露于高雄激素，即使经相关治疗后，雄激素水平恢复正常，成年后，若为女性患儿，则仍然可能表现出一系列PCOS的典型症状，如功能性卵巢高雄激素及黄体生成素（LH）高分泌，排卵障碍与卵巢多囊改变，同时往往还伴有中心性肥胖和胰岛素抵抗症状。Franks SE研究表明,恒河猴在胎儿期若处于高雄激素环境,出生后患 PCOS 的概率大大提高。Abbott DH 等实验证实,暴露于雄激素过多环境的雌性动物到成年易出现 PCOS。另外,Sir-Petermann T 等指出胎儿暴露于过量雄激素环境下,可能导致胎儿男性化、永久改变 LH 分泌模式及降低胰岛素的敏感性。由此可见,胚胎时期暴露于高雄激素的女性患儿,可能出现一系列内分泌及生殖功能改变,而最终导致 PCOS。

2. 幼儿期　幼儿期激素暴露研究发现,低出生体重儿在其早期生长赶超阶段,导致早期胰岛素抵抗状态发生,可能进而导致其性早熟及青少年时期的高雄激素症状,最终导致成年女性发生 PCOS。

胎儿起源学说包括宫内发育迟缓(IUGR)和低出生体重(LBW)。胎儿的生长调控着肾上腺皮质机能的初现,IUGR 和 LBW 引起随后的快速生长将导致肾上腺皮质机能初现提前,增加了肾上腺和卵巢的雄激素合成,导致雄激素水平明显升高。升高的雄激素可能异常启动患者下丘脑—垂体—卵巢轴功能的改变,出现 IR 及多囊性卵巢等病理改变。IUGR 可使出生体重降低,对于 LBW 儿童,由于宫内营养不良,胎儿为保证在营养缺乏的环境中存活,其体内出现高胰岛素血症,同时影响胰岛 B 细胞的功能和结构,使其分泌胰岛素的能力受限,胰岛素敏感性也降低。出生之后即使营养充足,这种变化仍持续存在,机体需分泌更多的胰岛素以补偿胰岛素敏感性的降低,从而使高胰岛素血症持续于儿童期,并于青春期逐渐加重;同时出生后的高热量营养导致了其代谢和内分泌的紊乱,出现“少女综合征”,以 LBW、高胰岛素血症、脂质和脂蛋白组成异常、体重正常及肾上腺功能早现后的无排卵、HA 和多囊卵巢为特征。研究显示,与正常出生体质量儿相比,LBW 儿童胰岛素敏感性下降和心血管疾病的发病率增高,其成年后的排卵率也明显降低。有 LBW 史的人群不仅肾上腺皮质机能初现提前的发病率增高,且 PCOS、高胰岛素血症的发病率也有所增加。由此可推断,IUGR 和 LBW 可能是 PCOS 形成的早期危险因素。

3. 儿童期　性早熟是青少年发生 PCOS 的早期征象之一,包括阴毛初现提前(precocious pubarche,PP)和肾上腺皮质机能初现提前(prematual adrenarche,PA)。PP 指在 8 岁之前耻骨联合区出现毛发生长,依赖于肾上腺分泌雄激素的水平。典型的阴毛初现是在青春期后伴随着雌激素水平的升高而出现,而 PP 的出现则由于体内雄激素水平异常增高而导致,统计表明 65%~85% 的 HA 患者为 PCOS 患者。付玉玲等通过动物实验表明 PP 可能是 PCOS 的发病原因;而彭艳等研究发现 PP 的患者有 15%~20% 发展为 PCOS。PA 指 8 岁以前出现阴毛和肾上腺雄激素水平升高,并排除真正青春期和肾上腺皮质功能异常。肾上腺皮质功能早现除发生在“少女综合征”的 LBW 儿童外,部分出生体重正常者也可出现,其主要特征与 PCOS 相似,如月经稀发或闭经、肥胖、多毛、黑棘皮症、高胰岛素血症和胰岛素抵抗等。PP 可以是 PA 过程中的一部分表现,也可独立存在。

4. 青春期　发育亢进学说认为,PCOS 可能是青春期的延续和扩大,称为“超青春期”或“青春期亢进”。青春期由于生长激素(growth hormone,GH)的分泌增多,降低了外周组织对胰岛素的敏感性,刺激胰岛素水平上升,存在生理性的 IR,在某些条件下转变为病理性 IR,持续到成年期,成为 PCOS 发病的中心环节。

青春期 PCOS 患者主要临床特征与青春期的生理变化存在许多相似之处,如:①月经初潮 1~3 年内大多无排卵周期,随着下丘脑—垂体—性腺轴逐渐发育成熟,在青春期晚期建立排卵功能。②IR 及代偿性高胰岛素血症的存在,正常青春期少女出现生理性的 IR,但糖耐量试验基本正常;而青春期 PCOS 患者不仅有 IR,多数还存在糖耐量异常。③雄激素分泌增多及高雄激素血症(HA)的存在,正常青春期少女痤疮主要散在分布于面部,毛发主要包括阴毛、腋毛等,而青春期 PCOS 患者痤疮的发生率明显升高,除面部较密集外,胸背部也较常见,常伴有皮肤粗糙、毛孔粗大等,多毛发生率也较正常青春期女性高,以性毛浓密、粗硬而长、着色深为主,尤其是阴毛,呈男性化分布,也分布于面部口周、乳周、下颌、脐下正中线、耻骨上、大腿根部、四肢等部位。④卵巢形态可见到多囊性改变，但小卵泡数目不如 PCOS 多，而且随着日后排卵的发生，小卵泡会日渐减少。⑤LH 分泌量增加，使 LH/FSH 比值由 <1 转变为 >1。据此推测 PCOS 可能是青春期发育的病理性亢进。

三、精神和心理因素

Shi 等荟萃分析结果表明，PCOS 患者的心理健康问题、情绪问题（抑郁、紧张及忧虑）等评分，均低于健康女性，而这些社会心理因素，可能通过影响其生活行为，如暴饮暴食、酗酒等，导致肥胖加重，扰乱内分泌系统功能，促使 PCOS 临床症状恶化。长期焦虑、抑郁、悲伤、自尊心受挫、压抑等负面情绪，一方面导致肾上腺皮质激素分泌增加，使机体处于急性或慢性应激状态，一旦肾上腺皮质激素分泌急剧或持续增加，可导致机体血糖剧增，出现高胰岛素血症或胰岛素抵抗，成为 PCOS 的发病基础；另一方面，长期精神紧张、压抑等，可直接压制性腺轴，导致性腺轴节律及卵巢功能紊乱。妊娠期不良情绪影响及妊娠期疾病等，也可对 PCOS 的发病产生影响。

四、药物因素

某些药物，如丙戊酸等可导致 PCOS 的发生。赵红艳等学者认为，随着服用抗癫痫药物时间的延长，女性癫痫患者有可能发生 PCOS。癫痫妇女是易罹患 PCOS 的特殊亚群。在这个亚群中，PCOS 发生率约为 26%，筛查这些妇女的生殖内分泌失调是必要的。

第二节　多囊卵巢综合征初筛

一、多囊卵巢综合征的初筛人群

PCOS 病因复杂，确切病因尚不清楚，PCOS 可能由遗传因素、环境因素、心理因素等相互作用所引起。故针对不同时期 PCOS 发病的危险因素，及早筛选出 PCOS 高危人群，进行早期干预，有利于预防 PCOS 的发生并改善其远期并发症。

下文按照年龄阶段分别阐述可能的 PCOS 临床筛选指标，作为临床医生追溯病史的依据。

1. 婴幼儿期　①胚胎时期暴露于高雄激素的女婴；②胎儿时生长受限、出生后快速生长或过高出生体质量儿；③家族史，包括 PCOS、男性秃顶、糖尿病、高血压、肥胖。

2. 儿童期　①阴毛初现提前（PP）和肾上腺皮质机能初现提前（PA）的女童；②体重超过同性别、同年龄健康儿或同身高健康儿平均体重的 2 个标准差；③不良饮食生活方式，如长期高脂饮食、缺乏运动；④家族史，包括 PCOS、男性秃顶、糖尿病、高血压、肥胖。

3. 青春期　①月经初潮提早；②月经稀发或闭经；③痤疮；④超重或肥胖；⑤多毛；⑥黑棘皮症；⑦持续无排卵；⑧不同疾病情况下高胰岛素血症，包括胰岛素受体的基因缺陷、先天性脂质营养失调基因缺陷、因患糖原积累性疾病而接受高剂量口服葡萄糖治疗和 1 型糖尿病者；⑨不良饮食生活方式，如长期暴饮暴食，缺乏运动；⑩长期焦虑、抑郁、悲伤、自尊心受挫、压抑等负面情绪，存在睡眠障碍；⑪长期服药史，如丙戊酸；⑫家族史，包括 PCOS、男性秃顶、糖尿病、高血压、肥胖。

4. 育龄期　①月经稀发或闭经；②不孕；③痤疮；④超重或肥胖；⑤多毛；⑥黑棘皮症；⑦持续无排卵；⑧不同疾病情况下高胰岛素血症，包括胰岛素受体的基因缺陷、先天性脂质营养失调基因缺陷、因患糖原积累性疾病而接受高剂量口服葡萄糖治疗和 1 型糖尿病者；⑨不良饮食生活方式，如长期暴饮暴食、长期不吃早餐、酗酒、缺乏运动；⑩长期焦虑、抑郁、悲伤、自尊心受挫、压抑等负面情绪，存在睡眠障碍；⑪长期服药史，如丙戊酸；⑫家族史，包括 PCOS、男性秃顶、糖尿病、高血压、肥胖。

二、多囊卵巢综合征的初筛方法

PCOS 的病理生理可起源于青春期甚至胎儿期，虽然对 PCOS 的具体高危因素的认识尚不够充分，但普遍认为各因素相互联系，相互影响，共同作用于 PCOS 的发生、发展。医生应重视对 PCOS 高危人群的筛查，详细了解具有上述高危因素群体的病史资料。婴幼儿期或儿童期的高危人群应密切关注其生殖内分泌的变化,及早予以生活方式的干预;青春期其及育龄期的高危人群应进行全面筛查,常规行血激素及超声检查。因PCOS近远期危害大,且可以持续终身,漏诊会给患者造成遗憾。但也要严格掌握指征,充分识别青春期生理变化、慢性无排卵、神经性厌食和单纯性肥胖、其他疾病或服用药物等问题,避免过度诊断,造成患者精神上的恐慌和压力。

(一)多囊卵巢综合征初筛的临床手段

1. 体质指数(BMI)的测量

(1)体重测量方法:要求检查前保持空腹,排空大小便,站在校准后的体重秤中央,身体保持立正姿势不动,双手自然下垂,检查者读取体重秤的数值,数值精确到 0.1kg。

(2)身高测量方法:脱去鞋帽,以立正的姿势站立在身高坐高计的踏板上,保持眼耳平面与站立的踏板平面平行,将水平压板轻压在头顶,然后检查者读取数值,测试值精确到 0.5cm。

(3)BMI 计算公式与分级:BMI = 体重(kg)/身高^2(m^2),依据中国标准:BMI<18.5kg/m^2 为低体重;18.5~23.9kg/m^2 属于正常;24~28kg/m^2 为超重;≥28kg/m^2 为肥胖。

2. 焦虑症状的评定　见表 43-1。

表 43-1　焦虑自评量表

填表注意事项:下面有二十道题,每一题后有四个表格,分别表示:1. 没有或很少时间;2. 少部分时间;3. 相当多时间;4. 绝大部分时间或全部时间。标准分大于 50 分为有焦虑,50 分以下无焦虑,50~59 为轻微至轻度抑郁;60~69 为中度至重度抑郁;70 以上为重度焦虑,分数越高,则焦虑程度就越高。

1	我觉得并平常容易紧张和着急	1	2	3	4
2	我无缘无故地感到害怕				
3	我容易心里烦乱或觉得惊恐				
4	我觉得我可能将要发疯				
5	我觉得一切都不好,会发生什么不幸				
6	我手脚发抖打颤				
7	我因为头痛、头颈痛和背痛而苦恼				
8	我感觉容易衰弱和疲乏				
9	我觉得心烦,不能安静坐着				
10	我觉得心跳得很快				
11	我因为一阵阵头晕而苦恼				
12	我有晕倒发作或觉得要晕倒似的				
13	我觉得憋气,呼吸不畅				
14	我手脚麻木和刺痛				
15	我因为胃痛和消化不良而苦恼				
16	我常常要小便				
17	我的手常常是潮湿的				
18	我脸红发热				
19	我不易入睡,并且一夜睡得都不好				
20	我做噩梦				

3. 生活习惯的评定

（1）睡眠质量：采用匹斯堡睡眠质量指数量表（Pittsburgh sleep quality index, PSQI），该量表用于评定最近 1 个月的睡眠质量，由 18 个条目组成 7 个成分，每个成分按 0~3 等级计分，累计各成分得分为 PSQI 总分，总分范围 0~21 分，得分越高睡眠质量越差，其中 PSQI 总分 <7 分说明睡眠质量好；PSQI 总分 ≥7 分提示睡眠质量差。

（2）运动习惯（主要指有氧运动）：①"从不"：从来不进行体育锻炼；②"偶尔"：<3 次 / 周，每次 <30 分钟；③"经常"：≥3 次 / 周，每次 >30 分钟；④"每天"：每次 >30 分钟。

（3）吸烟（每天至少一支，持续六个月以上）：①"偶尔"：吸烟量 ≤7 支 / 周；②"经常"：吸烟量 >7 支 / 周。

（4）饮酒（指饮用白酒每周至少一次，持续半年以上）：①"偶尔"：饮酒量 ≤100ml/d；②"经常"：饮酒量 >100ml/d。

4. 多毛的评定（Ferriman-Gallwey 评分表）

（1）上唇：外侧毛少许计"1"分；外侧小胡须计"2"分；胡须从外侧向内延伸未达中"3"分；胡须延伸至中线计"4"分。

（2）下唇：少许散在的毛计"1"分；分散的毛、有小积聚计"2"分；完全覆盖，轻计"3"分；完全覆盖，重计"4"分。

（3）胸：乳晕周围的毛计"1"分；另加中线的毛计"2"分；乳晕加中线两个区域融合覆盖 3/4 计"3"分；完全覆盖计"4"分。

（4）背上部：少许散在的毛计"1"分；较多但仍分散计"2"分；完全覆盖，轻计"3"分；完全覆盖，重计"4"分。

（5）背下部：背下部一簇毛计"1"分；一些横向延伸计"2"分；覆盖 3/4 计"3"分；完全覆盖计"4"分。

（6）上腹部：少许中线毛计"1"分；较多但仍在中线计"2"分；覆盖一半计"3"分；完全覆盖计"4"分。

（7）下腹部：少许中线毛计"1"分；一条中线毛计"2"分；一条带状中线毛计"3"分；倒 V 型生长计"4"分。

（8）上臂部：生长稀疏未超过表面计"1"分；较多但未完全覆盖计"2"分；完全覆盖，少计"3"分；完全覆盖，重计"4"分。

（9）大腿部：生长稀疏未超过表面 1/4 计"1"分；较多但未完全覆盖计"2"分；完全覆盖，少计"3"分；完全覆盖，重计"4"分。

5. 痤疮的评定（Pillsbury 分级法）　无痤疮计"0"分；痤疮 ≥2mm，面部或躯干 <10 个计"1"分；痤疮 10~20 个计"2"分；痤疮 >20 个或脓疱 <20 个计"3"分；脓疱 ≥20 个计"4"分；炎性皮损 ≥5mm 计"5"分。

（二）血清学指标的检测

月经规律者于卵泡早期，月经稀发或闭经者治疗用药前抽清晨空腹血，测定血清催乳素（PRL）、黄体生成素（LH）、促卵泡生成素（FSH）、雌二醇（E_2）、睾酮（T）、空腹胰岛素、空腹血糖、性激素结合球蛋白（SHBG）、促甲状腺激素（TSH）。

（三）B 超检查

月经规律者于卵泡早期进行检查，月经稀发或闭经者随时或孕酮撤退性出血干净后第 3~5 天检查。

被检查者排空膀胱后，取膀胱截石位。已婚者经阴道超声扫描盆腔，未婚者经直肠超声扫描盆腔，检查内容：扫描子宫肌层回声、有无肿瘤，测量子宫长度、宽度、厚度，子宫内膜的厚度、形态、有无异常回声。测量卵巢的长度、宽度、厚度，以卵巢长轴扫描每侧卵巢，再用冠状切面扫描一遍复查，核对卵巢小卵泡数目，如小卵泡数目在 12 个以上，可诊断卵巢单侧或双侧多囊样改变（PCO）。

（四）多囊卵巢综合征初筛的基因指标

PCOS 的病因仍不清楚，但是大量的研究证明遗传因素在该疾病的发生过程中发挥着重要的作用。PCOS 有家族聚集现象，被推测为一种多基因病。随着分子遗传学的进展和分子诊断的兴起，近年来识别鉴定了许多 PCOS 易感基因，主要包括胰岛素作用相关基因［包括胰岛素基因、胰岛素受体基因（INSR）、胰岛素受体底物基因（IRS）、胰岛素样生长因子基因（IGF）、抵抗素基因、ENPP1 基因、脂联素基因、生长素基因等］、高雄激素相关基因[*CYP11a*基因、*CYP17*等位基因、*SHBG*基因启动子（TAAAA）n、*CYP19*、雄激素受体基因等]以及慢性炎症因子相关基因（肿瘤坏死因子及受体基因型、*IL-6*基因、*PAI-1*基因等多基因等）。然而遗憾的是，迄今为止没有一个可作为明确的致病基因。全基因组关联研究（GWAS）为人们提供了一种研究复杂疾病病因的方法，它可在患者全基因范围内检测出的单核苷酸多态性位点与对照范围组进行比较，找出所有的变异等位基因频率。目前一些研究在中国汉族女性人群中确定了一些新的位点，包括在染色体2p上的促性腺素基因（*LHCGR*和*LHR*）和在染色体9q上的*THADA*以及*DENND1A*上的位点，其中*THADA*和*DENND1A*位点在欧美高加索的PCOS人群中也得到了证实。尤其是最近对*DENND1A*的研究显示，*DENND1A.V2*亚型在PCOS卵巢卵泡膜细胞中高表达，通过调控CYP11A1和CYP17A1促进雄激素的合成，并且在PCOS患者的尿液中也检测到它的mRNA水平较正常人群明显升高，提示*DENND1A*是PCOS的易感基因之一。因此将来可以采用GWAS方法对PCOS高度相关基因进行筛选，实现对易感基因的早期发现并指导PCOS的筛查和早期诊断，对PCOS的发病检测、治疗以及风险评估提供理论支持。

第三节 多囊卵巢综合征高危因素人群的管理

一、高危人群建档

应为高危人群建立个人档案，详细记录、追踪干预治疗过程。

二、健康教育

制作PCOS相关知识的健康教育手册，免费发放给高危人群，确保其对疾病相关知识的认识来源安全可靠，而不是网络、广告等虚假信息；组织健康讲堂活动，针对不同文化水平的患者给予不同方式的授课，尽量使用通俗易懂的语言，避免专业术语；对于不同治疗阶段的患者发放相应的温馨提示卡，告知该阶段的治疗要点及注意事项。

三、个体化治疗方案制订

婴幼儿期及儿童期的高危人群，主要以健康教育为主，指导其建立良好的生活方式（健康饮食），详细记录追踪干预过程，并形成每半年一次的随访制度。

青春期的高危人群，除了健康教育，指导其良好的生活方式，有效减轻体重，指导健康饮食，合理运动，疏导心理外，还应依据其临床症状进行对症处理，比如月经失调可以给予激素周期治疗调整月经周期，针对高雄激素血症导致痤疮和多毛，可以应用含有降低雄激素作用的药物，使用3~6个周期，可重复应用。肥胖伴有代谢综合征的患者，不论是否诊断PCOS，均应进行治疗。

育龄期的高危人群，应指导其调整生活方式，如戒烟戒酒、调整饮食结构和能量摄入、合理的有氧运动，可有效减轻体重、降低心血管疾病患病风险。PCOS的一个重要影响是引起育龄妇女不孕，有研究显示，年龄越大不孕的风险也相应增加。因此，育龄夫妇应科学、合理安排家庭生育计划。

大量研究指出发育过程中宫内环境的变化可引起基因组表观遗传修饰的改变，导致基因异常表达，造成成年后的疾病。近年研究认为PCOS是一种胎源性疾病，胎儿暴露于宫内高雄环境是发展为PCOS的高危因素之一。动物实验表明，当雌性恒河猴子宫内暴露于雄激素环境（睾酮水平相当于雄性胎儿的水平）时，其成年时可出现PCOS的临床和生物学特征，表现为显著的黄体生成素（LH）分泌增多、异常的胰岛素分泌、肥胖（高胰岛素血症）、高雄激素及无排卵。以上这些发现同样在绵羊的研究中得以证实，给予怀孕母羊大剂量的睾酮可引起雌性幼崽LH分泌的增加和异常的卵巢周期。这两个孕期雄激素化的实验动物均显示增大的卵巢合并多个中等大小的窦卵泡。这些研究肯定了异常的LH和雄激素分泌、异常的月经周期和胰岛素活性及分泌是由于雌性胎儿暴露于较高水平的雄激素水平所造成的。而异常的 LH 分泌也提示了暴露于过量的雄激素可持续减弱甾体激素对下丘脑—垂体轴的负反馈调节，同时宫内高雄激素也导致不同组织对胰岛素敏感性的差异，即肝脏和肌肉组织对胰岛素抵抗，而脂肪组织对胰岛素敏感。实验诱导的孕期雄激素过多的实验动物研究提示，PCOS 是起源于青春期前的一个线性进程，并且遗传和环境的因素相互影响可以改变 PCOS 成年期的表型特征，导致 PCOS 异质的临床表现。有证据表明宫内胎儿营养不良可引起成年后的代谢综合征以及相关的心血管疾病。因此有人认为出生低体重也是发展为 PCOS 的高危因素，但由于相关的多项研究的结论并不一致，所以宫内营养不良与 PCOS 的关系仍存在争议。尽管 PCOS 是一个复杂的异质性疾病，但其临床和生物学特征可用卵巢雄激素产生的发育学起源解释。胎儿、青春期的雄激素过多会加重下丘脑—垂体对 LH 的控制，增加内脏脂肪分布，诱发胰岛素抵抗和无排卵，引起成年雄激素过多的临床表现。其他的遗传和环境因素可与之潜在的进程互相作用，修饰最终的表型，引起该综合征异质的特征。这样一个 PCOS 发育起源的病因有助于评估 PCOS 成年期的表型，改善代谢紊乱。

四、基于网络的干预方式

传统面对面干预在干预场所、个体的时间和交通等方面有一定的要求，因而在实际研究开展中受到了一定的限制。当今，信息技术的高速发展和使用已经被认为是慢性病管理和提高健康管理质量的核心。基于网络的干预也被证实与传统干预有类似或更优的干预效果，并克服了传统面对面行为干预的局限性。使用网络来实施对患者的咨询、访视可以克服患者在参加一对一咨询、访视时所受时间和地域上的限制，还特别适用于专业人员相对匮乏的基层医疗单位。可以通过多种技术形式实施生活方式干预，包括音频解说和网页文字辅导等。其中，移动设备软件、微信平台、电子邮件可发挥多种功能，如当个体超时上传体重、饮食或运动记录时，以上媒介可作为提醒工具，还可回答个体提问或根据日常记录给予反馈和建议，或作为提供干预信息的工具。监测的数据可以通过网页或电子信息终端传输给研究者或健康专业人员。基于网络的干预方法加强了个体与研究者及个体间的信息沟通，有利于提高患者健康管理依从性。2012 年，WHO 提出移动健康计划（mobile health, mHealth）：利用手机、患者监护设备及个人数字助理设备等无线电子设备进行医疗和公共健康管理工作。因此，在今后的研究中应充分发挥网络干预的优势。在未来的临床工作中将健康管理的理念和现代信息技术相结合，为实践健康管理的理念、提高我国人民健康水平提供一条新的有效途径。

（李 萍）

第四十四章

多囊卵巢综合征孕产期保健

多囊卵巢综合征（PCOS）是一类以高雄激素血症、胰岛素抵抗、卵巢多囊样改变、卵巢功能异常为特征的常见的妇科内分泌疾病，在育龄妇女中发病率约为6%~10%，据统计在有排卵障碍的不孕妇女中75%存在多囊卵巢综合征，多需借促排卵等助孕措施才能获得妊娠。该类患者妊娠本就不易，相当珍贵，但由于PCOS本身的胰岛素抵抗、黄体功能缺陷，妊娠后容易发生流产、早产、妊娠期高血压疾病、糖尿病等并发症，导致妊娠不良结局，故建议规范化管理。

一、孕前管理

多囊卵巢综合征患者排卵异常，常无法达到受孕条件而错失生育机会；即使有的患者可以顺利怀孕，也多因多囊卵巢综合征导致内分泌失调，无法提供胚胎早期发育时需要的营养物质而导致流产。因此，孕前管理尤为重要，孕前的管理主要从以下方面进行：

（一）自查

是否肥胖，通过计算体重指数（BMI），即体重（kg）除以身高（m）的平方，如>25kg/m²可定义为肥胖，另外，腰围除以臀围如果>0.80称"向心性肥胖"，除了对妊娠有影响，更易引起妊娠期高血压、妊娠期糖尿病等妊娠合并症。

（二）筛查代谢综合征相关项目

包括BMI、血压、OGTT、肝肾功能、血脂、尿常规、肝脏B超（排除非酒精性脂肪肝）。

（三）生活方式调整

1. 自我心理建设　了解肥胖的恶劣影响并理解减重对于怀孕的益处。

2. 饮食　PCOS患者孕前阶段饮食建议：

（1）BMI<25kg/m²者不进行饮食干预。

（2）BMI>25kg/m²者给予饮食干预，能量总摄入量≤1500kcal/d，采用低糖（44%）、高蛋白（26%）、低脂（30%）模式，其中多不饱和脂肪酸：饱和脂肪酸为2:1。

孕期PCOS患者饮食热量摄入不再限制，但仍要求孕妇保持低糖、低脂、高多不饱和脂肪酸/饱和脂肪酸比值，鼓励高蛋白饮食。

3. 运动　主张有氧锻炼（如慢跑、定量步行、游泳等）联合抗阻力训练（俯卧撑、杠铃、深蹲等），增加骨骼肌比例，提高基础代谢，要真正做到有利于健康的"减肥"，而不是不利于健康的"减弱"。拟通过减重改善中心性肥胖，力争孕前BMI<24，腹围<80cm。

（四）调整月经周期

1. 口服避孕药　可选择各种短效口服避孕药，其中，孕激素常规用法是在自然月经期或撤退性出血的第5天开始服用，每天1片，连续服用21天，停药约5天开始撤退性出血，撤退性出血第5天重新开始用药，或停药7天后重复启用。至少3~6个月，可重复使用。口服避孕药可纠正高雄激素血症，改善雄激素水平升高的临床表现。但需特别注意的是，PCOS患者是特殊人群，常存在糖、脂代谢紊乱，用药期间应监测血糖、血脂变化；对于青春期女性应用口服避孕药前应进行充分的知情同意；服药前需排除口服避孕药的禁忌证。

2. 孕激素　对无明显雄激素水平升高的临床和实验室表现，且无明显胰岛素抵抗的无排卵患者，可单独采用定期孕激素治疗，以周期性撤退性出血改善子宫内膜状态。常用的孕激素有醋酸甲羟孕酮、黄体酮、地屈孕酮等。常规用法是在月经周期后半期醋酸甲羟孕酮 6mg/d，或黄体酮 200mg/d，或地屈孕酮 10~20mg/d，每月 10 天，至少每两个月撤退性出血 1 次；撤退性出血也可以肌内注射黄体酮 5~7 天，如长期应用仍需肌内注射 10 天以上才能保护子宫内膜。

（五）高雄激素血症的治疗

各种短效口服避孕药均可用于高雄激素血症的治疗，以复方醋酸环丙孕酮为首选；其可通过抑制下丘脑—垂体 LH 分泌，而抑制卵泡膜细胞高水平雄激素的生成。通常，痤疮需治疗 3 个月，多毛需治疗 6 个月，但停药后雄激素水平升高的症状将恢复。

（六）胰岛素抵抗的治疗

二甲双胍适用于治疗肥胖或有胰岛素抵抗的患者。二甲双胍通过增强周围组织对葡萄糖的摄入、抑制肝糖原产生，并在受体后水平增强胰岛素敏感性、减少餐后胰岛素分泌，改善胰岛素抵抗，预防代谢综合征的发生。常规用法是：500mg，每天 2~3 次，治疗时每 3~6 个月复诊 1 次，了解月经和排卵恢复情况，有无不良反应，复查血清胰岛素水平。如果月经不恢复，仍须加用孕激素调经。二甲双胍为 B 类药，药品说明上并未将妊娠后妇女列为适应人群，妊娠后是否继续应用，需根据患者具体情况和内分泌科医生建议慎重决定。二甲双胍的副作用最常见的是胃肠道反应，如腹胀、恶心、呕吐及腹泻，这些症状为剂量依赖性的，2~3 周逐渐加至足量及餐中服用药物可减少副作用。严重的副作用是可能发生肾功能损害和乳酸性酸中毒，须定期复查肾功能。

（七）促排卵治疗

为促使无排卵的患者达到排卵及获得正常妊娠，常需进行促排卵治疗。

1. 一线促排卵治疗　枸橼酸氯米芬：从自然月经或撤退性出血（黄体酮 20mg/d，肌内注射 × 3 天）的第 5 天开始，50mg/d，共 5 天，如无排卵则每周期增加 50mg/d，直至 150mg/d。有满意排卵者不必增加剂量，如卵泡期长或黄体期短说明剂量可能低，可适当增加剂量；疗效判断可测试和记录 BBT，但为防止过多卵泡生长或观察确切

疗效也可采用经阴道或直肠 B 超监测卵泡发育。枸橼酸氯米芬具有弱的抗雌激素作用，可影响宫颈黏液，精子不宜生存与穿透；还可影响输卵管蠕动及子宫内膜发育，不利于胚胎着床，可于近排卵期适量加用戊酸雌二醇等天然雌激素；另外，枸橼酸氯米芬还可引起血管舒缩性潮热、腹部膨胀或不适、胸部疼痛、恶心和呕吐、头痛和视觉症状，偶有患者不能耐受此药。

2. 二线促排卵治疗

（1）促性腺激素：常用的促性腺激素为人绝经期促性腺激素（hMG）、高纯度 FSH（HP-FSH）和基因重组 FSH（γ-FSH）。适用于耐枸橼酸氯米芬的无排卵的不孕患者（已除外其他不孕原因）；具备盆腔超声及雌激素监测的技术条件，并具有治疗卵巢过度刺激综合征（OHSS）和减胎技术的医院。禁忌证包括：血 FSH 水平升高的卵巢性无排卵患者；无监测卵泡发育和排卵技术条件的医院。用法：低剂量逐渐递增的 FSH 方案和逐渐减少的方案。使用促性腺激素的并发症有：多胎妊娠、OHSS。故在使用促性腺激素的过程中，需要反复超声和雌激素水平监测。文献报道，直径 >16mm 的卵泡 ≥4 个时，发生多胎妊娠和 OHSS 的可能性增加，应取消该周期。

（2）腹腔镜下卵巢打孔术（LOD）：主要用于枸橼酸氯米芬抵抗、因其他疾病需腹腔镜检查盆腔、随诊条件差、不能进行促性腺激素治疗监测者，建议选择体重指数（BMI）≤34kg/m^2、LH>10U/L、游离睾酮水平高的患者为治疗对象。LOD 的促排卵机制为，破坏产生雄激素的卵巢间质，间接调节垂体—卵巢轴，使血清 LH 及睾酮水平下降，增加妊娠机会，并可能降低流产的危险。LOD 可能出现的问题，有治疗无效、盆腔粘连、卵巢功能低下。

3. 体外受精—胚胎移植

（1）适应证：以上方法促排卵治疗失败的患者。

（2）机制：通过促性腺激素释放激素降调节垂体，抑制内源性 FSH 和 LH 分泌，降低高水平 LH 的不良作用，改善卵巢对 hMG 或 FSH 的反应。

（3）可能出现的问题及解决方法：获得的卵

子数多、质量不佳、成功率低、OHSS 发生率高,解决方法是取卵受精后可不在本周期雌激素水平高时移植胚胎,冷冻保存后在下个自然周期移植,或行未成熟卵母细胞的体外成熟。

二、孕期保健管理

(一)早孕(IVF)保胎原则

试管婴儿助孕的患者需要使用黄体酮进行黄体支持,胚胎移植 2 周后测血清人绒毛膜促性腺激素(hCG)水平确定有没有妊娠,移植 4~5 周后行阴道超声检查确定是否宫内妊娠。尽量避免多胎妊娠,杜绝三胎及以上妊娠,孕期定期检查,防治并发症,预防自然流产。

(二)胎儿宫内监测要点

1. 妊娠早期　行妇科检查确定子宫大小及是否与孕周相符;B 超检查在妊娠第 5 周见到妊娠囊;妊娠 6 周时,可见到胚芽及原始心管搏动;妊娠 9~13^{+6} 周 B 超测胎儿颈项透明层(NT)和胎儿发育情况。

2. 妊娠中期　借助手测宫底高度或尺测子宫长度和腹围,判断胎儿大小及是否与孕周相符;监测胎心率;B 超检测胎头发育、结构异常的筛查与诊断;胎儿染色体异常的筛查与诊断。

3. 妊娠晚期

(1)胎动计数:胎动监测是通过孕妇自测评价胎儿宫内情况最简便有效的方法之一,随着孕周的增加,胎动逐渐由弱变强,至足月妊娠时,胎动又因羊水量减少和空间减小而逐渐减弱。胎动计数≥6 次 /2 小时为正常,<6 次 /2 小时或减少 50% 者提示胎儿缺氧可能。

(2)超声监测胎儿血流:胎儿脐动静脉、大脑中动脉、静脉导管等血流的检测结果,可以综合判定胎儿宫内的供养状态和安危状况。国外许多研究显示胎儿大脑中动脉血流的测定异常,预示胎儿存在严重贫血等,值得国内同行进一步探讨。脐动静脉血流测定已在临床应用多年,随机对照试验表明应用脐动脉血流测定评估胎儿健康状况可以改善围产结局,而且文献荟萃分析也表明,脐动脉多普勒血流测定可以明确地减少围产儿死亡,SOGC 临床指南强调脐动脉多普勒血流

测定不应作为健康孕妇的筛查试验,因尚没有证据表明其在正常孕妇中有使用价值(I–A);怀疑有胎盘功能不良的孕妇(如怀疑 FGR 或胎盘病变),应进行脐动脉血流测定以评估胎儿胎盘循环(I–A)。脐动脉舒张末期血流降低、缺失或反流提示应加强胎儿监护或分娩。如果脐动脉舒张末期出现逆向血流者,因采用促胎肺成熟而需要延时分娩者,建议加强胎儿监护直到分娩(II–1B)。所以,今后在产科临床实践中,应学会使用相关胎儿监测的最新循证医学证据,以提高产科临床处理水平,进一步改善围产儿结局,同时减少不必要的医学干预。

(3)胎心监护:孕 26~28 周可开始监测,一般情况下,每周 1~2 次即可,若孕妇存在 1 型糖尿病、FGR、过期妊娠、重度子痫前期等情况,每周至少监护 2 次,若在监护过程中发现异常,应进行多种监护方式以证实,并持续监护至正常为止。

(三)孕期营养与体重管理

PCOS 患者孕期膳食干预原则:总量控制、科学搭配、少量多餐、合理运动。根据其体质量、血糖水平的变化,并监测胎儿发育情况,及时调整膳食量及膳食结构直至分娩。

(四)糖尿病的预防与管理

确切的证据证明,PCOS 与葡萄糖耐量(IGT)受损、T2DM 和妊娠糖尿病风险升高有关,约 50% 的 PCOS 患者因为胰岛素抵抗,同时存在代谢综合征,其罹患 2 型糖尿病的风险是非 PCOS 女性的 5~8 倍。肥胖的 PCOS IGT 达 31%~35%,T2DM 达 7.5%~10%。

生活方式干预是最有效的预防 PCOS 高危患者糖尿病风险的疗法。糖尿病预防项目临床试验表明,低脂饮食和锻炼使高危患者糖尿病风险降低约 60%。相比之下,二甲双胍单药治疗仅使糖尿病风险降低 31%。糖尿病预防项目队列研究 10 年随访分析显示,尽管生活方式干预和二甲双胍都可降低糖尿病风险,生活方式干预仍优于二甲双胍。循证医学综述表明,改变生活方式后,PCOS 妇女空腹胰岛素水平显著降低。二甲双胍也能够降低 PCOS 空腹胰岛素水平。目前还没有类似于糖尿病预防项目临床试验的研究专门对

PCOS 妇女进行评价。但是，有 IGT 的 PCOS 妇女，改变生活方式和（或）服用二甲双胍无疑将会有效降低 IGT 向 T2DM 的转化率。根据长期监测结果，没有证据表明 PCOS 患者进行重复口服葡萄糖耐量测试的最佳时间间隔，尽管内分泌协会推荐任意时间间隔为 3~5 年。目前，没有证据支持治疗 PCOS 患者糖尿病的区别。但是，考虑到二甲双胍对排卵的有益作用，降低 PCOS 妇女二甲双胍治疗的阈值可能是合理的。

1. 血糖标准

（1）正常：FBS<6.1mmol/L；OGTT 2 小时 Bs<7.8mmol/L；HbA1c<6.0%。

（2）IGT：FBS 6.1~6.9mmol/L；OGTT 2 小时 Bs 7.8~11.0mmol/L；HbA1c6.0%~6.4%。

（3）T2DM：FBS ≥ 7.0mmol/L；OGTT 2 小时 Bs 或随机 Bs ≥11.1mmol/L；HbA1c ≥6.5%。

2. 孕前除二甲双胍可作为口服降糖药外，其余都应停用，改为胰岛素。

（五）妊娠期高血压疾病的预防与管理

到目前为止，没有大型的纵向研究表明 PCOS 妇女心血管事件发病率和死亡率升高。但是，大量研究显示，心血管疾病替代标志物在 PCOS 妇女中比在 BMI 匹配的对照者中更为常见。流行病学研究显示，PCOS 妇女不良心血管事件风险升高，但是缺乏确切的前瞻性数据。越来越多的证明表明，胰岛素增敏剂可减轻 PCOS 患者血管内皮功能障碍。例如，二甲双胍（1.7g/d）能够改善血流介导的血管扩张，增加 PCOS 妇女血浆内皮素 -1 水平。而且，噻唑烷二酮类如罗格列酮和吡格列酮有相似的作用。一项小型的前瞻性随机研究表明，除了改善 PCOS 妇女胰岛素抵抗和雄激素增多症，二甲双胍（每次 850mg，每天 2 次）和吡格列酮（30mg/d）还能改善肱动脉血流介导的血管扩张。

1. 药物预防　预防妊娠期高血压疾病最主要的方法之一便是药物预防：一是让孕妇服用小剂量的阿司匹林。这一方法早在 20 世纪 70 年代开始便成为了人们预防妊娠期高血压疾病的重要方法。妊娠期高血压疾病会导致孕妇的血栓素和前列环素出现不平衡，从而给孕妇的身体造成不利的影响。阿司匹林的服用可以对血栓素和前列环素进行调节，并促使两者实现平衡。同时，阿司匹林还可以抑制抗凝血酶Ⅲ的作用，有效避免血液的高度凝结。二是有效利用维生素。维生素在预防妊娠期高血压疾病中也发挥着积极的作用。产科医生可以指导孕妇合理服用维生素，增强她们的疾病预防能力。维生素 E 和维生素 C 是预防妊娠期高血压疾病的重要药物。它们作为抗氧化剂，能够降低磷脂的氧化作用，从而实现对内皮细胞的有效保护和对先兆子痫的科学预防。外国研究者 Chappell 曾通过临产研究发现，服用维生素 E 和维生素 C 的被试者在先兆子痫的发生率上显著低于服用安慰剂的被试者。三是发挥硒制品的预防价值。硒制品在预防妊娠期高血压疾病中具有两个优势：一方面，硒制品可以增强个体免疫功能，可以降低脂质过氧化物的危害，对血管壁进行保护；另一方面，硒制品还可以满足孕妇对硒的需求。科学研究发现血液中低含量的硒是妊娠期高血压疾病出现的诱因。同时，个体在妊娠期对硒的需要较其他时期更大。为此，引导孕妇服用相应的硒制品，可以使孕妇血液中维持一定数量的硒，从而有效预防妊娠期高血压疾病的发生。

2. 养成良好的生活习惯　良好的生活习惯是预防妊娠期高血压疾病的关键。产科医生通过指导孕妇形成良好的生活习惯，能够增强她们预防疾病的能力。养成良好生活习惯要求孕妇控制好自己的情绪。紧张、冲动和大的情绪变化会严重影响孕妇的神经功能，从而导致妊娠期高血压疾病的出现。基于此，孕妇要注意休息与睡眠，调整好情绪，避免自己的情绪出现大幅度的变化。同时，孕妇的家人要给予孕妇更多的关心和帮助，避免生活应激事件的出现。这可以使孕妇拥有良好的情绪状态。除了管理好情绪，孕妇还需要进行必要饮食管理。合理的饮食能够实现孕妇的营养均衡，从而增强其预防妊娠期高血压疾病的能力。在进行饮食管理中，孕妇要重视蛋白质以及钙、硒、铁等微量元素的摄入。同时，孕妇还需要减少对脂肪和富含盐的食品的使用，从而使自己的营养结构更加趋于合理。

3. 控制体重 除了有效利用药物和养成良好生活习惯之外,孕妇在预防妊娠期高血压疾病中需要做好体质量的控制工作。研究发现肥胖是诱发疾病的重要因素,通过对肥胖的合理控制能够降低患上疾病的风险。为此,孕妇要正确认识到体育锻炼在妊娠期高血压疾病预防中的作用,进行适当锻炼活动。但是,孕妇的锻炼不宜过分激烈,可以选用骑自行车、体操等强度较小的锻炼方式,有效控制自身的体质量,增强自己的疾病预防能力。

(六)多胎妊娠的管理

PCOS 患者在孕前不要滥用罗米芬、人绝经期促性腺激素等促排卵药物,严格掌握适应证和禁忌证,选择性减胎治疗。

1. 多胎妊娠孕期营养 孕期应增加蛋白质摄入量,补充多种维生素及矿物质,适量限盐,每天比平时应多摄入 1672kJ 的热量。在孕 12 周后应每天补充铁剂 30mg、叶酸 300μg,以防止贫血的发生。

2. 选择性减胎术 通过 B 超检查在怀孕 40~50 天便可确认怀孕胎数,一旦发现 3 胎以上的多胎妊娠,即可在孕 8 周前施行减胎术。如发生致命性异常时,孕期任何时间应行减胎术。

3. 多胎妊娠产前检查 妊娠 10~12 周行 B 超检查,因多胎妊娠胎儿先天畸形的发生率较高,应在孕 18~26 周行超声产前诊断,在孕 20 周后每周测宫高、腹围及每 3 周测定 1 次脐动脉血流指数。妊娠 31~32 周每周行 NST 检查及胎儿生物物理评分,可每月测定宫颈管长度及胎儿纤维结合蛋白。

4. 多胎妊娠分娩期处理 多胎妊娠在孕期合理休息和积极治疗,大多数妊娠可达 34 孕周以上。多胎妊娠在孕 32 周后有任何不舒服症状时就应积极住院保胎等治疗,尽量延长孕周至 36 周以上。剖宫产可降低新生儿窒息率和围生儿死亡率,选择剖宫产作为多胎妊娠的分娩方式有逐年增加的趋势。

5. 多胎妊娠心理护理 调查表明,多胎妊娠的危害不仅表现在病理生理上,孕妇心理负担也很重。Berett 在问卷调查中发现绝大多数孕妇没有想到会怀孕双胎,表现出恐惧心理;70% 的双胎孕妇希望能和生育过双胎的父母见面,以取得他们的帮助和指导。多胎妊娠的孕妇随着孕龄的增长,产妇在产前、产时、产后的心理和情绪会产生动态的变化,所以心理护理要贯穿整个围产期。医护人员在做好医疗监护的同时要给予精神关怀、鼓励和安慰,应用丰富的专业知识减轻产妇及家属的精神压力。

三、哺乳期保健管理

(一)母乳喂养

PCOS 产妇建议母乳喂养 1~2 年,按需哺乳,母乳喂养能促进婴儿的生长发育,有利于预防产后出血,促进产妇身体恢复,增进母子感情等。世界卫生组织建议婴儿 6 个月内应纯母乳喂养,并在添加辅食的基础上持续母乳喂养到 2 岁甚至更长时间。

(二)哺乳期营养与体重管理

产后的膳食结构应以高蛋白、高维生素、低脂肪、低糖为主,荤素搭配,多吃一些新鲜水果和蔬菜。不要过度补充营养,以免造成脂肪堆积。根据《中国营养学会膳食指南之哺乳期妇女膳食指南》,哺乳期要做到:①增加富含优质蛋白质及维生素 A 的动物性食物和海产品,选用碘盐;②产褥期食物多样不过量,重视整个哺乳期营养;③愉悦心情,充足睡眠,促进乳汁分泌;④坚持哺乳,适度运动,逐步恢复适宜体质量;⑤忌烟酒,避免浓茶和咖啡。

PCOS 的产妇产后要注意控制体重,预防产后肥胖,因此,乳母除注意合理膳食外,还应适当运动和做产后健身操,并坚持母乳喂养,可促使产妇机体复原,逐步恢复适宜体重,同时有利于预防远期糖尿病、心血管疾病、乳腺癌等慢性非传染性疾病的发生。指南推荐:①产后 2 天开始做产褥期保健操;②产后 6 周开始规律有氧运动,如散步、慢跑等;③有氧运动从每天 15 分钟逐渐增加至每天 45 分钟,每周坚持 4~5 次。

(三)科学避孕

虽然 PCOS 及哺乳妇女的排卵会受到抑制,但也受到母乳喂养的程度、母亲个体差异等因素影响,哺乳期仍有排卵可能,产后哺乳妇女避孕方法选择的原则:首选非激素类方法[避孕套、宫内节育器(自然分娩3个月和剖宫产后半年放置)、绝育术],次选单纯孕激素类方法(短效口服避孕药、长效避孕针等),不得已可选择含雌激素类的避孕方法。

(四)产后随访

1. 产后42天进行一次全面检查,包括全身检查(血压、脉搏、血常规、尿常规、心肺功能以及产后运动情况)和盆底检查(妇科检查、阴道分泌物、外阴伤口愈合情况、盆底功能),建议自然分娩产妇产后盆底康复治疗预防阴道壁松弛,子宫脱垂等。

2. 合并妊娠期糖尿病产妇产后应继续监测血糖,糖尿病饮食,适当运动,产后2个月复查OGTT,正常者每年检查一次血糖,OGTT确诊糖尿病应转诊内分泌科治疗。

3. 合并妊娠期高血压疾病注意监测血压至产后3个月,低盐、低脂饮食,注意休息,保持睡眠充足,适当运动,控制体重,必要时降压治疗。

(方超英)

参考文献

1. 莫紫文,张应亮. 二甲双胍及饮食干预改善多囊卵巢综合征孕妇妊娠结局的效果. 广西医学, 2016, 38(3): 413-415.

2. Amer SA, Li TC, Cooke ID. Laparoscopic ovarian diathermy in women with polycystic ovarian syndrome: a retrospective study on the influence of the amount of energy used on the outcome. Hum Reprod, 2002, 17: 1046-1051.

3. Amer SA, Li TC, Ledger WL. Ovulation induction using laparoscopic ovarian drilling in women with polycystic ovarian syndrome: predictors of success. Hum Reprod, 2004, 19: 1719-1724.

4. 李英琴. 妊娠高血压综合征患者的休息与睡眠护理. 中国医疗前沿, 2008, 3(16): 123.

5. 陈红阳. 妊娠高血压综合征各期保健特点. 职业与健康, 2006, 22(21): 1879-1880.

6. 刘静,殷灯明,王华. 循证护理在多胎妊娠孕产妇围产期的应用. 实用临床医药杂志, 2011, 15(14): 121-124.

第四十五章

多囊卵巢综合征围绝经期前后的管理

多囊卵巢综合征是最常见的生殖内分泌性疾病，影响着 6%~10% 的女性。多囊卵巢综合征是一种终身性疾病，常于青春期时发病，并以肥胖、高雄激素血症、慢性无排卵和月经异常为主要特征。

PCOS 对机体的危害有近期和远期之分，近期危害主要表现为月经紊乱、肥胖、多毛、痤疮、不孕等，远期危害主要有妊娠期合并症、2 型糖尿病、心血管疾病及子宫内膜癌的风险增加。此外，PCOS 患者的肥胖、痤疮、多毛等临床表现也给其带来不同程度的精神心理障碍。2012 年 ESHRE/ASRM 专家共识提到，患者生殖障碍随年龄增长会越来越少，而代谢疾病随年龄增长会越来越多。较年轻的年龄主要表现为月经紊乱、多毛症、性健康和不孕不育。较年长的年龄表现为妊娠并发症、生活质量改变、心血管疾病风险、癌症风险等，需要多学科管理。

女性进入围绝经期阶段，由于卵巢功能衰退，雌激素水平下降会导致体内产生一些病理变化，极大地降低了生育后期及围绝经期妇女的生活质量。而 PCOS 患者发展为糖尿病、高血压、高血脂、代谢综合征和心血管疾病的危险比一般人群高，因此，对进入生育后期及围绝经期 PCOS 的妇女进行全面的生活方式调整和健康管理十分必要。

一、围绝经期前后 PCOS 的远期危害不容忽视

（一）雄激素过多与多囊卵巢综合征的远期并发症

高雄激素血症是 PCOS 重要的内分泌特征，

20%~26% 的 PCOS 患者伴有肾上腺源性雄激素（如 DHEAS）过多，其可以改变 P450c17α 的活性以及增加外周皮质醇的代谢，导致肾上腺皮质激素（ACTH）的负反馈调节障碍。

卵巢、肾上腺皮质以及相关的周围组织是循环血中雄激素的主要合成部位。据估计约 25% 的雄烯二酮和睾酮由卵巢产生，25% 由肾上腺产生，50% 由相关周围组织产生。卵巢雄激素的水平直至绝经期仍表现下降缓慢，并保持在相对稳定的水平。肾上腺雄激素的分泌与年龄相关，并且随着年龄的增长呈下降的趋势，但 PCOS 女性肾上腺分泌雄激素的能力在围绝经期时仍然保持相对稳定的较高水平。

1. 我国不同年龄的无论肥胖与否的 PCOS 患者，高雄激素血症发生率均较高。PCOS 女性的高雄激素血症可能会持续一生。一项 2007 年 10 月至 2011 年 9 月进行的大规模 PCOS 流行病学调查。入选了中国十个省和直辖市的 15 924 例中国汉族育龄妇女（19~45 岁），研究显示各年龄阶段的 PCOS 患者高雄激素血症发生率均较高。在年龄较轻（<25 岁）组和年龄较大组（>41 岁），高雄激素血症发生率 >90%，其他年龄组平均在 85% 以上。

2. 高雄激素表现型的 PCOS 患者代谢综合征比例较高，经年龄纠正后代谢综合征发生率高雄激素血症患者占 53.29%。一项研究报道，具有高雄激素血症的 PCOS 患者 645 例，非高雄激素血症的 PCOS 患者 417 例，其代谢综合征的发生率为 97.3% 及 2.7%，$P<0.05$。因此，高雄激素可能与其他危险因素相互影响，甚至是导火索。

绝经前 PCOS 妇女与非 PCOS 妇女相比，高

雄激素与代谢综合征有较强的相关性。PCOS 患者血清雄激素含量与代谢综合征发病相关。血清中睾酮（T）和雄烯二酮（A）含量是预测 PCOS 患者代谢风险的重要指标。

3. 高雄激素表现型的 PCOS 患者心血管疾病发生率增高。有研究分析了 390 例绝经后妇女患心血管病的风险，其中 PCOS 妇女患糖尿病、肥胖症和冠状动脉血管疾病的风险较高，且 5 年生存率较低。该研究还发现，绝经后妇女心血管疾病发生率的降低与 FT 水平呈正相关，且独立于 IR、腰围和肥胖。这些研究表明，绝经前长期雄激素过多是心血管疾病临床后果的独立危险因素。AR 存在于脂肪细胞中，睾酮对腹部皮下脂肪细胞有抗分解作用，还能选择性抑制儿茶酚胺诱导的脂肪分解。肥胖 PCOS 患者的生物活性睾酮水平与脂蛋白脂肪酶的活性呈负相关。雄激素过多可降低高密度脂蛋白，升高低密度脂蛋白。相反，氟他胺和 AR 阻断剂可改善血脂异常。这些雄激素过多的不利影响，易导致动脉粥样硬化的形成。虽然 IR 是 PCOS 患者血管功能障碍的主要机制，但年轻 PCOS 患者没有发现其他明确的心血管危险因素，只发现血管结构及功能的异常。此外，已证明，雄激素过多是年轻 PCOS 患者颈动脉内膜中层增厚的主要独立决定因素。肾素—血管紧张素—醛固酮系统的刺激可能是雄激素的作用机制。PCOS 患者肌肉血管床交感神经活动加强，这也可能增加其发生心血管疾病的危险。

4. 高雄激素表现型的 PCOS 患者胰岛素抵抗发生率增高。PCOS 患者高雄激素可导致胰岛素抵抗。直接机制是影响靶细胞利用胰岛素。女性雄激素过多可以导致脂肪细胞胰岛素抵抗，还可以使骨骼肌胰岛素抵抗，然后全身胰岛素敏感性下降；间接机制是雄激素影响脂代谢及体脂分布，高雄激素导致女性中心性肥胖。

虽然 PCOS 患者普遍存在 IR，尤其是合并肥胖症的患者，但有证据显示，过多的雄激素也与这个过程相关。高雄激素与胰岛素抵抗严重性具有相关性，过多的雄激素引起胰岛素抵抗，导致高胰岛素血症，形成雄激素—胰岛素—雄激素的一个自我延续的"恶性循环"。

（二）代谢异常与多囊卵巢综合征的远期并发症

代谢异常为 PCOS 患者在围绝经期发病的主要焦点，常表现为心血管疾病、脂代谢异常及肥胖的发生率增高。

PCOS 代谢综合征定义为腰围至少 88cm，葡萄糖耐量减低，血压高于 130/85mmHg，高密度脂蛋白（HDL）<1.3mmol/L，甘油三酯 >1.7mmol/L。总体而言，50% 的 PCOS 患者符合代谢综合征的标准，瘦型 PCOS 妇女很少符合标准，中央和整体脂肪量是 PCOS 中代谢风险最重要的预测指标。

1. 心血管疾病　PCOS 患者患心血管疾病的风险增加。冠状动脉钙化和超声心动图异常在 PCOS 中比对照组更常见，PCOS 患者冠状动脉心脏病和中风的风险提高了两倍。因此在诊断 PCOS 时应筛查代谢综合征的风险。

一项以 ≤45 岁的 PCOS 患者作为研究对象的研究结果表明，PCOS 患者亚临床动脉粥样硬化的发生率（7.2%）显著高于同龄的正常女性（0.7%）。Krentz 等的一个横断面调查结果表明，在非糖尿病绝经女性中，动脉粥样硬化性心血管疾病与 PCOS 表型相关。对于 45 岁以上 PCOS 患者，每 1~2 年，应做颈动脉斑块和内膜厚度检测，及时发现血管狭窄的病变。

PCOS 患者绝经后心肌梗死的发生率更是明显增高，为非 PCOS 患者的 7.1 倍。PCOS 表型是绝经女性发生心血管疾病的独立危险因素，有助于进一步行危险分层，且提示 PCOS 与心血管疾病密切相关。

2. 糖尿病　PCOS 患者患糖尿病的风险增加。1.5%~10% 的 PCOS 患者诊断为糖尿病，与对照组相比，其优势比为 4.4。在妇女中，PCOS 的诊断与糖尿病的早期发病有关，BMI 较高，表型更为严重。糖尿病前期定义为低于糖尿病阈值的血糖水平升高。在一般人群中，高达 70% 的糖尿病前患者将发展为糖尿病。在 PCOS 的 10%~36% 女性中发现葡萄糖耐量受损（IGT），与对照组相比，其优势比为 2.5。

在前瞻性研究中，随访期间葡萄糖耐量降低的最重要预测指标是肥胖。最近以人口为基础的芬兰研究报道了超重／肥胖和 PCOS 对风险的协同作用，而具有 PCOS 的正常体重妇女中，糖尿病的风险没有增加。该研究还支持，早期成年人体重增加可能是 PCOS 诊断及后期发展的重要诱发因素。作者得出结论，PCOS 超重／肥胖女性应该用 OGTT 进行筛选。与 OGTT 相比，HbA1c 对糖耐量异常和诊断敏感性较低，在 OGTT 期间，HbA1c 比空腹血糖或 2 小时葡萄糖更好地预测心血管疾病和总体死亡率。基于 PCOS 患者和非 PCOS 患者的代谢风险，建议 HbA1c 的截止值为 5.7%。关于 PCOS 中的 HbA1c 和心脏代谢风险的数据仍然很少，但是我们建议，对于超重和肥胖的 PCOS 和易患的患者，每年或两年一次筛查 HbA1c，是一个可行的方法。

研究报道，50%~60% 的 PCOS 患者存在胰岛素抵抗和高胰岛素血症。胰岛素抵抗（IR）是指各种原因使胰岛素促进葡萄糖摄取和利用的效率下降，机体代偿性的分泌过多胰岛素产生高胰岛素血症，以维持血糖的稳定。PCOS 患者的胰岛素抵抗发病原因目前尚未确定，可能与自身免疫或者炎症因子分泌失调有关。由于胰岛素抵抗患者体内的胰岛素代偿性分泌失调，由此引发的高胰岛素血症更容易引起 PCOS 患者肥胖、血压升高以及炎症因子分泌失调。

3. 血脂异常　血脂异常是 PCOS 患者的主要临床症状之一，主要表现为总胆固醇（TC）、三酰甘油（TG）、低密度脂蛋白（LDL）升高和高密度脂蛋白（HDL）降低。血脂异常增加了 PCOS 患者的心血管系统的危险性，据报道我国多囊卵巢综合征患者中血脂异常的发病率为 29% 左右。

Glintborg 等报道超过 70% 的新诊断为 PCOS 的女性患有血脂异常，10% 左右患有高血压。PCOS 中血脂异常和高血压的风险与 BMI 密切相关。在基于登记的研究中，PCOS 患者与对照组相比，血脂异常和高血压的诊断率增加了 3 倍，而降血脂的处方率则高出两倍。高血压和血脂异常的绝对风险可能被低估，在 PCOS 患者中，诊断为高血压少于 4%，诊断血脂异常少于 1%。

4. 超重或肥胖　75% 的 PCOS 患者超重或肥胖，PCOS 患者 ICD-10 诊断肥胖患病率为 13%~

16%，而对照组为 1.4%~3.7%。内脏脂肪组织可以通过全身双能 X 线吸收光谱扫描估计，但在日常诊所，腰部和 BMI 是 PCOS 中肥胖的良好指标。PCOS 中肥胖与代谢风险之间的紧密联系强调 PCOS 长期健康减肥的重要性。最近的研究和一项荟萃分析证实，PCOS 的减肥手术可使高体重减轻，增加胰岛素敏感性和改善排卵率。允许 BMI 超过 35kg/m² 的 PCOS 妇女成为合法的减肥手术适应证目前还有争议，由于 PCOS 本身是危险因素。在丹麦，实际上的 BMI 要求高于 50kg/m²。在减肥手术后 2 年内应避免怀孕，在年轻的妇女中必须谨慎。需要关于 PCOS 妇女肥胖手术成本和收益的长期数据。

（三）癌症与多囊卵巢综合征

1. 子宫内膜癌　Glintborg 研究认为在青春期到绝经期卵巢所分泌的雌、孕激素与各种类型的子宫内膜增殖及子宫内膜癌关系密切。在 PCOS 女性子宫内膜癌的发生和发展过程中，在绝经期前的主要原因是由于孕激素缺乏而受到单一雌激素的刺激所导致，而在绝经后主要是与 *p53* 基因的异常表达有关。PCOS 女性在围绝经期时，子宫内膜癌的发生率大大增高。在 40 岁以下的内膜癌患者中，大约 19%~25% 的患者患有 PCOS。患有 PCOS 的女孩，以后发生内膜癌的可能性是正常月经同龄妇女的 4 倍，应对 PCOS 患者常规行内膜筛查，明确内膜有无异常增生、癌前病变或内膜癌等。

在 PCOS 中，雄激素过多和无排卵周期的组合可能会影响与性激素相关的癌症的风险。胰岛素是重要的生长因子，胰岛素受体在癌细胞中过表达。因此，PCOS 中的胰岛素抵抗和高胰岛素血症可能是恶性疾病的独立危险因素。PCOS 中子宫内膜癌的风险增加通常由慢性排卵和孕激素缺乏引起。子宫内膜癌是欧洲妇女中第四常见的癌症，发病率正在上升。肥胖不是 PCOS 的诊断标准，但大多数女性超重，腰围可能大于健康女性。女性肥胖与激素相关恶性肿瘤密切相关，不仅包括绝经前子宫内膜癌，还包括胆道系统癌症和胰腺癌、多发性骨髓瘤和肾癌。PCOS 妇女的临床方案中应更警惕子宫内膜癌，应该对 PCOS 的超重妇女进行前瞻性的监测。Holm 等报道,经治疗后绝经前 PCOS 妇女没有增加子宫内膜癌的发病率,指出 PCOS 的重点和治疗可以降低子宫内膜癌的风险。

2. 其他类型癌症　PCOS 与其他癌症类型之间的联系并不明显。PCOS 患者的月经周期不规则与降低高级别浆液性卵巢癌的风险有关,而交界性浆液性卵巢肿瘤在从未接受口服避孕药和超重女性治疗的妇女中更常见。增加的睾酮和雌激素水平可能与乳腺肿瘤的风险增加相关,但是 meta 分析不能证明 PCOS 的乳腺肿瘤发病率增加。自身免疫活性增加与癌症风险增加有关,并且用二甲双胍进行胰岛素增敏治疗可能是减少 PCOS 中癌症风险的首选药物。

（四）多囊卵巢综合征与自身免疫、炎症和感染性疾病

炎症状态增加,雌激素/孕激素分泌不均衡或仍然未知的机制可能会损害 PCOS 的免疫功能。PCOS 患者的自身抗体分泌增加,这可以解释风湿性疾病和 1 型糖尿病的相对风险增加,但这些疾病的绝对风险仍然很低。可能类似的机制影响呼吸系统健康并增加 PCOS 患者哮喘的风险。哮喘患者的相对危险性为 PCOS 的 1.5~2.5 倍,近 20% 的 PCOS 患者服用了哮喘药物。多项研究报道,PCOS 患者中甲状腺自身抗体阳性率高,自身免疫性甲状腺炎风险增加。PCOS 与对照相比,甲状腺疾病增加了 3.6 倍,甲状腺药物处方增加了 3 倍。

据估计,10%~25% 的 PCOS 患者具有亚临床甲状腺功能减退。严重的甲状腺功能减退与胰岛素抵抗、血脂异常、体重增加、SHBG 水平降低、不排卵周期和不育有关。近期综述了亚临床甲状腺功能减退症对 PCOS 代谢风险的影响。具有 PCOS 和亚临床甲状腺功能减退的妇女具有较低的 HDL 水平,较高的甘油三酯和 HOMA-γ 水平,而低密度脂蛋白（LDL）、葡萄糖耐量、催乳素和 SHBG 水平不受影响。BMI 对代谢风险的改善作用尚未研究。Tagliaferri 等对 PCOS 患者根据 BMI 分组,发现无论瘦型和肥胖型,亚临床甲状腺功能减退的风险相似（14%）。在肥胖亚组,亚临床甲状腺功能减退与高胰岛素血症、脱氢表雄酮、皮质醇和 FG 评分水平较高有关,而促甲状腺激素（TSH）则与瘦型组中的腰臀比有关。这些发现支持 BMI 可能是关于亚临床甲状腺功能减退和代谢风险的重要调节因素,应在今后的研究中加以考虑。

（五）多囊卵巢综合征与卵巢功能储备

不排卵或排卵稀发是 PCOS 患者的常见症状,是造成患者不孕的主要原因之一,PCOS 占无排卵性不孕症的 75%。一般认为女性的卵巢储备功能随着年龄的增长而降低,女性生育潜能在 35 岁前无显著性改变,而 35 岁以后卵巢储备功能迅速下降,但是 PCOS 患者由于特有的卵巢体积、窦卵泡的数量,PCOS 的一些特征可能会随着年龄的改变而发生变化,PCOS 患者可能会出现更长的生殖寿命。

正常情况下成年女性随着年龄的不断增长,生育能力逐渐下降,这是因为卵巢储备功能随年龄增加不断下降,导致卵泡池中的卵泡不断耗竭、卵泡数目下降,≥40 岁年龄阶段的女性终生不孕的概率是 30~35 岁女性的 2 倍。但是以往的研究显示 PCOS 的一些特征可能会随着年龄的改变而改善,随着年龄的增长 PCOS 患者往往会失去一些 PCOS 不排卵的特性,研究显示 PCOS 患者可能会出现更长的生殖寿命。这一研究结论的理论基础是:PCOS 患者卵巢体积、窦卵泡的数量和其他卵巢储备标记物如抗米勒管激素 30 岁以后下降水平也明显低于正常妇女,因此 PCOS 患者在高龄以后可能还保持良好的卵巢储备功能。

Hudecova1 等认为 PCOS 人群的卵巢储备能力和生育能力可能优于一般人群。PCOS 的妇女有持续生育能力受到相关研究的支持:首先,由于排卵障碍,自发性怀孕的年龄晚于一般人群,同时绝经年龄也晚于一般人群。其次,和对照组相比,20 岁至绝经期的 PCOS 患者卵巢体积大和卵泡数量多,AMH 水平和对照组相比下降较慢。PCOS 患者的生育窗可能延长到 40 岁,但是 40 岁以后的 PCOS 患者卵巢储备功能明显下降,促排卵治疗效果欠佳,妊娠率低。

二、PCOS 患者长期管理可有效预防远期并发症

（一）PCOS 长期管理势在必行

PCOS 伴随女性一生，可进行性发展，不可治愈。PCOS 目前还无法自然痊愈，没有任何一种药物和制剂可以一劳永逸的治疗。PCOS 控制好与正常人无异，因此长期管理是治疗的关键。

一项平均为期（10.3±0.8）年（6~18 年）的长期随访研究 PCOS 长期管理对年轻女性代谢综合征的影响。37 例 PCOS 患者，基线平均年龄是19.8 岁，随访结束平均是 29.9 岁，16 例接受口服避孕药治疗 12~180 个月，21 例未接受口服避孕药治疗，长期随访各项体质测量参数及生化指标。结果显示口服避孕药治疗组显著改善体内脂肪分布、胰岛素抵抗及内分泌指标，对年轻无生育要求的患者口服避孕药可使月经规律，同时给予饮食指导，控制体重，控制代谢相关问题的出现。

（二）PCOS 长期管理是一个环环相扣的过程

1. 规范临床诊疗流程。
2. 监测临床治疗效果。
3. 优化整体预后。
4. 预防远期并发症。

（三）生育后期及围绝经期 PCOS 需要长期管理的内容

1. 生活方式管理　对 PCOS 患者是持续一生，是最基础、成本最低、最有利于患者的管理，是有益无害的管理。

（1）饮食结构和能量摄入调整：限制热量摄入和体重减轻，可恢复卵巢功能，恢复促性腺激素水平和雄激素代谢，使胰岛素敏感性升高，血清胰岛素水平下降。2011 年的 PCOS 论坛特别提到饮食对 PCOS 的重要性。无论国外指南还是国内专家共识均提倡 PCOS 患者无论是否有生育要求，首先均应进行生活方式调整，戒烟、戒酒、减轻体重至正常范围等基础治疗，从而减轻月经紊乱、多毛、痤疮等症状，改善胰岛素抵抗。PCOS 患者的治疗从近期而言，促使有生育要求患者排卵以达到正常妊娠；无生育要求患者达到月经周期、治疗多毛和痤疮、控制体重，从而阻止 PCOS 长期发展的不良后果，如糖尿病、高血压、高血脂和心血管疾病、子宫内膜癌等。

（2）运动：运动如果达到一定量的时间，可以减少 9%~30% 的胰岛素抵抗，体重减少4.5%~10%。改善胰岛素抵抗及对助孕药物的反应。Cochrane 队列研究认为，生活方式干预作为高雄激素血症、体重控制和胰岛素抵抗的基础治疗，生活方式干预可有效改善 PCOS 高雄状态。

（3）生活质量的管理：PCOS 妇女心理障碍的患病率增加。PCOS 的妇女，因为证据表明患病率和相关的合并症的增加，故心理问题较多。目前还不清楚是疾病本身或者它的表现，增加了心理问题的发生率（如肥胖、多毛、月经不调、不孕不育）。

2. 高雄激素血症管理　使用药物炔雌醇环丙孕酮片，降低雄激素，治疗多毛，痤疮长期治疗1~2 年。PCOS 长期抗雄激素管理的治疗建议：个体化，长期坚持，几种药物联合应用，口服避孕药长期治疗，定期随访监测和充分沟通。

以复方醋酸环丙孕酮（炔雌醇环丙孕酮片）为首选的避孕药（HCs），可通过抑制下丘脑—垂体 LH 分泌，而抑制卵泡膜细胞高水平雄激素生成。中国 PCOS 专家共识及 AES 指南均推荐短效口服避孕药（炔雌醇环丙孕酮片首选）可用于高雄激素血症的治疗，HCs 的疗程尚无明确标准。但须除外相关禁忌证，例如超过 160/100mmHg 的高血压，病程超过 20 年的糖尿病，有神经病变、视网膜病变或肾脏病变，抽烟超过每天 15 支等。HCs 的疗程尚无明确标准。但指南指出，已有证据表明 HCs 可以改善胰岛素敏感性，不增加糖尿病的发病风险，也不增加体重。在脂代谢方面，雌激素含量多的 HCs 可以提高高密度脂蛋白胆固醇水平，同时降低低密度脂蛋白胆固醇。

3. 胰岛素异常管理
（1）运动和饮食控制。
（2）胰岛素增敏剂

1）双胍类降糖药物：该类药物不通过刺激β-细胞而使胰岛素分泌增加而是通过抑制肠壁细胞来吸收葡萄糖，促进外周组织无氧糖酵解，从而促进胰岛素与胰岛素受体结合增加对葡萄糖的

摄取和利用,达到降低血浆中胰高血糖素水平,促进缓解高胰岛素血症。我国目前最常用的该类药物为二甲双胍。

2）噻唑烷二酮类药物（TZD）：该类药物是PPAR-γ特异性高亲和力配体,通过激活过氧化物酶扩增剂激活因子（PPAR）,增加葡萄糖转运载体GLUT的表达,促进葡萄糖转运,提高骨骼肌和脂肪细胞对葡萄糖吸收和降低肝糖的输出而提高细胞对胰岛素的敏感性,改善胰岛素抵抗状态,同时还能降低血浆中的游离脂肪酸,并且不会刺激胰岛素的分泌。这类化合物的代表物有曲格列酮、罗格列酮和吡格列酮。

3）新一代的胰岛素增敏剂。

4. 肥胖　多囊卵巢综合征各种并发症的发病率与PCOS中BMI增加有关。肥胖患病率增加,对PCOS的表型有重要影响。研究表明,较高的BMI是代谢综合征、子宫内膜癌和自身免疫性疾病的高风险因素。体重和内脏脂肪增加与胰岛素抵抗有关。减肥的生活方式管理有利于改善代谢疾病/综合征的相关指标。

5. 糖尿病　PCOS是发展为IGT和糖尿病的主要危险因素,肥胖（通过胰岛素抵抗放大）是PCOS发展为IGT和糖尿病的加剧因素。控制饮食习惯和生活方式是改善受孕力和预防糖尿病的第一选择。二甲双胍可用于IGT和糖尿病。

PCOS中患心血管疾病的风险增加与BMI密切相关。患有PCOS的妇女应在诊断后筛查代谢综合征的风险。测量HbA1c和体脂可能是区分具有高代谢风险的妇女的重要工具。筛查糖尿病和甲状腺疾病是PCOS诊断时常规评估的一部分,而甲状腺疾病前瞻性筛查的必要性等待未来的研究。

超重和肥胖的妇女需要每年度或半年度的糖尿病筛查,而对其他医学疾病的预期筛查的需求等待着未来的前瞻性研究。

6. 心血管疾病结局　终身代谢紊乱的PCOS妇女心血管疾病的风险增加,导致随年龄的增长,尤其是绝经后心血管事件发生风险增加。所有心血管疾病风险的替代指标（调整年龄和BMI）,在PCOS患者中较高,但仍不清楚这些标记与PCOS患者的心血管事件的关联。PCOS患者的血管内皮功能障碍与腹型肥胖和胰岛素抵抗相关。PCOS妇女与对照组相比,冠状动脉钙化与颈动脉内膜中层壁厚增加。在非糖尿病的卵巢完整的绝经后妇女,动脉粥样硬化性心血管疾病与PCOS的特点相关,如雄激素过多和月经不调史。

45岁以上的PCOS患者,每1~2年,应做颈动脉斑块和内膜厚度的检测,及时发现血管狭窄的病变。

7. 子宫内膜癌的风险　有中等量的数据支持PCOS妇女子宫内膜癌的风险增加2.7倍,95%的可信区间是1.0~7.3,大多数子宫内膜癌的分化和预后良好。特别是具有PCOS的肥胖妇女子宫内膜癌的风险增加。对PCOS患者常规内膜筛查,明确内膜有无异常增生、癌前病变或内膜癌等。

总之,对于PCOS患者进入生育后期及围绝经期,PCOS的妇女进行全面的生活方式调整和健康管理十分必要,主要有以下几方面的管理：

1. PCOS疾病伴随患者一生,远期风险和危害很大,需要重视长期管理问题。

2. 雄激素过多在PCOS的发生发展、临床表现和远期并发症中扮演着重要的角色,临床制订方案时要认真考虑。

3. PCOS人群的卵巢功能储备可能优于一般人群,PCOS患者的生育窗可能延长到40岁,但是40岁以后的PCOS患者卵巢储备功能明显下降。

4. PCOS中和心血管疾病的风险增加与BMI密切相关。患有PCOS的妇女应在诊断后筛查代谢综合征的风险。测量HbA1c和体脂可能是区分具有高代谢风险的妇女的重要工具。筛查糖尿病是PCOS诊断时常规评估的一部分。超重和肥胖的妇女需要每年度或半年度的糖尿病的筛查。

5. PCOS代谢综合征发病率增加,诊断PCOS应对患者筛查代谢综合征和甲状腺疾病。

（覃春荣　姚吉龙）

参 考 文 献

1. Azziz R, Carmina E, Dewailly D, et al. The Androgen Excess and PCOS Society criteria for the polycystic ovary syndrome: the complete task force report.

Fertil Steril, 2009, 91（2）: 456-488.

2. Fauser BC, Tarlatzis BC, Rebar RW, et al. Consensus on women's health aspects of polycystic ovary syndrome（PCOS）: the Amsterdam ESHRE/ASRM Sponsored 3rd PCOS Consensus Workshop Group. Fertil Steril, 2012, 97（1）: 28-38.

3. Li R, Zhang Q, Yang D, et al. Prevalence of polycystic ovary syndrome in women in China: a large community-based study. Hum Reprod, 2013, 28（9）: 2562-2569.

4. Mueller A, Gooren LJ, Naton-Schotz S, et al. Prevalence of polycystic ovary syndrome（PCOS）and hyperandrogenemia in female-to-male transsexuals. J Clin Endocrinol Metab, 2008, 93（4）: 1408-1411.

5. Sung YA, Oh JY, Chung H, et al. Hyperandrogenemia is implicated in both the metabolic and reproductive morbidities of polycystic ovary syndrome. Fertil Steril, 2014, 101（3）: 840-845.

6. Cussons AJ, Watts GF, Burke V, et al. Cardiometabolic risk in polycystic ovary syndrome: a comparison of different approaches to defining the metabolic syndrome. Hum Reprod, 2008, 23（10）: 2352-2358.

7. Ehrmann DA, Liljenquist DR, Kasza K, et al. PCOS/Troglitazone Study Group. Prevalence and predictors of the metabolic syndrome in women with polycystic ovary syndrome. J Clin Endocrinol Metab, 2006, 91（1）: 48-53.

8. Li R, Yu G, Yang D, et al. Prevalence and predictors of metabolic abnormalities in Chinese women with PCOS: a cross-sectional study. BMC Endocr Disord, 2014, 14: 76

9. Condorelli RA, Calogero AE, Di Mauro M, et al. Androgen excess and metabolic disorders in women with PCOS: beyond the body mass index. J Endocrinol Invest 2017, 9, 23.

10. Shaw LJ, Bairey Merz CN, Azziz R, et al. Postmenopausal women with a history of irregular menses and elevated androgen measurements at high risk for worsening cardiovascular event-free survival: results from the National institutes of Health-sponsored Women's Ischemia Syndrome Evaluation（WISE）. J Clin Endocrinol Metab, 2008, 93（4）: 1276-1284.

11. Luque-Ramírez M, Alvarez-Blasco F, Mendieta-Azcona C, et al. Obesity is the major determinant of the abnormalities in blood pressure found in young women with the polycystic syndrome. J Clin Endocrinol Metab, 2007, 92（6）: 2141-2148.

12. Sverrisdóttir YB, Mogren T, Kataoka J, et al. Is polycystic ovary syndrome associated with high sympathetic nerve activity and size at birth? Am J Physiol Endocrinol Metab, 2008, 294（3）: 576-581.

13. Christakou CD1, Diamanti-Kandarakis E. Role of androgen excess on metabolic aberrations and cardiovascular risk in women with polycystic ovary syndrome. Womens Health（Lond）, 2008, 4（6）: 583-594.

14. Pasquali R. Obesity and androgens: facts and perspectives. Fertil Steril, 2006, 85（5）: 1319-1340.

15. Diamanti-Kandarakis E, Papavassiliou AG, Kandarakis SA, et al. Pathophysiology and types of dyslipidemia in PCOS. Trends Endocrinol Metab, 2007, 18（7）: 280-285.

16. Panidis D, Tziomalos K, Misichronis G, et al. Insulin resistance and endocrine characteristics of the different phenotypes of polycystic ovary syndrome: a prospective study. Hum Reprod, 2012, 27（2）: 541-549.

17. Glintborg D. Endocrine and metabolic characteristics in polycystic ovary syndrome. Dan Med J, 2016, 63: pii: B5232.

18. Orio F, Muscogiuri G, Nese C, et al. Obesity, type 2 diabetes mellitus and cardiovascular disease risk: an uptodate in the management of polycystic ovary syndrome. Eur J Obstet Gynecol Reprod Biol, 2016, 207: 214-219.

19. Glintborg D, Andersen M. Management of

endocrine disease: morbidity in polycystic ovary syndrome. Eur J Endocrinol, 2016, 2: R53-R65.

20. Glintborg D, Petersen MH, Ravn P, et al. Comparison of regional fat mass measurement by whole body DXA scans and anthropometric measures to predict insulin resistance in women with polycystic ovary syndrome and controls. Acta Obstet Gynecol Scand, 2016, 11: 1235-1243.

21. Tripathy P, Sahu A, Sahu M, et al. Ultrasonographic evaluation of intra-abdominal fat distribution and study of its influence on subclinical atherosclerosis in women with polycystic ovarian syndrome. Eur J Obstet Gynecol Reprod Biol, 2017, 217: 18-22.

22. Krentz AJ, von Mühlen D, Barrett-Connor E. Searching for polycystic ovary syndrome in postmenopausal women: evidence of a dose-effect association with prevalent cardiovascular disease. Menopause, 2007, 14（2）: 284-292.

23. 贾素红, 凌莉, 朱维培, 等. 具有多囊卵巢综合征表型绝经女性心血管疾病发病风险研究. 中国实用妇科与产科杂志, 2016, 32（9）: 873-876.

24. Ganie MA, Dhingra A, Nisar S, et al. Oral glucose tolerance test significantly impacts the prevalence of abnormal glucose tolerance among Indian women with polycystic ovary syndrome: lessons from a large database of two tertiary care centers on the Indian subcontinent. Fertil Steril, 2016, 1: 194-201.

25. Sim SY, Chin SL, Tan JL, et al. Polycystic ovary syndrome in type 2 diabetes: does it predict a more severe phenotype? Fertil Steril, 2016, 5: 1258-1263.

26. Di PA, Urbano F, Piro S, et al. Update on prediabetes: focus on diagnostic criteria and cardiovascular risk. World J Diabetes, 2016, 18: 423-432.

27. Goodman NF, Cobin RH, Futterweit W, et al. American Association of Clinical Endocrinologists, American College of endocrinology, and androgen excess and PCOS Society disease state clinical review: guide to the best practices in the evaluation

and treatment of polycystic ovary syndrome. Endocr Pract, 2015, 12: 1415-1426.

28. Ollila ME, West S, Keinanen-Kiukaanniemi S, et al. Overweight and obese but not normal weight women with PCOS are at increased risk of Type 2 diabetes mellitus-a prospective, population-based cohort study. Hum Reprod, 2017, 2: 423-431.

29. Ollila MM, Piltonen T, Puukka K, et al. Weight gain and dyslipidemia in early adulthood associate with polycystic ovary syndrome: prospective cohort study. J Clin Endocrinol Metab, 2016, 2: 739-747.

30. Rezaee M, Asadi N, Pouralborz Y, et al. A review on glycosylated hemoglobin in polycystic ovary syndrome. J Pediatr Adolesc Gynecol, 2016, 6: 562-566.

31. Han KH, Ryu J, Hong KH, et al. HMG-CoA reductase inhibition reduces monocyte CC chemokine receptor 2 expression and monocyte chemoattractant protein-1-mediated monocyte recruitment in vivo. Circulation, 2011, 114（11）: 14-21.

32. Bloom S, Wynne K, Chaudhri O. Gut feeling--the secret of satiety. Clin Med, 2011, 5（2）: 147-152.

33. Konturek SJ, Konturek JW, Pawlik T, et al. Brain-gut axis and its role in the control of food intake. J Physiol Pharmacol, 2012, 55（2）: 137-154.

34. Batterham RL, Cowley MA, Small CJ, et al. Gut hormone PYY（3-36）physiologically inhibits food intake. Nature, 2002, 418（6898）: 650-654.

35. ROTTERDAM. ESHRE/ASRM-Sponsored PCOS consensus work shop group. Revised 2013 consensus on diagnostic criteria and long-term health risks related to polycystic ovary syndrome. Fertil steril, 2011, 81（1）: 19-22.

36. Sozen I, Arici A. Hyperinsulinism and its interaction with hyperandrogenism in polycystic ovary syndrome. Obstet Gynecol, 2009, 55（5）: 12-19.

37. 薛艳军, 谢华, 孙美灵, 等. PCOS 合并胰岛素抵抗的血脂代谢异常特点分析. 中国现代医学杂志, 2014, 24（25）: 94-97.

38. Zahiri Z, Sharami SH, Milani F, et al. Metabolic syndrome in patients with polycystic ovary syndrome in Iran. Int J Fertil Steril, 2016, 4: 490–496.

39. Sundstrom PI, Mellembakken JR, Papunen LM, et al. Should we individualize lipid profiling in women with polycystic ovary syndrome? Hum Reprod, 2016, 4: 966.

40. Hart R, Doherty DA. The potential implications of a PCOS diagnosis on a woman's long-term health using data linkage. J Clin Endocrinol Metab, 2015, 3: 911–919.

41. Couto AA, Valcarcel B, Makinen VP, et al. Metabolic profiling of polycystic ovary syndrome reveals interactions with abdominal obesity. Int J Obes(Lond), 2017, 41: 1331–1340.

42. Moran L, Mundra P, Teede H, et al. The association of the lipidomic profile with features of polycystic ovary syndrome. J Mol Endocrinol, 2017, 59: 93–104.

43. Chang AY, Lalia AZ, Jenkins GD, et al. Combining a nontargeted and targeted metabolomics approach to identify metabolic pathways significantly altered in polycystic ovary syndrome. Metabolism, 2017, 71: 52–56.

44. Lim SS, Davies MJ, Norman RJ, et al. Overweight, obesity and central obesity in women with polycystic ovary syndrome: a systematic review and metaanalysis. Hum Reprod Update, 2012, 6: 618–637.

45. Frossing S, Nylander MC, Chabanova E, et al. Quantification of visceral adipose tissue in polycystic ovary syndrome: dual-energy X-ray absorptiometry versus magnetic resonance imaging. Acta Radiol, 2018, 59(1): 13–17.

46. Kjaer MM, Madsbad S, Hougaard DM, et al. The impact of gastric bypass surgery on sex hormones and menstrual cycles in premenopausal women. Gynecol Endocrinol, 2017, 2: 160–163.

47. Bhandari S, Ganguly I, Bhandari M, et al. Effect of sleeve gastrectomy bariatric surgery-induced weight loss on serum AMH levels in reproductive aged women. Gynecol Endocrinol, 2016, 10: 799–802.

48. Escobar-Morreale HF, Santacruz E, Luque-Ramirez M, et al. Prevalence of 'obesity-associated gonadal dysfunction' in severely obese men and women and its resolution after bariatric surgery: a systematic review and metaanalysis. Hum Reprod Update, 2017, 23: 390–408.

49. Skubleny D, Switzer NJ, Gill RS, et al. The impact of bariatric surgery on polycystic ovary syndrome: a systematic review and meta-analysis. Obes Surg, 2016, 1: 169–176.

50. Butterworth J, Deguara J, Borg CM. Bariatric surgery, polycystic ovary syndrome, and infertility. J Obes, 2016, 2016: 1871594.

51. Gonzalez I, Lecube A, Rubio MA, et al. Pregnancy after bariatric surgery: improving outcomes for mother and child. Int J Womens Health, 2016, 8: 721–729.

52. Glintborg D, Andersen M. Medical comorbidity in polycystic ovary syndrome with special focus on cardiometabolic, autoimmune, hepatic and cancer diseases: an updated review. Curr Opin Obstet Gynecol, 2017.

53. Vigneri R, Goldfine ID, Frittitta L. Insulin, insulin receptors, and cancer. J Endocrinol Invest, 2016, 12: 1365–1375.

54. Kitson SJ, Evans DG, Crosbie EJ. Identifying high-risk women for endometrial cancer prevention strategies: proposal of an endometrial cancer risk prediction model. Cancer Prev Res(Phila), 2017, 1: 1–13.

55. Kyrgiou M, Kalliala I, Markozannes G, et al. Adiposity and cancer at major anatomical sites: umbrella review of the literature. BMJ, 2017, 356: j477.

56. Holm NS, Glintborg D, Andersen MS, et al. The prevalence of endometrial hyperplasia and endometrial cancer in women with polycystic ovary syndrome or

hyperandrogenism. Acta Obstet Gynecol Scand, 2012, 10: 1173-1176.

57. Harris HR, Titus LJ, Cramer DW, et al. Long and irregular menstrual cycles, polycystic ovary syndrome, and ovarian cancer risk in a population-based case-control study. Int J Cancer, 2017, 2: 285-291.

58. Xu H, Han Y, Lou J, et al. PDGFRA, HSD17B4 and HMGB2 are potential therapeutic targets in polycystic ovarian syndrome and breast cancer. Oncotarget, 2017, 10: 18632.

59. Shobeiri F, Jenabi E. The association between polycystic ovary syndrome and breast cancer: a meta-analysis. Obstet Gynecol Sci, 2016, 5: 367-372.

60. Andersen MH. Cancer and autoimmunity. Semin Immunopathol, 2017, 3: 241-243.

61. Lauretta R, Lanzolla G, Vici P, et al. Insulin-sensitizers, polycystic ovary syndrome and gynaecological cancer risk. Int J Endocrinol, 2016, 2016: 8671762.

62. Tagliaferri V, Romualdi D, Guido M, et al. The link between metabolic features and TSH levels in polycystic ovary syndrome is modulated by the body weight: an euglycaemic-hyperinsulinaemic clamp study. Eur J Endocrinol, 2016, 5: 433-441.

63. Dǎneasǎ A, Cucolaş C, Furcea M, et al. Spironolactone and dimethylsulfoxide effect on glucose metabolism and oxidative stress markers in polycystic ovarian syndrome rat model.Exp Clin Endocrinol Diabetes, 2014, 122 (3): 154-162.

64. Amer Coll Obstetricians Practice Comm Amer Soc Reprod Med. Female age-related fertility decline. Fertility and Sterility, 2014, 101 (3): 633-634.

65. Sills ES, Alper MM, Walsh AP. Ovarian reserve screening in infertility: practical applications and theoretical directions for research. Eur J Obstet Gynecol Reprod Biol, 2009, 146 (1): 130-136.

66. Legro RS. Pregnancy considerations in women with polycystic ovary syndrome. Clin Obstet Gynecol, 2007, 50: 295-304.

67. Hudecova M, Holte J, Olovsson M, et al. Long-term follow-up of patients with polycystic ovary syndrome: reproductive outcome and ovarian reserve. Human Reproduction, 2009, 5: 1176-1183.

68. Vulpoi C, Lecomte C, Guilloteau D, et al. Ageing and reproduction: is polycystic ovary syndrome an exception? Ann Endocrinol (Paris), 2007, 68: 45-50.

69. Tehrani FR, Solaymani-Dodaran M, Hedayati M, et al. Is polycystic ovary syndrome an exception for reproductive aging? Hum Reprod, 2010, 25: 1775-1781.

70. Krysiak R1, Okopień B, Gdula-Dymek A, et al. Update on the management of polycystic ovary syndrome. Pharmacol Rep, 2006, 58 (5): 614-625.

71. Harrison CL, Lombard CB, Moran LJ, et al. Exercise therapy in polycystic ovary syndrome: a systematic review. Hum Reprod Update, 2011, 17 (2): 171-183.

72. Moran LJ, Hutchison SK, Norman RJ, et al. Lifestyle changes in women with polycystic ovary syndrome. Cochrane Database Syst Rev, 2011, 16 (2): CD007506.

附录1

多囊卵巢综合征诊断

中华人民共和国卫生行业标准

前 言

本标准（WS330-2011）由卫生部医疗服务标准专业委员会提出。

本标准由中华人民共和国卫生部批准。

本标准按照GB/T 01.1—2009给出的规则起草。

本标准主要起草单位：山东大学附属省立医院、中国医学科学院北京协和医院、南京医科大学第一附属医院、中山大学附属第六医院、北京大学第三医院、复旦大学附属妇产科医院、中山大学附属第二医院、安徽医科大学第一附属医院、黑龙江中医药大学附属第一医院、中华医学会妇产科学分会妇科内分泌学组。

本标准主要起草人：陈子江、张以文、刘嘉茵、梁晓燕、郁琦、乔杰、林金芳、杨冬梓、曹云霞、石玉华、吴效科、田秦杰。

多囊卵巢综合征诊断

1 范围

本标准规定了多囊卵巢综合征的诊断依据和诊断。

本标准适用于全国各级各类医疗卫生机构及其医务人员对多囊卵巢综合征的诊断。

2 术语和定义

下列术语和定义适用于本文件。

2.1 多囊卵巢综合征（polycystic ovary syndrome，PCOS）

育龄妇女常见的内分泌代谢疾病。临床常表现为月经异常、不孕、高雄激素征、卵巢多囊样表现等，同时可伴有肥胖、胰岛素抵抗、血脂异常等代谢异常，成为2型糖尿病、心脑血管病和子宫内膜癌发病的高危因素，严重影响患者的生活质量。

2.2 代谢综合征（metabolic syndrome，MS）

心血管疾病的多种代谢危险因素在个体内集结的状态。

2.3 多囊卵巢（polycystic ovary，PCO）

超声检查对卵巢形态的一种描述，一侧或双侧卵巢内直径2~9mm的卵泡数≥12个，或卵巢体积≥10cm³〔卵巢体积按0.5×长径（cm）×横径（cm）×前后径（cm）计算〕。

3 缩略语

下列缩略语适用于本文件。

BMI：体质指数（body mass index）

BBT：基础体温（basal body temperature）

E_2：雌二醇（estradiol）

FSH：促卵泡激素（follicle-stimulating hormone）

LH：黄体生成素（luteinizing hormone）

P：孕酮（progesterone）

PCO：多囊卵巢（polycystic ovary）

PCOS：多囊卵巢综合征（polycystic ovary syndrome）

PRL：催乳素（prolactin）

T：睾酮（testosterone）

WHR：腰臀比（waist-hip ratio）

4　诊断依据

4.1　危险因素

包括以下条件：

a）2 型糖尿病；

b）高血压；

c）肥胖；

d）早发冠心病；

e）性毛过多；

f）PCOS 的阳性家族史。

4.2　临床表现

4.2.1　症状与体征

4.2.1.1　月经异常

4.2.1.1.1　月经稀发

月经周期为 35d~6 个月。

4.2.1.1.2　闭经

继发闭经（停经时间≥6 个月）常见；原发闭经（16 岁尚无月经初潮）少见。

4.2.1.1.3　不规则子宫出血

月经周期或经期或经量无规律性。

4.2.1.2　高雄激素症状

4.2.1.2.1　座疮

4.2.1.2.2　性毛过多

4.2.1.3　肥胖

4.2.1.4　黑棘皮症

4.3　辅助检查和实验室检查

4.3.1　血清生殖激素浓度测定（包括 FSH、LH、PRL、E_2、T、P）

4.3.1.1　高雄激素血症

临床上作为常规检查项目的血清总 T 水平，与临床高雄激素症状的程度无正相关关系。高 T 的诊断以本单位实验室检测设备测定当地正常育龄期女性人群后确定。

4.3.1.2　血 LH 浓度与 LH/FSH 比值

PCOS 患者血 LH 水平增高，FSH 水平正常或偏低，LH/FSH 比值 >2，多见于无肥胖的 PCOS 患者。

4.3.1.3　其他

血 E_2 浓度往往相当于中卵泡期水平。部分 PCOS 患者可出现 PRL 水平轻度升高。稀发月经或规律月经的患者偶见 P 浓度相当于黄体期水平。

4.3.2　盆腔超声检查

超声检查前应停用口服避孕药至少 1 个月，在月经规则患者中应选择在月经周期第 3~5 天检查。稀发排卵患者若有卵泡直径 >10mm 或有黄体出现，应在下个周期进行复查。无性生活者，可选择经直肠超声检查，其他患者选择经阴道超声检查。

PCO 并非 PCOS 所特有。正常育龄妇女中 20%~30% 可有 PCO。PCO 也可见于下丘脑性闭经、高 PRL 血症及分泌生长激素的肿瘤等。

4.3.3　BBT 测定

患者应于每天早晨醒后，于起床前立即测试舌下体温 5min，至少持续一个月经周期，并记录在坐标纸上。测试前不应起床、说话，进行排便、进食、吸烟等活动。根据体温曲线可以了解有无黄体及黄体功能，并估计排卵日期，早期诊断妊娠。如有性交、感冒、迟睡、失眠、服药、治疗等情况应于备注项内注明。

4.3.4　筛查代谢并发症

4.3.4.1　空腹血糖和餐后 2h 血糖测定

4.3.4.2　空腹血脂（甘油三酯、高密度脂蛋白胆固醇、低密度脂蛋白胆固醇）测定

4.3.4.3　肝 [丙氨酸转氨酶（ALT）、天冬氨酸转氨酶（AST）] 肾 [血尿素氮（BUN），肌酐（CR）] 功能检查

5　诊断

5.1　诊断步骤

5.1.1　病史询问

患者年龄，就诊原因；月经情况，如月经异常应仔细询问异常类型是稀发、闭经还是不规则出血；婚姻状况，目前有无不孕和生育要求；体质量改变、家族中糖尿病、肥胖、高血压、体毛过多、类似疾病史；既往相关检查结果、治疗措施及效果。

5.1.2 体格检查

身高、体质量、血压、乳房发育、有无挤压溢乳、体毛（包括腋毛、阴毛）分布、有无黑棘皮症、座疮等。妇科检查：外阴发育和阴蒂情况、阴道黏膜是否受雌激素影响、子宫颈黏液量、子宫体及附件有无器质性疾病。

5.1.3 辅助检查和实验室检查

见4.3。

5.2 诊断及分型

5.2.1 疑似PCOS

月经稀发或闭经或不规则子宫出血是诊断必须条件。另外，再符合下列2项中的一项，即可诊断为疑似PCOS：

a）高雄激素的临床表现或高雄激素血症；

b）超声表现为PCO。

5.2.2 确定诊断

具备上述疑似PCOS诊断条件后还必须逐一排除其他可能引起高雄激素的疾病和引起排卵异常的疾病才能确定诊断。

5.2.3 排除疾病

5.2.3.1 甲状腺功能异常

根据甲状腺功能测定和抗甲状腺抗体测定排除。

5.2.3.2 高PRL血症

根据血清PRL测定升高诊断。垂体MRI检查有无占位性病变，同时要排除药物性、甲状腺功能低下等引起的高PRL血症。

5.2.3.3 迟发型肾上腺皮质增生，21羟化酶缺乏症

根据血基础17α羟孕酮水平和促肾上腺皮质激素刺激60min后17α羟孕酮反应鉴别。

5.2.3.4 柯兴综合征

根据测定血皮质醇浓度的昼夜节律，24h尿游离皮质醇，小剂量地塞米松抑制试验确诊。

5.2.3.5 原发性卵巢功能低减或卵巢早衰

根据血FSH水平升高，E_2低下鉴别。

5.2.3.6 卵巢或肾上腺分泌雄激素的肿瘤

根据临床有男性化表现，进展迅速，血T水平达5.2~6.9nmol/L（150~200ng/dl）以上，以及影像学检查显示卵巢或肾上腺存在占位病变。

5.2.3.7 功能性下丘脑性闭经

根据血清FSH、LH正常或低下，E_2相当于或低于早卵泡期水平，无高雄激素血症进行诊断。

5.2.3.8 其他

药物性高雄激素血症须有服药历史，特发性多毛有阳性家族史，血T浓度及卵巢超声检查皆正常。

5.2.4 PCOS分型

5.2.4.1 有无肥胖及中心型肥胖

5.2.4.2 有无糖耐量受损、糖尿病、MS

5.2.4.3 PCOS可分为经典的PCOS患者（月经异常和高雄激素血症，有或无PCO），无高雄激素血症PCOS（只有月经异常和PCO）。经典PCOS患者代谢障碍表现较重，无高雄激素血症的PCOS则较轻。

附录 2

多囊卵巢综合征中国诊疗指南

中华医学会妇产科学分会内分泌学组及指南专家组

多囊卵巢综合征（polycystic ovary syndrome，PCOS）是常见的生殖内分泌代谢性疾病，严重影响患者的生命质量、生育及远期健康，临床表现呈现高度异质性，诊断和治疗仍存在争议，治疗方法的选择也不尽相同。为规范化临床诊治和管理PCOS患者，中华医学会妇产科学分会内分泌学组组织国内相关专家在参考国外相关指南及共识后，结合我国的患者情况、临床研究及诊疗经验，经过讨论，制定本指南，旨在对中国PCOS的诊断依据、诊断标准和治疗原则方面给出指导意见。本指南适用于青春期、育龄期和围绝经期PCOS患者的诊疗及管理。

诊 断 依 据

一、病史询问

现病史：患者年龄、就诊的主要原因、月经情况〔如有月经异常应仔细询问异常的类型（稀发、闭经、不规则出血），月经情况有无变化，月经异常的始发年龄等〕、婚姻状况、有无不孕病史和目前是否有生育要求。一般情况：体质量的改变（超重或肥胖患者应详细询问体质量改变情况）、饮食和生活习惯。既往史：既往就诊的情况、相关检查的结果、治疗措施及治疗效果。家族史：家族中糖尿病、肥胖、高血压、体毛过多的病史，以及女性亲属的月经异常情况、生育状况、妇科肿瘤病史。

二、体格检查

全身体格检查：身高、体质量、腰围、臀围、血压、乳房发育、有无挤压溢乳、体毛多少与分布、有无黑棘皮征、痤疮。妇科检查：阴毛分布及阴蒂大小。

高雄激素的主要临床表现为多毛，特别是男性型黑粗毛，但需考虑种族差异，汉族人群常见于上唇、下腹部、大腿内侧等，乳晕、脐部周围可见粗毛也可诊断为多毛。相对于青春期痤疮，PCOS患者痤疮为炎症性皮损，主要累及面颊下部、颈部、前胸和上背部。

三、盆腔超声检查

多囊卵巢（polycystic ovarian morphology，PCOM）是超声检查对卵巢形态的1种描述。PCOM超声相的定义为：1侧或双侧卵巢内直径2~9mm的卵泡数≥12个，和（或）卵巢体积≥10ml（卵巢体积按0.5×长径×横径×前后径计算）。

超声检查前应停用性激素类药物至少1个月。稀发排卵患者若有卵泡直径>10mm或有黄体出现，应在以后的月经周期进行复查。无性生活者，可选择经直肠超声检查或腹部超声检查，其他患者应选择经阴道超声检查。

PCOM并非PCOS患者所特有。正常育龄期妇女中20%~30%可有PCOM，也可见于口服避孕药后、闭经等情况时。

四、实验室检查

1. 高雄激素血症：血清总睾酮水平正常或轻

度升高,通常不超过正常范围上限的 2 倍;可伴有雄烯二酮水平升高,脱氢表雄酮(DHEA)、硫酸脱氢表雄酮水平正常或轻度升高。

2. 抗苗勒管激素:PCOS 患者的血清抗苗勒管激素(anti-Müllerian hormone, AMH)水平较正常明显增高。

3. 其他生殖内分泌激素:非肥胖 PCOS 患者多伴有 LH/FSH 比值≥2。20%~35% 的 PCOS 患者可伴有血清催乳素(PRL)水平轻度增高。

4. 代谢指标的评估:口服葡萄糖耐量试验(OGTT),测定空腹血糖、服糖后 2h 血糖水平;空腹血脂指标测定;肝功能检查。

5. 其他内分泌激素:酌情选择甲状腺功能、胰岛素释放试验、皮质醇、肾上腺皮质激素释放激素(ACTH)、17- 羟孕酮测定。

诊 断 标 准

一、育龄期及围绝经期 PCOS 的诊断

根据 2011 年中国 PCOS 的诊断标准,采用以下诊断名称:

1. 疑似 PCOS:月经稀发或闭经或不规则子宫出血是诊断的必需条件。另外再符合下列 2 项中的 1 项:(1)高雄激素临床表现或高雄激素血症;(2)超声下表现为 PCOM。

2. 确诊 PCOS:具备上述疑似 PCOS 诊断条件后还必须逐一排除其他可能引起高雄激素的疾病和引起排卵异常的疾病才能确定 PCOS 的诊断。

二、青春期 PCOS 的诊断

对于青春期 PCOS 的诊断必须同时符合以下 3 个指标,包括:(1)初潮后月经稀发持续至少 2 年或闭经;(2)高雄激素临床表现或高雄激素血症;(3)超声下卵巢 PCOM 表现。同时应排除其他疾病。

三、排除诊断

排除其他类似的疾病是确诊 PCOS 的条件。

(一)高雄激素血症或高雄激素症状的鉴别诊断

1. 库欣综合征:是由多种病因引起的以高皮质醇血症为特征的临床综合征。约 80% 的患者会出现月经周期紊乱,并常出现多毛体征。根据测定血皮质醇水平的昼夜节律、24h 尿游离皮质醇、小剂量地塞米松抑制试验可确诊库欣综合征。

2. 非经典型先天性肾上腺皮质增生(NCCAH):占高雄激素血症女性的 1%~10%。临床主要表现为血清雄激素水平和(或)17- 羟孕酮、孕酮水平的升高,部分患者可出现超声下的 PCOM 及月经紊乱。根据血基础 17α 羟孕酮水平[≥6.06nmol/L(即 2ng/ml)]和 ACTH 刺激 60min 后 17α 羟孕酮反应[≥30.3nmol/L(即 10ng/ml)]可诊断 NCCAH。鉴于以上相关检查须具备特殊的检查条件,可转至上级医院内分泌科会诊以协助鉴别诊断。

3. 卵巢或肾上腺分泌雄激素的肿瘤:患者快速出现男性化体征,血清睾酮或 DHEA 水平显著升高,如血清睾酮水平高于 5.21~6.94nmol/L(即 150~200ng/dl)或高于检测实验室上限的 2.0~2.5 倍。可通过超声、MRI 等影像学检查协助鉴别诊断。

4. 其他:药物性高雄激素血症须有服药史。特发性多毛有阳性家族史,血睾酮水平及卵巢超声检查均正常。

(二)排卵障碍的鉴别诊断

1. 功能性下丘脑性闭经:通常血清 FSH、LH 水平低或正常,FSH 水平高于 LH 水平,雌二醇相当于或低于早卵泡期水平,无高雄激素血症,在闭经前常有快速体质量减轻或精神心理障碍、压力大等诱因。

2. 甲状腺疾病:根据甲状腺功能测定和抗甲状腺抗体测定可诊断。建议疑似 PCOS 的患者常规检测血清促甲状腺素(TSH)水平及抗甲状腺抗体。

3. 高 PRL 血症:血清 PRL 水平升高较明显,而 LH、FSH 水平偏低,有雌激素水平下降或缺乏的表现,垂体 MRI 检查可能显示垂体占位性病变。

4. 早发性卵巢功能不全(POI):主要表现为

40 岁之前出现月经异常（闭经或月经稀发）、促性腺激素水平升高（FSH>25U/L）、雌激素缺乏。

治 疗 原 则

PCOS 病因不明，无有效的治愈方案，以对症治疗为主，且需长期的健康管理。

一、治疗目的

由于 PCOS 患者不同的年龄和治疗需求、临床表现的高度异质性，因此，临床处理应该根据患者主诉、治疗需求、代谢改变，采取个体化对症治疗措施，以达到缓解临床症状、解决生育问题、维护健康和提高生命质量的目的。

二、治疗方法

（一）生活方式干预

生活方式干预是 PCOS 患者首选的基础治疗，尤其是对合并超重或肥胖的 PCOS 患者。生活方式干预应在药物治疗之前和（或）伴随药物治疗时进行。生活方式干预包括饮食控制、运动和行为干预。生活方式干预可有效改善超重或肥胖 PCOS 患者健康相关的生命质量。

1. 饮食控制：饮食控制包括坚持低热量饮食、调整主要的营养成分、替代饮食等。监测热量的摄入和健康食物的选择是饮食控制的主要组成部分。长期限制热量摄入，选用低糖、高纤维饮食，以不饱和脂肪酸代替饱和脂肪酸。改变不良的饮食习惯、减少精神应激、戒烟、少酒、少咖啡。医师、社会、家庭应给予患者鼓励和支持，使其能够长期坚持而不使体质量反弹。

2. 运动：运动可有效减轻体质量和预防体质量增加。适量规律的耗能体格锻炼（30min/d，每周至少 5 次）及减少久坐的行为，是减重最有效的方法。应予个体化方案，根据个人意愿和考虑到个人体力的限度而制定。

3. 行为干预：生活方式干预应包含加强对低热量饮食计划和增加运动的措施依从性的行为干预。行为干预包括对肥胖认知和行为两方面的调整，是在临床医师、心理医师、护士、营养学家等团队的指导和监督下，使患者逐步改变易于引起疾病的生活习惯（不运动、摄入酒精和吸烟等）和心理状态（如压力、沮丧和抑郁等）。行为干预能使传统的饮食控制或运动的措施更有效。

（二）调整月经周期

适用于青春期、育龄期无生育要求、因排卵障碍引起月经紊乱的患者。对于月经稀发但有规律排卵的患者，如无生育或避孕要求，周期长度短于 2 个月，可观察随诊，无需用药。

1. 周期性使用孕激素：可以作为青春期、围绝经期 PCOS 患者的首选，也可用于育龄期有妊娠计划的 PCOS 患者。推荐使用天然孕激素或地屈孕酮，其优点是：不抑制卵巢轴的功能或抑制较轻，更适合于青春期患者；对代谢影响小。缺点是无降低雄激素、治疗多毛及避孕的作用。用药时间一般为每周期 10~14d。具体药物有地屈孕酮（10~20mg/d）、微粒化黄体酮（100~200mg/d）、醋酸甲羟孕酮（10mg/d）、黄体酮（肌内注射 20mg/d，每月 3~5d）。推荐首选口服制剂。

2. 短效复方口服避孕药：短效复方口服避孕药（combined oral contraceptive, COC）不仅可调整月经周期、预防子宫内膜增生，还可使高雄激素症状减轻，可作为育龄期无生育要求的 PCOS 患者的首选；青春期患者酌情可用；围绝经期可用于无血栓高危因素的患者，但应慎用，不作为首选。3~6 个周期后可停药观察，症状复发后可再用药（如无生育要求，育龄期推荐持续使用）。用药时需注意 COC 的禁忌证。

3. 雌孕激素周期序贯治疗：极少数 PCOS 患者胰岛素抵抗严重，雌激素水平较低、子宫内膜薄，单一孕激素治疗后子宫内膜无撤药出血反应，需要采取雌孕激素序贯治疗。也用于雌激素水平偏低、有生育要求或有围绝经期症状的 PCOS 患者。可口服雌二醇 1~2mg/d（每月 21~28d），周期的后 10~14d 加用孕激素，孕激素的选择和用法同上述的"周期性使用孕激素"。对伴有低雌激素症状的青春期、围绝经期 PCOS 患者可作为首选，既可控制月经紊乱，又可缓解低雌激素症状，具体方案参照绝经激素治疗（MHT）的相关指南。

（三）高雄激素的治疗

缓解高雄激素症状是治疗的主要目的。

1. 短效COC：建议COC作为青春期和育龄期PCOS患者高雄激素血症及多毛、痤疮的首选治疗。对于有高雄激素临床表现的初潮前女孩，若青春期发育已进入晚期（如乳房发育≥Tanner Ⅳ级），如有需求也可选用COC治疗。治疗痤疮，一般用药3~6个月可见效；如为治疗性毛过多，服药至少需要6个月才显效，这是由于体毛的生长有固有的周期；停药后可能复发。有中重度痤疮或性毛过多，要求治疗的患者也可到皮肤科就诊，配合相关的药物局部治疗或物理治疗。

2. 螺内酯（spironolactone）：适用于COC治疗效果不佳、有COC禁忌或不能耐受COC的高雄激素患者。每日剂量50~200mg，推荐剂量为100mg/d，至少使用6个月才见效。但在大剂量使用时，需注意高钾血症，建议定期复查血钾。育龄期患者在服药期间建议采取避孕措施。

（四）代谢调整

适用于有代谢异常的PCOS患者。

1. 调整生活方式、减少体脂的治疗：调整生活方式、减少体脂的治疗是肥胖PCOS患者的基础治疗方案。基础治疗控制不好的肥胖患者可以选择奥利司他口服治疗以减少脂肪吸收。

2. 二甲双胍：为胰岛素增敏剂，能抑制肠道葡萄糖的吸收、肝糖原异生和输出，增加组织对葡萄糖的摄取利用，提高胰岛素敏感性，有降低高血糖的作用，但不降低正常血糖。适应证：（1）PCOS伴胰岛素抵抗的患者；（2）PCOS不孕、枸橼酸氯米酚（clomiphene citrate，CC）抵抗患者促性腺激素促排卵前的预治疗。禁忌证：心肝肾功能不全、酗酒等。

3. 吡格列酮：吡格列酮为噻唑烷二酮类胰岛素增敏剂，不仅能提高胰岛素敏感性，还具有改善血脂代谢、抗炎、保护血管内皮细胞功能等作用，联合二甲双胍有协同治疗效果。吡格列酮常作为双胍类药物疗效不佳时的联合用药选择，常用于无生育要求的患者。

4. 阿卡波糖：阿卡波糖是新型口服降糖药。在肠道内竞争性抑制葡萄糖苷水解酶。降低多糖及蔗糖分解成葡萄糖，使糖的吸收相应减缓，具有使餐后血糖降低的作用。一般单用，或与其他口服降糖药或胰岛素合用。配合餐饮，治疗胰岛素依赖型或非依赖型糖尿病。

（五）促进生育

1. 孕前咨询：PCOS不孕患者促进生育治疗之前应先对夫妇双方进行检查，确认和尽量纠正可能引起生育失败的危险因素，如肥胖、未控制的糖耐量异常、糖尿病、高血压等。具体措施包括减轻体质量、戒烟酒、控制血糖血压等，并指出减重是肥胖PCOS不孕患者促进生育的基础治疗。在代谢和健康问题改善后仍未排卵者，可予药物促排卵。

2. 诱导排卵：适用于有生育要求但持续性无排卵或稀发排卵的PCOS患者。用药前应排除其他导致不孕的因素和不宜妊娠的疾病。

（1）CC：为PCOS诱导排卵的传统一线用药。从自然月经或撤退性出血的第2~5天开始，50mg/d，共5d；如无排卵则每周期增加50mg，直至150mg/d。如卵泡期长或黄体期短提示剂量可能过低，可适当增加剂量；如卵巢刺激过大可减量至25mg/d。单独CC用药建议不超过6个周期。

（2）来曲唑（letrozole）：可作为PCOS诱导排卵的一线用药；并可用于CC抵抗或失败患者的治疗。从自然月经或撤退性出血的第2~5天开始，2.5mg/d，共5d；如无排卵则每周期增加2.5mg，直至5.0~7.5mg/d。

（3）促性腺激素：常用的促性腺激素包括人绝经期促性腺激素（hMG）、高纯度FSH（HP-FSH）和基因重组FSH（rFSH）。可作为CC或来曲唑的配合用药，也可作为二线治疗。适用于CC抵抗和（或）失败的无排卵不孕患者。用药条件：具备盆腔超声及雌激素监测的技术条件，具有治疗卵巢过度刺激综合征（OHSS）和减胎技术的医院。用法：（1）联合来曲唑或CC使用，增加卵巢对促性腺激素的敏感性，降低促性腺激素用量；（2）低剂量逐渐递增或常规剂量逐渐递减的促性腺激素方案。

3. 腹腔镜卵巢打孔术：腹腔镜卵巢打孔术（laparoscopic ovarian drilling，LOD），不常规推荐，主要适用于 CC 抵抗、来曲唑治疗无效、顽固性 LH 分泌过多、因其他疾病需腹腔镜检查盆腔、随诊条件差不能进行促性腺激素治疗监测者。建议选择体质指数（BMI）≤34kg/m²、基础 LH>10U/L、游离睾酮水平高的患者作为 LOD 的治疗对象。LOD 可能出现的问题包括：治疗无效、盆腔粘连、卵巢功能不全等。

4. 体外受精-胚胎移植：体外受精-胚胎移植（IVF-ET）是 PCOS 不孕患者的三线治疗方案。PCOS 患者经上述治疗均无效时或者合并其他不孕因素（如高龄、输卵管因素或男性因素等）时需采用 IVF 治疗。

（1）控制性卵巢刺激（controlled ovarian hyperstimulation, COH）方案：PCOS 是 OHSS 的高风险人群，传统的长方案不作为首选。

① 促性腺激素释放激素（GnRH）拮抗剂（GnRH-antagonist）方案：在卵泡期先添加外源性促性腺激素，促进卵泡的生长发育，当优势卵泡直径 >12~14mm 或者血清雌二醇 >1830pmol/L（灵活方案），或促性腺激素使用后的第 5 或 6 天（固定方案）开始添加 GnRH 拮抗剂直至"触发（trigger）"日。为避免 PCOS 患者发生早发型和晚发型 OHSS，GnRH 拮抗剂方案联合促性腺激素释放激素激动剂（GnRH-a）触发，同时进行全胚冷冻或卵母细胞冷冻是有效的策略。

② 温和刺激方案：CC+ 小剂量促性腺激素或来曲唑 + 小剂量促性腺激素，也可添加 GnRH 拮抗剂抑制内源性 LH 的上升，降低周期取消率。这类方案也是 PCOS 可用的 1 种促排卵方案，适用于 OHSS 高危人群。

③ GnRH-a 长方案：在前一周期的黄体中期开始采用 GnRH-a 进行垂体降调节同时在卵泡期添加外源性促性腺激素。多卵泡的发育和 hCG 触发会显著增加 PCOS 患者 OHSS 的发生率，建议适当降低促性腺激素用量，或小剂量 hCG 触发（3000~5000U）以减少 OHSS 的发生。

（2）全胚冷冻策略：全胚冷冻可以有效避免新鲜胚胎移植妊娠后内源性 hCG 加重或诱发的晚发型 OHSS。因此，为了提高 PCOS 不孕患者的妊娠成功率和降低 OHSS 的发生率，全胚冷冻后行冻胚移植是 1 种安全有效的策略。但值得注意的是，冻胚移植可能增加子痫前期的潜在风险。

5. 体外成熟培养：未成熟卵母细胞体外成熟（in vitro maturation, IVM）技术在 PCOS 患者辅助生殖治疗中的应用仍有争议。IVM 在 PCOS 患者辅助生殖治疗中的主要适应证为：（1）对促排卵药物不敏感，如对 CC 抵抗、对低剂量促性腺激素长时间不反应，而导致卵泡发育或生长时间过长。（2）既往在常规低剂量的促性腺激素作用下，发生过中重度 OHSS 的患者。

6. 胰岛素增敏剂在辅助生殖治疗中的应用：推荐在 PCOS 患者辅助生殖治疗过程中使用二甲双胍。二甲双胍目前在治疗 PCOS 中的方案有：（1）单独应用：适用于非肥胖的 PCOS 患者（BMI<30kg/m²）；（2）与 CC 联合应用：适用于肥胖的 PCOS 患者；（3）与促性腺激素（hMG 或 rFSH）联合应用；（4）与 CC 或促性腺激素联合应用：适用于 CC 抵抗患者。

（六）远期并发症的预防与随访管理

对于 PCOS 患者的治疗不能仅局限于解决当前的生育或月经问题，还需要重视远期并发症的预防，应对患者建立起一套长期的健康管理策略，对一些与并发症密切相关的生理指标进行随访，例如糖尿病、代谢综合征、心血管疾病，做到疾病治疗与并发症预防相结合。

在年轻、长期不排卵的 PCOS 患者，子宫内膜增生或子宫内膜癌的发生明显增加，应引起重视。进入围绝经期后，因无排卵导致的孕激素缺乏会增加子宫内膜病变的发生风险，而雌激素的下降则会在已有的基础上加重代谢异常。使用 MHT 时应格外注意 PCOS 患者。

（七）心理疏导

由于激素紊乱、体形改变、不孕恐惧心理等多方面因素的联合作用，PCOS 患者的生命质量降低，心理负担增加。

心理疏导是借助言语的沟通技巧进行心理泄压和引导，从而改善个体的自我认知水平、提高其行为能力、改善自我发展的方法。在 PCOS 患者的临床诊疗过程中，相关的医务人员应在尊重隐私和良好沟通的基础上，评估其心理状态并积极引导、调整、消除患者的心理障碍，并在必要时结合实际情况，通过咨询指导或互助小组等形式给予患者合理的心理支持及干预，尤其是对于有暴饮暴食、自卑、有形体担忧的肥胖 PCOS 患者。

（八）中西医结合治疗

近 30 多年来，中医研究资料认为，PCOS 主要是肾 - 冲任 - 胞宫之间生克制化关系失调，其病机与肝、肾、脾三脏功能失调及痰湿、血瘀密切相关。目前对 PCOS 尚无统一的诊断及辨证分型标准。主要采取脏腑辨证为主，根据其兼证不同辨证分型，分为肾虚痰实、肾虚血瘀、肾虚或肾虚兼血瘀痰阻、肾虚兼肝胆郁热、肝火旺、痰实、脾肾阳虚夹痰和脾肾阴虚兼郁等不同证型。治疗上，采用预防、治疗相结合，辨证辨病相结合的方法，将中医、西医治疗作用的特点有机结合进行治疗。治疗方法主要有：(1) 中医辨证分型治疗：以辨病与辨证结合的中医基础理论为依据进行中医辨证、中药序贯周期治疗，选方用药上以补肾调经、疏肝清热、化痰通络、活血祛瘀等为主；(2) 中医专方专药治疗：在辨证的基础上选用经典方剂如六味地黄丸合苍附导痰丸、左归饮合二仙汤、四逆散和四物汤、启宫丸、龙胆泻肝汤、葆癸胶囊等治疗；(3) 中医的其他疗法结合西医治疗：使用针刺促排、艾灸、耳穴压豆、中药外敷等配合治疗。

作者贡献声明：本指南由起草专家撰写、函审专家审阅，经修改后完成。除通信作者（陈子江）外，其他起草专家（田秦杰、乔杰、刘嘉茵、杨冬梓、郁琦、黄荷凤、梁晓燕、石玉华、阮祥燕、孙赟、杨菁、李蓉、林金芳）对本指南的贡献相同

参与制定本指南的专家：陈子江（山东大学附属生殖医院）、田秦杰（中国医学科学院北京协和医院）、乔杰（北京大学第三医院）、黄荷凤（上海交通大学医学院附属国际和平妇幼保健院）、刘嘉茵（南京医科大学第一附属医院）、杨冬梓（中山大学孙逸仙纪念医院）、郁琦（中国医学科学院北京协和医院）、梁晓燕（中山大学附属第六医院）、石玉华（山东大学附属生殖医院）、阮祥燕（首都医科大学附属北京妇产医院）、孙赟（上海交通大学医学院附属仁济医院）、杨菁（武汉大学人民医院）、李蓉（北京大学第三医院）、林金芳（复旦大学附属妇产科医院）、马翔（南京医科大学第一附属医院）、王晓红（西安唐都医院）、师娟子（陕西省妇幼保健院）、吕群（四川省人民医院）、朱依敏（浙江大学医学院附属妇产科医院）、伍琼芳（江西省妇幼保健院）、刘见桥（广州医科大学附属第三医院）、刘伟（上海交通大学医学院附属仁济医院内分泌科）、许良智（四川大学华西第二医院）、李洁（香港大学深圳医院）、吴洁（南京医科大学第一附属医院）、邹淑花（青岛市妇女儿童医院）、张云山（天津市中心妇产科医院）、张丹（浙江大学医学院附属妇产科医院）、张波（广西壮族自治区妇幼保健院）、张炜（复旦大学附属妇产科医院）、张学红（兰州大学第一医院）、陈蓉（中国医学科学院北京协和医院）、邵小光（大连市妇女儿童医疗中心）、周坚红（浙江大学医学院附属妇产科医院）、郝桂敏（河北医科大学第二医院）、郝翠芳（烟台毓璜顶医院）、赵君利（宁夏医科大学总医院）、姚元庆（解放军总医院）、徐素欣（河北医科大学第二医院）、徐克惠（四川大学华西第二医院）、徐丛剑（复旦大学附属妇产科医院）、黄元华（海南医学院第一附属医院）、黄薇（四川大学华西第二医院）、曹云霞（安徽医科大学第一附属医院）、章汉旺（华中科技大学同济医学院附属同济医院）、章晓梅（云南省第一人民医院）、谭季春（中国医科大学附属盛京医院）

附录3

多囊卵巢综合征诊治内分泌专家共识

中国医师协会内分泌代谢科医师分会

一、概述

多囊卵巢综合征（polycystic ovary syndrome，PCOS）又称 Stein-Leventhal 综合征，由 Stein 和 Leventhal 于 1935 年首次报道[1]，是由遗传和环境因素共同导致的常见内分泌代谢疾病。在育龄妇女中，其患病率约为 5%~10%[2]，常见的临床表现为月经异常、不孕、高雄激素血征、卵巢多囊样表现等，可伴有肥胖、胰岛素抵抗、血脂紊乱等代谢异常，是 2 型糖尿病、心脑血管疾病和子宫内膜癌发病的高危因素[3-4]。

二、流行病学

PCOS 的患病率因其诊断标准、种族、地区、调查对象等的不同而不同，高发年龄段为 20~35 岁。根据 2003 年鹿特丹诊断标准，我国育龄期妇女的患病率为 5.6%[5]。

三、病因学

PCOS 的发病机制目前尚不明确，与遗传及环境因素密切相关，涉及神经内分泌及免疫系统的复杂调控网络。

（一）遗传因素

PCOS 与遗传有关，有家族聚集性，患者一级亲属患 PCOS 的风险明显高于正常人群。家系分析显示，PCOS 呈常染色体显性遗传或 X 染色体连锁显性遗传，但不完全遵循孟德尔遗传定律[6-7]。PCOS 是一种多基因病，目前的候选基因研究涉及胰岛素作用相关基因、高雄激素相关基因和慢性炎症因子相关基因等[8]。

（二）环境因素

环境因素参与了 PCOS 的发生、发展。宫内高雄激素环境、环境内分泌干扰物如双酚 A、持续性有机污染物如多氯联苯（PCBs）、抗癫痫药物、营养过剩和不良生活方式等均可能增加 PCOS 发生的风险[9-11]。

四、临床表现

（一）月经异常及排卵异常

月经异常可表现为周期不规律（即初潮 2 年后仍不能建立规律月经）、月经稀发（即周期 ≥35d）、量少或闭经（停经时间超过 3 个以往月经周期或 ≥6 个月），还有一些不可预测的出血。排卵异常表现为稀发排卵（每年 ≥3 个月不排卵者）或无排卵。

（二）高雄激素的临床表现

1. 多毛：上唇、下颌、胸背部（包括乳晕）、下腹部（包括脐周及脐中线）、大腿内侧可见较粗的体毛，阴毛呈男性型分布，mFG 评分中国人群大于 4 分，即提示多毛[12]。

2. 痤疮：大约 25%~35% PCOS 患者伴有痤疮，而 83% 女性严重痤疮患者是 PCOS。伴有高雄激素表现的痤疮多见于青春期后痤疮，皮损表现为粉刺、丘疹、脓疱和结节，好发于面部中下 1/3 处，常伴有明显皮脂溢出和月经前期加重，对常规治疗抵抗。临床常用 Pillsburg 四级改良分级法将痤疮严重程度分为 I-IV 级[13]。

3. 脱发：常表现雄激素源性脱发，头发从前额两侧开始变纤细而稀疏，逐渐向头顶延伸，但前额发际线不后移。

4. 男性化体征:声音低沉,喉结突出,女性第二性征逐渐减退与消失,如乳房变小、阴蒂增大。

（三）胰岛素抵抗相关的代谢异常

1. 肥胖:PCOS 患者肥胖的患病率为30%~60%[14-15],以腹型肥胖为主。我国有34.1%~43.3%的 PCOS 患者合并肥胖[5]。

2. 黑棘皮病:它是高胰岛素血症在皮肤的表现,是高代谢风险的临床标志之一。多发生于颈部、腋窝、腹股沟以及乳房下方,皮肤表现为绒毛状角化过度及灰棕色色素沉着。

3. 糖调节受损（IGR）/2 型糖尿病:IGR 包括空腹血糖受损（IFG）及糖耐量受损（IGT）,PCOS 患者以餐后血糖升高为主,IGT 的风险显著高于年龄和 BMI 匹配的女性。流行病学调查显示,PCOS 患者中 IGT 发生率约为35%[15],2 型糖尿病发生率约为10%[15]。

4. 脂代谢异常:约 70% 的 PCOS 患者存在脂代谢异常,主要表现为三酰甘油（TG）、低密度脂蛋白（LDL）以及非高密度脂蛋白（nHDL）升高;与年龄、体重指数（BMI）匹配的对照者相比,非肥胖型 PCOS 患者也存在低 HDL、高极低密度脂蛋白（VLDL）和高 LDL 的特征[15]。

5. 非酒精性脂肪肝（NAFLD）:PCOS 患者较年龄和体重匹配的正常妇女更易患 NAFLD,且病理评分更高[16]。高雄激素血症的 PCOS 患者较非高雄激素血症的 PCOS 患者更易发生 NAFLD[17]。

6. 高血压:PCOS 患者常以收缩压升高为主,30 岁以后其发病率开始增加,30~45 岁达到正常同龄人的 3~5 倍,绝经后期亦是正常人群的 3 倍[18-19]。

7. 心血管疾病风险:随着年龄的增长,PCOS 患者心血管疾病风险显著升高[20]。PCOS 患者血管功能不良与肥胖相关。此外,与年龄和 BMI 匹配的非 PCOS 患者相比,PCOS 患者中颈动脉内膜中层增厚、冠状动脉钙化以及轻度主动脉钙化更为显著[21-22]。

（四）代谢紊乱对女性生殖功能及围产期的影响

肥胖和胰岛素抵抗被认为可以破坏窦卵泡的发育,干扰下丘脑-垂体-卵巢轴,导致慢性不排卵[23]。研究显示,肥胖 PCOS 患者不孕率更高,而且对诱导排卵的药物反应性差,胚胎质量也差,体外受精（IVF）移植成功率、怀孕率、活产率均低,流产率高,妊娠并发症多[24]。另外,孕前期和孕早期的胰岛素抵抗会增加患者孕期糖尿病、高血压和先兆子痫的发生率,导致胎盘功能不全、流产、先天畸形、早产、死产,首次剖宫产率升高,新生儿并发症增多,同时胎儿成年后出现肥胖、胰岛素抵抗和糖尿病的风险增加[24]。有研究显示,血浆和卵泡液中硬脂酸、油酸的浓度与卵母细胞的发育能力和不良的妊娠结局有关[25]。

五、诊断及鉴别诊断

（一）诊断依据

1. 病史询问:患者月经情况（初潮时间、月经周期、月经量等）,有无高雄激素血症临床表现（多毛、痤疮等）,代谢异常情况（肥胖、糖尿病、高血压等）,目前是否有生育要求,既往有无不孕病史及不良妊娠史,饮食和生活习惯,家族中是否有肥胖、糖尿病、高血压、冠心病患者以及女性亲属是否存在月经异常、不良生育史和妇科肿瘤病史,都需仔细询问。

2. 体格检查:测定身高、体重、腰围、臀围、血压,评估多毛和痤疮,检查有无甲状腺肿大,评估乳房发育情况（Tanner 分级）[26],并了解有无挤压溢乳,是否有萎缩纹、黑棘皮病及阴蒂肥大。

3. 实验室检查:(1) 生殖轴的评估:①高雄激素血症的评估:目前没有适用于临床广泛开展的精准评估方法,最常用的是测定血清总睾酮水平。由于不同单位测定的方法和参考范围不同,如果测定值高于当地女性参考范围的正常上限即可考虑高雄激素血症。PCOS 患者血清总睾酮正常或轻度升高,通常不超过正常上限的 2 倍,可伴有雄烯二酮升高,硫酸脱氢表雄酮（DHEA-S）正常或轻度升高。若有条件,建议同时测定性激素结合球蛋白（SHBG）,计算游离雄激素指数（FAI）=［总睾酮（nmol/L）× 100/SHBG（nmol/L）］,能更好地反映体内活性睾酮的水平,FAI 正常值为 0.7~6.4[27-28]。②黄体生成素（LH）、卵泡刺激素（FSH）、雌二醇:月经第 2~5 天或 B 超未见优势卵泡时进行测定。部分 PCOS 患者可伴有 LH/FSH 比值≥2。③抗苗勒激素（AMH）：若有条件，建议检测 AMH 以协助诊断，PCOS 患者的血清 AMH 水平较正常增高。（2）其他内分泌激素测定排除相关疾病（详见鉴别诊断）：甲状腺功能、肾上腺皮质功能、血清催乳素、血清 17- 羟孕酮（17-OHP）等。（3）代谢风险和心血管疾病风险评估：①葡萄糖耐量试验（OGTT）+ 胰岛素释放试验（IRT）测定：推荐 5 点法（0、30、60、120、180min）。②其他指标：血脂、肝功能、肾功能、C 反应蛋白、同型半胱氨酸、心电图、颈动脉超声，若有条件可行体脂率分析。

4. 子宫及附件超声检查：超声检查前应停用性激素类药物至少 1 个月。月经周期的第 3~5 天（月经规律者）或无优势卵泡状态下行超声检查，稀发排卵患者若有卵泡直径 >10mm 或有黄体出现，应在以后周期进行复查。推荐腔内超声检查，无性生活者需经直肠超声检查、有性生活者经阴道超声检查。需注意的是卵巢多囊（PCO）并非 PCOS 所特有。正常育龄妇女中 20%~30% 可有 PCO，PCO 也可见于口服避孕药后、闭经等情况。

5. 诊断标准：（1）育龄期 PCOS 的诊断：根据 2011 年中国 PCOS 的诊断标准[29]，符合以下条件：疑似 PCOS：月经稀发或闭经或不规则子宫出血是诊断的必须条件。另外再符合下列 2 项中的 1 项：（a）高雄激素表现或高雄激素血症；（b）超声表现为 PCO。标准的评估方法：（a）月经稀发，月经周期 35d~6 个月；闭经：继发性闭经（停经时间≥6 个月）常见；原发性闭经（16 岁尚无月经初潮）少见；不规则子宫出血，月经周期或经量无规律性。（b）高雄激素表现包括痤疮（复发性痤疮，常位于额、双颊、鼻及下颌等部位）、多毛（上唇、下颌、乳晕周围、下腹正中线等部位出现粗硬毛发；高雄激素血症依据总睾酮的测定，睾酮水平与临床高雄激素症状的程度无相关关系。（c）PCO 诊断标准：一侧或双侧卵巢内直径 2~9mm 的卵泡数≥12 个 / 卵巢，和（或）卵巢体积≥10ml［卵巢体积按 0.5 × 长径 × 横径 × 前后径（cm）计算］。排除诊断：

排除其他类似的疾病是确诊 PCOS 的条件。部分 PCOS 患者可伴有催乳素轻度升高，但如果催乳素水平升高明显，应排除垂体催乳素瘤；对稀发排卵或无排卵患者，应测定 FSH 和雌二醇水平以排除卵巢早衰和中枢性闭经、测定甲状腺功能以排除甲减 / 甲亢引发的月经紊乱；如高雄激素血症或明显的高雄激素临床表现，应排除非典型性肾上腺皮质增生（NCAH）、皮质醇增多症、分泌雄激素的卵巢肿瘤等。确诊 PCOS：具备上述疑似 PCOS 诊断条件后还必须逐一排除其他可能引起高雄激素的疾病和引起排卵异常的疾病才能确诊。（2）青春期 PCOS 的诊断：对于青春期 PCOS 的诊断必须同时符合以下 3 个指标，包括：①初潮后月经稀发持续至少 2 年或闭经；②高雄激素血症或高雄激素的临床表现；③超声下卵巢 PCO 表现或体积增大（>10ml）；同时应排除其他疾病。

6. 胰岛素抵抗的评估方法：胰岛素抵抗是指胰岛素效应器官或部位对其转运和利用葡萄糖的作用不敏感的一种病理生理状态。一些临床特征可以提示胰岛素抵抗，如腹型肥胖、血脂异常、黑棘皮病、高血压、糖调节异常[30]。（1）金标准：高胰岛素正糖钳夹试验，用平均血糖利用率 / 平均胰岛素浓度（M/I）进行判断，实验复杂，不作为常规检查，仅用于科研。（2）空腹胰岛素测定：由于检测方法和人群的差异，建议高于当地正常参考值 2~5 倍者判定为胰岛素抵抗和高胰岛素血症[31-32]。空腹胰岛素正常或轻度升高不能排除胰岛素抵抗。（3）稳态模型评估的胰岛素抵抗指数（HOMA-IR）：空腹胰岛素（μU/ml）× 空腹血糖（mmol/L）/22.5[33-34]，或量化胰岛素敏感指数（QUICKI）1/［Log 空腹胰岛素（μU/ml）× 空腹血糖（mg/dl）］[35]。参考范围依据当地人群的测定值。（4）口服葡萄糖耐量试验（OGTT）及胰岛素释放试验：建议采用 5 点法。糖负荷后胰岛素分泌曲线明显升高（高峰值超过基础值的 10 倍以上），胰岛素曲线下面积增大，或胰岛素分泌延迟、高峰后移至 120min，或胰岛素水平 180min 时仍不能回落至空腹水平[30]。

7. PCOS 患者代谢综合征诊断标准：见表 1。

表 1　PCOS 代谢综合征诊断标准（5 项中符合 3 项即可）

危险因素	切点
1. 腹型肥胖（腰围）	>85cm
2. 三酰甘油	≥ 1.69mmol/L
3. HDL-C	<1.0mmol/L
4. 血压	≥ 130/85mmHg
5. OGTT 空腹血糖和 2h 血糖	空腹 6.1~7.0mmol/L 和（或）2h 血糖 7.8~11.1mmol/L

注：HDL-C：高密度脂蛋白胆固醇；1mmHg=0.133kPa；腹型肥胖的标准参照中华医学会关于代谢综合征的建议[36-37]，HDL-C 标准参照 2016 年中国血脂成人异常防治指南[38]，其他参照 2004 年鹿特丹标准中对于代谢综合征的定义[39]

（二）鉴别诊断

1. 先天性肾上腺皮质增生（CAH）：非经典型 CAH，因 21- 羟化酶缺陷导致。此病以肾上腺源性的雄激素轻度升高为主。鉴别主要依赖基础状态下及 ACTH 兴奋后的 17- 羟孕酮（17-OHP）的测定。基础 17-OHP<2ng/ml，可排除 CAH；若基础 17-OHP>10ng/ml，则诊断为 CAH；若 17-OHP 在 2~10ng/ml 之间，需要进行 ACTH 兴奋试验[40]。

2. 皮质醇增多症：皮质醇增多症由肾上腺皮质分泌过量的糖皮质激素所致。对怀疑有皮质醇增多症者，可通过测定皮质醇节律、24h 尿游离皮质醇及 1mg 地塞米松抑制试验进行筛查，若午夜 1mg 地塞米松抑制试验发现次日晨血皮质醇<1.8μg/dl（50nmol/L）可以除外皮质醇增多症，异常者再使用经典法地塞米松抑制试验确诊。

3. 雄激素相关肿瘤：总睾酮高于正常上限值的 2.5 倍时应注意排除产生雄激素的卵巢肿瘤。盆腔 B 超、MRI 或 CT 可协助诊断。若 DHEA-S>800μg/dl 应注意排除肾上腺肿瘤，肾上腺 CT 和 MRI 检查可协助诊断。

4. 高催乳素血症：部分 PCOS 患者可有血清催乳素轻度升高[41]。若血清催乳素反复持续增高，应进行相应的病因鉴别（如催乳素瘤等）。

5. 甲状腺疾病：根据临床表现和甲状腺功能测定（FT₃、FT₄、TSH 及抗甲状腺自身抗体）并结合甲状腺超声可进行诊断。

6. 早发性卵巢功能不全（POI）：年龄 <40 岁，可伴有慢性不排卵、不孕、多毛、肥胖等，患者会出现类似围绝经期的症状，血 FSH 及 LH 水平升高，雌激素水平低下，则考虑此诊断。超声检查往往提示卵巢体积减小，窦卵泡数量减少，无多囊样的改变。

7. 功能性下丘脑性闭经：通常血清 FSH、LH 低下或正常、FSH 水平高于 LH 水平，雌二醇相当于或低于早卵泡期水平，无高雄激素血症，在闭经前常有快速减重或精神心理障碍压力大等诱因。

六、治疗

（一）生活方式干预

无论肥胖或非肥胖 PCOS 患者，生活方式干预都是基础治疗方案[2,42-43]，包括饮食、运动和行为干预等。

1. 饮食干预：总能量的控制及膳食结构的合理化是关键，推荐碳水化合物占 45%~60%，并选择低生糖指数（GI）食物，脂肪占 20%~30%，其中以单不饱和脂肪酸为主，饱和及多不饱和脂肪酸均应小于 10%，蛋白质占 15%~20%，以植物蛋白、乳清蛋白为主，同时要摄入丰富的维生素、矿物质及膳食纤维[44]。

2. 运动干预：对于肥胖或超重的患者，运动的主要目标是改善身体脂肪分布及减重[45]，体重下降 5%~10% 可使患者的生殖和代谢异常得到明显改善[46]。建议每周累计进行至少 150min 中等强度（达到最大心率 50%~70%）的运动效果，以有氧运动为主，每次 20~60min，视运动强度而定[47]。对于体重正常但存在胰岛素抵抗和高胰岛素血症的患者，运动同样可以增加胰岛素敏感性，有利于其临床转归。

3. 行为干预：戒烟限酒和心理调整（去除焦虑、抑郁等不良情绪）能纠正不良的生活习惯，对于巩固饮食及运动疗法的效果、防止体重反弹有着重要作用[48]。

（二）代谢异常干预

适应人群：以代谢异常表型为主的 PCOS 患者。

1. 青春期：合并 IGR 或糖尿病的非肥胖或肥胖 PCOS 患者，如果单纯生活方式干预效果欠佳，推荐加用二甲双胍，最大剂量推荐 1500mg/d，疗程至少 3 个月[49]。对于合并超重或肥胖的 PCOS 患者，经过生活方式干预治疗，体重下降幅度小于基础体重的 5%，建议在二甲双胍基础上联用或改用脂肪酶抑制剂（奥利司他）[50]：该药物通过竞争抑制胰腺、胃肠道中脂肪酶的作用，抑制肠道食物中脂肪的分解吸收，减轻体重，小样本的研究提示其还能降低雄激素水平[51]。需注意的是青春期 PCOS 患者减轻体重不宜过快，应循序渐进，以不影响青春期正常发育为原则。

2. 育龄期：（1）合并 IGR：非孕期：不论肥胖或非肥胖的 PCOS 患者推荐诊断成立后即可开始二甲双胍治疗[49]，该药主要通过改善肝脏及外周组织的胰岛素抵抗，抑制肝脏糖异生和糖原分解，增加外周组织对葡萄糖的利用，改善高胰岛素血症。建议小剂量开始，逐渐加量，非肥胖患者推荐 1000~1500mg/d，肥胖患者推荐 2000~2500mg/d，餐时或餐后立即服用，疗程至少 3 到 6 个月。若胰岛素抵抗或糖调节异常明显改善，备孕患者建议使用至确诊妊娠，无妊娠计划患者可使用至糖调节异常恢复；若治疗 3~6 个月没有效果，建议调整治疗方案，可考虑在二甲双胍基础上联用或改用：①噻唑烷二酮类药物（吡格列酮）[52]，该药可提高靶组织对胰岛素作用的敏感性，减少外周组织和肝脏的胰岛素抵抗，减少肝脏糖原输出，改善糖脂代谢，并有减轻炎症状态等作用，小样本研究提示其能改善高雄激素血症和排卵[53]，联合二甲双胍具有协同治疗效果，用药期间需避孕；②α- 葡萄糖苷酶抑制剂，该药可竞争性抑制 α- 糖苷酶进而减少糖类在小肠中的吸收，同时还能调节肠道菌群，增加患者餐后 GLP-1 水平[54-55]，改善血脂，小样本的证据提示阿卡波糖降低 LH 水平和改善高雄激素血症[56]；用药期间需避孕。孕期：对于已经妊娠患者，首选生活方式干预，若血糖无法达到孕期血糖控制标准，及时使用胰岛素；无二甲双胍禁忌的情况下，取得患者知情同意后亦可慎重使用二甲双胍[57]。（2）肥胖和脂肪肝：在生活方式干预不能有效地控制体

重和改善脂肪肝时，应尽早辅助药物治疗。非孕期：推荐二甲双胍治疗，疗程至少 3 到 6 个月，体重下降幅度达到原体重的至少 5%，备孕患者建议使用至确诊妊娠。若体重下降幅度小于原体重的 5%，建议联用或改用奥利司他[50,58]，若生活方式干预和药物均不能有效地控制体重和改善脂肪肝可考虑代谢手术，适用人群包括：$BMI > 35kg/m^2$ 或 $BMI > 30kg/m^2$ 至少有一项或以上合并症，具体参见 2017 AACE 指南[59]。若患者合并脂肪肝伴肝酶升高未超过正常上限的 3 倍，建议仅用改善胰岛素敏感性的药物治疗，若肝酶超过正常上限的 3 倍，建议保护肝脏，改善肝功能，具体参见 2017 亚太工作组非酒精性脂肪性肝病诊疗指南[60]。孕期：若怀孕时体重仍超过标准范围，不建议在孕期中继续减重，但应该控制体重的增加速度[61]。（3）脂质代谢异常：合并血脂异常的患者，如果生活方式干预无效，可首选他汀类药物，该药物通过选择性抑制 3- 羟基 -3- 甲基戊二酸单酰辅酶 A 还原酶，可以改善血脂紊乱，小样本的研究提示其还能降低雄激素水平[62]，具体药物和疗程参见 2016 年中国成人血脂异常防治指南[38]，改善血脂异常的治疗对 PCOS 患者的长期影响不明确。若 PCOS 患者无血脂紊乱及心血管疾病高危因素，他汀类药物不作为治疗的常规推荐药物。（4）心血管疾病风险：降低 PCOS 患者心血管疾病风险是 PCOS 治疗的远期目标。综合管理，减少心血管疾病危险因子，如戒烟、减重或改善腹型肥胖、纠正糖脂代谢紊乱、降低血压、治疗阻塞型睡眠呼吸暂停综合征（OSAS）等极为重要[4]。

（三）生殖异常干预

1. 抗高雄激素血症治疗：适用人群以高雄激素血症表型为主的 PCOS 患者。（1）短效口服避孕药（OCP）：对于青春期和育龄期 PCOS 患者，高雄激素血症及临床表现（多毛症、痤疮等）建议 OCP 作为首选治疗。对于月经尚未来潮的患者，只要已进入青春发育晚期（如乳房发育 ≥ Tanner Ⅳ 级），有需求者亦可选用 OCP 治疗。OCP 治疗痤疮一般约需 3~6 个月可见效；多毛至少治疗 6 个月后才显效。对于使用 OCP 治疗无效的痤

疮及脱发患者,需到皮肤科就诊,配合相关的局部治疗或进行物理治疗。需要注意:在无其他代谢危险因素的情况下,可单独使用OCP;有其他代谢危险因素的情况下,建议使用OCP时联用改善代谢风险的药物[63-64]。(2)螺内酯:适用于OCP治疗效果不佳、有OCP禁忌或不能耐受OCP的高雄激素血症患者。每日剂量60~100mg[49,65-66],建议在有效避孕的情况下,小剂量开始逐渐加量使用,至少使用6个月见效。在大剂量使用时,会发生乳房胀痛、月经紊乱、头痛或多尿,需注意低血压及高血钾,建议定期复查血钾和肾功能。

2. 调整月经周期:适用于青春期、育龄期无生育要求、因排卵障碍引起月经紊乱的PCOS患者。(1)周期性使用孕激素:对于无高雄激素血症及临床高雄激素表现,及无胰岛素抵抗的患者可周期性使用孕激素。药物包括地屈孕酮10~20mg/d或黄体酮100~200mg/d或醋酸甲羟孕酮10mg/d,每周期10~14d。此方法不影响代谢,不抑制下丘脑-垂体-性腺轴。(2)短效口服避孕药(OCP):对于月经量过多或经期延长且有高雄激素血症和(或)高雄激素表现的PCOS患者可给予OCP。OCP首选达英35,从月经第3~5天开始服用,连续服用21d(连续使用不超过6个月)。合并重度肥胖、糖脂代谢紊乱的患者,建议联合二甲双胍或胰岛素增敏剂治疗。(3)雌孕激素序贯疗法:对于有生育要求或雌激素偏低、有围绝经期症状的PCOS患者,可给予雌孕激素序贯方法调节月经异常,具体方案参照绝经过渡期和绝经后激素治疗临床应用指南[67]。

3. 促排卵:适用于以生育障碍为主要表型的PCOS患者。有生育要求的无排卵女性均可用,建议孕前咨询,要考虑到肥胖、高雄激素血症、年龄、卵巢体积和月经异常等因素对妊娠结局的影响。具体方案参照多囊卵巢综合征不孕治疗共识[68]。合并代谢异常的PCOS患者建议促排卵前首先纠正代谢异常。

(四)远期并发症的预防与管理

定期的管理对PCOS本身及其远期并发症的预防极为重要。若PCOS患者具有早发心血管疾病家族史、吸烟史、IGR/2型糖尿病、高血压、血脂异常、睡眠呼吸暂停综合征(OSAS)、肥胖(尤其是中心性肥胖)等危险因素,应定期进行监测[4,49]。PCOS合并IGR,建议每年进行OGTT检查,已经诊断2型糖尿病,要给予适当的降糖治疗;若合并血脂异常建议每3~6个月复查[38],如存在中心性肥胖或其他糖尿病高危风险因素,检查频率应该增加[49]。而对于肥胖、高胰岛素血症、糖尿病及年轻长期不排卵的PCOS患者,子宫内膜增生或内膜癌的发生明显增加,应定期妇科超声监测子宫内膜[2]。

(五)中医中药与中西医结合治疗

中医认为PCOS与肝、脾、肾三脏功能失调密切相关,兼杂气郁、痰湿、血瘀、内热等多种病理因素,治疗上主要是在调补肝、脾、肾的基础上根据辩证分别施以理气、化痰、利湿、化瘀、清热等多种手段,如能结合月经周期进行分期用药将更加有助于恢复PCOS患者的排卵乃至成功受孕。中药、针刺、艾灸、穴位埋线等也有一定的效果。

共识专家组名单:宁光(上海交通大学医学院附属瑞金医院内分泌代谢病科)、陈子江(山东大学附属生殖医院)、刘伟(上海交通大学医学院附属仁济医院内分泌科)、王卫庆(上海交通大学医学院附属瑞金医院内分泌代谢病科)、陶弢(上海交通大学医学院附属仁济医院内分泌科)、祝之明(第三军医大学附属大坪医院内分泌科)、秦贵军(郑州大学第一附属医院内分泌科)、曲伸(上海同济大学医学院附属第十人民医院内分泌科)、李玲(中国医科大学附属盛京医院内分泌科)、林金芳(上海复旦大学附属妇产科医院)、孙赟(上海交通大学医学院附属仁济医院生殖医学科)、石玉华(山东大学附属生殖医院)、鞠强(上海交通大学医学院附属仁济医院皮肤科)、孙建琴(上海复旦大学医学院附属华东医院老年科)、桑珍(上海中医药大学附属曙光医院内分泌科)、王丽华(上海交通大学医学院附属仁济医院内分泌科)。

参考文献

1. Stein IF, LM. Amenorrhea associated with bilateral polycystic ovaries[J]. Am J Obstet Gynecol, 1935, 29: 181-191.

2. Fauser BC, Tarlatzis BC, Rebar RW, et al. Consensus on

women's health aspects of polycystic ovary syndrome（PCOS）: the Amsterdam ESHRE/ASRM-Sponsored 3rd PCOS Consensus Workshop Group［J］. Fertil Steril, 2012, 97（1）: 28-38. e25. DOI: 10. 1016/j. fertnstert. 2011. 09. 024.

3. Cibula D, Cífková R, Fanta M, et al. Increased risk of non-insulin dependent diabetes mellitus, arterial hypertension and coronary artery disease in perimenopausal women with a history of the polycystic ovary syndrome［J］. Hum Reprod, 2000, 15（4）: 785-789.

4. Wild RA, Carmina E, Diamanti-Kandarakis E, et al. Assessment of cardiovascular risk and prevention of cardiovascular disease in women with the polycystic ovary syndrome: a consensus statement by the Androgen Excess and Polycystic Ovary Syndrome（AE-PCOS）Society［J］. J Clin Endocrinol Metab, 2010, 95（5）: 2038-2049. DOI: 10. 1210/jc. 2009-2724.

5. Li R, Zhang Q, Yang D, et al., Prevalence of polycystic ovary syndrome in women in China: a large community-based study［J］. Hum Reprod, 2013, 28（9）: 2562-2569. DOI: 10. 1093/humrep/det262.

6. Stewart DR, Dombroski BA, Urbanek M, et al. Fine mapping of genetic susceptibility to polycystic ovary syndrome on chromosome 19p13. 2 and tests for regulatory activity［J］. J Clin Endocrinol Metab, 2006, 91（10）: 4112-4117. DOI: 10. 1210/jc. 2006-0951.

7. Hickey TE, Legro RS, Norman RJ. Epigenetic modification of the X chromosome influences susceptibility to polycystic ovary syndrome［J］. J Clin Endocrinol Metab, 2006, 91（7）: 2789-2791. DOI: 10. 1210/jc. 2006-0069.

8. Shi Y, Zhao H, Shi Y, et al. Genome-wide association study identifies eight new risk loci for polycystic ovary syndrome［J］. Nat Genet, 2012, 44（9）: 1020-1025. DOI: 10. 1038/ng. 2384.

9. Rutkowska AZ, Diamanti-Kandarakis E. Polycystic ovary syndrome and environmental toxins［J］. Fertil

Steril, 2016, 106（4）: 948-958. DOI: 10. 1016/j. fertnstert. 2016. 08. 031.

10. Sedighi S, Amir Ais Akbari S, Afrakhteh M, et al. Comparison of lifestyle in women with polycystic ovary syndrome and healthy women［J］. Glob J Health Sci, 2014, 7（1）: 228-234. DOI: 10. 5539/gjhs. v7n1p228.

11. Xita N, Tsatsoulis A. Review: fetal programming of polycystic ovary syndrome by androgen excess: evidence from experimental, clinical, and genetic association studies［J］. J Clin Endocrinol Metab, 2006, 91（5）: 1660-1666. DOI: 10. 1210/jc. 2005-2757.

12. Li R, Qiao J, Yang D, et al. Epidemiology of hirsutism among women of reproductive age in the community: a simplified scoring system［J］. Eur J Obstet Gynecol Reprod Biol, 2012, 163（2）: 165-169. DOI: 10. 1016/j. ejogrb. 2012. 03. 023.

13. Cook CH, Centner RL, Michaels SE. An acne grading method using photographic standards［J］. Arch Dermatol, 1979, 115（5）: 571-575.

14. Hahn S, Tan S, Elsenbruch S, et al. Clinical and biochemical characterization of women with polycystic ovary syndrome in North Rhine-Westphalia［J］. Horm Metab Res, 2005, 37（7）: 438-444. DOI: 10. 1055/s-2005-870236.

15. 乔杰, 李蓉, 李莉, 等. 多囊卵巢综合征流行病学研究［J］. 中国实用妇科与产科杂志, 2013, 29（11）: 849-852.

16. Brzozowska MM, Ostapowicz G, Weltman MD. An association between non-alcoholic fatty liver disease and polycystic ovarian syndrome［J］. J Gastroenterol Hepatol, 2009, 24（2）: 243-247. DOI: 10. 1111/j. 1440-1746. 2008. 05740. x.

17. Cai J, Wu CH, Zhang Y, et al. High-free androgen index is associated with increased risk of non-alcoholic fatty liver disease in women with polycystic ovary syndrome, independent of obesity and insulin resistance［J］. Int J Obes（Lond）, 2017, 41（9）: 1341-1347. DOI: 10. 1038/ijo. 2017. 116.

18. Schmidt J, Landin-Wilhelmsen K, Brännström M, et al. Cardiovascular disease and risk factors in PCOS women of postmenopausal age: a 21-year controlled follow-up study [J]. J Clin Endocrinol Metab, 2011, 96 (12): 3794-3803. DOI: 10. 1210/jc. 2011-1677.

19. Shi Y, Cui Y, Sun X, et al. Hypertension in women with polycystic ovary syndrome: prevalence and associated cardiovascular risk factors [J]. Eur J Obstet Gynecol Reprod Biol, 2014, 173: 66-70. DOI: 10. 1016/j. ejogrb. 2013. 11. 011.

20. Armeni E, Stamatelopoulos K, Rizos D, et al. Arterial stiffness is increased in asymptomatic nondiabetic postmenopausal women with a polycystic ovary syndrome phenotype [J]. J Hypertens, 2013, 31 (10): 1998-2004. DOI: 10. 1097/HJH. 0b013e3283630362.

21. Talbott EO, Zborowski JV, Rager JR, et al. Evidence for an association between metabolic cardiovascular syndrome and coronary and aortic calcification among women with polycystic ovary syndrome [J]. J Clin Endocrinol Metab, 2004, 89 (11): 5454-5461. DOI: 10. 1210/jc. 2003-032237.

22. Vryonidou A, Papatheodorou A, Tavridou A, et al. Association of hyperandrogenemic and metabolic phenotype with carotid intima-media thickness in young women with polycystic ovary syndrome [J]. J Clin Endocrinol Metab, 2005, 90 (5): 2740-2746. DOI: 10. 1210/jc. 2004-2363.

23. Jarrett BY, Lujan ME. Impact of hypocaloric dietary intervention on ovulation in obese women with PCOS [J]. Reproduction, 2016, DOI: 10. 1530/REP-16-0385.

24. Hirschberg AL. Polycystic ovary syndrome, obesity and reproductive implications [J]. Womens Health (Lond), 2009, 5 (5): 529-540; quiz 541-542. DOI: 10. 2217/whe. 09. 39.

25. Niu Z, Lin N, Gu R, et al. Associations between insulin resistance, free fatty acids, and oocyte quality in polycystic ovary syndrome during in vitro fertilization [J]. J Clin Endocrinol Metab, 2014, 99 (11): E2269-E2276. DOI: 10. 1210/jc. 2013-3942.

26. Marshall WA, Tanner JM. Variations in pattern of pubertal changes in girls [J]. Arch Dis Child, 1969, 44 (235): 291-303.

27. Zhou Z, Ni R, Hong Y, et al. Defining hyperandrogenaemia according to the free androgen index in Chinese women: a cross-sectional study [J]. Clin Endocrinol (Oxf), 2012, 77 (3): 446-452. DOI: 10. 1111/j. 1365-2265. 2012. 04395. x.

28. Sutton-Tyrrell K, Wildman RP, Matthews KA, et al. Sex-hormone-binding globulin and the free androgen index are related to cardiovascular risk factors in multiethnic premenopausal and perimenopausal women enrolled in the Study of Women Across the Nation (SWAN) [J]. Circulation, 2005, 111 (10): 1242-1249. DOI: 10. 1161/01. CIR. 0000157697. 54255. CE.

29. 卫生部医疗服务标准专业委员会. 多囊卵巢综合征诊断中华人民共和国卫生行业标准 [J]. 中华妇产科杂志, 2012, 47 (1): 74-75. DOI: 10. 3760/cma. j. issn. 0529-567x. 2012. 01. 022.

30. 林金芳, 李昕, 苏椿淋. 多囊卵巢综合征患者胰岛素抵抗的诊断方法及治疗策略 [J]. 中国实用妇科与产科杂志, 2007, 23 (9): 663-667. DOI: 10. 3969/j. issn. 1005-2216. 2007. 09. 003.

31. Tohidi M, Ghasemi A, Hadaegh F, et al. Age-and sex-specific reference values for fasting serum insulin levels and insulin resistance/sensitivity indices in healthy Iranian adults: Tehran Lipid and Glucose Study [J]. Clin Biochem, 2014, 47 (6): 432-438. DOI: 10. 1016/j. clinbiochem. 2014. 02. 007.

32. 李光伟. 胰岛素抵抗及胰岛β细胞功能评估. 胡仁明, 主编. 内分泌代谢病临床新技术 [M]. 北京: 人民军医出版社, 2002, 423-427.

33. Legro RS, Finegood D, Dunaif A. A fasting glucose

to insulin ratio is a useful measure of insulin sensitivity in women with polycystic ovary syndrome [J]. J Clin Endocrinol Metab, 1998, 83 (8): 2694–2698. DOI: 10. 1210/jcem. 83. 8. 5054.

34. DeUgarte CM, Bartolucci AA, Azziz R. Prevalence of insulin resistance in the polycystic ovary syndrome using the homeostasis model assessment [J]. Fertil Steril, 2005, 83 (5): 1454–1460. DOI: 10. 1016/j. fertnstert. 2004. 11. 070.

35. Katz A, Nambi SS, Mather K, et al. Quantitative insulin sensitivity check index: a simple, accurate method for assessing insulin sensitivity in humans [J]. J Clin Endocrinol Metab, 2000, 85 (7): 2402–2410DOI: 10. 1210/jcem. 85. 7. 6661.

36. 中华医学会糖尿病学分会. 中国 2 型糖尿病防治指南（2013 年版）[J]. 中华糖尿病杂志, 2014, 6 (7): 447–498. DOI: 10. 3760/cma. j. issn. 1674–5809. 2014. 07. 004.

37. 张雨薇, 周广举, 童南伟. 从 ASCVD 到 ASCCVD, 更符合国情———《中国成人糖尿病患者动脉粥样硬化脑心血管疾病分级预防指南》解读 [J] 糖尿病临床, 2016, 10 (12): 526–530. DOI: 10. 3969/j. issn. 1672–7851. 2016. 12. 001.

38. 诸骏仁, 高润霖, 赵水平, 等. 中国成人血脂异常防治指南（2016 年修订版）[J]. 中国循环杂志, 2016, 31 (10): 937–953.

39. Revised 2003 consensus on diagnostic criteria and long-term health risks related to polycystic ovary syndrome [J]. Fertil Steril, 2004, 81 (1): 19–25.

40. Melmed S, Polonsky KS, Larsen PR, Kronenberg HM, eds. Williams Textbook of Endocrinology [M]. 12th Edition. Philadelphia: Elsevier Saunders, 2011.

41. Azziz R, Carmina E, Dewailly D, et al. The Androgen Excess and PCOS Society criteria for the polycystic ovary syndrome: the complete task force report [J]. Fertil Steril, 2009, 91 (2): 456–488. DOI: 10. 1016/j. fertnstert. 2008. 06.

035.

42. Goodman NF, Cobin RH, Futterweit W, et al. American association of clinical endocrinologists, american college of endocrinology, and androgen excess and pcos society disease state clinical review: guide to the best practices in the evaluation and treatment of polycystic ovary syndrome–part 1 [J]. Endocr Pract, 2015, 21 (11): 1291–1300. DOI: 10. 4158/ep15748. dsc.

43. 郁琦. 多囊卵巢综合征诊治标准专家共识 [J]. 中国实用妇科与产科杂志, 2007, 23 (6): 474.

44. 中国营养学会. 中国糖尿病膳食指南（2017）[R]. 第 13 届全国营养科学大会暨全球华人营养科学家大会, 2017.

45. Moran LJ, Hutchison SK, Norman RJ, et al. Lifestyle changes in women with polycystic ovary syndrome [J]. Cochrane Database Syst Rev, 2011, (2): Cd007506. DOI: 10. 1002/14651858. CD007506. pub2.

46. Hoeger KM. Role of lifestyle modification in the management of polycystic ovary syndrome [J]. Best Pract Res Clin Endocrinol Metab, 2006, 20 (2): 293–310. DOI: 10. 1016/j. beem. 2006. 03. 008.

47. American Diabetes Association. Standards of medical care in diabetes––2014 [J]. Diabetes Care, 2014, 37 (Suppl 1): S14–S80. DOI: 10. 2337/dc14–S014.

48. Kozica SL, Deeks AA, Gibson-Helm ME, et al. Health-related behaviors in women with lifestyle-related diseases [J]. Behav Med, 2012, 38 (3): 65–73. DOI: 10. 1080/08964289. 2012. 685498.

49. Legro RS, Arslanian SA, Ehrmann DA, et al. Diagnosis and treatment of polycystic ovary syndrome: an Endocrine Society clinical practice guideline [J]. J Clin Endocrinol Metab, 2013, 98 (12): 4565–4592. DOI: 10. 1210/jc. 2013–2350.

50. Graff SK, Mario FM, Ziegelmann P, et al. Effects of orlistat vs. metformin on weight loss-related

clinical variables in women with PCOS: systematic review and meta-analysis [J]. Int J Clin Pract, 2016, 70 (6): 450-461. DOI: 10. 1111/ijcp. 12787.

51. Moini A, Kanani M, Kashani L, et al. Effect of orlistat on weight loss, hormonal and metabolic profiles in women with polycystic ovarian syndrome: a randomized double-blind placebo-controlled trial [J]. Endocrine, 2015, 49 (1): 286-289. DOI: 10. 1007/s12020-014-0426-4.

52. Li XJ, Yu YX, Liu CQ, et al. Metformin vs thiazolidinediones for treatment of clinical, hormonal and metabolic characteristics of polycystic ovary syndrome: a meta-analysis [J]. Clin Endocrinol (Oxf), 2011, 74 (3): 332-339. DOI: 10. 1111/j. 1365-2265. 2010. 03917. x.

53. Brettenthaler N, De Geyter C, Huber PR, et al. Effect of the insulin sensitizer pioglitazone on insulin resistance, hyperandrogenism, and ovulatory dysfunction in women with polycystic ovary syndrome [J]. J Clin Endocrinol Metab, 2004, 89 (8): 3835-3840. DOI: 10. 1210/jc. 2003-031737.

54. Zheng MY, Yang JH, Shan CY, et al. Effects of 24-week treatment with acarbose on glucagon-like peptide 1 in newly diagnosed type 2 diabetic patients: a preliminary report [J]. Cardiovasc Diabetol, 2013, 12: 73. DOI: 10. 1186/1475-2840-12-73.

55. Zhang X, Fang Z, Zhang C, et al. Effects of acarbose on the gut microbiota of prediabetic patients: A randomized, double-blind, controlled crossover trial [J]. Diabetes Ther, 2017, 8 (2): 293-307. DOI: 10. 1007/s13300-017-0226-y.

56. Sonmez AS, Yasar L, Savan K, et al. Comparison of the effects of acarbose and metformin use on ovulation rates in clomiphene citrateresistant polycystic ovary syndrome [J]. Hum Reprod, 2005, 20 (1): 175-179. DOI: 10. 1093/humrep/deh580.

57. Tan X, Li S, Chang Y, et al. Effect of metformin treatment during pregnancy on women with PCOS: a systematic review and meta-analysis [J]. Clin Invest Med, 2016, 39 (4): E120-E131.

58. Ali Khan R, Kapur P, Jain A, et al. Effect of orlistat on periostin, adiponectin, inflammatory markers and ultrasound grades of fatty liver in obese NAFLD patients [J]. Ther Clin Risk Manag, 2017, 13: 139-149. DOI: 10. 2147/tcrm. s124621.

59. Cobin RH, Goodman NF. American association of clinical endocrinologists and american college of endocrinology position statement on menopause-2017 update [J]. Endocr Pract, 2017, 23 (7): 869-880. DOI: 10. 4158/ep171828. ps.

60. Wong VW, Chan WK, Chitturi S, et al. Asia-Pacific Working Party on Nonalcoholic Fatty Liver Disease Guidelines 2017 Part 1: Definition, risk factors and assessment [J]. J Gastroenterol Hepatol, 2018, 33 (1): 70-85. DOI: 10. 1111/jgh. 13857.

61. American biabetes Association. Management of diabetes in pregnancy [J]. Diabetes Care, 2015, 38 (Suppl): S77-S79. DOI: 10. 2337/dc15-S015.

62. Sathyapalan T, Kilpatrick ES, Coady AM, et al. The effect of atorvastatin in patients with polycystic ovary syndrome: a randomized double-blind placebo-controlled study [J]. J Clin Endocrinol Metab, 2009, 94 (1): 103-108. DOI: 10. 1210/jc. 2008-1750.

63. Dokras A. Noncontraceptive use of oral combined hormonal contraceptives in polycystic ovary syndrome-risks versus benefits [J]. Fertil Steril, 2016, 106 (7): 1572-1579. DOI: 10. 1016/j. fertnstert. 2016. 10. 027.

64. Wang QY, Song Y, Huang W, et al. Comparison of drospirenone-with cyproterone acetate-containing oral contraceptives, combined with metformin and lifestyle modifications in women

with polycystic ovary syndrome and metabolic disorders: A prospective randomized control trial [J]. Chin Med J (Engl), 2016, 129 (8): 883–890. DOI: 10. 4103/0366–6999. 179783.

65. Ganie MA, Khurana, ML, Nisar S, et al. Improved efficacy of low–dose spironolactone and metformin combination than either drug alone in the management of women with polycystic ovary syndrome (PCOS): a six–month, open–label randomized study [J]. J Clin Endocrinol Metab, 2013, 98 (9): 3599–3607. DOI: 10. 1210/jc. 2013–1040.

66. Zulian E, Sartorato P, Benedini S, et al. Spironolactone in the treatment of polycystic ovary syndrome: effects on clinical features, insulin sensitivity and lipid profile [J]. J Endocrinol Invest, 2005, 28 (1): 49–53.

67. 中华医学会妇产科学分会绝经学组. 绝经期管理与激素补充治疗临床应用指南（2012版）[J] 中华妇产科杂志, 2013, 48 (10): 795–799. DOI: 10. 3760/cma. j. issn. 0529–567x. 2013. 10. 018.

68. Thessaloniki ESHRE/ASRM–Sponsored PCOS Consensus Workshop Group. Consensus on infertility treatment related to polycystic ovary syndrome [J]. Fertil Steril, 2008, 89 (3): 505–522. DOI: 10. 1016/j. fertnstert. 2007. 09. 041.